实用小儿康复学

主编 吴 丽 宋兆普 郝义彬

河南科学技术出版社

·郑州·

图书在版编目（CIP）数据

实用小儿康复学 / 吴丽，宋兆普，郝义彬主编. 郑州：河南科学技术出版社，2017.7（2023.3重印）

ISBN 978-7-5349-7570-7

Ⅰ.①实… Ⅱ.①吴…②宋…③郝… Ⅲ.①小儿疾病–康复医学 Ⅳ.①R720.9

中国版本图书馆CIP数据核字（2017）第169851号

出版发行：河南科学技术出版社
地址：郑州市郑东新区祥盛街27号 邮编：450016
电话：（0371）65788110 65788613
网址：www.hnstp.cn
策划编辑：李喜婷 马晓薇
责任编辑：马晓薇
责任校对：郭 莉
封面设计：张德琛
责任印制：朱 飞
印 刷：三河市同力彩印有限公司
经 销：全国新华书店
开 本：787 mm×1 092 mm 1/16 印张：31.25 字数：722千字
版 次：2023年3月第3次印刷
定 价：298.00元

编写人员名单

主   编　　吴　丽　　郝义彬　　宋兆普

副主编　　景淑真　　刘　芸　　黄新芳　　任麦青　　展　翔

　　　　　王爱萍　　许文莉　　杨凤清　　卢　帅　　马帅统

　　　　　王红兵

编   委　　宋丽佳　　张继华　　曾凡森　　李尉萌　　韩　亮

　　　　　宋毅鹏　　张　颖　　郭全留　　郭素云　　李亚飞

　　　　　杨亚丽　　班会会　　马艳丽　　袁　博　　李　盼

　　　　　董宠凯　　杨　艳　　杨　傲　　曹梦颖　　王小飞

参编人员单位

吴　丽　郑州市儿童医院

郝义彬　郑州人民医院

宋兆普　汝州市金庚康复医院

景淑真　郑州大学附属郑州中心医院

刘　芸　昆明医学院附属昆明市儿童医院

黄新芳　泉州市儿童医院

任麦青　郑州大学附属郑州中心医院

展　翔　郑州大学附属郑州中心医院

王爱萍　郑州市妇幼保健院

许文莉　赤峰市宝山医院

杨凤清　赤峰市宝山医院

卢　帅　郑州市儿童福利院

马帅统　河南省中医药大学附属第一医院

王红兵　郑州大学附属郑州中心医院

宋丽佳　第四军医大学唐都医院

张继华　河南省省立医院

曾凡森　广州市妇女儿童医疗中心

李尉萌　郑州市儿童医院

韩　亮　郑州市儿童医院

宋毅鹏　汝州市金庚康复医院

张　颖　汝州市金庚康复医院

郭全留　汝州市金庚康复医院

郭素云　汝州市金庚康复医院

李亚飞　汝州市金庚康复医院

杨亚丽　郑州大学附属郑州中心医院

班会会　郑州大学附属郑州中心医院

马艳丽　郑州大学附属郑州中心医院

袁　博　郑州大学附属郑州中心医院

李　盼　郑州大学附属郑州中心医院

董宠凯　郑州大学附属郑州中心医院

杨　艳　赤峰市第二医院

杨　傲　内蒙古计划生育科学技术研究院

曹梦颖　郑州大学附属郑州中心医院

王小飞　郑州大学附属郑州中心医院

吴丽简介

吴丽，女，1954 年 12 月出生。1976 年 10 月毕业于昆明医学院医疗系。主任医师、硕士研究生导师。曾任郑州市儿童医院康复中心主任、首席专家。现特聘为郑州大学附属郑州中心医院康复医学部（郑州市康复医院）名誉院长，儿童康复科主任；河南省残联小儿脑瘫康复中心（金庚康复医院）名誉院长。

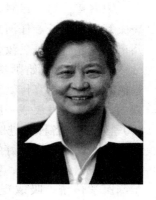

曾在北京医科大学、西安医科大学、南京医科大学、佳木斯医科大学、中国康复中心进修培训。长期从事小儿神经康复专业，对小儿常见病、疑难病，特别是小儿脑性瘫痪、智力低下、语言障碍、外周神经麻痹、癫痫、多动症、孤独症、遗传代谢病等有独特的诊治方法。研究小儿脑性瘫痪的早期、超早期筛查、干预及康复方法，为预防小儿残疾做出了贡献。

1992 年 4 月率先在河南省组建了儿童康复中心，发展为 400 张床位，共收治小儿脑瘫等患者 40 000 余人次。有效率达 96%。被称为市级、省级青年文明号，省级巾帼英雄示范岗，市卫生局重点专科，河南省特色专科，郑州市儿童脑瘫康复中心。

近年来撰写《实用小儿康复医学》等著作 5 部，发表论文 76 篇。获得省、市科技进步奖 13 项，获得国家发明专利 1 项。现担任中国康复医学会儿童康复委员会委员，中国残联康复协会小儿脑瘫专业委员会常务理事，中华医学会物理医学与康复河南康复专业委员会名誉主任委员，中华医学会物理医学与康复郑州康复专业委员会名誉主任委员，郑州市软组织病研究会副理事长。

宋兆普简介

宋兆普，男，1964年3月出生，主治中医师，汝州市金庚康复医院院长。任河南省人大代表、汝州市人大常委、汝州市工商联副会长、汝州市残联名誉副主席等职。

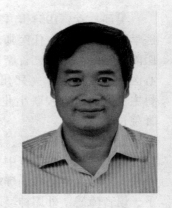

宋兆普16岁始师从其父著名国医外科大师宋金庚先生学医行医，深得真传。36年来，金庚康复医院从一个乡村一隅的小诊所，发展成一所建筑面积30 000平方米，开放病床800张，拥有各种先进医疗设备并实现计算机管理的现代化综合医院，取得了良好的社会和经济效益。

宋兆普继承家学，精研典籍，集百家之长，形成了深植祖国医学传统、吸取现代医学精髓进而自成一家的医疗特色，以"补肝肾、强筋骨、祛风止痉、健脾益智、生精补髓"之法，选用全蝎、龟甲等中药组方辅以康复理疗治疗小儿脑瘫，取得重大突破，临床有效率98.3%、显效率56.7%。2011年5月，他主持完成的中药组方治疗儿童脑瘫的临床研究，在中药治疗儿童脑瘫研究领域达到国内领先水平。在长期的临床实践中，他研制发明了"保元复春磁药贴"等6项发明专利，近年来发表主要论文6篇，发表医学论文5篇，完成科技成果2项。

2009年以来，宋兆普倾其心力、财力、物力，垫付资金3 000余万元，采取全托养和院外寄养方式救治2 000余名脑瘫弃婴，已有500多名康复弃婴被国外家庭收养。他还主动承担省残联"贫困残疾儿童抢救性康复项目"，救治社会脑瘫患儿1 500多名，都取得了显著效果。2015年7月至今他免费救治新疆维族脑瘫患儿，为民族团结、社会和谐做出了积极贡献。宋兆普在医学领域的成就和爱心善举得到社会的广泛关注，《人民日报》、中央电视台、河南电视台、《健康报》等媒体先后做了报道。荣获"河南省劳动模范""河南省残疾人康复工作先进个人""河南省十大慈善爱心人物""全省优秀共产党员""创先争优党员之星""河南省优秀农村实用人才""感动中原十大人物""全国基层优秀名中医""河南省光彩慈善公益杰出人物"和第六届"中华慈善奖"提名奖等荣誉称号。2014年宋兆普荣获"全国助残先进个人"和"全国优秀科技工作者"称号，受到党和国家领导人习近平、李克强、刘云山、张高丽亲切会见。

郝义彬简介

郝义彬，男，1971年12月出生，1993年7月毕业于河南医科大学。博士，副主任医师，研究生导师，现任郑州市人民医院院长。

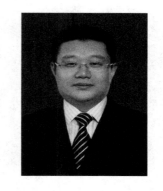

1993年7月，曾在郑州市儿童医院康复中心住院部从事小儿康复，1998年10月从事卫生事业管理，先后在郑州市卫生局、郑州市四院主持工作。发表医学论文10篇，获得省市科学技术进步奖6项。

现任中国医院协会传染病医院管理会常务理事，中国药理学会基因组专业委员会委员，河南省生物医学工程学会常务理事，河南省医院协会常务理事，郑州市医学会副会长，郑州市医学会常务理事，郑州市医院协会医院感染管理专业委员会主任委员，郑州市管理协会医院文化专业委员会副主任委员。

序

上世纪 90 年代初期，正值我国儿童康复事业起步不久，一批致力于儿童康复事业的儿科工作者，开始了对小儿脑瘫及其他特殊儿童康复的学习和探索，成为我国儿童康复事业的首批开拓者，吴丽医生正是其中之一。那时，我作为我国儿童康复事业创始人李树春教授的学生和助手，协助李树春教授与其他同道共同努力，已经于 1987 年 9 月在我国东北边陲佳木斯市建立了我国第一所小儿脑瘫康复机构——黑龙江省小儿脑性瘫痪防治疗育中心。

为了培养儿童康复专业技术骨干，发展我国儿童康复事业，李树春教授在新落成的中心开始举办每年一期的小儿脑瘫康复治疗技术培训班，这在当时填补了我国儿童康复培训工作的空白，成为我国唯一能够培养儿童康复专业工作者的培训班，以至于后来被称为中国儿童康复人才培养的"黄埔军校"和摇篮，为我国培养了第一代近百名儿童康复专业技术骨干。当年那位年轻美貌，有着一副美丽歌喉的吴丽医生，便怀揣着梦想与期望，来到佳木斯参加培训和学习，成为早期培训班的学员。我正是在那时作为培训班年轻授课教师之一，与吴丽医生相识并从此建立了深厚的友谊，在不同地域为发展我国儿童康复事业而共同努力。

记得吴丽医生回到郑州不久，郑州市儿童医院便正式开始筹建小儿脑性瘫痪康复科工作，吴丽医生便承担起郑州市儿童医院小儿脑瘫康复科（目前儿童康复医院）的筹建工作并成为首任科主任，开始了建科及康复工作。我又再次有缘与陈秀洁教授一起，受李树春教授之托，乘坐火车后换乘大巴赴郑州市儿童医院，与吴丽医生"并肩作战"，协助其进行筹划、培训等工作，在那里工作、生活了一段时间。虽然条件比较艰苦，白手起家，但好似一张白纸好画最新最美的图画，经过大家夜以继日地共同努力，康复科的工作终于顺利开展起来，我也完成了使命返回佳木斯。吴丽医生努力拼搏、无私奉献和忘我工作的精神，给我留下深刻印象。她在河南省率先开始了小儿脑瘫及儿童康复工作，成为该院儿童康复事业的奠基人。相信当人们庆祝郑州市儿童医院儿童康复事业不断发展壮大之时，一定不会忘记吴丽医生历史性的特殊贡献。

几十年来，吴丽医生始终潜心工作在河南省儿童康复第一线，在长期工作实践中积累了丰富经验，成为河南省乃至全国知名专家。除了临床工作外，吴丽医生还承担了许多培训工作，积极开展不同形式的学术活动，发表许多具有较高学术价值的学术论文，编著出版相关著作及科普读物，为儿童康复事业的发展无私奉献。此次《实用小儿康复学》的再版，与第一版相比，无论是广度还是深度，都有了很大提高，涵盖了儿童康复更广泛的领域和内容。相信本书的再版，必将为我国广大儿童康复工作者带来新的精神食粮，为发展我国儿童康复事业做出积极贡献。

请允许我以一个老儿童康复工作者和老朋友的名义，最真诚地祝贺吴丽医生主编的《实用小儿康复学》再版！也借此机会，祝愿我国儿童康复事业更加蓬勃发展！

李晓捷

2017 年 4 月 10 日

前　言

　　《实用小儿康复医学》第一版，于 1999 年 2 月发行，至今已 18 年。这 18 年来该书在基层医院儿童康复科及儿童康复机构的康复工作者提供一些帮助。目前康复医学界飞速发展，第一版已经落后，远远不能满足广大儿童康复工作者的需求。为此，我们应广大康复工作者的要求。组织部分国内儿童神经康复医学科，妇幼保健院康复科的专家，重写再次编写并再版《实用小儿康复学》著作。

　　该书，在第一版的基础上，进行修改。增加了一些新的内容，特别是我国中国康复医学会儿童康复专业委员会，中国残疾人康复协会脑性瘫痪专业委员会编写的《中国脑性瘫痪指南（2015）》出版后，我们引用了部分实用的章节，对我们的帮助很大。该书增加了遗传代谢病等罕见病的康复内容，首先提出了精准康复。

　　本书共四篇，52 章，主要内容是儿童神经精神运动发育、小儿常见病（39 种）的康复治疗、小儿康复医学评价、小儿康复治疗技术等。其特点在于实用、简单、易懂、易操作。可以作为小儿康复医生、康复护士、治疗师，以及儿科专业、新生儿专业、儿童保健、小儿神经专业，五官科、中医科等医务人员以及家长的重要参考书籍。

　　由于编者水平有限，错误难免，诚请读者及同道提出宝贵意见。

编者

2017 年 8 月

前　言

目 录

第一篇　儿童神经运动发育

第二篇　小儿常见病的康复治疗

第三篇　小儿康复医学评价

第四篇　小儿康复治疗技术

第一篇
儿童神经运动发育

第一章　儿童神经精神运动发育

出生后前几年是儿童大脑发育最迅速的时期，新生儿脑重 370 克，6 个月时 700 克（占成人脑重的 50%），2 岁时为成人脑重的 3/4，4 岁时脑重为出生时的 4 倍，已与成人接近。所以在儿童时期，尤其是婴幼儿早期对脑的保护及脑的损伤康复甚为重要。

【粗大运动的发育】

儿童运动的发育是从头向尾，重心逐渐抬高的过程，身体的支撑面积逐渐缩小，由肘支撑 – 手支撑 – 四爬位 – 高爬位 – 膝立位 – 单膝立位 – 立位。首先为粗大运动发育，然后精细运动发育。

（一）仰卧位的发育

是由屈曲到伸展，手、口眼协调，自发运动到主动翻身的一个过程。

1. 新生儿　头经常转向一侧，上下肢呈外旋、外展的半屈曲位，两侧基本对称。

2. 2 个月　头部可短暂保持正中位，由于非对称性颈反射，头扭向一侧时，颜面侧上下肢呈伸展位，对侧上下肢呈屈曲位。

3. 3 个月　非对称性颈反射仍存在，颜面左右扭转时，上下肢逐渐丧失屈曲位。两下肢偶可出现外旋。

4. 4 个月　非对称性颈反射消失，身体呈对称体位。可主动翻滚到侧卧位，双侧手臂可过中线，两手抓在一起。

5. 5 个月　小儿髋关节可向躯干屈曲，主动抬起四肢，小儿抬双脚可接近嘴玩。

6. 6 个月　可主动抬头，抓住双脚维持 3 s，可主动从仰卧位翻身到俯卧位。

7. 7 个月　两手抓脚并放入口中。

8. 8 个月　可主动翻身坐起。

（二）俯卧位的发育

是从全身屈曲位到伸展位，支点由前向后移动，自发运动到随意运动的一个发育过程。

1. 新生儿　头可抬起并转向对侧，四肢呈屈曲位，由于髋关节及两大腿的屈曲位，使臀部高于头部，呈臀高头低位。

2. 2 个月　可抬头 30°~45°，下肢由完全屈曲位转变为稍外展，呈臀头同高位。

3. 3 个月　可抬头 45°~90°，并能保持中立位，两肘可支撑，呈头高于臀的体位。

4. 4 个月　可抬头 90°，胸部抬离床面，前臂及手腕支撑体重。

5. 5 个月　双手支撑体重，可主动仰卧位翻身。

6. 6 个月　胸部抬起，单手支撑，非支撑手举起，伸向玩具。

7. 7 个月　双手与两膝支撑体重呈四爬位，能主动翻身。

8. 8 个月　可从俯卧位转换为坐位，婴儿可自发地或者为了看玩具或者想拿玩具而用其腹部做轴心向周围转动。

9. 9 个月　用手和腿向前挪动。

10. 10 个月　可以灵活地用双手及双膝进行爬行，并能爬过障碍物。

11. 11 个月　可以双手及双足着地，呈高爬位。

（三）坐位的发育

坐位的发育是一个抗重力起立的过程。

1. 新生儿　新生儿扶坐时躯干完全前倾，头自然下垂。从仰卧位拉起时头部后垂，与背部夹角 <45°。

2. 2 个月　扶坐时躯干仍前倾，头偶可短暂竖直。从仰卧位拉起时头可瞬间抬起，并在 75% ~100% 的过程中，头保持在中线位。

3. 3 个月　扶坐时躯干呈半前倾位，头可短时竖直，并保持在正中位。从仰卧位拉起时头可主动用力，头部稍后垂。

4. 4 个月　扶坐时身体稍向前倾，头可竖直保持中线位，并能够左右转头跟踪玩具。从仰卧位拉起时头与躯干出现摇晃现象。

5. 5 个月　扶坐时可保持平衡达 8 s。从仰卧位拉起时，头部主动用力呈前屈状态。

6. 6 个月　无须扶持可保持平衡，双手伸出去拿玩具时，保持平衡 8 s。从仰卧位拉起时头前屈，上肢主动用力呈坐位。

7. 7 个月　无须扶持独坐稳当，可主动去拿前方玩具后，再坐直，保持平衡。

8. 8 个月　侧方平衡建立，身体倾斜时可伸出上肢支持，保持平衡。

9. 9 个月　可以短暂独坐、扭身坐并摆弄玩具保持平衡。

10. 10 个月　可以长时间独坐玩耍，扶小椅子坐起。

11. 11 个月　坐位发育已经完成。

（四）直立、步行的运动发育

直立、步行的运动发育是随着第二伸展期的到来而实现的。

1. 5 个月　双手扶腋站立时可以短暂支持体重，可负荷体重 1 ~2 min。

2. 6 个月　双手扶腋站立时间较前增加，并伴随有跳跃动作出现。

3. 7 个月　双手扶腋站立时常常下蹲，然后跳起，出现双下肢反复的屈曲与伸展。

4. 8 个月　双手扶腋站时可自己完全负荷自己体重，跳跃现象较前活跃，可以自己扶物独站。

5. 9 个月　可以自己扶小桌子或椅子站起。

6. 10 个月　可以自己扶物横向走，扶物下蹲到坐位，用双手扶腋下时，小儿能够双脚交替原地踏步或向前迈步。

7. 11 个月　可以不扶不靠，独自站立数秒，两脚交替原地踏步或向前迈 3 ~5 步。

8. 12 个月　牵一只两脚可以交替迈步，独走较前远。

9. 13 个月　独站时自己捡起前方玩具，并站起，保持平衡。

10. 14 个月　出现跟－趾步态，出现手交叉摆动。

11. 15～16 个月　可以爬上楼梯，倒爬下楼梯。

12. 17～18 个月　已经会快走，但偶尔跌跤，倒退走及仅靠牵母亲的手走下 4 个台阶。

13. 19～20 个月　能够双脚短暂同时离地的跑一段距离。

14. 21～22 个月　能走直线及横向走一段距离。

15. 23～24 个月　能够不灵活地跳跃，可以向前、向上、向下跳，自己独立上楼梯，动作不灵活。

16. 2 岁 6 个月　能够较灵活地跳跃，小跑一段距离，独自不灵活地上下楼梯，踮脚尖走 3～5 步。

17. 3 岁　跑步速度较前增快，跳跃时高度灵活性较前提高，能够踮脚尖走。能够较灵活地上下楼梯。

18. 4 岁　能够灵活地山下楼梯、跳跃，跑步时出现两臂摆动，已经建立平衡和协调性。

19. 5 岁　能后转身跳、单脚跳、跳跃障碍，灵活地踮脚跳、侧向跳。能够敏捷地快跑。

【精细运动的发育】

手功能的发育是随着新生儿握拳状态慢慢打开，并先由尺侧握－全手握－桡侧握－拇、示指捏的发育过程。

1. 新生儿　新生儿由于手把握反射，将手指插到小儿手掌拇指侧，刺激其手掌，小儿手指会屈曲紧紧地握住手指。

2. 0.7～1.3 个月　将小手帕蒙在脸上表示不快。

3. 2 个月　能够短时抓住玩具 15～30 s。

4. 3 个月　能够抓住玩具摇晃，并有送到嘴边意识。

5. 4 个月　两手可以抓物在中线位，主动抓桌面上玩具。

6. 4.3～6.6 个月　将手帕蒙在脸上，两手慢抓。

7. 5 个月　可以有意识抓握大小合适的物品，并放入口中。

8. 6 个月　可以用小指、环指和手掌抓握积木，或用拇指、示指和中指拿积木。

9. 6.9～9.1 个月　将手帕蒙在脸上，单手抓。

10. 7 个月　可以桡侧抓物，用拇指、示指和中指抓握积木，积木与手掌间有明显的空隙。

11. 8 个月　可以以耙抓动作拿起小丸，或其拇指关节伸展与示指的指腹相对钳取小丸。

12. 9 个月　可以拇指与示指指腹捏起小丸。

13. 10 个月　两只手可以抓积木对敲。

14. 11 个月　可以用示指指物，用拇指、示指指尖捏物。

15. 12 个月　可以不需要任何辅助而放下物件，当要求时或作为友善的表现时，他能递给你玩具，随着年龄增长，这个释放动作会愈来愈精练。

16. 13 个月　可以一手拿起两块积木。

17. 14 个月　可以将一块积木放在另一块积木的顶上，并取得平衡。

18. 15～16 个月　可以把小丸放入杯子中，并能够取出来。用拇指和示指捏笔，其余三指环绕握笔。

【视听觉的发育】

（一）听觉的发育

1. 2 个月　可用眼睛寻找声音的方向（铃声或会响的玩具）。

2. 3 个月　可用头的活动来寻找声源，大声笑。

3. 4 个月　头转向讲话的人，头转向声音来源，但只能在侧面。

4. 5 个月　专心聆听音叉响声。

5. 6 个月　叫名有反应，轻叫婴儿的名字的时候，他可以转头朝叫名者的方向看。

6. 8 个月　能够专心的聆听声音。

7. 9 个月　会说"爸爸""妈妈"或其他清楚的单词。

8. 12 个月　知道自己的名字，可清楚地说出含有三个单词的词句，并且能够使周围的人明白他所说的话。

9. 15 个月　可有至少六个单词组成的词句，他能清楚地、适当地、一致地运用。

（二）视觉的发育

1. 新生儿　可看到距离约 20 cm 的物体，太近、太远均看不清楚，对人物脸谱感兴趣。能追随移动的物体。

2. 2 个月　最佳注视距离是 15～25 cm，太近、太远便不能看清楚。对复杂图形的察觉能力和辨认能力约为正常人的 1/30。头可跟随移动的物体在水平方向转动 90°。

3. 3～4 个月　已能对近的或远的目标聚焦，眼的视焦调节能力已和成人差不多，喜欢看自己的手，可随物体水平转动 180°。

4. 5～6 个月　目光可随上下移动的物体垂直方向转动 90°，并可改变体位，协调视力、颜色视觉基本功能已接近成人，偏爱红颜色，喜欢照镜子看自我。对复杂图形的觉察和辨认的视觉能力有了很大提高。

5. 12～18 个月　看到运动的物体，能明确做出反应，如闪烁的光，活动的球及活动的人脸等。容易注视图形复杂的区域、曲线和同心圆式图案、表现出对某些颜色的偏爱，能注视 3 m 远处的小玩具。

6. 18～24 个月　两眼调节好，视力可达 0.5。

7. 2～3 岁　可区别垂直线与横线，能注视小物体及画面达 50 s。

8. 5 岁　已可区别各种颜色，视力一般为 0.6～0.7。

9. 6 岁　视深度已充分发育，视力可达 1.0。

【语言能力的发育】

1. 新生儿　①一旦感到不快就哭；②用力吸吮。

2.1 个月　"埃、啊"和"埃"之间的母音与长音连接，如"埃……埃""埃……啊"等。

3.2 个月　发喉音如"埃、库"。

4.3 个月　①连接最初的音节；②"噜、噜、噜"的连接。

5.4 个月　①发出摩擦音，如"哒"；②口唇闭塞音，如"木、不"；③愉快的声音。

6.6.4 ~6 个月　小儿无意识地大声叫喊。

7.5 个月　发出接连有节律的音节。

8.6 ~7 个月　改变声音的强度和高度，一连说出种种明确的音节。

9.8 个月　①自言自语；②无意义地叫"爸""妈"。

10.9 个月　①说出清晰复音节；②无意识地发出"哒哒"等音。

11.10 ~13 个月　①正确模仿对话中的声音；②学习发音及说话。

12.11 ~12 个月　开始说出有意义的音节。

13.13.5 ~24 个月　说"我吃饭""上街去"等话。

14.22 ~36 个月　可以说出自己的名字。

15.36 ~51 个月　可同其他小儿一起说话。

16.51 ~60 个月　可了解并说出反义词，如问上答下。

【认知能力的发育】

（一）注意

1.0.9 ~1.6 月　在婴儿眼前 20 cm 处出示光亮或玩具，可引起注意。

2.1.7 ~2.7 月　出示吊环，小儿可从一侧跟至中央或左右跟随45°。

3.3.2 ~4.4 月　追视可从一侧跟至另一侧。

4.4.1 ~5.4 月　上下左右均可追视。

（二）表情、语言

1.0.4 ~1.7 月　表情及言语的最初阶段。

2.1.0 ~2.3 月　自然的、无声的、无意义的笑。

3.1.6 ~2.6 月　对周围多加注意，反应敏捷。

4.3.6 ~5.3 月　逗笑，笑出声，有意义的笑。

5.0.7 ~1 月　小儿对母亲的声音和人脸能引起注意（哺乳停止或动作减少）。

6.1.7 ~3.1 月　母亲叫小儿名字能引起反应。

7.3.1 ~4.1 月　母亲一出现，小儿有愉快的表情。

8.5.9 ~6.9 月　生人出现，小儿不愉快或苦恼。

9.9.6 ~10.6 月　听到再见，会向人摆手。

10.8.6 ~10.5 月　小儿懂亲、怒、禁止等表情。

11.12.0 ~13.1 月　可做一些逗人喜欢的小动作。

12.1.5 ~14.2 月　小儿可通过语言或手势表达自己的需要。

13.13.0 ~18 月　可按命令完成一些动作或任务。

14. 18. 0～36 月　与同龄人一起游戏。

15. 36～60 月　可离开母亲独自游戏或外出。

16. 4. 1～5. 5 月　出示玩具引起注意想伸手抓。

（三）交往

1. 5. 3～6. 9 月　出示小镜看到自己的形象而发笑。

2. 8. 5～9. 6 月　听到再见，会向人摆手。

3. 10. 4～11. 8 月　指小儿可自己拿杯喝水。

4. 9. 6～11. 9 月　可辨认眼、耳、头、手等身体部位。

5. 12. 0～18. 0 月　用手搭积木搭 2 块。

6. 18. 0～24 月　用手搭积木搭 4 块。

7. 24～40 月　用手搭积木搭 8 块。

8. 13～18 月　小儿可拿笔在纸上乱画。

9. 24～30 月　可画曲线。

10. 24～36 月　可画圆。

11. 36～48 月　可画十字。

12. 48～60 月　可画四角形。

13. 60 月以后　可画三角形

14. 13. 5～18 月　自己脱外衣。

15. 18～36 月　自己洗手。

16. 36～60 月　自己穿衣服。

17. 38～56 月　理解数的含义，理解 3。

18. 60 月　理解数的含义，理解 5。

（郝义彬　袁　博　黄新芳）

第二篇

小儿常见病的康复治疗

第二章　脑性瘫痪

脑性瘫痪（cerebral palsy，little's disease，CP）简称脑瘫，是儿童最常见的致残性疾病。这一综合征首先由英国医生 William J. Little 于 1841 年发现，经过漫长的 150 多年历史，对这一疾病认识由浅显而逐渐深入，并不断更新与完善。

第一节　脑性瘫痪的定义

【概述】

依据 2006 版国际脑瘫定义的原则，第六届全国儿童康复和第十三届全国小儿脑瘫康复学术会议于 2014 年 4 月通过了我国脑性瘫痪定义：脑性瘫痪是一组持续存在的中枢性运动和姿势发育障碍、活动受限症候群，这种症候群是由于发育中的胎儿或婴幼儿脑部非进行性损伤所致。脑性瘫痪的运动障碍常伴有感觉、知觉、认知、交流和行为障碍，以及癫痫和继发性肌肉、骨骼问题。

【脑瘫的发病率】

脑瘫的发病率在全世界范围内平均为 2‰，我国的脑瘫发病率为 2.48‰，男性高于女性，每年新增脑瘫患儿在 4 万例以上。

【病因】

1. 产前因素

（1）遗传因素：如家族中有脑瘫、智力低下等患者和其他遗传学因素，双胎或多胎。国内李晓捷等研究表明脑瘫与易感基因有关。

（2）母体因素：母亲孕期大量吸烟、酗酒、理化因素。妊娠期感染（宫内感染）、先兆流产、用药、妊娠中毒症、外伤、风湿病、糖尿病、母亲智力低下、母体营养障碍、重度贫血等。胎儿宫内窘迫、脐带绕颈、前置胎盘和胎盘早剥等。

2. 产时因素　宫内窒息、难产和各种产伤等。

3. 产后因素　早产/低体质量、新生儿窒息、呼吸窘迫综合征、吸入性肺炎、败血症、缺氧缺血性脑病、脑积水、新生儿高胆红素血症、新生儿颅内出血、脑外伤、低血糖症、新生儿中枢神经系统感染等。

目前，认为脑瘫发生的四大因素是早产/低出生体重、新生儿窒息/新生儿缺氧缺血性脑病（HIE）、新生儿高胆红素血症和宫内感染，且与遗传因素有关。

【脑瘫的病理学改变】

（1）中枢神经系统的先天畸形，如无脑回畸形，小脑回畸形、巨脑回畸形，胼胝体畸形、脑裂畸形、脑空洞、脑穿通畸形、灰质异位症等。这些患儿往往合并癫痫。

（2）宫内感染，如巨细胞病毒、弓形虫感染所致的脑损害如颅内钙化、脑坏死、软化灶。

（3）产伤所致的硬脑膜下血肿、脑缺血性梗死。

（4）胆红素脑病，基底核、海马、丘脑下部、齿状核等黄染。

（5）缺氧缺血性脑病。

（6）早产儿的侧脑室周围脑白质软化（PVL）等。

总之，无论何种原因造成脑的何种病理变化，损伤部位与脑瘫的病型有关。损伤的部位主要分为三大类：锥体系、锥体外系和小脑。锥体系损伤引起随意运动障碍，主要为痉挛型脑瘫。锥体外系损伤引起异常的不随意运动和肌张力的变化，主要为不随意运动型（手足徐动、强直、舞蹈样、震颤）脑瘫。小脑损伤主要为共济失调型脑瘫。以上各种损伤往往不单独出现，但以一种损伤为主。

（吴　丽　刘　芸　宋兆普）

第二节　脑性瘫痪的临床分型和分级

参考 2006 版国际脑性瘫痪定义、分型和分级标准，ICD－10 和近几年的国外文献，第六届全国儿童康复、第十三届全国小儿脑瘫康复学术会议于 2014 年 4 月制定了我国脑性瘫痪新的临床分型、分级标准。

【临床分型】

（一）痉挛型四肢瘫（spastic quadriplegia）

以锥体系受损为主，包括皮质运动区损伤。牵张反射亢进是本型的特征。四肢肌张力增高，上肢背伸、内收、内旋，拇指内收，躯干前屈，下肢内收、内旋、交叉、膝关节屈曲、剪刀步、尖足、足内翻或外翻，拱背坐，腱反射亢进、踝阵挛、折刀征和锥体束征等。

（二）痉挛型双瘫（spastic diplegia）

症状同痉挛型四肢瘫，主要表现为双下肢痉挛及功能障碍重于双上肢。

（三）痉挛型偏瘫（spastic hemiplegia）

症状同痉挛型四肢瘫，表现在一侧肢体。

（四）不随意运动型（dyskinetic）

以锥体外系受损为主，主要包括舞蹈性手足徐动（chroeo－athetosis）和肌张力障碍（dystonic）；该型最明显特征是非对称性姿势，头部和四肢出现不随意运动，即进行某种动作时常夹杂许多多余动作，四肢、头部不停地晃动，难以自我控制。该型肌张力可高可低，可随年龄改变。腱反射正常、锥体外系征紧张性迷路反射 TLR（＋）、非对称性紧张性颈反射 ATNR（＋）。静止时肌张力低下，随意运动时增强，对刺激敏感，表情奇特，挤眉弄眼，颈部不稳定，构音与发音障碍，流涎、摄食困难，婴儿期多表现为肌张力低下。

（五）共济失调型（ataxia）

以小脑受损为主，以及锥体系、锥体外系损伤。主要特点是由于运动感觉和平衡感觉障碍造成不协调运动。为获得平衡，左右两脚分离较远，步态蹒跚，方向性差。运动笨拙、不协调，可有意向性震颤及眼球震颤，平衡障碍、站立时重心在足跟部、基底宽、醉汉步态、身体僵硬。肌张力可偏低、运动速度慢、头部活动少、分离动作差。闭目难立征（＋）、指鼻试验（＋）、腱反射正常。

（六）混合型（mixed types）

具有以上两型的特点。

【临床分级】

目前多采用粗大运动功能分级系统（gross motor function classification system，GMFCS）。GMFCS 是根据脑瘫儿童运动功能受限随年龄变化的规律所设计的一套分级系统，完整的 GMFCS 分级系统将脑瘫患儿分为 5 个年龄组（0～2 岁；2～4 岁；4～6 岁；6～12 岁；12～18 岁），每个年龄组根据患儿运动功能从高至低分为 5 个级别（Ⅰ级、Ⅱ级、Ⅲ级、Ⅳ级、Ⅴ级）。此外，欧洲小儿脑瘫监测组织（surveillance of cerebral palsy in Europe，SCPE）树状分型法（决策树）现在也被广泛采用。

（吴　丽　刘　芸　宋兆普）

第三节　脑性瘫痪的辅助检查

【直接相关检查】

（一）头颅影像学检查（MRI、CT 和 B 超）
是脑瘫诊断有力的支持，MRI 在病因学诊断上优于 CT。

（二）凝血机制的检查
影像学检查发现不好解释的脑梗死时可做凝血机制检查，但不作为脑瘫的常规检查项目。

【伴随症状及共患病的相关检查】

脑瘫患儿 70% 有其他伴随症状及共患病，包括智力发育障碍（52%）、癫痫（45%）、语言障碍（38%）、视觉障碍（28%）、严重视觉障碍（8%）、听力障碍

（12%），以及吞咽障碍等。

（一）脑电图（EEG）

合并有癫痫发作时进行 EEG 检查，EEG 背景波可帮助判断脑发育情况，但不作为脑瘫病因学诊断的常规检查项目。

（二）肌电图

区分肌源性或神经源性瘫痪，特别是对上运动神经元损伤还是下运动神经元损伤具有鉴别意义。

（三）脑干听、视觉诱发电位

疑有听觉损害者，行脑干听觉诱发电位检查；疑有视觉损害者，行脑干视觉诱发电位检查。

（四）智力及语言等相关检查

有智力发育、语言、营养、生长和吞咽等障碍者进行智商/发育商及语言量表测试等相关检查。

（五）遗传代谢病的检查

有脑畸形和不能确定某一特定的结构异常，或有面容异常高度怀疑遗传代谢病，应考虑遗传代谢方面的检查。

（吴　丽　刘　芸　宋兆普）

第四节　脑性瘫痪的诊断与鉴别诊断

【诊断】

（一）必备条件

1. 中枢性运动障碍　婴幼儿脑发育早期（不成熟期）持续存在：抬头、翻身、坐、爬、站和走等粗大运动功能和精细运动功能障碍，或显著发育落后。功能障碍是持久性、非进行性，但并非一成不变，轻症可逐渐缓解，重症可逐渐加重，最后可致肌肉、关节的继发性损伤。

2. 运动和姿势发育异常　包括动态和静态，以及俯卧位、仰卧位、坐位和立位时的姿势异常，应根据不同年龄段的姿势发育而判断。运动时出现运动模式的异常。

3. 反射发育异常　主要表现有原始反射延缓消失和立直反射（如保护性伸展反射）及平衡反应的延迟出现或不出现，可有病理反射阳性。

4. 肌张力及肌力异常　大多数脑瘫患儿的肌力是降低的；痉挛型脑瘫肌张力增高、不随意运动型脑瘫肌张力变化（在兴奋或运动时增高，安静时减低）。可通过检查腱反射、静止性肌张力、姿势性肌张力和运动性肌张力来判断。主要通过检查肌肉硬度、手掌屈角、双下肢股角、腘窝角、肢体运动幅度、关节伸展度、足背屈角、围巾征和跟耳试验等确定。

（二）参考条件

（1）有引起脑瘫的病因学依据。

（2）可有头颅影像学佐证（52%～92%）脑性瘫痪的诊断应当具备上述四项必备条件，参考条件可帮助寻找病因。

（三）早期症状

小婴儿早期临床表现不明显，但都有运动发育落后、四肢运动不对称、肢体和躯干过硬或过软，非对称性姿势、手口眼不协调等。

新生儿症状：哺乳困难（吃奶少、呕吐、呛奶等）、异常哭闹、自发运动少、抽搐（易惊）、头后背易打挺。肌张力增高或降低。原始反射弱或强。

1～3个月症状：拇指内收、手握拳，上肢内收、内旋、后伸、不凝视，头不稳及不能竖头、俯卧位抬头小于45°。肌张力增高或降低、非对称姿势。

4～5个月症状：不追视、不会翻身、俯卧位抬头小于90°、不伸手抓物、竖头不稳、坐位全前倾、下肢交叉、肌张力改变，非对称性。

6～7个月症状：手口眼不协调、抓物即松、肌张力改变、原始放射残存、俯卧位不能肘支撑、拉起到坐位时头后仰、不能独坐、下肢交叉。

（四）其他症状

1. **学习困难**　大约一半的脑瘫儿童伴有轻度或中度学习困难，他们的智商一般低于70～80。

2. **视觉损伤**　少数脑瘫患儿有视觉中枢损伤时可有皮质盲，早期治疗绝大多数可以康复。有半数患儿控制眼部的肌肉受累从而导致斜视，早期治疗也可矫治。部分患儿存在弱视也需要配戴眼镜矫正。

3. **听力损害**　黄疸造成的脑瘫（不随意型）可能伴有听觉神经通路损伤，为神经性耳聋。严重者需要佩戴助听器。脑瘫患儿更容易由于咽、耳部感染造成传导性听力障碍。

4. **语言障碍**　主要表现在语言迟缓或构音障碍。

5. **癫痫**　脑损伤造成，约为50%的脑瘫患儿可有不同程度的癫痫，少部分患儿可能发展为难治性癫痫而需要两种以上抗癫痫药物联合治疗。

6. **心理行为异常**　脑瘫患儿可以出现行为异常，如自残行为、暴力倾向、睡眠障碍、性格异常等。

7. **饮食困难**　许多脑瘫儿童具有饮食困难。婴幼儿表现为吸吮困难、呛奶、吐奶。稍大后表现为咀嚼困难，也可能有吞咽困难。也有的可有胃食管反流。

8. **流涎**　可通过口周按摩、针灸、导平治疗仪治疗康复。

【鉴别诊断】

（一）运动发育落后/障碍性疾病

智力发育与运动发育落后水平在一个等线上，伴有肌力、肌张力偏低，但没有明显的异常姿势，以此与脑瘫相鉴别。

1. **发育指标/里程碑延迟**（developmental delay/delayed milestone）　包括单纯

的运动发育落后（motor delay）、语言发育落后（language delay）或认知发育落后（cognition delay）。运动发育落后包括粗大运动和精细运动。最新的研究认为该病也应包括睡眠模式变化的落后。小儿6周龄时对声音或视觉刺激无反应、3月龄时无社交反应、6月龄时头控仍差、9月龄时不会坐、12月龄时不会用手指物、18月龄不会走路和不会说单字、2岁时不会跑和不能说词语、3岁时不能爬楼梯或用简单的语句交流时应进行评估。爬的动作可能因孩子不需要进行而脱漏，故不应作为发育里程碑的指标。

单纯一个方面发育落后的小儿90%不需要进行医疗干预，将来可以发育正常。大约10%的患儿需要进行医疗干预。早期筛查、早期干预有利于预后。

2. 全面性发育落后（global developmental delay，GDD） 5岁以下处于发育早期的儿童，存在多个发育里程碑的落后，因年龄过小而不能完成一个标准化智力功能的系统性测试，病情的严重性等级不能确切地被评估，则诊断GDD。但过一段时间后应再次进行评估。发病率为3%左右。常见的病因有遗传性疾病、胚胎期的药物或毒物致畸、环境剥夺、宫内营养不良、宫内缺氧、宫内感染、创伤、早产儿脑病、婴幼儿期的中枢神经系统外伤和感染、铅中毒等。

3. 发育协调障碍（developmental coordination disorder，DCD） ①运动协调性的获得和执行低于正常同龄人应该获得的运动技能，动作笨拙、缓慢、不精确；②这种运动障碍会持续而明显地影响日常生活和学业、工作，甚至娱乐；③障碍在发育早期出现；④运动技能的缺失不能用智力低下或视觉障碍解释；也不是由脑瘫、肌营养不良和退行性疾病引起的运动障碍所致。

4. 孤独症谱系障碍（autism spectrum disorder，ASD） ①持续性多情境下目前存在或曾经有过的社会沟通及社会交往的缺失；②限制性的、重复的行为、兴趣或活动模式异常。要求至少表现为以下4项中的2项，可以是临床表现，也可以病史形式出现：刻板或重复的运动动作、使用物体或言语；坚持相同性，缺乏弹性地或仪式化的语言或非语言的行为模式；高度受限的固定的兴趣，其强度和专注度方面是异常的；对感觉输入的过度反应或反应不足，或在对环境的感受方面不寻常的兴趣；③症状在发育早期出现，也许早期由于社会环境的限制，症状不明显，或由阶段性的学习掩盖；④症状导致了在社会很多重要领域中非常严重的功能缺陷；⑤缺陷不能用智力残疾或GDD解释，有时智力残疾和ASD共同存在时，社会交流能力通常会低于智力残疾水平。有些ASD患儿可伴有运动发育迟缓，易误认为GDD或脑瘫早期的表现。

（二）骨骼疾病

1. 发育性先天性髋关节脱臼（developmental dysplasia of the hip，DDH） 是由于遗传、臀位产、捆腿等因素造成单侧或双侧髋关节不稳定，股骨头与髋臼对位不良的一种疾病。智力和上肢运动功能正常、站立困难，骨盆X线片、CT和MRI均可诊断。

2. 先天性韧带松弛症（inborn laxity of ligament） 粗大运动发育落后，独走延迟、走不稳、易摔倒、上下楼费力、关节活动范围明显增大及过伸、内收或外展、肌力正常、腱反射正常、无病理反射、无惊厥、智力正常，可有家族史，随年龄增大症状逐渐好转。

（三）脊髓疾病

应排除小婴儿脊髓灰质炎和脊髓炎遗留的下肢瘫痪；必要时做脊髓 MRI 排除脊髓空洞症（syringomyelia）、脊髓压迫症（compressive myelopathy）、脊髓栓系综合征和脊髓性肌萎缩等。

（四）内分泌疾病

先天性甲状腺功能减退症存在反应低下、哭声低微、体温低、呼吸脉搏慢、智力低下和肌张力低下等生理功能低下的表现，因运动发育落后易与脑瘫相混淆。特殊面容、血清游离甲状腺素降低、TSH 增高和骨龄落后可鉴别。

（五）自身免疫病

多发性硬化（multiple sclerosis，MS）是以中枢神经系统白质炎性脱髓鞘病变为主要特点的自身免疫病。本病最常累及的部位为脑室周围白质、视神经、脊髓、脑干和小脑，主要临床特点为中枢神经系统白质散在分布的多病灶与病程中呈现的缓解复发，症状和体征的空间多发性和病程的时间多发性。

运动发育异常的 5 个早期信号：①身体发软；②踢蹬动作明显少；③行走时步态异常；④两侧运动不对称；⑤不会准确抓握。

（六）常见的遗传性疾病

有些遗传性疾病有运动障碍、姿势异常和肌张力改变，容易误诊为脑瘫，如强直性肌营养不良、杜氏肌营养不良、21 三体综合征、婴儿型进行性脊髓性肌萎缩、精氨酸酶缺乏症、异染性脑白质营养不良、肾上腺脑白质营养不良、家族性（遗传性）痉挛性截瘫、多巴敏感性肌张力不全、戊二酸尿症 I 型、丙酮酸脱氢酶复合物缺乏症、Rett 综合征、神经元蜡样脂褐质沉积症、家族性脑白质病/先天性皮质外轴索再生障碍症、共济失调性毛细血管扩张症、GM1 神经节苷脂病 I 型、脊髓性小脑性共济失调、尼曼－皮克病 C 型、线粒体肌病和前岛盖综合征等。

（吴　丽　刘　芸　宋兆普）

第五节　脑性瘫痪的评定

小儿脑瘫的评定又称作评价或评估，是康复的重要环节。通过评定可以全面了解小儿身体情况、运动功能状态、潜在能力和存在的障碍，制订合理的康复治疗方案。进行有效的康复治疗。评估－康复，再评估－再康复，直至功能全面康复。

初期评定：入院一周内进行评估。

中期评定：康复治疗 1~3 个月后进行。

远期评定：出院时评估。

【肌力测定】

肌力是肌肉收缩所产生的力量，常用方法有手法肌力检查（manual muscle test，MMT），见表 2－1。

表 2 - 1　MMT 肌力分级标准

级别	名称	标准	相当正常肌力的%
0	零（zero，0）	无可测知的肌肉收缩	0
1	微缩（trace，T）	有轻微收缩，但不能引起关节活动	10
2	差（poor，P）	在减重状态下能做关节全范围运动	25
3	尚可（fair F）	能抗重力做关节全范围运动，但不能抗阻力	50
4	良好（good G）	能抗重力、抗一定阻力运动	75
5	正常（normal N）	能抗重力、抗充分阻力运动	100

【肌张力测定】

肌张力是维持身体各种姿势和正常运动的基础，表现形式有静止性肌张力、姿势性肌张力和运动性肌张力。只有这三种肌张力有机结合、相互协调，才会维持与保证人的正常姿势与运动。肌张力的变化可反映神经系统的成熟程度和损伤程度。

1. 徒手肌张力测定　改良 Ashworth 痉挛量表。

2. 用精密的仪器测定　表面肌电分析仪测定，可以测出肌张力、还可测出肌力、肌肉的表面积。

3. 关节活动度评定　关节活动度（range of motion，ROM）评定是在被动运动下对关节活动范围的测定。当关节活动受限时，还应同时测定主动运动的关节活动范围，并与前者相比较。

临床通常采用的婴幼儿关节活动度评定方法如下。

（1）腘窝角：小儿仰卧位，屈曲大腿使其紧贴到胸腹部，然后伸直小腿，观察大腿与小腿之间的角度。肌张力增高时角度减小，降低时角度增大。正常 4 个月龄后应大于 90°（1～3 个月 80°～100°、4～6 个月 90°～120°、7～9 个月 110°～160°、10～12 个月 150°～170°）。

（2）足背屈角：小儿仰卧位，检查者一手固定小腿远端，另一手托住足底向背推，观察足从中立位开始背屈的角度。肌张力增高时足背屈角减小，降低时足背屈角增大。正常 4～12 个月龄为 0°～20°（1～3 个月 60°、3～6 个月 30°～45°、7～12 个月 0°～20°）。

（3）股角（又称内收肌角）：小儿仰卧位，检查者握住小儿膝部使下肢伸直并缓缓拉向两侧，尽可能达到最大角度，观察两大腿之间的角度，左右两侧不对称时应分别记录。肌张力增高时角度减小，降低时角度增大。正常 4 个月龄后应大于 90°（1～3 个月 40°～80°、4～6 个月 70°～110°、7～9 个月 100°～140°、10～12 个月 130°～150°）。

4. 异常肌张力的几种表现

（1）肌张力低下的表现：蛙位姿势（仰卧位或俯卧位），W 字姿势（仰卧位），二折姿势（坐位），倒 U 字姿势（俯悬卧位），外翻或内翻扁平足，鸭步，翼状肩，膝反张等。

（2）肌张力增高时的异常姿势：头后仰，角弓反张，下肢交叉；尖足；特殊的坐位姿势；非对称性姿势等。

【姿势与运动发育评定】

（1）Milani 运动发育评价。

（2）GMs（小婴儿的全身自发运动质量评估）。

（3）Vojta 七项姿势反射评价。

（4）Peabody 运动发育评价。

（5）Alberta 婴儿运动量表（AIMS）。

（6）GMFM（粗大运动 88 项评估）。

【智力发育评估】

（1）CDCC 婴幼儿智力测试量表。

（2）0～6 岁小儿心理量表。

（3）韦氏（Wechsler）量表。

【ADL（日常生活能力评估）】

具体内容见评定章节。

（吴　丽　刘　芸　宋兆普）

第六节　脑瘫的康复治疗

（一）功能训练

1. 躯体训练（PT）　又称"理学疗法"。以大的运动及下肢功能训练为主，利用机械的、物理的手段，针对脑瘫遗留的各种运动障碍及异常姿势进行一系列的训练，目的在改善残存的运动功能，抑制不正常的姿势反射，诱导正常的运动发育，目前主要采用神经运动发育疗法，其方法众多，最具有代表性的是：Vojta 法、Bobath 法、上田法。

（1）Vojta 法：通过刺激脑瘫患儿身体的某些特定的激发点，使患儿产生翻身和匍匐爬行两种反射运动模式，最终这些反射运动会变成主动运动，这种匍匐爬行视为人体所有协调运动的先导。

（2）Bobath 法：称为神经发育治疗法，重点为阻止异常的姿势反射活动，促进正常的姿势反射产发展正常的运动能力和自动反应能力。

（3）上田法：此法将"痉挛"当作运动障碍之"元凶"，治疗上先通过缓解肌痉挛，以自动激发正常运动发育。

（二）作业疗法

小儿脑瘫的作业疗法（OT）主要是上肢精细运动的训练。

（三）语言训练

小儿脑瘫的语言训练（ST）主要是构音训练及语言迟缓的训练。其次是吞咽障碍的训练、认知、行为矫治等。

（四）物理疗法

1. **神经肌肉治疗仪**　对肌张力低下型脑瘫效果较好，可以增强肌力、肌张力，对外周神经麻痹也有效。

2. **痉挛肌治疗仪**　可减轻肌张力，对痉挛性脑瘫效果较好。

3. **低频脉冲电流、超短波、氦氖激光穴位照射等治疗**　可促进血液循环，刺激肌肉有节律性运动，降低肌张力等。

4. **脑循环治疗仪**　改善大脑组织的供血，保护神经细胞，减轻脑功能受损，加速修复脑损害，促进神经功能恢复，减轻脑损伤疾病的后遗症，从而对脑瘫提供了很好的治疗手段。

5. **脑磁疗仪**　低频刺激可以降低皮层的兴奋性，而高频刺激可以提高皮层的兴奋性。已经被神经、精神、心理等各个领域广泛应用，如用于研究知觉、注意力、学习记忆力、语言、意识、皮层功能可塑性等。脑磁疗对运动障碍、癫痫、抑郁症、焦虑及精神分裂症等都有显著功效。

6. **水疗**　患儿在水中能产生更多的自主运动，肌张力得到改善，对呼吸有调整作用，有助于改善语言障碍。

7. **蜡疗**　促进血液循环，改善关节活动度，缓解肌张力，防止肌萎缩，改善瘫痪症状。

8. **高压氧**　改善脑组织功能。

（五）感觉统合训练

（六）引导式教育

（七）祖国医学疗法

针灸、穴位封闭、按摩、经络导平治疗仪，中药熏蒸疗法、中药制剂等。

（八）药物

1. **促进脑组织发育的药物**　如脑活素、神经节苷脂、神经生长因子。

2. **促进肌力的药物**　如肉碱左卡尼丁、黄芪。

3. **控制扭转性痉挛、痉挛性斜颈的药物**　如安坦。

4. **抗癫痫治疗的药物**　如德巴金糖浆、缓释片，妥泰、氯硝安定、苯巴比妥、奥卡西平、利必通、左乙拉西坦等。

5. **肉毒素**　肌内注射治疗痉挛型脑瘫。

（九）手术治疗

（1）脊神经后根切断术（SPR）。

（2）肌腱延长术。

（3）颈动脉周围交感神经网部分剥离切除术。

（十）肢具的应用

（1）下肢矫形器，如鞋垫（FO）、踝足矫形器（AFO）、长下肢矫形器（KAFO）、髋关节矫形器（Hip Orthosis）。

（2）脊柱矫形器（SO）。

（3）手部和腕部矫形器（HO，WO）。

（十一）辅助用具的应用

（1）辅助坐位用具。

（2）辅助立位用具。

（3）步行及移动辅助用具。

（4）日常生活自助具，如起居用具、餐饮用具、卫生用具、如厕用具、沐浴用具、书写及沟通用具。

（吴　丽　刘　芸　宋兆普）

第七节　脑性瘫痪患儿的家庭康复

【概述】

家庭康复就是通过生活照料人给予患儿全天候的康复，对患儿的吃喝拉撒、睡眠、玩耍、防病、治病的全方位呵护。

【抱姿】

抱姿的方法是否正确是直接影响脑瘫孩子的康复治疗。一般抱一个脑瘫孩子的时间比抱一个正常孩子所需要的时间更长，并且需要给予更多的支撑。

（一）痉挛型脑瘫患儿的抱姿

1. 中等程度痉挛型脑瘫患儿的抱姿以伸展为主　见图 2 - 1。

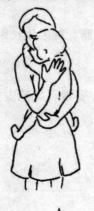
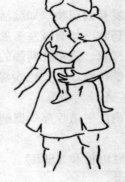

A　　　　　　　　B

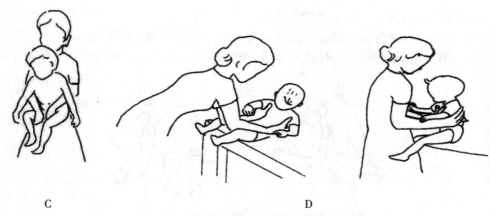

C　　　　　　　　　　　　　　　　D

图2-1　中等程度痉挛型脑瘫患儿的正确抱姿

2. 严重痉挛型脑瘫患儿的抱姿以伸展为主

（1）错误的抱姿：直接举起导致患儿难以屈髋并使腿分开，难以将患儿的手臂向上放在抱者肩上，见图2-2。

（2）正确的抱姿：患儿向一侧旋转，将一只手放在胸部，同时使自己的头和肩膀向前，见图2-3。或将患儿的手臂放在抱者肩部，双手放在大腿上，保持两腿分开并外旋，见图2-4。

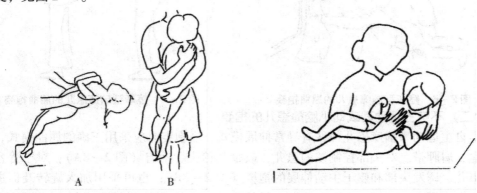

A　　　　　　B

图2-2　严重痉挛型脑瘫患儿的错误抱姿　　　**图2-3　严重痉挛型脑瘫患儿的正确抱姿1**

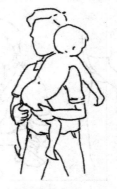

图2-4　严重痉挛型脑瘫患儿的正确抱姿2

3. 痉挛型脑瘫患儿的抱姿以屈曲为主

（1）抬头、伸展背部及髋部，探索周围一切，见图2-5、图2-6。

（2）治疗和携带相结合，促使腿伸展、髋外旋、主动抬头、伸展背部，见图2-7。

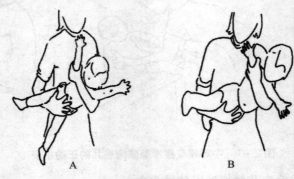

A   B

图2-5　痉挛型脑瘫患儿的屈曲抱姿1

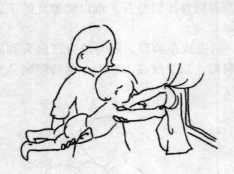

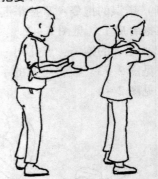

图2-6　痉挛型脑瘫患儿的屈曲抱姿2　　　图2-7　痉挛型脑瘫患儿的屈曲抱姿3

（二）不自主运动型或幼小脑瘫患儿的抱姿

不自主运动型脑瘫患儿往往有异常伸展模式，当抱姿时应采用正确的屈曲模式，稳定骨盆、肩胛带。对头部控制差的患儿，鼓励其抬头、抬肩（图2-8A）；对于骨盆前倾的患儿，诱发头部和躯干主动伸展的抱姿（图2-8B）；也可采用加入旋转及促进抓握的抱姿（图2-8C）；对于躯干张力低的患儿可以采用使腿部张力轻度增加的抱姿（图2-8D）。

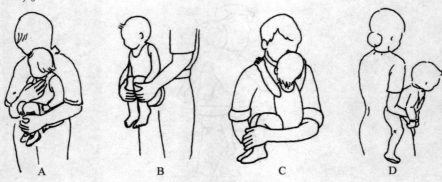

A   B   C   D

图2-8　不自主运动型脑瘫患儿正确抱姿

　　错误的抱姿：抱姿完全被动，没有眼对眼的接触，缺少髋部和肩部的固定，身体屈曲（图2-9）。

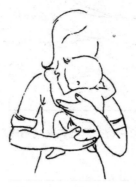

图2-9　不自主运动型脑瘫患儿的错误抱姿

【睡姿】

（一）睡姿的基本原则

　　为了使孩子以各种不同姿势睡觉，并能在睡觉的时候转变姿势，必须让孩子在白天醒着的时候能够做到。帮助保持睡姿的用具见图2-10~图2-13。尽可能使患儿减小伸展、头部保持正中位、肩胛带和骨盆带保持对线、肩膀和手臂在中线位，使患儿的手和脚能够进入其视野。

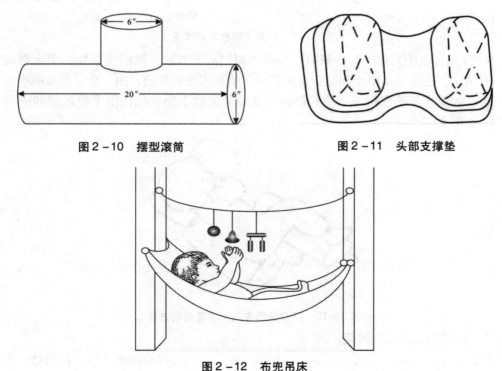

图2-10　摆型滚筒　　　　　　　　图2-11　头部支撑垫

图2-12　布兜吊床

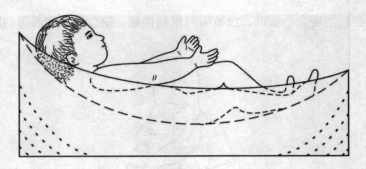

图2-13 用泡沫做成吊床形状

（二）严重痉挛患儿的睡姿

1. 严重痉挛患儿的睡姿 见图2-14。

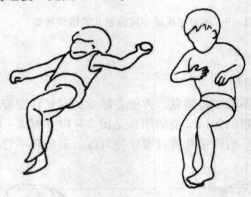

图2-14 严重痉挛患儿的睡姿

2. 纠正睡姿的方法 床垫侧边、头侧和脚侧的下方放置硬的支撑物，使床看起来像一个吊床，这样可以阻止和减少异常姿势。抬高床垫的头侧，用一个卷起来的小毯子放在患儿的下半身的床垫下，使其髋部弯曲，骨盆处于中立位，用T形滚筒和头部支撑垫，见图2-15。

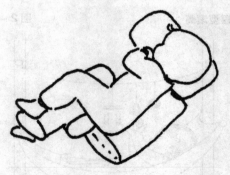

图2-15 严重痉挛患儿纠正睡姿的方法

（三）张力低患儿的睡姿

给患儿一个对称的姿势支撑，如在肩部、骨盆提供足够稳定的支撑，使肩膀、手臂向前，髋部和骨盆处于中立位。如使用一块挖空的泡沫制品提供姿势支持，见图2-16。

用一条披肩或软围巾在患儿的肩部围成一个八字形，包绕肩部时应保持一定的压力，沿对角线方向绑到躯干处。患儿的臀部周围放一张卷起来的毯子，沿着两边一直垫到患儿的腋窝处，见图2-17。

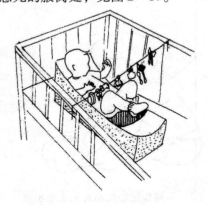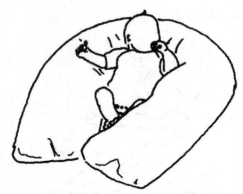

图2-16　张力低患儿的姿势支撑1　　　图2-17　张力低患儿的姿势支撑2

【坐姿】

（一）坐姿的基本原则

（1）纠正和控制不对称的姿势，提供一个稳定的姿势基础，促进孩子的日常活动能力。

（2）提供孩子躯干控制及对线。

（3）在控制孩子姿势的同时，促使他坐位发展能力。

（4）坐位必须是充分适应孩子生长和各种能力的。

（5）所有的坐位都需要持续地进行评价、观察。

（二）中等程度痉挛患儿的坐姿

长坐位时一定不要先把孩子放在地板上再试图使他的髋部弯曲，应抓住孩子短裤下方的大腿部位，把孩子拉向自己，这样躯干的分量就落在他的坐位基底部，保持双腿外旋，见图2-18。

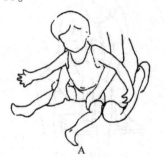

图2-18　中等程度痉挛患儿的坐姿

（三）不随意运动型患儿的坐姿

不随意运动型脑瘫患儿在长坐时经常伴有髋部的过度屈伸，作为代偿，其头部、躯干伸展，手臂屈曲。使其难以在坐位上移动、支撑自己或者伸手抓物，见图2-19。

不随意运动型脑瘫患儿的正确坐姿应该是下肢屈曲、手臂向前，在其过伸的肩部有一个稳定的压力，鼓励其持续抓住一个玩具，目的是让孩子维持姿势，也可以让孩子用他的双臂环抱自己的腿，见图2-20。

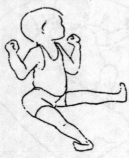
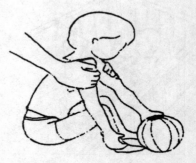

图2-19　不随意运动型患儿的错误坐姿　　　　图2-20　不随意运动型患儿的正确坐姿

（四）纠正坐姿

让患儿学习用手承重，保持稳定，头部在中线，躯干伸展，使骨盆位于一个中位稍前倾的姿势，并给予患儿一个向下的压力，见图2-21。纠正手法见图2-22。

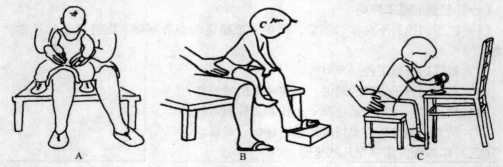

图2-21　纠正坐姿

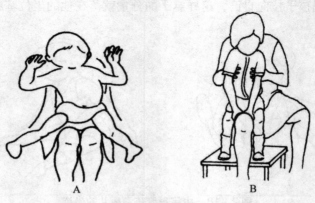

图2-22　纠正手法

【进食】

大多数脑瘫患儿会出现进食问题，良好的进食模式对患儿将来讲话能力密切相关。

（一）进食的基本原则

（1）进食之前摆好体位，头必须是向前屈曲坐位。

（2）根据患儿不同的年龄及咀嚼、吞咽能力选择食物。

（3）少量多次进食。

（4）进食前可进行口腔按摩，减轻口腔肌肉的痉挛。

（5）不可进食太快或一次进食量太大，防止误吸。

（6）注意整个身体控制，特别是头、下巴。

（二）进食姿势

（1）奶瓶喂养时让婴儿双手环抱着奶瓶，必要时妈妈可以用一只手平压患儿的胸部，并在其吸吮时实施口腔控制，见图2－23。

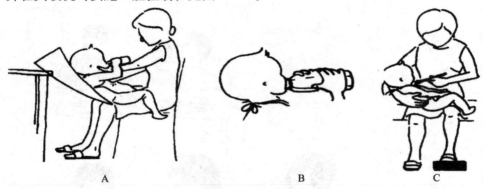

图2－23　奶瓶喂养时的进食姿势

（2）用勺子喂养时，从正上方喂食，婴儿会把头向后仰，不能正确吞咽，见图2－24A。用勺子喂养正确的姿势应是喂食者的手平压在患儿的胸部，用勺子从前方喂食，则可以控制头部和吞咽食物，见图2－24B。

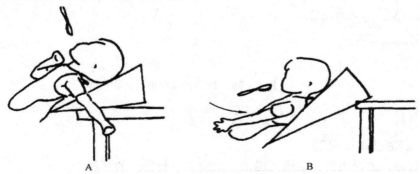

图2－24　勺子喂养时错误和正确的进食姿势

（3）用水杯喂水时从上方给杯子，孩子身体向后倾斜，为错误姿势，见图2－25A。用水杯喂水的正确姿势，见图2－25B。

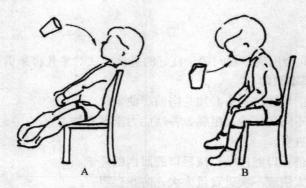

图2-25　水杯喂水时错误和正确的进食姿势

（5）患儿进食时注意控制过度伸展，见图2-26。

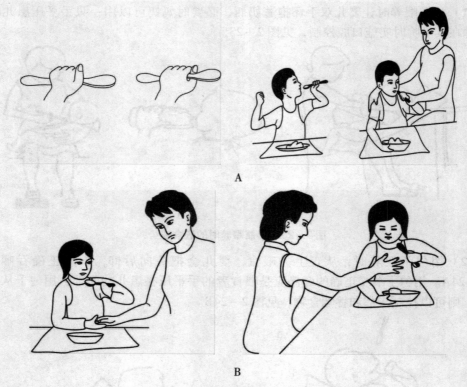

图2-26　纠正过度伸展

【洗浴】

（一）洗浴的基本原则

准备物品，选择用具，给患儿提供一个安全、易操作的环境。

（二）洗浴姿势

1. 出入浴池的抱姿　抱进或抱出时必须让患儿的身体屈曲，患儿很难屈曲身体时，一定要用过渡的方式帮助患儿，见图2-27。

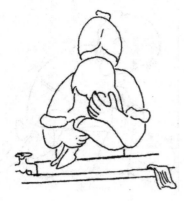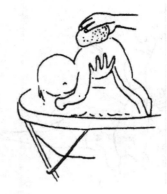

图 2－27　出入浴池的抱姿

2. 洗浴　注意浴池内的环境，保证患儿安全；给予足够多可在水中漂浮的色彩鲜艳的玩具，让患儿在水中玩耍，完成洗浴。

【穿衣】

穿衣对脑瘫患儿来说是一件复杂的任务。具体体现在坐位平衡能力、手眼协调能力、伸手能力、抓握释放能力、一手固定移动另一手、扣扣子、系带子等所有可能用到的精细运动能力。

（一）穿衣的基本原则

（1）选择一个使强直状态减少到最低限度的姿势。

（2）检查患儿是否对称地躺着或坐着。

（3）在为难以控制的孩子穿衣服时，确定所有的衣服都很容易拿到。

（4）穿衣服或脱衣服时，先衡量患儿躺着或坐着时的高度是否适合。

（5）穿衣服和脱衣服时，即使患儿的功能很少，也要给其一个练习的机会。

（二）几种常见穿脱衣服方法

（1）后伸的患儿躺着穿衣服的支撑面应该倾斜一些，头略高于脚。弯曲头部，肩和手臂往前放，髋部、膝盖、脚踝弯曲。在家长腿上穿衣服时应保持髋部弯曲，双腿不要分开太大（外展），否则会让髋部内旋。

（2）为圆背（脊柱屈曲）、下巴前伸、双肩向前、双臂在身体两侧弯曲的患儿穿衣时，让患儿稳定坐姿，弯曲髋部向前，伸直肘部，双臂前伸，手掌朝上，肩部外旋。

（3）不随意运动型穿衣服的方法：如果患儿没有主动的抗重力张力就让其躺着为其穿衣服；另一种方法是让孩子侧躺着或坐在家长腿上。对于年龄较大、姿势控制能力差、不会独坐、没有平衡能力的患儿，当其用两手为自己穿衣服时，给其一个支撑点，比如可以扶住其臀部、大腿、膝盖或脚。

（4）痉挛患儿穿脱衣服的方法：

1）躺床上穿衣服，见图 2－28。家长可通过让孩子躯干上部旋转，在其腹部、髋部屈曲的同时鼓励其头部转动，在家长伸直的一只胳膊上承重，见图 2－29。

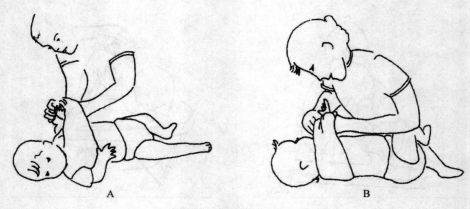

图 2-28　躺着穿衣服

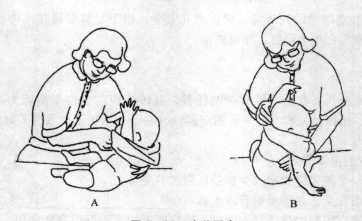

图 2-29　患儿配合

（3）为伸肌痉挛较强患儿穿脱衣服的良好姿势，见图 2-30。

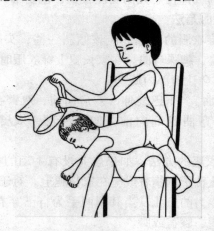

图 2-30　为伸肌痉挛较强患儿穿脱衣服的姿势

（4）患儿自己穿脱衣服的姿势：躺着穿、坐着穿，取决于其平衡能力。躺着的时候更容易穿脱，见图 2-31、2-32。

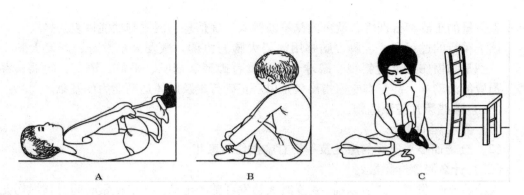

图 2-31　患儿坐着穿脱衣服

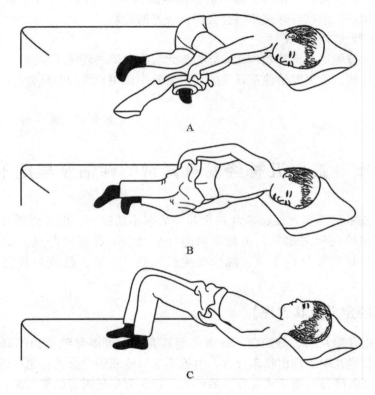

图 2-32　患儿躺着穿脱衣服

【爬行训练】

因脑瘫患儿脑细胞、神经细胞的损伤是无法恢复的，但是人的大脑细胞有90%以上处于休眠状态，如何动员休眠状态的细胞（潜能细胞）发挥作用是治疗脑瘫的重要手段之一。

从人类进化过程看，运动、蠕动、爬行再进化到站立及行走，在人的个体发育过程中也是一样。

大脑中枢神经系统，从脑干－脑桥－中脑－大脑，通过爬行都能得到功能改善。通过一定数量的正确爬行训练，就可向脑不断输入正确信息，促进脑功能恢复。

孩子爬行的过程中手、脚、脑并用需要大脑的协调，激发大脑发育，开发大脑潜能，特别是脑损伤儿童的斜视、眼球会聚、发育障碍、视听、平衡、语言、咀嚼、吞咽、颈肩部活动等。甚至有专家指出爬是以后正确行走及肢体运动能力的基础。

（一）哪些患儿应该练爬

（1）不会爬的患儿。

（2）会走而姿势不好的患儿及一切有脑损伤的患儿。

（二）什么时期学爬最好

人脑的80%发育在2岁以前，4岁时大脑发育基本定型。所以抓紧时间对脑损伤儿童进行康复训练，包括爬行在内。训练的最佳年龄为6个月内，次佳年龄为1~4岁，康复训练越早越好。治疗与练爬相结合会得到较好的效果。

（三）在游戏当中练习爬行

孩子的运动技能、交流技能和认知能力都无法在封闭的环境中学会。一旦孩子获得一种新的运动技能，一定要给他在日常生活、游戏中运用和练习的机会。

（郭全留 李 盼 吴 丽）

第八节 高危儿神经发育异常的评估及早期干预

随着医疗技术的迅猛发展，高危新生儿存活率不断提高，但存活者发生近期和远期不良预后的风险也随之攀升，由此带来的社会经济问题逐渐凸显。所以对高危儿神经发育异常的评估及早期干预，减少残疾患儿的发生率，已成为我们迫切面临的重要任务。

【高危儿的定义及其表现】

高危儿是指在胎儿期、分娩期、新生儿期具有各种可能导致脑损伤高危因素的婴儿，他们可能在婴儿期表现出临床异常，但远不足以诊断脑性瘫痪；也可能临床表现正常。他们发生功能障碍后遗症或发育落后的风险较没有高危因素的婴儿高。国内外有的称为"中枢性协调障碍"，有的称为"脑损伤综合征"，而有人称为"脑瘫高危儿"或"脑神经损伤"等。

美国儿科学会（APP），2008年修订高危新生儿出院指南，将高危新生儿分为四类：①早产儿。②有特殊健康问题或需要依赖技术维持的新生儿，如呼吸机维持、营养维持等。③有家庭特殊情况所导致婴儿高危状态，如较低的文化教育背景、缺乏社会支持、婚姻不稳定及很少做产前检查等母亲因素。④有婴儿早期死亡家族史的婴儿。在循证医学的基础上，对述不同状态的高危婴儿出院后随访、家庭支持与社会服务提出了可行性建议和措施。

【高危儿评定】

（一）围生期高危因素

与母亲妊娠、分娩过程及生后疾病等多个环节的高危因素有关。这些高危因素导致胎儿或新生儿脑损伤、脑发育异常，临床可表现出运动障碍，其严重程度与脑部病变程度密切相关。

围生期脑损伤主要包括早产儿脑损伤和足月儿脑损伤。在早产儿脑损伤中，脑室周围－脑室内出血，脑白质损伤，特别是多灶性脑室旁白质软化最容易引发痉挛性脑瘫，而弥漫性脑白质损伤波及范围广泛，后期灰、白质容积减少，在发生脑瘫的同时，会出现明显的认知障碍。与脑瘫相关的足月儿脑损伤主要包括缺氧缺血性脑病，还包括脑实质出血、脑梗死、炎症性脑损伤、低血糖脑损伤、胆红素脑病、代谢性脑病等。

研究发现，70%～80% 的脑瘫与产前因素有关，出生窒息所造成的脑瘫仅占 10% 左右。通过研究发现，在产前、产时及生后早期抢救高危儿的过程中，多种高危因素与后期发生脑瘫有关，包括：早产、多胎妊娠、通过人工助孕技术分娩的高危儿、感染、母亲并发症及分娩过程异常、影响胎儿及新生儿脑血流动力学的因素、脑发育异常、家族遗传因素和社会因素。脑瘫发生的直接原因是严重的脑损伤和脑发育异常。

（二）婴儿游泳测试

是受大脑控制的全身运动。当婴儿出现脑损伤时就会出现异常的姿势，表现为自发性活动改变，而成为混乱性、单调性或痉挛－同步性的游泳模式，面部表情异常不安；稍大点的婴儿入水就出现哭吵甚或难以安慰。MDerrick 等研究中发现，游泳测试可以为神经系统损伤的评估提供帮助。如果能用正确方法评估游泳姿势，可尽早（2～4 个月）发现高危儿的脑损伤，对改善预后有重要意义。

（三）全身运动质量评估

全身运动（general movements，GMs）评估是由奥地利神经发育学家 Prechtl 首先提出的，一种观察胎儿至 4～5 月龄婴儿自发运动以预测其神经发育结局的评估方法。GMs 评估的基本方法是拍摄一段适龄婴儿的运动录像，再由具有资质的评估人员对录像进行评估得出结论，作为一种无创的、观察性的早期神经发育检查工具，其安全性和有效性已得到公认。运用 GMs 评估在早期就可能识别出特异性的神经学症候，并且对于"后期是否发展为脑瘫"具有很高的预测价值。因此，在早期预测脑瘫方面，GMs 评估技术是一种可喜的突破。Ferrari 等针对各种异常 GMs 模式的预测价值进行了队列研究，结果表明，痉挛－同步性对于脑瘫具有很高的预测价值。Prechtl 等开展了由 130 例婴儿参与的大型研究，证实连贯一致的痉挛－同步性 GMs 和不安运动缺乏可预测痉挛型脑瘫。2002 年，Ferrari 等研究了超声提示为脑损害的 84 名早产婴儿，结果表明连贯一致的痉挛－同步性 GMs 出现得越早，则后期的运动损害越严重。同样，3 月龄时的不安运动缺乏对于脑瘫的预测价值很高，国外系统评价报道：多个研究均显示敏感度和特异度可达到 90% 以上；国内自从 2003 年开始进行 GMs 评估实践，报道其对于脑瘫的预测敏感度和特异度与国外相类似。GMs 评估对于脑瘫的预测具有较高的敏感度和特异度，出生第三天就可以进行评估。脑瘫高危因素的新生儿应在纠正月龄 4 月龄内接受两次 GMs 评估（第一次在纠正 1 月龄内，第二次在纠正 3 月龄左右），以了解有无后期严重神经发育异常的可能性。

（四）新生儿神经行为测定

新生儿神经行为测定（NBNA）是由我国儿科专家鲍秀兰教授根据我国实际情况结合美国 Brazelton 医生提出新生儿行为评分法和法国 Amiel - Tison 医生的新生儿神经检查法中筛选出部分项目，并经全国 12 城市 25 个单位协作研究制定了 20 项新生儿神经行为测定评分法。最初主要用于缺氧缺血性脑病患儿的预后评估，经过多年临床试验及摸索，现也应用于早产儿、低出生体重儿、足月小样儿、孕期母亲合并妊高征、高胆红素血症等脑损伤高危儿的疾病监测和预后评价，可较全面反应大脑的功能状态。该方法项目少，评分易掌握，是一种信度、效度可靠的新生儿临床检查方法。国内研究表明，生后 7 d NBNA 评分对预后预测的敏感性和特异性分别是 89.2% 和 84.2%。新生儿神经行为测定对于高危儿的预后预测有较好的特异性和敏感性。

（五）Alberta 婴儿运动量表

Alberta 婴儿运动量表（AIMS）在评测高危儿的粗大运动功能发育时具有很高的信度；AIMS 在评测高危儿的粗大运动发育时具有较高的效度；AIMS 可以较早且敏感地发现高危儿与正常婴儿运动发育速度的不同，早产儿在矫正月龄 4 个月时，如果运动发育异于足月正常儿，应用 AIMS 进行评估即可敏感发现其运动模式的异常特点。当早产儿的运动发育水平落后于足月儿或常模数据时，有些早产儿最终的运动发育结局是正常的，故提示 AIMS 远期预测价值不高。建议使用 AIMS 对高危儿运动功能发育水平及运动质量进行监测。采用 AIMS 判断远期预后的价值不高，不建议使用 AIMS 对粗大运动进行远期预后的判断。针对婴幼儿的粗大运动发育，AIMS 是一个可信赖的、有效的监测工具。

（六）Vojta 姿势反射检查对脑瘫患儿早期诊断的价值

Vojta 是由德国 Vojta 教授发现的，用于早期诊断脑性瘫痪与脑损伤性疾病的 7 种姿势反射，统称 Vojta 姿势反射，是指婴儿身体位置在空间发生变化时，婴儿所采取的姿势反应性变化即应答反应性及自发动作。出生后 14 d 后就可进行评估。

（七）高危儿颅脑超声检查

新生儿颅脑超声技术对脑损伤的监测及对小儿后期是否可能发展为脑瘫的预判均有参考价值，因此，被广泛地用于临床。颅脑超声的最大优势是无创、便捷、可床边操作，对脑中心部位结构的改变显示最佳。颅脑超声对早产儿脑损伤中的脑室周围 - 脑室内出血具有特异性诊断价值，还可以对重度出血的继发性病变，如出血后脑室扩大及出血后脑积水、严重脑室周围 - 脑室内出血后很快伴发的出血性脑梗死做出诊断。重度颅内出血及出血后继发性病变在后期均有可能发展为不同程度的脑瘫。与脑瘫直接相关的脑白质损伤为 PVL。严重的脑白质损伤主要发生在 ≤34 周的早产儿中，B 超对此类损伤诊断的敏感性及特异性均较高。脑白质损伤早期 B 超影像以病变部位高回声为特点，3 ~ 4 周逐渐转化为低回声、无回声，此时超声检测脑室旁白质软化为佳。2 ~ 3 个月后，损伤的白质区域萎缩、发育不良，表现为脑室扩大，也有助于预测脑瘫。颅脑超声也可以用于检查各种原因所致的新生儿脑病，如由于新生儿缺氧缺血性脑病、低血糖脑损伤、炎症性脑损伤、代谢性脑损伤导致的足月儿广泛性脑损伤和由于脑梗死导致的单侧脑损伤。新生儿颅脑超声存在局限性。新生儿颅脑超声采用经前囟探查的扇形扫描，在超声图像近场外缘部位总会存在盲区，在脑图像的完整性方面，不及 CT 与 MRI。另外，B 超对直径 <2 mm 的极小病灶探查效果欠佳。新生儿颅脑超声对早期发现脑损伤有重要价值。对于高危儿，应在生后尽早实施颅脑超声筛查。有异常者应酌情复查，观察病变结局。对≤34 周的早产儿，应常规性筛查颅脑超声，并在住院期间建议每 1～2 周进行复查。鉴于超声技术特点的限制，必要时应结合其他影像学检查做出更全面的诊断。

（八）高危儿影像学检查（MRI）

头颅 MRI 对早产儿脑损伤的多中心研究中发现脑室周围白质软化、非囊性白质损伤等是早期脑损伤导致运动迟缓的主要头颅影像学表现，特别是弥散张量成像（diffusion tensor imaging，DTI）和弥散张量纤维束成像（diffusion tensor tractograph，DTT）相对于颅脑超声能更敏锐地发现神经传导束的病变且对于患儿认知、行为能力等神经发育情况具有更好的预测价值。152 例早产儿对比头颅 MRI 与超声检查结果显示除脑室内出血（IVH）外，MRI 在新生儿缺氧缺血性脑病（HIE）、侧脑室周围脑白质软化（PVL）等方面具有明显的优势。70 例 HIE 患儿 MRI 检查表明常规 MRI 可以明确新生儿 HIE 病灶的部位、范围、性质及与周围结构的关系，认为弥散加权技术（DWI）对于脑细胞缺氧缺血的反应更灵敏和更特异，两种技术的联合应用能早期准确的诊断及评估预后，对寻求最佳康复治疗具有重要临床价值。51 例围产期轻、中度 HIE 的患儿 MRI 研究发现在 HIE 终期具有典型的 MRI 表现，并认为 MRI 应作为显示其病理改变的首选影像学检查方法。美国神经学会新生儿神经影像指南提出，MRI 包括 MRI 定量技术对于不同的脑病理损伤诊断的精确性及活体脑能量代谢的客观评估等，对诊断新生儿颅内病变较其他影像技术拥有更好的前途。头颅 MRI 用于脑损伤患儿的检查有较好的诊断价值。对于脑损伤高危儿宜首选颅脑超声，结果异常者推荐头颅 MRI 检查。

（九）脑干听觉诱发电位

脑干听觉诱发电位在高危儿随访领域中，神经电生理检查是普遍采用的手段。脑干诱发电位近 20 年发展起来的诊断技术，具有无损伤、客观性强、稳定性好的特点，能全面准确记录声刺激听觉系统产生的一系列电位反应。脑干听觉诱发电位能作为早发现、早诊断、早治疗的依据。脑干听觉诱发电位异常主要表现为听阈增高及潜伏期延长。

（十）高危儿早期康复干预指征

脑瘫确诊前患儿通常已出现异常临床表现。依据脑的可塑性和多系统发育理论，对已出现临床异常表现的高危儿进行早期康复干预可以改善姿势和运动模式，促进发育，避免或减轻继发性残损的发生，从而降低脑瘫功能障碍程度。早期干预还可以增进家长和照顾者的信心，降低他们的焦虑感，为康复治疗奠定基础。有系列研究发现：对于人群中 12%～16% 发育迟缓的儿童（其中也包含脑瘫患儿），早期干预可能使他们获益；另一个纵向研究显示早期干预可能使低出生体重早产儿获得认知方面的提高。为了避免过度医疗以及加重家长心理和经济上的负担，建议对高危儿进行医疗性早期康复干预。

建议针对高危儿的早期康复干预指征为：

（1）存在脑损伤和神经发育不良的高危因素。

（2）神经系统检查异常，如肌张力异常、姿势异常、反射异常。

（3）发育量表评测结果为边缘或落后。

（4）全身运动（GMs）评估为痉挛同步性或不安运动缺乏。

（5）Alberta 婴儿运动量表（AIMS）评估结果为小于5%百分位。

（6）Vojta 姿势反射检查，5项以上异常。

符合其中两条或以上者，建议在专业康复医生或康复治疗师指导下进行早期康复干预。

【高危儿干预】

（一）新生儿期体位性干预

1. 清醒期　在早产儿尚未足月时，利用支撑物使其保持良好的体位，且不限制肢体的自由活动，可以改善足月时的姿势、促进伸肌－屈肌的平衡发育、降低肢体僵硬。但其长期效果尚不明确。

俯卧位可以预防早产儿的姿势、功能不对称性。

俯卧位可以改善早产儿的氧分压、氧饱和度、功能残气量，尤其是合并呼吸系统疾病的患儿，如支气管肺发育不良、呼吸窘迫综合征、氧气依赖、需要辅助通气等，并有助于撤掉呼吸机。有研究发现对于不需要吸氧的健康早产儿，俯卧位和仰卧位下氧饱和度无明显差异。

早产、低出生体重儿易发生胃食管反流，俯卧位可以有效地减轻胃食管反流程度和持续时间，左侧卧位也存在同样的作用。

2. 睡眠期　俯卧位时新生儿的觉醒能力降低，增加猝死的风险，美国儿科协会建议新生儿避免俯卧位睡觉，采取非俯卧位睡觉的姿势。

袋鼠式护理（将早产儿以皮肤贴皮肤的方式放置于妈妈的乳房之间）可以降低早产儿对疼痛的反应，有助于保持早产儿生命体征的平稳及增强其舒适度，并且可以改善早产妈妈的焦虑情绪。

（二）高压氧治疗

高压氧（hyperbaric oxygen，HBO）始于20世纪60年代末，国外学者用于抢救新生儿窒息。研究表明 HBO 可以改善 HIE 预后，降低死亡率；国内20篇文献 Meta 分析发现用 HBO 治疗可降低 HIE 足月新生儿的病死率和神经系统后遗症；HBO 可以显著改善儿童脑外伤的预后和生活质量，减少并发症的风险；HBO 对于儿童孤独症患者是安全有益的。对于足月新生儿缺氧缺血性脑病、脑外伤予以推荐使用。高压氧对于未成熟儿的视网膜和肺支气管发育有一定的影响，不予推荐使用。

（三）水疗

在现代医学中，水疗（hydrotherapy）已广泛应用于临床上各种疾病的辅助治疗，如高危儿早期干预、脑损伤康复等。其中有关水疗对缺氧缺血性脑病、脑瘫、自闭症等的治疗效果在国内外已有不少报道，可改善肺功能。另外，Halliwick 水疗对自闭症患儿的社会交际及行为能力有改善作用。

（四）高危儿的早期感觉和运动干预

（1）可使用 Vojta 姿势诱发训练，反射性翻身，反射性腹爬。

（2）对于高危儿是否进行补充性的感觉刺激、何时进行感觉刺激以及进行何种类型的感觉刺激尚未定论。

（3）早期康复干预可以改善高危儿的认知。

（4）对高危儿实施出院后随访管理，并在专业人员的指导下由家长对高危儿进行合理抚养，有助于改善高危儿的行为、父母的心理及部分高危儿的运动发育。

（五）针对高危儿的家长指导

根据脑的可塑性和多系统发育理论，后天的抚养方式及环境对婴幼儿发育至关重要，所以将针对性的康复干预融入实际生活有助于高危儿各种技能更好地发育。指导高危儿家长早期干预方法并与实际环境和日常生活相结合有助于促进高危儿发育。有研究表明：通过随访管理早产儿和极低出生体重儿，并由专业人员及时指导其父母学习针对性的抚养方式，可以促进高危儿发育和行为表现。可用 Peabody 发育量表进行评估，用于运动发育迟缓的评价及儿童运动康复的评定。包括两个相对独立的部分，粗大运动评估量表和精细运动评估量表。由 6 个分测组成，包括反射、姿势、移动、实物操作、抓握、视觉 – 运动整合。对脑瘫的分型和治疗有着很好的应用价值，各项原始分均具有良好的重测信度和评分者间信度，且与其他量表有很好的相关性。对家长进行 Peabody 运动训练家庭训练指导，家长对患儿进行家庭康复训练。

凡是存在早期干预指征的高危儿，应在专业人员定期指导下，家长可以在日常生活中参与干预。

（六）高危儿的随访管理

随着围产医学的发展，危重新生儿存活率不断提高，同时各种残障如脑瘫的发生率也提高，对高危儿进行有效的系统管理已成为儿科医生、预防保健人员等非常重要的任务。高危儿应该得到全面、连续、规范的随访管理服务。在对支气管 – 肺发育不良、脑室周围出血等高危儿的随访中发现，其 18 月龄时的功能情况与后期发育有重要关联，5～6 周岁作为随访节点较能发现各种发育问题，随访内容包括生长发育、各项神经学检查及评估（运动、语言、认知等），同时建议采取多学科团队式协作，以更好地进行高危儿随访管理工作。

（1）建议采取多学科团队式协作进行高危儿随访管理。

（2）对所有高危儿应进行长期、全面、规范的随访管理。建议在 6 月龄以内每月或每 2 个月随访 1 次，6 月龄～1 岁期间每 3 个月随访 1 次，1～3 岁期间每半年随访 1 次，3～6 岁期间每年随访 1 次，根据实际需要可增加随访频度。随访内容包括生长发育、各项神经学检查、早期筛查量表及相关诊断性评估量表的运用（运动、语言、认知等）。

（吴　丽　刘　芸　宋兆普）

第三章　小儿偏瘫综合征的康复

【概述】

小儿急性偏瘫（Acute hemiplegia in infancy and childhood，AHS）是一种获得性神经系统综合征，是由多种原因引起的以急性一侧肢体瘫痪为主要表现的临床综合征象，常伴有口角歪斜和一侧眼裂缩小。诊治不当或治疗不及时，常留有不同程度的后遗症，直接影响患儿身心健康。

【病因】

1. **各种感染**　婴幼儿因其特异性及非特异性免疫功能低下而易患感染，感染后的脑血管炎症可使动脉管腔狭窄、血栓形成、闭塞，引起局部脑血流量减少，导致神经细胞因缺血缺氧而变性、坏死；同时，病毒或细菌也可直接侵犯脑血管而引起脑血管炎或在感染后发生免疫反应而引起脑血管炎或脑血管脱髓鞘病变。

2. **颅内出血可引起 AHS**　新生儿及早产儿可因缺氧缺血性脑病导致颅内出血。晚发型维生素 K 缺乏性颅内出血是 3 个月以下小婴儿急性偏瘫的主要原因，该病主要见于单纯母乳喂养的小儿。脑血管畸形引起的颅内出血多见于年长儿。如儿童出现不明原因颅高压症状和急性偏瘫，应考虑先天性脑血管畸形所致颅内出血。

3. **各种原因而致的脑组织缺氧、缺血**　如呼吸障碍、心跳停止、高热、中暑、一氧化碳中毒、持续惊厥、癫痫、休克等。

4. **遗传因素**　在产前就可明显致脑性偏瘫，在脑性偏瘫的病因中越来越被人们所重视，已确认的遗传因素如下。

（1）痉挛 – 舞蹈症：包括 Lesch – Nyhan 病，由次黄嘌呤鸟嘌呤磷酸核糖基转移酶缺乏引起，以 X – 连锁方式遗传；家族性痉挛性截瘫，为常染色体隐性遗传病；Pelizaeus-Merzbacher 病，这是少见的脱髓鞘病，以 X – 连锁隐性遗传方式遗传。

（2）共济失调症类：β – 脂蛋白缺乏症，共济失调 – 毛细血管扩张症，Friedreich 共济失调。

（3）其他：还有一些遗传性疾病已越来越趋于明了，这些疾病不仅来自近亲结婚、家族性病，更多是由于某种原因引起的基因突变。

5. **其他原因**　找不到致病原因，可诊断为特发性 AHS。近年来由于 MRA 的普及，对脑血管病变（或畸形）和 AHS 病因诊断起了巨大的作用。随着医学影像学技术的不断发展，该类 AHS 的比例会逐渐下降。此外，青紫型先天性心脏病、血液系统疾病、结缔组织疾病及一些遗传代谢病，如线粒体肌脑病等均可引起血栓或脑血管炎而导致AHS。系统性红斑狼疮、川崎病可并发 AHS。

【临床表现】

1. **偏瘫**　小儿急性偏瘫多为一侧，但有时为两侧或左右交替出现，其运动功能减弱的程度与惊厥的严重性和持续时间的长短有关，而与发热高低并无关联。发病 2 ~ 3 周后，偏瘫大多从弛缓性转变为强直性，2 ~ 3 个月后往往出现挛缩。约半数以上留有不同程度的后遗症。

2. **失语**　运动性失语及构音障碍语言障碍恢复较快，持续性失语较少见。

3. **同侧中枢性面瘫**　部分病人损伤核上组织，出现病灶对侧颜面下部肌肉麻痹，从上到下表现为鼻唇沟变浅，露齿时口角下垂，不能吹口哨和鼓腮等。

4. **其他**　头痛、头晕、发热、呕吐、抽搐、烦躁、哭闹、意识障碍、偏身感觉障碍、偏盲、小脑共济失调、锥体外系症状、精神行为异常等。

【辅助检查】

1. **脑电图**　以局灶性异常放电为主，部分为弥漫性。

2. **脑血流图**　一侧或双侧大脑前动脉、中动脉血管狭窄、供血不足或闭塞。

3. **脑 CT**　主要为单灶低密度灶、多灶及高密度灶。

4. **头部 MRI**　可见 T1 加权低信号、T2 加权高信号。

【偏瘫康复评定】

小儿急性偏瘫综合征的偏瘫属脑性偏瘫，其运动功能障碍的本质是由于上运动神经元受损，使运动系统失去其高位中枢的控制，从而使原始的被抑制的、皮层以下中枢的运动反射释放、引起运动模式异常，表现为肌张力增高甚至痉挛，肌群间协调紊乱、出现异常的反射活动，即共同运动、联合反应和紧张性反射脊髓水平的运动形式。

由于偏瘫的发病机理与下运动神经元损伤完全不同，对其评价就不能仅考虑肌力和关节活动度，而要有能反映偏瘫运动功能障碍的本质、并对康复治疗起指导作用的评定指标。目前国际上对偏瘫运动功能评价的主要方法，除 Brunnstrom 法外，还有 Bobath 法、上田敏评价法、Fugl - Meyer 评价法、MAS 法和 MRC 法等。因患儿多不能配合，所以一般只用 Brunnstrom 评价法（表 3 - 1）。

表 3 - 1　偏瘫运动功能评价

分级	部位		
	上肢	手	下肢
1 级	弛缓，无随意运动	弛缓，无随意运动	弛缓，无随意运动
2 级	开始出现痉挛，肢体共同运动或其成分，不一定引起关节运动	稍出现或无主动手指屈曲	最小限度地随意运动，开始出现共同运动或其成分

续表

分级	部位		
	上肢	手	下肢
3级	痉挛显著，可随意引起共同运动或其成分，并有一定的关节运动	能全指屈曲，钩状抓握，但不能伸展，有时可反射性引起伸展	1. 随意引起共同运动或其成分。2. 坐位或立位时，髋、膝、踝可屈曲
4级	痉挛开始减弱，出现一些脱离共同运动模式的分离运动：1. 手能置于腰后部。2. 上肢前屈90°（肘伸展）。3. 屈肘90°，前臂能旋前、旋后	能侧捏及拇指带动松开，手指能半随意地、小范围地伸展	开始脱离协同运动的运动：1. 坐位，足跟触地、踝能背屈。2. 坐位，足可向后滑动，使屈膝大于90°
5级	痉挛明显减弱，基本脱离共同运动，能完成更复杂的分离运动：1. 上肢外展90°（肘伸展前臂旋前）。2. 上肢前平举及上举过头（肘伸展）。3. 肘伸展位前臂能旋前、旋后	1. 用手掌抓握，能握圆柱状及球形物，但不熟练。2. 能随意全指伸开，但范围大小不等	从共同运动分离运动：1. 立位，髋伸展位能屈膝。2. 立位，膝伸直，足稍向前踏出，踝能背屈
6级	痉挛基本消失，协调运动正常或接近正常	1. 能进行各种抓握。2. 全范围地伸指。3. 可进行单个指活动，但比健侧稍差	协调运动大致正常：1. 立位髋能外展。2. 坐位髋可交替地内旋、外旋，并伴有踝内、外翻

【偏瘫恢复的过程】

如果说周围性瘫痪是"量变"的话，那么中枢性瘫痪就是"质变"的过程。周围性瘫痪的康复以徒手肌力检查法作为评价标准，从0级到5级，是指某块肌肉的肌力从小到大的量变过程，中枢性瘫痪的康复是运动模式的质的变化，分6个阶段。如图3-1所示。

1. **阶段 I** 为发病后急性期，约数日到2周，患侧上、下肢呈弛缓性瘫痪。这是由于锥体束休克所致。

2. **阶段 II** 为发病约2周后，疾病开始恢复，痉挛开始出现，无随意运动，而是基本的共同运动、联合反应为主要表现的运动。

3. **阶段 III** 可随意引起共同运动，痉挛加重。

4. **阶段 IV** 共同运动模式减弱，开始出现分离运动，痉挛开始减弱。

5. **阶段 V** 以分离运动为主，能完成较难的功能活动，痉挛明显减轻。

6. **阶段 VI** 共同运动完全消失，痉挛基本消失，各关节运动较灵活，协调运动大致正常。

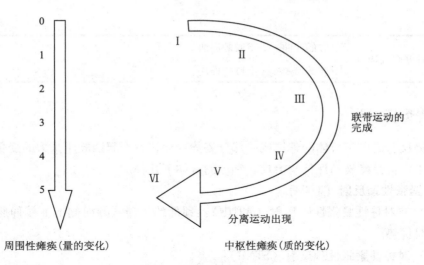

图3－1　周围性瘫痪与中枢性瘫痪的不同阶段

表3－2　共同运动

	屈肌共同运动	伸肌共同运动
上肢：肩胛带	向上，向脊柱靠拢	向前
肩关节	屈、外展、外旋	伸展、内收、内旋
肘关节	屈	伸
前臂	旋后	旋前
腕关节	掌屈	背伸
手指	屈	伸
下肢：髋关节	屈、外展、外旋	伸、内收、内旋
膝关节	屈	伸
踝关节	背屈、内翻	跖屈、内翻
足趾	伸展	屈曲

表3－3　联合反应

对侧性联合反应	上肢	健侧的屈曲——→患侧的屈曲 健侧的伸展——→患侧的伸展
	下肢	1. 内收、外展，内、外旋（对称性） 健侧的外展——→患侧外展（外旋） 健侧的内收——→患侧内收（内旋） 2. 屈伸运动（相反性） 健侧的屈曲——→患侧的伸展 健侧的伸展——→患侧的屈曲

同侧性联合反应	上肢的屈曲——→下肢的屈曲
	下肢的伸展——→上肢的伸展

【姿势反射】

姿势反射是由于身体的整体或一部分姿势变化，而引起四肢肌张力的变化。这种反射常用于中枢性瘫痪的评价与治疗。常用的有如下几种。

1. **紧张性颈反射（TNR）**

（1）非对称性紧张性颈反射（ATNR）：颈部的扭转：颜面侧上下肢伸肌优势，头枕侧屈肌优势。

（2）对称性紧张性颈反射（STNR）：

1）颈的屈曲：上肢屈肌优势，下肢伸肌优势。

2）颈的伸展：上肢伸肌优势，下肢屈肌优势。

2. **紧张性迷路反射（TLR）**

（1）仰卧位：上下肢伸肌优势。

（2）俯卧位：上下肢屈肌优势。

3. **紧张性腰反射**　上半身向右转时，右：上肢屈肌优势，下肢伸肌优势。左：上肢伸肌优势，下肢屈肌优势。

4. **其他**

（1）侧卧位：上侧的上下肢屈肌优势，下侧的上下肢伸肌优势。

（2）立位：上肢屈肌优势，下肢伸肌优势。

【偏瘫的康复治疗】

1. **病因治疗**　针对引起 AHS 的病因进行治疗，以防止脑缺血的加重并预防复发，如控制感染、纠正代谢紊乱及脑外科治疗等。肾上腺皮质激素适用于结缔组织病、自身免疫性血管炎等。

2. **对症治疗**　小儿卒中时常常并脑水肿或颅内压增高，尤在发病 24 h 后明显，须积极控制，及时给予甘露醇、地塞米松或呋塞米等脱水治疗。有惊厥发作者，应及时给予地西泮或苯巴比妥等止惊剂，必要时口服维持治疗以防惊厥复发。发热者用退热药对症治疗等。

3. **改善循环及脑保护**　给予低分子右旋糖酐或羟乙基淀粉 10~15 mL/（kg·次），1 次/d，连续 10~15 d，可有效抑制红细胞和血小板凝聚，维持血浆胶体渗透压以改善脑循环。近年来研究认为钙拮抗剂可扩张脑血管，阻止钙离子过多内流而造成的脑细胞损伤，故较常用于缺血性脑血管病的治疗，如给予尼莫地平 15~30 mg/次，3 次/d，连用 2~4 周，但钙拮抗剂在急性期的作用有限。此外，还有多种称为脑保护剂的药物，理论上认为可减少脑组织损伤，如维生素 E、苯巴比妥、纳洛酮等，但其疗效尚待进一步研究。还有报道早期高压氧（发病 3 d 内）等综合治疗效果较好。

4. 抗凝、溶栓　对于梗死有可能复发、梗死病情正在进展中或高凝状态者可选择使用，但不宜用于有出血倾向、颅内出血及血小板减少的患儿。肝素能抑制和对抗凝血活酶活化，阻止凝血酶的生成，从而抑制纤维蛋白原转变为纤维蛋白，具有抗凝作用。剂量为：负荷量 75 ~ 100 U/kg，缓慢静注持续 10 min 以上，维持量婴儿 28 U/（kg·dh），1 岁以上 20 U/（kg·dh），年长儿 18 U/（kg·dh），连用 5 ~ 10 d。低分子肝素钠可用于小儿缺血性脑梗死的早期，适用于小儿脑动脉梗死、夹层动脉瘤、高凝状态等，但肾功能障碍者慎用，剂量为 100 U/（kg·d），皮下注射，疗程为 5 ~ 7 d。也可采用精制蝮蛇抗栓酶治疗脑血栓、脑梗死，具有溶栓、抗凝、去纤、降脂、降低血黏度、减少血栓素 B2、增加前列腺素、扩血管、改善微循环、降低血小板黏附和聚集等功能，剂量为 0.01 ~ 0.02 U/（kg·d），用 5% ~ 10% 葡萄糖或 0.9% 氯化钠注射液 250 mL 稀释后缓慢静滴，有出血者不宜使用。

5. 康复治疗　偏瘫患儿肢体功能恢复过程有迟缓阶段、痉挛阶段、联带运动阶段、部分分离运动阶段、分离运动阶段、正常阶段。

康复治疗的具体方法如下。

（1）运动疗法：对于不会行走的偏瘫患儿，需要进行体位转换、被动运动、保持良肢位，防止关节挛缩。可站立和行走的患儿应进行坐位训练、平衡训练、起立训练、步行训练等，采用多种治疗技术及运动再学习疗法，以达到恢复肢体运动的目的。主要方法有 Brunnstrom 法、Root 疗法、Bobath 法、PNF 和 MRP 等方法，在后文中会详细介绍。

（2）作业疗法：包括上肢负重训练、托滚筒训练、磨砂板训练、移动木桩训练、翻扑克牌训练等。

（3）言语治疗：计算机言语矫正治疗促进言语发育；构音训练改善患儿构音；口腔运动及按摩等。

（4）理疗：经颅磁刺激治疗以改善脑部功能，促进大脑发育；用脑循环治疗改善小脑平衡，改善脑功能；用经络导平改善运动功能；在迟缓阶段，用电子生物反馈治疗提高肌肉力量；在痉挛阶段用痉挛机治疗降低肌张力，缓解痉挛；在分离运动阶段进行等速肌力训练等。

（5）矫形支具的应用：上肢用肩托防止肩关节半脱位或脱位；下肢用踝足矫形器抑制足下垂，改善步态。

（6）传统治疗：

1）推拿按摩：头面、颈部取太阳、印堂、百会、风池、桥弓穴，以一指禅推法为主；四肢部取患侧肩井、曲池、合谷、环跳、委中、阳陵泉、足三里、绝骨穴，以一指禅推法为主，随后施滚法于上下肢并配合肢体被动活动；还可取躯干部足太阳膀胱经、肺俞、心俞、肝俞、脾俞、肾俞等，每穴一指禅推 2 min，每日 1 次，每次 30 min。

2）针灸：头针选取运动区、百会、言语区、平衡区等穴位；体针选患侧肢体穴位，如曲池、合谷、手三里、臂臑、足三里、三阴交、太冲等穴位。

3）电针：与体针穴位相同。

4）穴位注射：选取营养神经药物，如神经节苷脂钠针、鼠神经生长因子针或维生素 B_{12} 等药物注射，穴位与头针、体针的穴位相同。

（景淑真　班会会　杨　艳）

第四章　脊髓损伤的康复

【概述】

脊髓损伤（spinal cord injury，SCI）是由于各种原因引起的脊髓结构和功能损害，造成损伤水平以下脊髓神经功能（运动、感觉、括约肌及植物神经功能）的障碍。儿童的脊髓损伤是比较少见的疾病，一般认为儿童脊髓损伤的病例占整个脊髓损伤病例中的 2%~5%。由于儿童及青少年正处于身体的生长发育期，在此阶段的脊柱脊髓损伤有其自身的特点，其诊断和治疗与成人有所不同。

【病因】

儿童脊髓损伤的常见病因依次是：外伤、先天性脊柱畸形、脊髓肿瘤。

【临床表现】

（一）儿童颈椎损伤

儿童颈椎损伤后常表现为颈部僵硬、屈伸活动受限、斜颈、肢体麻木等。如合并昏迷、意识丧失、出现一过性或永久性神经功能丧失，可考虑 SCI 的存在；如果伤后血压降低而无心率加快，应该考虑合并严重的 SCI。

2000 年英国国家急救 X 线影像学研究机构制定了 NEXUS 诊断标准，符合以下五项 NEXUS 指标时属低风险组患者：①颈部无压痛；②无狂躁及过度兴奋；③反应正常；④神经系统检查结果正常；⑤颈部牵拉无疼痛。按照此标准及操作流程，可使合并多发伤的儿童颈椎损伤得到及时、早期诊断，大大降低误诊率。

儿童颈椎的小关节面较浅，呈水平方向，钩突缺乏，项部肌肉较弱，使颈椎有较大的顺应性和内在弹性，因此儿童颈椎和脊髓损伤并不常见。在所有 SCI 患者中，儿童所占的比率不到 10%，但其中 40%~60% 发生在颈椎区域。车祸伤是引起儿童颈椎损伤的最常见原因，但产伤、坠落伤、运动伤、俯冲伤、火器伤和儿童之间的虐待伤也可引起颈椎损伤。患者年龄不同，损伤机制也有所不同。9 岁以下儿童颈椎损伤主要发生在枕骨与第 2 颈椎之间，9 岁以上则和成人相同，主要发生在下颈椎。

儿童颈椎损伤一部分表现为无放射影像异常的颈脊髓损伤（SCI without radiographic abnormality，SCIWORA），患者有脊髓损伤症状，而在 X 线或断层摄影中无韧带损伤或骨折表现。儿童 SCIWORA 发生率高达 36%，在 8 岁以下儿童中最为常见；损伤分布和其他类型颈椎损伤相同，年龄较小儿童主要累及上颈椎；年龄越小，神经功能损伤可能越重。

（二）胸椎损伤

胸椎损伤约占儿童脊柱脊髓损伤的 30%，大多数儿童胸椎损伤发生在 $T_4 \sim T_{12}$ 的各节段，常累及多节段。道路交通事故和坠落伤占多数，常见于坠落伤导致的椎体压缩骨折。侧位片可看到前方楔形椎体，椎体前后皮质的高度差大于 3 mm 被认为骨折，与正常楔形的椎体区别。椎体压缩 25% 暗示后方韧带损伤和不稳。X 线片常表现一个或两个椎体压缩骨折。MRI 可显示更广泛的损伤。通常行保守治疗。儿童发生压缩骨折后，其椎体的高度和形状可恢复。恢复的程度与损伤的严重程度和儿童的年龄有关。不稳定性脊柱骨折最常采用前侧入路手术，这种方法适用于颈、胸和腰椎骨折的患儿，而胸腰段椎体正好位于胸腹腔的交接处，该区域的暴露相当困难。前外侧入路途径虽然能够很好地显露胸腰椎，但是操作复杂且对组织的损伤较大。

（三）腰椎损伤

常见的腰椎损伤包括：压缩骨折、屈曲—牵拉型骨折和爆裂骨折。压缩骨折多由屈曲过度和轴向负荷导致椎体前方受损，而中柱正常，常累及多节段。压缩骨折可以恢复椎体高度和形状，通常行非手术治疗，应注意并发其他节段损伤的治疗。屈曲—牵拉型骨折多为过度屈曲所致的座位—安全带损伤，50% 常伴有内脏损伤。"骨性"安全带损伤须行保守治疗。"韧带性"安全带损伤、脊髓损伤须行单纯后路融合术或棘突钢丝固定并石膏外固定术。爆裂骨椎体高度丢失，行 CT 检查可确定是否有骨折片进入椎管。有脊髓损伤表现、保守治疗无效的骨折行单纯融合术或融合伴减压术。

【辅助检查】

（1）腰穿。
（2）脊柱 X 线平片。
（3）脊髓造影。
（4）CT 或磁共振成像。

【康复治疗】

（一）对因治疗

手术。

（二）药物治疗

1. **西药**　$VitB_1$、$VitB_6$、$VitB_{12}$、辅酶 A、胞二磷胆碱、ATP、甲基强的松龙、单唾液酸神经节苷脂钠针、鼠神经生长因子等。

2. **中药**　治疗原则：通经活络、活血化瘀、强筋壮骨。方药：补阳还五汤、活络效灵丹加减。

（三）按摩

用于卧床期患者。在 SCI 早期，因瘫痪肢体无力，故应使肢体保持良好的功能位，按摩四肢以防肌萎缩，改善关节活动度，防止关节挛缩畸形及骨质疏松，增强肌力训练，促进功能恢复。按摩要从近端开始，沿经络或穴位依次至远端；对弛缓性麻痹者按摩手法宜重，时间宜短，以起兴奋作用；对痉挛性麻痹者，按摩手法宜轻，时间宜长，要求在按摩后局部有松弛感。

（四）功能训练

1. 被动运动 对麻痹部位各关节进行各轴位被动活动，和按摩程序一样，先近端大关节，再远端小关节，动作要缓和。切忌暴力，以免引起损伤或发生骨化性肌炎。活动范围要逐步增大，但髋关节被动屈曲不宜超过90°，注意健存肌与麻痹肌之间的不平衡引起畸形，要及早进行对抗性被动牵引及活动。如颈节段损伤，出现上肢呈内收和后伸位；腰段损伤有时髋及膝关节屈曲畸形，或腰部前凹畸形及下肢过于内收畸形，均因健存肌过度牵引或肌挛缩而致；应注意被动运动或牵引以保持肢体于功能位。

2. 主动运动 应鼓励健存肌加强主动运动，保持肌力；病损面以下的健存肌或有恢复迹象而肌力差的肌肉，亦应早期主动锻炼，借以促进恢复功能：

（1）C_7节段以上病损患者：主要锻炼胸锁乳突肌、斜方肌和其他肌以鼓励最大呼吸，包括用膈肌呼吸。

（2）$T_{1\sim7}$节段病损者：要锻炼上肢肌、手肌及胸部诸肌，这些肌的联合活动能调整身体平衡，并能早期活动，开展床上体操或离床活动，此外还要进一步训练腹肌、增强腹内压协助排尿功能。

（3）$L_{6\sim12}$阶段病损：上肢、胸部、腹部及背部诸肌正常，下肢肌麻痹。应加强上肢、胸部、腹部及腰脊部诸肌的锻炼，能保持腰部及骨盆的稳定和活动。

（4）$S_{4\sim5}$节段以下病损者：膝关节能伸直、稳定，只有足肌麻痹、肛门括约肌障碍，故下肢活动尚好，但以足跟走路，应加强训练。

增强肌力是体疗的重要内容，是指增强残存肌力，主要是背阔肌、肩部和上肢肌、躯干肌肌力的增强。一般常用抗阻训练，训练可在床上、垫上及轮椅上进行。除一般锻炼外，必须应用辅助器械练功，以增强健存肌力和改善麻痹肌力。上肢运用推力器、哑铃等反复锻炼，进行大运动量的活动，增强上肢的肌力。下肢弛缓性麻痹者，在床上多利用吊环、拉环、滑轮、床上轮车等进行被动活动，离床时多利用双拐、步行蹬、步行车、平行杆等而主动运动。

背阔肌的训练：背阔肌在撑起动作中起到固定肩胛的作用。可以让患者利用重物滑轮系统进行增强背阔肌肌力的训练。患者坐在轮椅上，把手的高度与肩平，患者肘伸直，向下拉动把手。

上肢肌的训练：康复人员将手置于患者前臂远端，向肘关节伸展方向加阻力，嘱患者抗阻屈肘，以增强肱二头肌肌力。也可用拉力器、哑铃进行抗阻练习。

躯干肌的训练：增强腹肌肌力时，患者取仰卧位，康复人员一手固定右侧骨盆，使患者向左侧旋转。增强腰背肌肌力时，患者取俯卧位，康复人员双手放在患者肩部，抵抗患者伸展躯干的运动。

（五）康复锻炼

1. 床上锻炼 脊柱损伤后2～12周为卧床恢复期，注意上肢及腰肌锻炼，有利于脊柱、骨折、脱位的复位，伤后12周为骨折愈合期，即可鼓励患者开始床上全面锻炼，体位变换、坐起和躺下、坐位支撑、坐位支撑移动、坐位平衡是掌握床上翻身、各种转移和穿、脱衣等大多数日常生活动作的基础。患者应在康复人员辅助和指导下掌握这些基本动作。

（1）局部锻炼：①上肢锻炼，如开展体操、哑铃、拉力引体向上、俯卧撑等，健壮的上肢能保持体位平衡，协助移动变换体位，能带动腰部、腹部及下肢麻痹肌的锻炼。②腰背肌锻炼，如仰卧位做腰背弓锻炼，俯卧位做上肢及头后仰锻炼，能够增强肌力，平衡身体，稳定脊柱与骨盆，便于离床活动和康复锻炼。③腰部肌肉锻炼，如仰卧起坐、沙袋负重等，能平衡腰背肌、稳定脊柱及骨盆、调整腹压、锻炼膈肌促进胃肠蠕动及协调神经性膀胱排尿，有利于防止泌尿系统感染。④下肢锻炼，如利用滑轮吊环、平衡牵引、按摩电动自行车等进行麻痹下肢的锻炼，以防止畸形，维持正常关节活动防止肌萎缩和变性，增加血液循环和防止水肿。

（2）起坐锻炼：脊柱无损伤时可早日开始，用摇床摇起上半身，两侧上肢支持躯干，逐渐增加角度，以 70～80° 为宜。开始靠坐 5～20 min，以后逐渐增加角度和时间，如果患者感到头晕目眩，可放低靠背角度，起坐的顺序为靠坐—扶坐—自坐—床边坐，四肢瘫痪的患者练坐时应从小角度开始，逐渐增加靠脊角度，此时应注意保护，防止坐不稳、歪倒或出现立位性休克。

（3）翻身锻炼：向左侧翻身时，先将右腿放在左腿上，即向左侧翻转上身及臀部，呈俯卧位，反之亦然。

（4）床上体操：恢复期开展卧位体操、上肢主动体操，及下肢被动体操，结合腰脊肌锻炼。愈合期则结合起坐、翻身等活动开展全面体操锻炼。

2. 离床锻炼

（1）轮椅训练：训练上肢的力量和耐力是使用轮椅的前提。技术上包括前后轮操纵、左右转、进退操纵、前轮翘起行走和旋转操纵、上下楼梯训练等。

（2）站立锻炼：开始练"站"需要人保护，并要用支具固定膝关节，其进度为平台站立—扶床站立—靠墙站立—扶平行杆站立—扶拐站立—扶人站立。扶平行杆站立时，可以一只手扶杆，另一只手做提沙袋、抛球、拍球、投球等活动，双手互相交换动作或锻炼一只腿站立，另一只做提腿、摆腿、抬腿、旋转骨盆等活动，可增强下肢稳定性。

（3）走的锻炼：在锻炼站的基础上，助上肢拐带动下肢练习移步，先在步行车或平行杆内练走，以后改变方式，其顺序为扶平行杆走—扶步行车走—扶双拐走—扶单拐走—自己走。行走方法有：①三电步行法，即患者左右拐先向前移，然后双足同时摆动前移。②四点步行法，即患者左拐先前移，然后迈右腿，其后右拐前移再迈左腿。③步行法，即患者左拐右足先行，然后右拐左足迈步。锻炼站和走需要人和支具保护，如提腰法（单手或双手），膝关节利动装置如竹板、塑料板、护膝环、支具装置或长膝矫形器材等，以利于制动膝关节。

（4）上下阶梯训练：上下阶梯需要有良好的腹肌功能。L_1～L_2 损伤患者有能力完成此动作。患者上下阶梯时，既可向前移动，又可向后退。训练时阶梯两侧都要有扶手，或用一侧扶手，另一侧用拐杖。此外，正确合理地应用步行矫正器不仅可以改善患者的移动能力，而且有利于患者心理和体质的全面康复，对患者早日开始生活自理有重要意义。

（六）日常生活活动训练

1. 床上自由活动 ①身体体位的变换，如起、坐、翻身等活动。②维持坐位平衡，上肢可以做各种动作如梳头、洗脸、穿衣等。③坐位时上身可向前、向后、向左、向右移动，整理床面或处理大小便等。

2. 自我料理 如穿衣、脱衣、维持个人卫生及饮食，整理被褥及床面卫生，整理自己的玩具等。

（七）针灸、穴位封闭

1. 针灸

（1）处方原则：通经活络，活血化瘀。

（2）选穴：以脊部及四肢穴位为主，以头部、胸、腹部穴位为辅。选用下列穴位：大椎、腰阳关、命门、夹脊穴、肩髃、曲池、足三里，外关、合谷、列缺、髀关、伏兔、阴市、足三里、阳陵泉、阴陵泉、三阴交、昆仑、悬钟、解髎、承扶、委中、承山、涌泉等。

（3）手法：以补法为主，平补平泻，泻法为辅；对顽固不愈，或伴有大筋软短、小筋弛长者，可用透针法强刺激。艾灸治疗时持续时间不少于 20 min。可以配合拔罐疗法，一次选用 3~5 个穴位为宜。

2. 穴位封闭（即穴位注射疗法）

（1）穴位选择：同针灸治疗的选穴原则。但作为穴位注射的特点，常结合经络、经穴触诊法选取阳性反应点，如在背部、胸腹部或四肢的特定穴部位出现条索、结节、压痛以及皮肤的凹陷、隆起、色泽变化等。选穴要精练，一般以 2~4 穴为宜。

（2）选用药物及器具：凡是可供肌内注射用的药物，都可用作穴位注射。常用的中草药制剂有：当归、红花、补骨脂、黄芪、肿节风、复方丹参、川芎、木瓜等注射液。西药中常用的有：神经节苷脂钠针、鼠神经生长因子、维生素 B_1、维生素 B_{12}、三磷酸腺苷二钠、胎盘组织液等。穴位注射使用消毒的注射器和针头，如用 5~7 号普通注射针头、牙科 5 号针头或封闭用的长针头等。

（3）注射方法：首先使患儿取舒适的体位，选择适当的注射器和针头抽取药液，穴位局部消毒后，右手持注射器，对准穴位快速刺入皮下，然后缓慢将针推进，"得气"后回抽无血即可将药液注入。每日或隔日 1 次，15~20 次为一疗程，可连续治疗几个疗程。

（八）理疗

1. 电兴奋疗法 神经肌肉治疗仪，每日一次，10~20 次为一疗程。

2. 电针疗法 每日或隔日一次，10~20 次为一疗程。

3. 超短波治疗 每日一次，10~20 次为一疗程。

4. 水疗 每日一次。

5. 导平治疗仪 每日一次，20 次为一疗程，休息 3~5 d 再进行下一疗程。

6. motomed 训练系统 每日一次，10~20 次为一疗程。

（班会会 景淑真 杨 艳 杨 傲）

第五章　脑积水的康复

【概述】

正常的脑脊液的分泌与吸收处于平衡状态。在病理情况下，蛛网膜下隙、脑室内的脑脊液异常聚积，使其一部分或全部异常扩大并常伴颅内压增高者称为脑积水，蛛网膜下隙扩大者称为外部性脑积水。因颅脑部先天性疾患或畸形所引起的脑积水，称为先天性脑积水或婴儿性脑积水。脑积水根据脑室内液与蛛网膜下隙交通与否，又分为交通性或非交通性脑积水两种。交通性脑积水是指蛛网膜病变或脑脊液产生过剩，脑室和蛛网膜下隙之间仍保持通畅，常继发于脑膜炎或蛛网膜下隙出血等。非交通性（梗阻性）脑积水是指因各种先天性或后天疾病所致脑脊液循环通路受阻，脑脊液在脑室系统内异常聚积，致颅内压增高者。最常发生于 2 岁以内的婴幼儿，有其特定的临床表现。

【病因与病理】

婴儿脑积水的病因主要为脑脊液循环通路受阻，其梗阻原因可分为先天性畸形或后天性病变两种。

（一）先天性畸形

1. **中脑导水管畸形**　是婴儿脑积水最常见的病因。

2. **小脑扁桃体下疝畸形**　常与脊髓脊膜膨出伴发，也可单独存在，也可与颅底陷入症同时存在。

3. **第四脑室中孔吉侧孔先天性闭锁**　比较少见，需与颅内感染后继发性粘连相鉴别。

（二）后天性病变

（1）脑膜感染：是后天性病变中最常见的原因之一。

（2）蛛网膜下隙出血。

（3）正常颅压脑积水：又称代偿性脑积水。

（4）颅内肿瘤。

（5）脑寄生虫病。

（6）其他。

【临床表现】

脑积水进展较快者，可出现反复呕吐、精神萎靡、斜视、肢体瘫痪、肌张力低下或增高等。

头颅呈进行性异常增大，与全身发育不成比例，头皮静脉怒张，显露或曲张，囟门不闭合，前囟、后囟甚至蝶囟扩大、隆起和张力增高，触之有紧张感，破壶音（＋），落日征（＋）。

【发病机制】

小儿的各种脑积水均将导致颅内压增高，其病理改变为：

（1）患者无颅显著增大，脑组织萎缩变薄，尤其以白质为明显，且以额叶为甚，脑回扁平，脑沟变浅，梗阻以上的脑室系统扩大，严重者透明隔可自行穿破。

（2）2 岁以内的小儿，颅囟和颅缝异常增宽或不闭，颅板变薄，致颅内部分增大，面颅部分相对瘦小。

年龄较大的患儿颅囟和颅缝逐渐闭合，颅板变厚，随年龄增大而头颅增大不明显，其主要改变为脑回压逐渐增多，或颅缝分离，偶有蝶鞍扩大、破坏等现象，最终可因颅内压增高引起的严重脑损害及颅内或颅外并发症死亡。

【辅助检查】

1. **头颅透照**　简便易行，用手电筒在头颅一侧照射脑积水患儿可在对侧发现光线。

2. **头颅 B 超**　不适合由脑脊液引起的脑外积水，对鉴别交通性与非交通性脑积水有一定的参考价值，宜每 2～3 个月复查一次。

3. **头颅 CT 及 MRI**　是目前诊断脑积水较理想的方法；CT 及 MRI 可见脑室扩大、脑皮质变薄、蛛网膜下隙增宽，对阻塞性和交通性脑积水的鉴别诊断有重要的意义。

4. **三大常规**　胸透、OT 试验、TB－PCR、尿遗传代谢病筛查、眼底检查等以排除遗传代谢病眼底病变等。

【治疗】

（一）内科治疗

1. **神经节苷酯、神经生长因子、脑蛋白水解物等药物**　可以改善脑细胞功能，促进脑组织发育，完善神经系统功能。

2. **口服醋氮酰胺**　以利水，减少脑脊液生成。

3. **导平输气**　以中医经络理论为基础，根据阴阳平衡理论，辅化输气，以提高患儿自身免疫力，促进脑脊液的吸收。

4. **针灸**　以头皮针为主，可选具有利水的穴位如四神聪、风池等，以泻法为主，随症加减。

5. **中药汤剂**　视患儿体质的强弱，根据中医的辨证施治，以补气活血、行气利水药物为主，可大剂量应用利水药物。

6. **功能训练**　视患儿的发育程度，可给予 R－ul，R－K1 等。

7. **语言障碍的康复**　运动性失语，训练患儿言语肌肉能力，练习面肌、舌肌、声带及软腭的运动；混合性失语训练时应将视力、听力、说相结合；感觉性失语应训练时以图片、声音、手势及实物训练为主。

8. 记忆力障碍者 通过图片、词语联想及数字记忆法等方法训练记忆力。

9. 神经肌肉治疗仪 适用于肌张力较低的患儿，以提高神经肌肉兴奋性。

（二）外科治疗

（1）病因治疗。

（2）脑脊液分流术。

【预后】

脑积水如不经治疗，先天性脑积水多因病情不断恶化，最后死于营养不良、恶性病质或伴发症。后天性脑积水常因脑疝并发症而死亡。

（景淑真　展　翔　班会会　杨　艳）

第六章　周围神经系统疾病的康复

第一节　臂丛神经麻痹的康复

【概述】

臂丛神经麻痹是常见的产后瘫痪。见于肩部不易娩出而用力牵拉头部或臀位产过度牵拉头部、上肢或躯干时造成臂丛神经受压迫或撕裂而引起上肢完全或部分的弛缓性瘫痪。

【病因】

臂丛神经损伤并不少见，上肢的过度牵拉、锁骨和第一肋骨骨折、肩关节脱位、锁骨上窝外伤、刀刺伤、颈部手术等，均可引起臂丛神经的全部或部分损伤。据国内统计，臂丛损伤的主要病因依次为牵拉伤、压砸伤、切割伤、医源性损伤（产伤、手术伤、药物性损伤）、火器伤、放射性损伤等。

【临床表现】

根据损伤的部位可分为根性损伤、干性损伤、束性损伤和全臂丛损伤四类。

（一）神经根损伤

可分为上臂丛神经损伤和下臂丛神经损伤。①上臂丛神经损伤（$C_5 \sim C_7$），包括腋、肌皮、肩胛上、下神经、肩胛背神经、胸长神经麻痹，桡神经和正中神经部分麻痹。主要表现为肩不能上举，肘不能屈曲而能伸，屈腕力减弱，上肢伸面感觉大部分缺失。三角肌和肱二头肌萎缩明显，前臂旋前亦有障碍，手指活动尚正常。②下臂丛神经损伤（$C_8 \sim T_1$），包括前臂及臂内侧皮神经、尺神经麻痹，正中神经和桡神经部分麻痹。表现为手功能丧失或严重障碍，肩肘腕关节活动尚好，常出现患侧 Horner 征。检查时，可见手肌全部萎缩，尤以骨间肌为甚，有爪形手、扁平手畸形。前臂及手尺侧感觉缺失。

（二）神经干损伤

可分为神经上干（$C_{5 \sim 6}$）、中干（C_7）、和下干（$C_8 \sim T_1$）损伤。①上干损伤出现腋神经、肌皮神经、肩胛上神经麻痹，桡神经和正中神经部分麻痹，临床表现与上臂丛损伤相似。②中干独立损伤在临床上少见，除了短期内伸肌群肌力有影响外，无明显的临床症状和体征。③下干损伤出现尺神经、正中神经内侧根、上臂和前臂内侧皮伸肌麻痹，表现与下臂丛损伤相似，即手功能全部丧失。

（三）神经束损伤

神经束损伤后所产生的症状体征十分规则，根据臂丛结构就可明确诊断。①外侧束损伤，出现肌皮、正中神经外侧根、胸前神经麻痹。②内侧束损伤，出现尺、正中神经内侧根、胸前内侧神经麻痹。③后束损伤，肩胛下神经、胸背神经、腋神经、桡神经麻痹。

（四）全臂丛神经损伤

全臂丛损伤的后果严重，在损伤早期，整个上肢呈弛缓性麻痹，各关节不能主动运动。由于斜方肌功能存在，有耸肩运动。上肢感觉除了臂内侧尚有部分区域存在外，其余全部丧失。上肢腱反射全部消失。肢体远端肿胀，并出现 Horner 综合征。

【病理或发病机制】

引起臂丛损伤的最常见病因及病理机制是牵拉性损伤。新生儿臂丛神经损伤则见于母亲难产时，婴儿体重一般超过 4 kg，头先露、使用头胎吸引器或使用产钳，致婴儿头与肩部分离、过度牵拉而损伤臂丛，多为不完全损伤。可伴有锁骨下动、静脉，腋动、静脉等损伤。锁骨骨折、肩关节前脱位、颈肋、前斜角肌综合征、原发性或转移至臂丛附近的肿瘤也可压迫损伤臂丛神经。

【辅助检查】

1. **神经电生理检查肌电图（EMG）及神经传导速度（NCV）**　对有无神经损伤及损伤的程度有重要参考价值，一般在伤后 3 周进行检查。感觉神经动作电位（SNAP）和体感诱发电位（SEP）有助于节前、节后损伤的鉴别。节前损伤时 SNAP 正常（其原因在于后根感觉神经细胞体位于脊髓外部，而损伤恰好发生在其近侧，即节前感觉神经无瓦勒变性可诱发 SNAP）SEP 消失，节后损伤时 SNAP 和 SEP 均消失。

2. **影像学检查**　臂丛根性撕脱伤时，CTM（脊髓造影加计算机断层扫描）可显示造影剂外渗到周围组织间隙中硬脊膜囊撕裂、脊膜膨出、脊髓移位等。一般来说，脊膜膨出多数意味着神经根的撕裂，或者虽然神经根有部分连续性存在，但内部损伤已很严重并已延续到很近的平面，常提示有足够大的力量造成蛛网膜的撕裂。同样 MRI（磁共振成像）除能显示神经根的撕裂以外还能同时显示合并存在的脊膜膨出、脑脊液外漏、脊髓出血、水肿等。血肿在 T1WI 和 T2WI 上均为高信号，脑脊液及水肿在 T2WI 上呈高信号，而在 T1WI 呈低信号。MRI 水成像技术对显示蛛网膜下隙及脑脊液的外漏更为清楚，此时水（脑脊液）呈高信号而其他组织结构均为低信号。

【诊断与鉴别诊断】

臂丛损伤的诊断包括临床、电生理学和影像学诊断。对于须行手术探查的臂丛损伤还要做出术中诊断。根据不同神经支损伤特有的症状、体征结合外伤史、解剖关系和特殊检查可以判明受伤的神经及其损伤平面、损伤程度。臂丛损伤诊断步骤如下。

（一）判断有无臂丛神经损伤

有下列情况出现时应考虑臂丛损伤的存在。

（1）上肢的 5 支神经（腋、肌皮、正中、桡、尺）中任何的联合损伤（非同一平面的切割伤）。

（2）手部神经（正中、桡、尺）中任何合并肩关节或肘关节功能障碍（被动活动正常）。

（3）手部神经（正中、桡、尺）中任何 1 支合并前臂内侧皮神经损伤（非切割伤）。

（二）确定臂丛损伤部位

临床上以胸大肌锁骨部代表 C_5、C_6，背阔肌代表 C_7，胸大肌胸肋部代表 C_8、T_1。上述肌肉萎缩说明损伤在锁骨上即根、干部损伤。上述肌肉功能存在说明损伤在锁骨下即束支部损伤。这是鉴别损伤在锁骨上下的重要根据。

（三）定位诊断

1. 臂丛神经根损伤　①上臂丛（C_{5-7}）损伤，腋、肌皮、肩胛上神经及肩胛背神经麻痹，桡、正中神经部分麻痹。肩关节不能外展与上举，肘关节不能屈曲，腕关节虽然屈伸，但肌力减弱，前臂旋转亦有障碍，手指活动尚属正常，上肢伸面感觉大部分缺失。三角肌、冈上下肌、肩胛提肌、大小菱形肌、桡侧腕屈肌、旋前圆肌、肱桡肌、旋后肌等出现瘫痪或部分瘫痪。②下臂丛（C_8、T_1）损伤，尺神经麻痹，臂内侧皮神经、前臂内侧皮神经受损，正中、桡神经部分麻痹。手的功能丧失或发生严重障碍，肩、肘、腕关节活动尚好，患侧常出现 Horner 征。手内肌全部萎缩，骨间肌尤其明显，手指不能屈伸或有严重障碍，拇指不能掌侧外展，前臂及手部尺侧皮肤感觉缺失。尺侧腕屈肌、指深屈肌、指浅屈肌、鱼际、小鱼际、全部蚓状肌与骨间肌出现瘫痪。而肱三头肌、前臂伸肌群部分瘫痪。③全臂丛损伤，早期整个上肢呈迟缓性麻痹，各关节不能主动运动，但被动运动正常。由于斜方肌受副神经支配，耸肩运动可存在。上肢感觉除臂内侧因肋间臂神经来自第 2 肋间神经尚存在外，其余全部丧失。上肢腱反射全部消失，温度略低，肢体远端肿胀，Horner 征阳性。晚期上肢肌显著萎缩，各关节常因关节囊挛缩而致被动活动受限，尤以肩关节与指关节严重。

2. 臂丛神经干损伤　①上干损伤，其临床症状与体征和上臂丛神经根损伤相似。②中干损伤，独立损伤极少见，但可见于健侧第 7 颈神经根移位修复术。切断第 7 颈神经根或中干时，仅有示、中指指腹麻木，伸肌群肌力减弱等可在 2 周后逐渐恢复。③下干损伤，其临床症状与体征和下臂丛神经根损伤类同。

3. 臂丛神经束损伤　①外侧束损伤，肌皮、正中神经外侧根与胸前外侧神经麻痹。肘关节不能屈或虽能屈（肱桡肌代偿），但肱二头肌麻痹。前臂能旋前，但旋前圆肌麻痹，腕关节能屈，但桡侧腕屈肌麻痹，上肢的其他关节活动尚属正常。前臂桡侧缘感觉缺失。肱二头肌、桡侧腕屈肌、旋前圆肌与胸大肌锁骨部瘫痪，肩关节与手部诸关节的运动尚属正常。②内侧束损伤，尺、正中神经内侧根与胸前内侧神经麻痹。手肌与前臂屈肌群全部瘫痪，手指不能屈伸，拇指不能掌侧外展，不能对掌、对指，手无功能。上肢内侧及手部尺侧感觉消失。手呈扁平手和爪形手畸形。肩、肘关节功能正常。内侧束损伤和 C_8、T_1 神经根损伤表现类似，但后者常有胸大肌、肱三头肌、前臂伸肌群麻痹。③后束损伤，腋、桡、胸背、肩胛下神经麻痹，三角肌、小圆肌、伸肌群、背阔肌、肩胛下肌、大圆肌瘫痪。肩关节不能外展，臂不能旋内，肘与腕关节不能背伸，掌指关节不能伸直，拇指不能伸直和外展，肩外侧、前臂背面和手背桡侧半感觉障碍或丧失。

【治疗】

（一）一般治疗

对常见的牵拉性臂丛损伤早期以保守治疗为主，观察时期一般在 3 个月左右。在观察期间应特别注意下列问题的处理

1. **感觉丧失的保护**　对 $C_{5\sim7}$ 根性损伤，虽然手的功能基本存在，但拇、示指感觉存在障碍，对手的精细功能也有一定的影响。C_8、T_1 根性损伤，虽拇、示指感觉功能基本存在，但手的功能基本丧失，第 4、5 指感觉也消失，易受进一步损伤，如碰伤或烫伤，在失神经支配的皮肤损伤后修复较困难。因此必须保护失神经支配的皮肤，可穿戴防护手套，训练用健手试探接触物体温度的习惯，经常涂用油脂性护肤霜。

2. **疼痛的治疗**　虽然臂丛损伤患者较少发生严重的疼痛，但一旦发生疼痛治疗也较困难。这种疼痛一般呈灼性痛，在枪弹伤及部分根性撕脱伤患者中较多见。取出弹片后，切断部分损伤的神经及神经瘤重接神经是缓解这类疼痛的主要方法。臂丛神经封闭、颈交感神经节封闭、手术切除以及针灸、各类止痛药物的应用仅短暂缓解疼痛。

3. **肿胀的防治**　臂丛损伤的患者肢体肌肉失去运动功能后，同时失去对肢体静脉的挤压回流作用，特别是肢体处于下垂位和关节极度屈曲位及腋部有瘢痕挛缩加重肢体静脉回流障碍。因此用三角巾悬吊肢体，经常进行肌肉被动活动及改变关节位置，解除腋部瘢痕挛缩（理疗或手术方法），是防治肢体肿胀的主要方法。

4. **信心的树立**　大多数臂丛损伤后对患儿是极其痛苦的。因此应该给这类患者以高度的同情心，鼓励他们战胜病痛的决心，以高度的责任心帮助他们建立战胜病痛的信心，以高度的进取心去解决臂丛损伤后手功能恢复的世界难题，使他们重返劳动岗位真正成为社会大家庭中幸福的成员。

5. **肌肉及关节囊挛缩的防治**　神经损伤后，肌肉失去神经营养发生肌萎缩，随着时间的推移萎缩程度不断加重，最终将发生不可逆的肌肉变性，肌组织纤维化，即使神经再生进入终板也无法支配纤维化的肌肉，失去运动功能。故在神经损伤后如何防治肌萎缩是治疗中的一个重要环节。目前应用被动活动、电刺激、理疗措施虽有一定延缓作用但无法阻止肌萎缩进程。由于动力肌的麻痹相应关节失去平衡，处于非功能位长期必然发生关节囊挛缩，给神经再生后功能恢复造成障碍。为此应注意肢体关节的功能训练，在损伤未恢复前，关节功能位的维持十分重要。

6. **神经营养药物应用的长期性**　神经损伤后发生一系列的变性及再生过程，其中关键的变化是神经元细胞在神经轴突再生过程中合成蛋白、磷脂及能量供应的增加，为此需要供应大量的 B 族维生素（维生素 B_1、B_6、B_{12} 等）及扩张神经内微血管的药物

（地巴唑）。中药的活血理气方剂也有较好的作用。由于神经再生是个缓慢过程，再生速度为 1 mm/d，这些药物均应长期应用。神经生长因子（NGF）类药物虽在实验中有一定的促进神经再生作用，但制剂的生物性能的稳定性、应用方法的可靠性及临床应用的有效性均有待探讨。

（二）手术治疗

1. 手术指征　出生后 3 个月至半年内无明显功能恢复或功能仅部分恢复即可进行手术探查。

2. 术前准备　除一般术前常规检查外尚应做如下检查包括 X 线胸透与胸片，了解膈肌活动及抬高情况、肺功能测定及斜方肌功能状态测定等。

3. 手术方法　臂丛探查术，一般采用乙醚麻醉。仰卧、头斜向健侧体位。皮肤切口从胸锁乳突肌后缘中点开始，沿该肌后缘垂直向下，再在锁骨上缘横形向外达锁骨中点。

①锁骨上臂丛神经探查术采用颈、锁皮肤切口。切开皮肤及颈阔肌即遇颈外静脉可将其切断或牵开。找到肩胛舌骨肌将其牵开或切断，肌肉断端各缝一牵引线，有利于暴露及防肌肉回缩，再剖开组织和脂肪层，对颈横动、静脉分离足够长度后结扎加缝扎处理。臂丛神经根和神经干位于上述软组织和脂肪层的深部，此时可先找到前斜角肌并将其向内上牵开或切断臂丛神经根即能全部充分显露。膈神经在前斜角肌表面由外向内通过，在切断前斜角肌前，应先将其保护。沿各神经根向远端解剖即能找到各神经干，向近端解剖可达椎孔附近。锁骨下动脉在视野下内方常被下干遮盖。

②锁骨下臂丛神经探查术一般采用胸臂皮肤切口。切开皮肤及皮下组织，沿胸大肌外侧缘向外解剖分离覆于其上的脂肪组织，即可将胸大肌与三角肌分界线找到而不损伤位于其间的头静脉。将头静脉和三角肌之间的分支结扎后，头静脉和胸大肌一起牵向内侧。再沿胸大肌下缘横形剪开腋筋膜，用手指沿胸大肌深面进行分离。此时术野深部所见即为锁胸筋膜和胸小肌及覆盖于臂丛神经表面的脂肪层。为了充分暴露锁骨下臂丛，可沿锁骨剥离胸大肌起点直达胸锁关节处。在锁骨中点处，注意保护胸前外侧神经及血管。并将锁骨下肌在中点处切断以扩大锁骨下间隙以显露臂丛神经的支束部，上肢神经的近端以及锁骨下的腋部血管。

③锁骨部臂丛神经探查术可采用锁、胸皮肤切口。切开皮肤及皮下组织，沿锁骨方向向两侧分离。将锁骨周围软组织分离后，沿锁骨切开骨膜做骨衣下分离。用线锯将锁骨锯断或截除一段。切断骨膜和锁骨下肌。此时可遇到一小静脉和小动脉需先将其切断和结扎。在锁骨内侧断段的下方有锁骨下动脉和静脉。将动脉向内牵开可见臂丛神经的下干。这些组织必须严防损伤。锁骨锯断或截除后，臂丛神经的支部即能充分显露。此时可沿臂丛神经干向下解剖或沿臂丛神经束部向上解剖。锯断的锁骨需用钢丝固定。截除的锁骨是否复回无重要意义一般不予复回。

（三）中医针灸、推拿治疗

对于本病的病因病机、证候分类及治则，《黄帝内经》中论述颇详，如《素问·生气通天论》云："因于湿，首如裹，湿热不攘，大筋软短，小筋弛长，软短为拘，弛长为痿"。《素问·痿论》曰："阳明者，五脏六腑之海，主润宗筋，宗筋主束骨而利关节也。冲脉者，经脉之海也，主渗灌溪谷，与阳明合于宗筋，阴阳总宗筋之会，会于气街，而阳明为之长，皆属于带脉，而络于督脉"，提出了"治痿者独取阳明"的理论。中医针灸推拿综合康复治疗就是运用中医经络腧穴与神经系统理论相结合，依据中医"治痿独取阳明"原则，在上臂经络及神经反射区域使用特定的推拿手法，取穴以阳明经穴为主，能解除上臂痉挛，调节肌力，改善局部血液循环，恢复上臂的活动功能，临床上总有效率达到了85%以上。针灸推拿治疗小儿臂丛神经损伤的目的是防治并发症，促进受损神经的再生，保持肌肉质量，促进运动功能及感觉功能的恢复，使患儿恢复生活自理能力。推拿手法的施治实质是机械能量释放的过程。

【康复治疗】

1. 针灸封闭治疗

（1）处方原则：通经活络，活血化瘀。

（2）选穴：以上肢及肩部穴位为主，选用肩井、天宗、肩贞、臂臑、手三里、曲池、内关、阳池、合谷、后溪等穴位。

（3）穴位封闭药物：运用营养神经或活血化瘀的针剂，如神经节苷脂钠针、鼠神经生长因子、维生素 B_1、维生素 B_{12}、丹参酮等。

2. 按摩

循手三阳经施以点、揉、按大椎、肩井、曲池、手三里等穴位，拿、叩三角肌、肱二头肌等上臂肌肉，活动关节，抖动患肢，每次 10 ~ 15 min。

3. 功能训练

上部损伤：肩关节和肩胛带肌肉的被动运动，主动 – 辅助运动和主动运动，渐进抗阻，短暂最大负荷训练，等长收缩训练。下部损伤：做拇指、示指屈曲运动，拇指与小指对掌运动，分指运动，肩胛带肌肉运动训练。

4. 中药塌渍或蜡疗

中药塌渍选用具有活血化瘀、通经止痛药物，贴敷于患处，促进气血通畅，达到消炎镇痛的效果；蜡疗的温热效应，可加速局部的血液循环，促进局部炎症的消散。每日 1 ~ 2 次。

5. 导平治疗仪

每日一次，20 次为一疗程，休息 3 ~ 5 d 再进行下一疗程。

6. 电子生物反馈

每日一次，10 ~ 20 次为一疗程。

（韩　亮　宋毅鹏　张　颖　黄新芳）

第二节　面神经麻痹

【概述】

面神经麻痹（面神经炎，贝尔麻痹），俗称"面瘫"，是以面部表情肌群运动功能障碍为主要特征的一种常见病，一般症状是口眼歪斜，不受年龄的限制。患者面部往往连最基本的抬眉、闭眼、鼓嘴等动作都无法完成。面神经麻痹分为中枢型和周围型．周围性面瘫与中枢性面瘫均属于面神经病变的定位诊断，二者均具有面肌运动障碍，只是病变部位不同，其病因也有差异。周围型面瘫为面神经核或面神经受损时引起，出现病灶同侧全部面肌瘫痪，从上到下表现为不能皱额、皱眉、闭目、角膜反射消失，鼻唇沟变浅，不能露齿、鼓腮、吹口哨，口角下垂（或称口角歪向病灶对侧，即瘫痪面肌对侧）。多见于受寒、耳部或脑膜感染、神经纤维瘤引起的周围型面神经麻痹。此外还可出现舌前 2/3 味觉障碍。

【病因】

（1）感染性病变：耳部带状疱疹、脑膜炎、腮腺炎、猩红热、多发性颅神经炎、局部感染。

（2）耳源性疾病：如中耳炎、迷路炎、乳突炎、颞骨化脓性炎症。

（3）肿瘤：基底动脉瘤、颅底肿瘤、听神经瘤、颈静脉球肿瘤。

（4）外伤：颅底骨折、面部外伤。

（5）中毒：如酒精中毒。

（6）代谢障碍：如糖尿病、维生素缺乏。

（7）其他：血管机能不全、先天性面神经核发育不全。

【临床表现】

可见于任何年龄，无性别差异。多为单侧，双侧者甚少。发病与季节无关，通常急性起病，一侧面部表情肌突然瘫痪，可于数小时内达到高峰。有的患者病前 1~3 天患侧外耳道耳后乳突区疼痛，常于清晨洗漱时发现或被他人发现口角歪斜。检查可见同侧额纹消失，不能皱眉，因眼轮匝肌瘫痪，眼裂增大，作闭眼动作时，眼睑不能闭合或闭合不全，而眼球则向外上方转动并露出白色巩膜，称 Bell 现象。下眼睑外翻，泪液不易流入鼻泪管而溢出眼外。病侧鼻唇沟变浅，口角下垂，示齿时口角被牵向健侧。不能作噘嘴和吹口哨动作，鼓腮进病侧口角漏气，进食及漱口时汤水从病侧口角漏出。由于颊肌瘫痪，食物常滞留于齿颊之间。若病变波及鼓索神经，除上述症状外，尚可有同侧舌前 2/3 味觉减退或消失。镫骨肌支以上部位受累时，因镫骨肌瘫痪，同时还可出现同侧听觉过敏。膝神经节受累时除面瘫、味觉障碍和听觉过敏外，还有同侧唾液腺、泪腺分泌障碍，耳内及耳后疼痛，外耳道及耳郭部位带状疱疹，称膝神经节综合征（Ram-say – Huntsyndrome）。

【病理及发病机制】

面神经麻痹在脑神经疾患中较为多见，这与面神经管是一狭长的骨性管道的解剖结构有关。当岩骨发育异常，面神经管可能更为狭窄，这可能是面神经炎发病的内在因素。面神经炎发病的外在原因尚未明了。有人根据其早期病理变化主要为面神经水肿、髓鞘及轴突有不同程度的变性，推测可能因面部受冷风吹袭，面神经的营养微血管痉挛，引起局部组织缺血、缺氧所致。也有的认为与病毒感染有关，但一直未分离出病毒。近年来也有认为可能是一种免疫反应。

【辅助检查】

（1）内耳道 X 线片正常。外耳道、听觉等五官科专科检查。

（2）电生理检查、面神经 MCV 减慢，面肌 EMG 动作电位波幅降低或消失。

【诊断与鉴别诊断】

（一）诊断标准

1. 中医诊断标准 ①起病突然，春秋为多，常有受寒史或有一侧面颊、耳内、耳后软骨处的疼痛或发热。②一侧面部板滞，麻木，流泪，额纹消失，鼻唇沟变浅，眼不能闭合，口角向健侧牵拉。③一侧不能作闭眼，鼓腮，露齿等动作。④肌电图可表现为异常。

2. 西医诊断标准 ①病史：起病急，常有受凉吹风史，或有病毒感染史。②表现：一侧面部表情肌突然瘫痪、病侧额纹消失，眼裂不能闭合，鼻唇沟变浅，口角下垂，鼓腮，吹口哨时漏气，食物易滞留于病侧齿颊间，可伴病侧舌前 2/3 味觉丧失，听觉过敏，多泪等。③脑 CT、MRI 检查正常。

（二）分期诊断

1. 早期（急性期） 发病开始至 14 d。

2. 中期（恢复期） 15 d 至 6 个月（发病半月——面肌连带运动出现）。

3. 后遗症期（联动期和痉挛期） 发病 6 个月以后（面肌连带运动出现以后）。

（三）鉴别诊断

1. 中枢性面瘫系 由于对侧皮质核束受损所致，仅表现为病变对侧下组面肌瘫痪。

2. 急性感染性多发性神经根神经炎 可有周围性面神经麻痹，但常为双侧性，绝大多数伴有其他脑神经及肢体对称性瘫痪和脑脊液蛋白细胞分离现象等。

3. 脑桥损害 脑桥面神经核及其纤维损害可出现周围性面瘫，但常伴有脑桥内部邻近结构，如展神经、三叉神经、锥体束、脊髓丘系等的损害，而出现同侧眼外直肌瘫痪、面部感觉障碍和对侧肢体瘫痪（交叉性瘫痪）。见于该部肿瘤、炎症、血管病变等。

4. 小脑脑桥角损害 多同时损害三叉神经、位听神经、同侧小脑及延髓，故除周围性面瘫外，还可有同侧面部痛觉障碍、耳鸣、耳聋、眩晕、眼球震颤、肢体共济失调及对侧肢体瘫痪等症状，称"小脑脑桥角综合征"，多见于该部肿瘤、炎症等。

5. 面神经管邻近的结构病变 见于中耳炎、乳突炎、中耳乳突部手术及颅底骨折等，可有相应的病史及临床症状。

6. 茎乳孔以外的病变 见于腮腺炎、腮腺肿瘤、颌颈部及腮腺区手术等。除仅有周围性面瘫外，尚有相应疾病的病史及临床表现。

【治疗】

（一）治疗

早期以改善局部血液循环，消除面神经的炎症和水肿为主，后期以促进神经机能恢复为其主要治疗原则。目前治疗方法很多，但有效果的不多，临床上使用最多，效果比较好的主要是贴膏药（如面瘫康）、针灸等。患者患病后应及时就诊，一般很快就能治愈。治疗方法如下：

1. 激素治疗　强的松（20～30 mg）/d 或地塞米松（1.5～3.0 mg）1 次/d，口服，连续 7～10 d。

2. 改善微循环，减轻水肿　可用 706 代血浆或低分子右旋糖酐 250～500 mL，静滴 1 次/d，连续 7～10 d，亦可加用脱水利尿剂。

3. 神经营养代谢药物的应用　维生素 B_1 50～100 mg，维生素 B_12 100 μg，胞二磷胆碱 250 mg，辅酶 Q_{10} 5～10 mg 等，肌内注射 1 次/d。

4. 理疗　茎乳孔附近超短波透热疗法，红外线照射，直流电超短波离子导入，以促进炎症消散。亦可用晶体管脉冲治疗机刺激面神经干，以防止面肌萎缩，减轻瘫痪侧肌受健侧肌的过度牵引。

5. 血管扩张剂及颈交感神经节阻滞　可选用妥拉苏林 25 mg 或烟酸 100 mg，口服，3 次/d 或患侧颈星状神经节阻滞，1 次/d，连续 7～10 日。

恢复期除上述治疗外，可口服维生素 B_1、维生素 B_8 各 10～20 mg，3 次/d；地巴唑 10～20 mg，3 次/d。亦可用加兰他敏 2.5～5 mg，肌内注射，1 次/d，以促进神经机能恢复。

此外，保护暴露的角膜，防止发生结、角膜炎，可采用眼罩，滴眼药水，涂眼药膏等方法。对长期不恢复者可考虑行神经移植治疗。一般取腓肠神经或邻近的耳大神经，连带血管肌肉，移植至面神经分支，有效率约 60% 左右。

（二）中医治疗

1. 方剂治疗

【方剂名称】 三白五虫汤

【药物组成】 白芍、钩藤各 20 g，白芷、僵蚕、钩藤、蝉蜕、炒地龙、全蝎各 15 g，白附子 6 g，防风、川芎各 10 g，黄芪 30 g，蜈蚣（另包）2 条。

【制法】 除蜈蚣外，以上药物水煎 2 次兑匀。蜈蚣放瓦片上焙焦，研为细末，分 2 次用药汤冲服。

【用法用量】 早晚分 2 次服，1 剂/d。治疗 7 d 为一疗程。

【方解】 方中防风、白芷、白附子、钩藤祛风散寒，增强组织代谢，减轻炎症和水肿，促进血液循环畅通；五虫，即蜈蚣、全蝎、僵蚕、蝉蜕、地龙，祛风通络，加快经络气血运行；白芍、川芎养血活血祛风；黄芪益气扶正祛风。诸药组合，能祛邪、除风寒，使经络得养，血脉流畅，面瘫得以治愈。

2. 针刺治疗　取翳风、听会、太阳、地仓、下关、颊车、并配曲池、合谷等穴。

周围性面神经麻痹，多数认为风寒受凉是引起面瘫诱发因素。针刺穴位可疏通经脉，活血通络，使经脉得以濡养、气血得以贯通。配合中频脉冲电疗能兴奋运动神经和肌肉，使失神经支配的瘫痪肌肉得到训练，并向中枢神经系统传递冲动，促进受损面神经功能尽快恢复。针灸联合中频脉冲电疗具有方法简便、疗程短、疗效显著的优点。

【康复治疗】

1. 针灸封闭治疗

（1）处方原则：疏风散寒、通经活络。

（2）选穴：太阳、阳白、地仓透颊车、翳风、牵正、合谷、足三里等。

2. 按摩 针刺结束后进行，患者取仰卧位，医者先用揉法揉患者病侧面部、颊部，使面部肌肉放松，然后以拇指或中指点按上述穴位，最后沿口角－耳后－眉弓－发际方向施以推法。

3. 肌力增强训练 坐在镜前进行患侧表情肌训练。无力的肌肉可用手指帮助练习，肌力达 2～3 级时就做主动练习，肌力 4 级就可用手指施加阻力。每次每个肌肉收缩 2 s，连续 5 次。

4. 中药塌渍或蜡疗 中药塌渍选用具有活血化瘀、通经止痛药物，贴敷于患处，促进气血通畅，达到消炎镇痛的效果；蜡疗的温热效应，可加速局部的血液循环，促进局部炎症的消散，每日 1～2 次。

5. 导平治疗仪 每日一次，20 次为一疗程，休息 3～5 d 再进行下一疗程。

（韩　亮　宋毅鹏　张　颖　黄新芳）

第三节　腓总神经损伤的康复

【概述】

腓总神经损伤及断裂是周围神经损伤中常见的外伤，可以单独发生，也可与其他组织损伤如开放骨折、切割伤、挤压伤等合并发生。肢体的行为除了受高级中枢的控制以外，周围神经的作用亦不可忽视，当周围神经损伤后，受该神经支配区的运动，感觉和营养均将发生障碍。临床上表现为肌肉瘫痪、萎缩，足下垂，走路呈跨阈步态，踝关节背屈及外翻，脚趾不能伸，皮肤萎缩，感觉减退或消失，尤其以小腿外侧及足背皮肤感觉减退为主。

【病因】

（1）闭合性损伤，如关节脱位或骨折，可挤压或牵拉该神经。

（2）小腿骨筋膜室综合征引起组织肿胀对神经血管的压迫，进而组织更加肿胀，神经受压更重，从而形成的恶性循环所造成的腓总神经损伤。

（3）锐利骨折端刺破和切割作用致伤神经断裂，如巨大小腿暴力骨折。

（4）暴力冲击钝性挫伤，石膏外固定压伤浅表神经。

（5）肢体被暴力牵拉等因素致伤神经。

（6）开放性损伤，如锐器切割和火器伤致神经断裂。

（7）机器绞伤或撕脱伤等，这类神经损伤范围有时可达 20～30 cm，治疗困难，预后差。

（8）在臀部肌肉注射药物位置不当，损伤腓总神经。

【临床表现】

腓总神经损伤或麻痹可造成腓骨肌及小腿前肌群的萎缩，小腿前外侧和足背感觉障碍，而腓总神经麻痹可没有小腿前外侧皮肤的感觉障碍，仅表现为腓骨肌和腓前肌群的萎缩和足背皮肤的感觉障碍。多在一次性压迫后出现足下垂及足背感觉障碍，包括第一趾间隙，跟腱反射减弱。表现为患者足和足趾不能背屈、伸足，不能伸足外翻及呈马蹄内翻足；患者步行时，足高抬，膝关节、髋关节过度屈曲；落地时足尖下垂先着地，之后整个足跟着地，似鸡的步态，即称跨阈步态，也称"拍击"步态。

【病理或发病机制】

腓总神经于腘窝沿股二头肌内缘斜行外下，经腓骨长肌两头之间绕腓骨颈，即分为腓浅、深神经。前者于腓骨长、短肌间下行，小腿下 1/3 穿出深筋膜至足背内侧和中间。后者于趾长伸肌和胫前肌间，贴骨间膜下降，与胫前动、静脉伴行，于姆、趾长伸肌之间至足背。支配小腿前外侧伸肌群及小腿前外侧和足背皮肤。腓总神经易在腘部及腓骨小头处损伤，导致小腿前外侧伸肌麻痹，出现足背屈、外翻功能障碍，呈内翻下垂畸形。以及伸姆、伸趾功能丧失，呈屈曲状态，和小腿前外侧和足背前、内侧感觉障碍。

【辅助检查】

1. **神经电生理检查**　患侧腓总神经传导速度减慢，波幅下降，F 波或 H 反射潜伏期延长；SEP 潜伏期延长，波幅下降，波间期延长；腓总神经支配肌肉的肌电图检查多为失神经电位，而健侧正常。

2. **B 超**　10～15 mHZ 范围内现代线性换能器的超声设备能展示腘窝至腓骨颈段的腓总神经行径，有利于判断引起卡压的原因（腱鞘囊肿、软组织肿瘤、骨软骨瘤、籽骨、膝关节附件的包块等），分辨率高，能一次检查长段的神经干，并可在动态和静态进行检查。

3. **MRI**　腓总神经受到卡压时，T_2 加权像和 STIR（短 tau 反转恢复像）的信号会加强。早期失神经支配小腿前群和侧群肌肉在 MRI 成像会表现为反应性肌炎（减低的 T_1 加强像和增高 T_2 加权像）和反应性萎缩（增高的 T_1 加权像和增高的 T_2 加权像）。MRI 能清晰地展现神经周围的软组织损伤和异常的解剖结构，从而为治疗提供依据。

4. **其他检查**　需通过进一步详细病史及相关检查确定，如血糖、血生化、血管检查等。

【诊断与鉴别诊断】

主要根据外伤史、不良肌内注射史等病因、典型的症状及肌电图检查，诊断并不困难。典型症状的发生主要见于腓总神经易在腘窝部及腓骨小头处损伤，导致小腿前外侧伸肌麻痹，出现足背屈、外翻功能障碍，呈内翻下垂畸形。以及伸蹋、伸趾功能丧失，呈屈曲状态，和小腿前外侧和足背前、内侧感觉障碍。

鉴别诊断如下。

1. 运动神经元病 开始为一侧足下垂，浅感觉障碍。但后期变为双侧肌无力，跟腱反射消失。

2. 马尾肿瘤 除有一侧足下垂，还有大小便失禁等腓总神经支配区以外的肌肉病变，伴局部感觉障碍。

3. 腓骨肌萎缩 有腓骨肌萎缩伴感觉障碍，肌电图有神经失配。

【治疗】

注意预防，如上石膏或夹板前在腓骨头后加用衬垫保护，腘窝或腓骨头处手术时应防止腓总神经损伤。腓总神经损伤应尽早治疗，多数可通过神经直接吻合进行修复，如果神经缺损过大，可考虑选用自体腓肠神经移植修复。临床治疗表明，伤后 3 个月以内手术的效果最好。闭合性腓总神经伤尽管有自行恢复的可能，但也应尽早手术探查，行松解术、吻合术或神经移植术，如无恢复，可转移胫后肌或行三关节融合术，以改善功能。感觉障碍不在负重区，可不处理。

术后用短腿石膏固定于上述位置，6 周后去除石膏及拔除固定钢丝，开始功能训练。

《素问·痿论篇》中提到："治痿独取阳明"。足阳明经多气多血，谷气隆盛，主治下肢痿痹诸证。故本研究穴取胃经"合"穴足三里、胃经"络"穴丰隆以扶正堵元、通经活络；阳陵泉为筋会、胆经"合"穴，可舒筋、壮筋；悬钟为髓会，可添精补髓；解溪为胃经"经"穴，位于足背与小腿交界处，可疏利关节；《指要赋》提出"且如行步难移，太冲最奇"，故选取太冲穴。穴位注射是中西医结合疗法的常用手段，有学者研究表明，穴位注射适用于多种神经损伤疾病的治疗，并取得一定的疗效。目前有研究表明，电针有促进损伤后神经再生的作用，是一种加速神经再生，提高神经功能恢复的有效手段。电针治疗可引起失神经支配的肌肉节律性收缩，产生生物电作用，改善肌肉血液循环及营养，保持正常代谢功能，促进静脉和淋巴回流，从而延缓肌肉萎缩，防止挛缩和纤维化，提高神经兴奋和恢复传导功能，抑制神经变性的发展，从而促进神经的再生修复。

【康复治疗】

1. 按摩

（1）俯卧位：术者立于患者的患侧，用手掌由背到腰，揉摩 2 min，再用拇指点拨肝腧、肺腧、脾腧、肾腧、大肠腧、小肠俞，每穴 30 s，再施加滚法于上述部位，然后点按患侧下肢的环跳、委中、承山、昆仑、涌泉等穴，每穴 30 s，再推拿下肢的肌群。

（2）仰卧位：掌揉腹部 2 min，用拇指点按上脘、下脘、神阙、气海、病侧下肢的髀关、伏兔、阳陵泉、丘墟、足三里、解溪等穴，每穴 30 s，施滚法于小腿外侧和足背，再擦小腿的外侧和足背，以透热为度。

2. **针灸及封闭治疗**　腓总神经损伤属于中医"痿证"范畴，以"治痿独取阳明"的理论取穴，取阳陵泉、足三里、上巨虚、悬钟、解溪、太冲、丘墟、光明等穴。针刺得气后，留针 30 min，每日一次，15 次为 1 个疗程。

封闭治疗可把髀关、伏兔、阳陵泉、丘墟、足三里等穴位作为注射点，选取 2~4 个部位。注射药物可选用营养神经或活血化瘀的药物，如神经节苷酯、鼠神经生长因子、维生素 B_1、维生素 B_{12}、丹参酮等。每日 1 次或隔日一次，每个穴位注射药物 0.5 mL。

3. **蜡疗或中药塌渍**　中药塌渍选用具有活血化瘀、通经止痛药物，贴敷于患处，促进气血通畅，达到消炎镇痛的效果；蜡疗的温热效应，可加速局部的血液循环，促进局部炎症的消散。每日 1~2 次。

4. **导平治疗仪**　每日一次，20 次为一疗程，休息 3~5 d 再进行下一疗程。

5. **电子生物反馈**　每日一次，10~20 次为一疗程。

（韩　亮　宋毅鹏　张　颖　黄新芳）

第四节　感染性多发性神经根炎

【概述】

急性炎症性脱髓鞘性多神经根病（acute inflammatory demyelinating polyradicu - loneu - ropathies，AIDP）又称吉兰 - 巴雷综合征（Guillain - Barre Syndrome），是神经系统常见的一种严重疾病。主要病变在脊神经根和脊神经，可累及颅神经。与病毒感染或自身免疫反应有关。临床表现为急性、对称性、弛缓性肢体瘫痪。

【病因】

急性感染性多发性神经根炎，为病毒感染等多种因素引起迟发性变态反应的周围神经根炎症性脱髓鞘疾病。以多发性对称性弛缓性瘫痪、轻微感觉异常及脑脊液蛋白 - 细胞分离为特征。病理过程多属可逆性及自限性。发病以夏秋季节最多，农村的学龄前儿童多见，男略多于女。

【临床表现】

发病前 1~3 周往往有前驱感染史。绝大多数病例为急性起病，1~2 周内病情发展至高峰。主要表现如下。

1. **运动障碍**　常从下肢开始，然后向上发展。麻痹大多为对称性，远端重于近端，受累肢体腱反射减弱或消失并伴有肌萎缩。

2. **感觉障碍**　多不严重，一般只在发病初期时出现，主要为主观感觉障碍如痛、麻、痒等。

3. **脑神经障碍** 常为多种脑神经同时受累，也可见某一脑神经单独受累。

4. **植物神经障碍** 患儿常有出汗过多、皮肤潮红或发凉等表现，有时有心律不齐、心率增快、血压不稳或膀胱功能障碍等植物神经症状。

5. **呼吸肌麻痹** 呼吸肌麻痹可分为三度。

Ⅰ度：语音减弱，咳嗽力弱，无呼吸困难，呼吸频率稍快，胸廓上部运动有代偿性增强，哭闹或深呼吸时有矛盾呼吸。X线透视下肋间肌或膈肌运动稍减弱。

Ⅱ度：语音及咳嗽力弱，有呼吸困难，呼吸频率更快，上胸廓运动有明显代偿性增强，说话时有矛盾呼吸。X线透视下膈肌明显力弱，上下活动幅度小于1/2个肋间。

Ⅲ度：明显呼吸困难，咳嗽反射几乎消失，呼吸频率比正常增快一倍以上，安静时即有矛盾呼吸。

【发病机制】

吉兰－巴雷综合征病因与发病机制目前尚未完全阐明，目前一般认为与在发病前有非特异性感染史与疫苗接种史，而引起的迟发性过敏反应性免疫疾病。在感染至发病之间有一段潜伏期。免疫反应作用于周围神经的雪旺细胞和髓鞘，产生局限性节段性脱髓鞘变，伴有血管周围及神经内膜的淋巴细胞、单核细胞及巨噬细胞的浸润。

严重病例可见轴索变性、碎裂。髓鞘能再生，在同一神经纤维中可同时见到髓鞘脱失和再生。有时见脊膜炎症反应、脊髓点状出血、前角细胞及脑神经运动核退行性变。肌肉呈失神经性萎缩。

中医学认为吉兰－巴雷综合征属于"痿证"范畴。其病因多由于暑湿、湿热；病机乃湿热侵淫经脉，筋脉弛缓，日久伤及肝肾脾三脏，致使精血亏损，肌肉筋骨失常，其治疗多以清热利湿，润燥舒筋，活血通络，益气健脾，滋补肝肾，布精起痿等方法。

【辅助检查】

1. **穿脑脊液检查** 蛋白升高，细胞数不高或轻度升高呈"蛋白－细胞分离"。

2. **血液及肌电图检查** 合并感染时血白细胞计数及分类可增高。肌电图检查呈下运动神经元损害，急性期运动单位电位减少，末潜时延长，MCV、SCV减慢。

【诊断与鉴别诊断】

（一）诊断标准

（1）进行性肢体力弱，基本对称，少数也可不对称，轻则下肢无力，重则四肢瘫，包括躯体瘫痪、球麻痹、面肌以至眼外肌麻痹。最严重的是呼吸肌麻痹。

（2）腱反射减弱或消失，尤其是远端常消失。

（3）起病迅速病情呈进行性加重，常在数天至1、2周达高峰，到4周停止发展，稳定进入恢复期。

（4）感觉障碍主诉较多，客观检查相对较轻，可呈手套、袜子样感觉异常或无明显感觉障碍，少数有感觉过敏，神经干压痛。

（5）脑神经以舌咽、迷走、面神经多见，其他脑神经也可受损，但视神经、位听神经几乎不受累。

（6）可合并植物神经功能障碍，如心动过速、高血压、低血压、血管运动障碍、出汗多，可有一时性排尿困难等。

（7）病前 1~3 周约半数有呼吸道、肠道感染，不明原因发烧、水痘、带状疱疹、腮腺炎、支原体感染、疟疾、淋雨受凉、疲劳、创伤、手术等。

（8）发病后 2~4 周进入恢复期，也可迁延至数月才开始恢复。

（9）脑脊液检查：白细胞常少于 $10 \times 10^6/L$，1~2 周内蛋白升高呈蛋白细胞分离。如细胞超过 $10 \times 10^6/L$，以多核为主，则需排除其他疾病。细胞学分类以淋巴、单核细胞为主，并可出现大量噬细胞。

（10）电生理检查，病后可出现神经传导速度明显减慢，F 波反应近端神经干传导速度减慢。

（二）鉴别诊断

1. **周期麻痹** ①起病急；②有反复发作史和家族史；③瘫痪肢体近端重于远端；④无脑神经损害，无感觉障碍；⑤血清钾低，心电图可出现 u 波；⑥脑脊液正常；⑦静脉补钾后症状很快恢复。

2. **脊髓灰质炎** ①多见于 2 岁以下幼儿；②发烧热退后出现弛缓性瘫痪；③瘫痪呈"暴发性"，迅速达高峰，瘫痪多不对称，可为一侧或为单肢，肌萎缩出现较早而明显，受累肢体腱反射消失；④感觉障碍不明显；⑤瘫痪肢体常留有后遗症；⑥急性期脑脊液细胞高，蛋白正常，呈细胞蛋白分离现象。

3. **全身型重症肌无力** ①四肢无力，晨轻夕重，活动后加重，休息后症状减轻，②无感觉障碍；③眼外肌常受累，出现上睑下垂、复视；④脑脊液正常；⑤新斯的明试验阳性。

【治疗】

1. **一般治疗及护理** 本病病理过程多属可逆性及自限性，如无呼吸麻痹无须特殊治疗。肢体瘫痪时注意勤翻身，防止压疮；注意保持瘫痪肢体功能位置，防止足下垂等变形。恢复期可采用针灸、按摩、体疗以促进神经功能恢复，防止肌萎缩。

2. **呼吸肌麻痹治疗** 对有明显呼吸肌麻痹的病例，注意保持呼吸道通畅，正确掌握气管切开的适应证，及时使用人工呼吸器。

（1）气管切开的适应证：①Ⅲ度呼吸肌麻痹。②Ⅱ度呼吸肌麻痹伴舌咽及迷走神经麻痹，分泌物明显增多。③Ⅱ度以上呼吸肌麻痹伴有肺炎、肺不张时。（2）人工呼吸器应用指征：①呼吸肌麻痹，呼吸功能不能满足生理需要，出现明显的低氧血症及高碳酸血症。②鼻导管给氧后动脉血氧分压低于 60 mmHg，二氧化碳分压高于 45 mmHg。③呼吸明显不整，呼吸暂停，并伴有意识及循环障碍。

3. **肾上腺皮质激素** 目前对皮质激素治疗尚有争议。一般轻型患儿不必应用激素。重症时，可用氢化可的松每日 5~10 mg/kg 或地塞米松每日 0.2~0.4 mg/kg 静脉滴注，病情稳定后改为口服，3~4 周后逐渐减量而停用。

4. **抗生素** 一般不主张预防性使用抗生素，有合并感染者，或在应用皮质激素过程中，可使用抗生素。

5. 大剂量丙种球蛋白静脉注射 可以缩短病程，疗效较肯定。用法：500 mg/kg·d，连用 4 d；或 1g/kg·d，连用 2 d。

6. 中医治疗

（1）热盛伤津：治法，清热润燥，养阴生津。方药，清燥救肺汤加减。方中桑叶、生石膏清宣肺燥；杏仁、枇杷叶肃肺降气；阿胶、麦冬、胡麻仁、人参、甘草养阴生津；热盛加知母、银花、连翘等清热祛邪；痰不易咯出者加瓜蒌。

（2）湿热浸淫：治法，清热利湿。方药，四妙散加味。方中黄柏、苍术清热燥湿；牛膝、防己引湿热从小便出；苡仁、木瓜利湿通络；湿盛加厚朴、茯苓、泽泻理气化湿；肢体活动不利加赤芍、丹参、牛膝；口眼歪斜加白附子、白僵蚕、全蝎等。

（3）脾胃虚弱：治法，健脾养胃益气。方药，参苓白术散加减。方中党参、白术、山药、白扁豆、莲子肉均为健脾益气，茯苓、苡仁健脾渗湿；砂仁、陈皮和胃理气。若肢寒加制附子、干姜以温脾阳；久病体弱，气血两虚者宜重用党参、山药、白术、黄芪、当归等。

（4）肝肾阴虚：治法，补益肝肾，滋阴清热。方药，虎潜丸加减，虎骨、牛膝壮筋骨；锁阳能温肾益精；当归、白芍养血柔肝；黄柏知母、熟地、龟板滋阴清热。阴虚热盛去锁阳、干姜；气虚、心悸怔忡者加黄芪、党参；若病损及阳明显者去知母、黄柏，加鹿角胶、补骨脂、仙灵脾、巴戟天、制附子、肉桂等。

1）中药：①人参归脾丸，每次 1 丸，一日 2 次，适用于脾胃虚弱者。②健步虎潜丸，每次 1 丸，一日 2 次，适用于肝肾亏虚者。③金匮肾气丸，每次 1 丸，一日 2 次，适用于肾阳虚者。④知柏地黄丸，每次 1 丸，一日 2 次，适用于肾阴虚内热者。⑤六味地黄丸，每次 1 丸，一日 2 次，适用肾阴虚者。

2）针灸：①体针，上肢瘫痪取肩髃、曲池、手三里、外关、合谷等；下肢瘫痪取环跳、风市、足三里、悬钟等。肺热伤津则加尺泽、肺俞，用泻法；湿热浸淫加阳陵泉；肝肾虚亏加悬钟、阳陵泉、肾俞；脾胃虚弱加脾俞、胃俞。②电针，用脉冲电针仪，穴位可选用上穴，每次 30 min，每日 1 次，10 次为 1 疗程。③水针，药物选用维生素 B_1、B_{12}、加兰他敏、当归注射液等，每次选 2～3 穴，每穴注射 0.5 mL，隔日 1 次，10 次为 1 疗程。④耳针，选择脾、胃、肺、肾、内分泌等穴位，每次带针 1 周，两侧穴可交替使用。

【康复治疗】

（1）按摩，每日 2 次，每次 30 min。

（2）神经肌肉促通仪，每日 1 次。

（3）肌电生物反馈治疗，每日 1 次。

（4）功能训练，粗大运动训练，精细运动训练。

（5）智能等速肌力训练。

（韩　亮　宋毅鹏　张　颖　黄新芳）

第五节　肠道病毒感染

【概述】

肠道病毒包括脊髓灰质炎病毒，柯萨奇病毒（cox – sackie virus）、埃可病毒（ente-ro cytopathic human or – phan virus，ECHO virus），以及近年来新发现的新肠道病毒 68 ~ 71 型。这里主要叙述柯萨奇病毒和埃可病毒和新肠道病毒与人类疾病的关系，这些病毒在世界各地广泛地引起散发或流行性发病，波及全身各个系统，日益为人们所重视，在儿童时期尤为多见。临床表现复杂多样，虽大都属轻症，但也可危及生命。可引起无菌性脑膜炎、类脊髓灰质炎，心肌炎、流行性胸痛、出疹性疾病，疱疹性咽峡炎、呼吸道感染、婴儿腹泻以及流行性急性眼结膜炎等。

【病因】

人是人肠道病毒的唯一自然寄主，病毒通过人与人之间的密切接触（通过手指、餐具和食物）传播扩散。感染者的咽部和肠中有病毒存在，从粪中排病毒的时间较长，可持续几周。粪 – 口是主要的传播途径。偶然也可以通过飞沫传播。病毒在污水中存活的时间甚长。

【临床表现】

肠道病毒感染临床表现复杂多变，病情轻重差别甚大。同型病毒可引起不同的临床症候群，而不同型的病毒又可引起相似的临床表现。

（一）呼吸道感染

埃可病毒及柯萨奇病毒的很多型均可引起，以上呼吸道感染为常见，也可引起婴儿肺炎等下呼吸道感染。肠道病毒 68 型可引起小儿毛细支气管炎和肺炎。

（二）疱疹性咽峡炎

主要由柯萨奇 A 群及 B 群病毒引起，埃可病毒引起较少。本病遍及世界各地，呈散发或流行，但以夏秋季多见。传染性很强。潜伏期平均 4 d 左右，表现为发热、咽痛、咽部充血、咽部有散在灰白色丘疱疹，直径 1 ~ 2 mm，四周有红晕，疱疹破溃后形成黄色溃疡，多见于扁桃体、软腭和腭垂。一般 4 ~ 6 d 后自愈。

（三）出疹性疾病

又称流行性皮疹病（epidemic rash），柯萨奇病毒及埃可病毒均可引起。多见于婴儿及儿童，成人较少见。潜伏期 3 ~ 6 d。出疹前多有上呼吸道症状如发热、咽痛等。皮疹于发热或热退时出现，呈多形性，有斑丘疹、斑疹、猩红热样皮疹、风疹样皮疹、疱疹及荨麻疹样等。不同形态的皮疹可同时存在或分批出现。可伴有全身或颈部及枕后淋巴结肿大。

（四）手足口病

主要由柯萨奇病毒 A5、9、10、16 型引起，尤以 A16 多见。多发生于 5 岁以下小儿，传染性强，可暴发流行或散发。初起低热、厌食、口痛等。口腔黏膜出现小疱疹，后破溃形成溃疡。多分布于后舌、颊及硬腭，亦可见于牙龈、扁桃体及咽部。多同时在手足皮肤出现斑丘疹，偶见于躯干、大腿及臀部。斑丘疹很快转为小疱疹，较水痘皮疹为小，2~3 d 内吸收，不留痂。预后良好，但可复发。有时可伴发无菌性脑膜炎、心肌炎等。

（五）脑膜炎、脑炎及瘫痪性疾病

柯萨奇病毒 A 群、B 群和埃可病毒的许多型以及肠道病毒 71 型均可引起此类疾病。

（六）心脏疾患

主要由柯萨奇 B 群 2~5 型病毒引起，其他肠道病毒亦可引起。多见于新生儿及幼婴，年长儿童及成人也可发生，一般多先有短暂的发热、感冒症状，继而出现心脏症状。临床可分为以下几种类型。

1. 急性心力衰竭　起病突然，阵咳、面色苍白、发绀及呼吸困难，迅速出现心衰。心电图可见严重的心肌损害。急性心包炎可伴随心肌炎发生或单独存在。

2. 猝死　常在夜间发生，多因急性心肌缺血、梗死或坏死性炎症所致。

3. 心律失常　可出现过早搏动，心动过速或各类传导阻滞，呈一过性或迁延不愈，甚至反复发作达数年之久。

4. 慢性心肌病　柯萨奇 B 群病毒引起的亚急性或慢性心脏病变，可导致弹力纤维增生症，慢性心肌病，狭窄性心包炎等。胎儿期感染可引起先天性心脏病如先天性钙化性全心炎等。

（七）流行性肌痛或流行性胸痛

大多数由柯萨奇 B 群病毒引起。主要表现为发热和阵发性肌痛，可累及全身肌肉，而以胸腹部多见，尤膈肌最易受累。肌痛轻重不一，活动时疼痛加剧。病程一周左右，多能自愈。

（八）急性流行性眼结膜炎

又称急性出血性结膜炎，为肠道病毒 70 型所致。本病传染性强，常发生暴发流行，人群普遍易感。潜伏期 24 h 左右。临床主要表现为急性眼结膜炎，眼睑红肿，结膜充血、流泪、可有脓性分泌物及结膜下出血，但极少累及巩膜和虹膜，大多在 1~2 周内自愈。

（九）其他

肠道病毒尚可侵犯腮腺、肝脏、胰腺、睾丸等器官，引起相应的临床表现。近年来认为，肠道病毒感染与肾炎、溶血－尿毒综合征，Reye 综合征及糖尿病等也有一定关系。

【发病机制】

肠道病毒包括脊髓灰质炎病毒、库克萨基病毒和在人类肠道致细胞病变的孤儿病毒（ECHO 病毒）。1970 年国际病毒命名委员会将这些病毒归属于微小核糖核酸病毒科的肠道病毒属。在上述已命名的 3 种肠道病毒的 67 个型别以后发现的肠道病毒，都按肠道病毒序数编号命名，即 68、69、70、71、72 型肠道病毒等。肠道病毒颗粒小，呈 20 面体，直径 24～30 nm，不含类脂体，核心有单链核糖核酸，耐乙醚和其他脂溶剂，耐酸，对各种抗生素、抗病毒药、去污剂有抵抗作用。多数病毒在细胞培养中产生细胞病变。肠道病毒通常寄生于肠道，仅于少数情况下，进入血流或神经组织。正常的病毒携带者不多见，隐性感染甚为普遍，人受染后出现临床症状的也是少数。

【辅助检查】

（一）周围血象
白细胞计数大多正常，在某些肠道病毒感染时可增高，中性粒细胞也可增多。

（二）病毒分离
一般都采取咽拭及粪便作病毒分离和检定，尚可从患儿的脑脊液、胸水、心包积液、血液、疱浆以及活检或尸检取得的组织中分离到病毒。

（三）血清免疫学试验
采取双份血清，测定型特异抗体水平。一般可用中和试验、补体结合试验、酶联免疫吸附试验（ELISA，酶标法）、放射免疫等法进行测定，其中以中和试验最为可靠，中和抗体消失最慢，型特异性也较强。

【诊断与鉴别诊断】

（一）诊断
1. 流行病学　接触史及发病季节对诊断有一定参考价值。

2. 临床表现　出现上述临床症候群而无其他原因可以解释应考虑肠道病毒感染的可能。

3. 实验室检查

（1）病毒分离：从患儿体液（胸水、心包液、脑脊液、血液、疱疹液等）或活检及尸检组织分离出病毒有诊断价值，但单从咽拭或粪便中分离到病毒不能确诊。如从有上述临床症状群患者的咽拭子或粪便中重复分离到同一型病毒，且从周围患同样疾病者中也检出相同的病毒，且病毒分离率远高于正常人群，则有诊断的参考价值。

（2）血清学检查：早期和恢复期血清中和抗体效价增高 4 倍以上，有诊断价值。

（二）鉴别诊断
1. 急性脑膜炎　是小儿结核病中最严重的类型，常在结核原发感染后 1 年以内发生，临床多见于未接种卡介苗的患儿，有结核接触史，临床表现可有发热、纳差、消瘦、头痛、呕吐、意识障碍、惊厥发作、脑神经损害、脑膜刺激征阳性、病理征阳性等。脑脊液常有炎性改变，头颅 CT 常可发现脑室扩大等。

2. 化脓性脑膜炎　本病是由细菌感染所致中枢神经系统化脓性感染，临床表现为急性起病，感染中毒症状明显，可有发热、寒战、皮疹、肝脾肿大，头痛、呕吐、脑膜刺激征阳性、惊厥发作等表现。血常规白细胞总数及中性粒细胞明显升高，脑脊液及血培养可发现细菌。

【治疗】

（一）药物治疗

干扰素和其他抗病毒药物可以试用，但疗效不确切。病程早期应用大剂量人丙种球蛋白，可能有一定效果。主要的治疗措施为对症支持疗法。

（二）康复治疗

对于有跛行的小儿康复促进主动活动。

（1）给予按摩，使用快速扫、叩击手法。

（2）蜡疗，促进血液循环，增强肌力。

（3）必要时可用维生素 B_1、维生素 B_{12} 等药物穴位注射。

（4）患肢使用肌电生物反馈，或神经肌电促通仪治疗。

除了手足口病、脊髓灰质炎外，一般肠道病毒感染后，通过 1～2 周治疗后跛行消失，预后良好，可恢复正常。

（韩　亮　宋毅鹏　张　颖　黄新芳）

第七章　脊柱裂的康复

【概述】

先天性脊柱裂又叫"脊柱裂""隐性脊柱裂"，为脊椎轴线上的先天畸形。最常见的形式为棘突及椎板缺如，椎管向背侧开放，以骶尾部多见，颈段次之，其他部位较少。先天性脊柱裂根据病变的程度不同，大体上将有椎管内容物膨出者称显性脊柱裂，反之则称隐性脊柱裂。病变可涉及一个或多个椎骨，有的同时发生脊柱弯曲和足部畸形。

脊柱裂常与脊髓和脊神经发育异常或其他畸形伴发，少数伴发颅裂。少数患儿到成年后可产生遗尿、尿失禁等症状。有刚出生的婴儿，在腰部有一膨出的囊包，壁很薄可透光，婴儿啼哭时，囊包的张力增加，如溃破则很易感染，引起脑膜炎。此型乃因脊膜由脊柱裂口处膨出所致，称"脊膜膨出"或"囊性脊柱裂"。如果椎管内的脊髓，神经组织也同时膨出，则称"脊髓脊膜膨出"，可产生两下肢无力，肌萎缩，患儿较晚才会走路，但步态跛行，臀部及大腿后侧皮肤感觉迟钝或麻木，足底及臀部可发生溃疡，大小便不能控制，成人则有阳痿等症状。少数患儿可有一段脊髓完全暴露在裂口处，有些在表面可有薄层纤维膜盖覆。此型称"脊髓外露"，症状更为严重，且容易感染，预后极差。患有脊柱裂的患儿，常伴有身体其他部位的先天性发育异常，如足内翻、足外翻、弓形足、先天性脑积水、脊柱侧弯等。

隐性脊柱裂无临床症状者无须治疗。有临床症状的隐性脊柱裂，如脊膜膨出及脊髓脊膜膨出症等均需手术治疗，手术时间愈早，疗效愈好。术前应保护膨出部以防止破溃，如不慎破溃则应立即送医院紧急处理，以免感染引起脑膜炎。

【病因】

主要是在胚胎期发育发生障碍所致，关键在于椎管闭合不全。支撑人体的脊柱是由26块椎骨连接组成的，脊柱中央的管腔称为椎管。该管内包有脊髓的被膜、神经及脊髓等组织，如椎管先天性发有异常，则可椎管闭合不全，称为脊柱裂。此症多见于腰骶部，偶见于胸段，裂开处多在脊柱后面，少数可位于前方，正常人有20%～25%有脊柱裂，有的患儿腰背部皮肤上有一撮长毛、血管痣或酒窝样凹陷，并可在该处摸到凹陷。脊柱裂患儿大多无临床症状，偶在体检时才发现，此型称为"隐性脊柱裂"。

【临床表现】

囊性脊柱裂的患儿于出生后即见在脊椎后纵轴线上有囊性包块突起，呈圆形或椭圆形，大小不等，有的有细颈或蒂，有的基底部较大无颈。包块常随年龄增大，表面皮肤或正常，或菲薄易破，有的菲薄呈半透明膜状。如囊内为脑脊液，用手电筒照之透光，如囊内有脊髓、神经组织等，用手电照之不透光或可见到囊内组织阴影。患儿啼哭时包块张力增高、较硬，安静时背部包块软且张力不高，于包块根部能触摸到骨缺损的边缘，说明囊肿与椎管内沟通。如患儿安静状态时，包块张力高，前囟隆起，可能同时伴发脑积水征。

脊髓脊膜膨出均有不同程度神经系统症状和体征，仔细检查可发现患儿下肢无力或足畸形，用针刺患儿下肢或足，无反应或反应微弱，患儿稍大些即可发现大小便失禁，重者双下肢呈完全弛缓性瘫痪。

脊髓外露生后即可看到，局部无包块，有脑脊液漏出，常并有严重神经功能障碍，不能存活。

隐裂在背部虽没有包块，但病区皮肤上常有片状多毛区或细软毫毛，或有片状血管痣等。有的病区皮肤颜色甚浓，或棕色，或黑色，或红色，有时在脊柱轴上可见潜毛孔，有的实为一窦道口，压之有黏液或豆渣样分泌物挤出来，椎管内多存在着皮样或上皮样肿瘤。隐裂可引起腰痛、遗尿、下肢无力或下肢神经痛，但是大多数无任何症状。

【病理及发病机制】

脊柱裂常累及第 5 腰椎和第 1 骶椎。病变区域皮肤可正常，也可有色素沉着、毛细血管瘤、皮肤凹陷、局部多毛等现象。在婴幼儿多不出现明显症状。如果椎管腔内合并有先天性畸形，多在儿童期逐渐成长过程中，脊髓受到异常牵拉才产生出脊髓栓系综合征表现。有报道，很多患儿可以到成年期才出现症状。隐性脊柱裂，根据病理类型可分为以下几种。

（一）脊髓纵裂

又可分为以下两种类型。

Ⅰ型：双硬脊膜囊双脊髓，即脊髓在纵裂处一分为二，有各自的硬脊膜和蛛网膜，两者之间有纤维、软骨或骨嵴分开，脊髓因此受牵拉，产生临床症状。此型约占 50%。

Ⅱ型：脊髓在纵裂处一分为二，但共享一个硬脊膜及蛛网膜，脊髓内无异物牵拉，不产生临床症状。好发部位在胸、腰段，可同时伴有脊髓积水、终丝牵拉征、硬脊膜内脂肪瘤等。

（二）终丝牵拉征

正常终丝由室管膜、胶质细胞组成。从脊髓末端发出，向下行走，穿过硬脊膜囊底部，固定在骶骨上。通常我们将在硬脊膜内的终丝称为内终丝，穿出硬脊膜的部分称为外终丝。成人终丝直径 <2 mm。当终丝受到脂肪纤维组织浸润而变性甚至增粗时（直径可大于 2 mm），将牵拉脊髓，引起神经症状。此时脊髓可低位，也可在正常位置。

（三）硬脊膜内脂肪瘤

硬脊膜下腔内局限性的脂肪堆积，与背部皮下脂肪组织不相连。脂肪瘤通常在脊髓表面生长，也可浸润到脊髓内，对脊髓造成牵拉和压迫。

（四）背部皮下窦道

可发生在脑脊髓轴背侧，由枕部到骶尾部之间的任何部位，其中以骶尾多见。位于骶尾部窦道很少进入椎管腔内，若位于骶尾水平以上，窦道可穿过硬脊膜进入椎管腔内或沿脊髓表面行走。50%的窦道终端为一皮样囊肿，可位于椎管腔末端或脊髓表面，脊髓因此被牵拉或压迫。

皮肤外观窦道口周围往往有异常的毛发、色素沉着或毛细血管瘤样改变。窦道所经处，在相应部位可有颅骨或椎管缺损。60%的患儿可继发囊肿感染、脑脊膜炎等。

（五）皮样囊肿或表皮样囊肿

好发于腰骶，约25%的囊肿伴有背部皮肤窦道。囊壁为鳞状上皮，含许多皮脂腺和毛囊，囊内积聚油状液体，为汗腺、皮脂腺和毛囊的分泌物或分解产物。40%的囊肿在髓内，其余在髓外硬脊膜下。囊肿多在出生时即有，由于增长缓慢，一般到儿童期才有症状表现出来。如果囊肿破裂，油状液体可顺着蛛网膜下隙扩散，导致化学性蛛网膜炎。

（六）脊索裂隙综合征

指胚胎期中肠与背部皮肤有一管道连接，此连接可以从食管、胃、小肠及大肠背侧发生，向不同方向经过腹腔或胸腔、后纵隔，穿过脊髓到达背部皮肤。此管道可中断于任何位置，形成囊肿、憩室、瘘管或纤维束带。根据病变所在部位而有相应名称，如腹腔肠源性囊肿、肠憩室及纵隔肠源性囊肿等，若囊肿在椎管腔内，则称椎管内肠源性囊肿。该病变多发生在上胸段或颈段，可位于椎体后、椎体旁或椎管腔内。囊壁一般具有无肌层的单层或假复层上皮，囊肿的形态、囊壁的厚度和囊液的黏稠度及颜色很不一致。

（七）脊髓积水

脊髓积水为脊髓中央管扩大，可局限性地单独存在，也可多发，或与脊髓脊膜膨出、脊髓纵裂及 Chiari 畸形相伴发生。

（八）尾部退化综合征

指脊柱末端发育障碍，可同时伴有神经性膀胱、肾发育不良、外生殖器畸形、肛肠畸形、无足并肢畸形及足畸形等。末端骨缺损一般在第9胸椎以下。根据缺损节段的高低不同可以有不同程度的临床症状，缺损节段越低临床症状越轻，末端尾骨缺损可无临床症状。另外，本病还可同时合并脊髓脊膜膨出、脊髓纵裂、终丝牵拉征、潜毛窦道及硬脊膜内脂肪瘤等。

【辅助检查】

X 线照片、CT 与 MRI 扫描显示椎管畸形，棘突及椎板缺损，有助于疾病的诊断。MRI 对脊髓畸形的诊断有重要意义。

【治疗】

（一）手术指征及手术时机的选择

先天性脊柱裂当脊髓受到异常牵拉，局部缺血、缺氧，可造成神经机能障碍而产生一系列临床症状，称脊髓栓系综合征。临床可有各种不同的表现，如下肢感觉运动障碍、步态异常、足畸形、大小便功能障碍及背部或下肢疼痛等。脊髓栓系综合征的病因可分为原发性及继发性，原发性为脊髓胚胎发育畸形造成对脊髓的牵拉压迫，如脊髓纵裂、终丝牵拉、硬脊膜内脂肪瘤及脊髓脊膜膨出等；继发性为脊柱手术后椎管腔瘢痕或束带粘连、蛛网膜炎症后粘连等。

脊髓栓系综合征患者每天的站、坐、弯腰等各种运动都有加重脊髓损伤的潜在危险。Tani、Schneider 等学者通过动物实验及手术探查，发现脊髓循环障碍是本病发病机理，手术行栓系松解后，远端脊髓血流量显著提高。因此，多数学者认为脊髓栓系综合征应该手术治疗，并且手术越早越好。Satar 等认为此病是呈进行性发展。他通过儿童组与成人组手术效果的比较，得出儿童组比成人组手术效果好的结论。Vesna 等认为对于无临床症状的脊髓栓系患者也应该手术，以阻止神经进一步变性。

（二）手术方法

脊髓栓系的手术方法因病因不同而不同，原则上是切除病灶，解除脊髓的牵拉、栓系。如终丝牵拉征手术时只需将变性的终丝切断 1 cm 即可解除脊髓的牵拉。脊髓纵裂的手术方法是切除异物，松解异物对脊髓的牵拉。脊髓积水手术仍采取分流术，尚未看到新的治疗方法。有关脊髓脊膜膨出，目前流行的做法仍是将粘连牵拉的脊髓从膨出的硬脊膜囊上分离下来，放入椎管腔内，彻底游离脊髓，解除牵拉，修剪多余硬脊膜，用硬脊膜或补片扩大缝合硬脊膜囊。

囊性脊柱裂几乎均须手术治疗。如囊壁极薄或已破，须紧急或提前手术，其他病例以生后 1~3 个月内手术较好，以防止囊壁破裂，病变加重。如果囊壁厚，为减少手术死亡率，患儿也可年长后（1 岁半后）手术。手术目的是切除膨出囊壁，松解脊髓和神经根粘连，将膨出神经组织回纳入椎管，修补软组织缺损，避免神经组织遭到持性牵扯而加重症状。

对于长期排尿失常或夜间遗尿或持续神经系统症状加重的隐性脊柱裂，仔细检查后，应予以相应的手术治疗。手术的目的是切除压迫神经根的纤维和脂肪组织。

对于出生时双下肢已完全瘫痪及大小便失禁，或尚伴有明显脑积水的脊髓脊膜膨出，手术后通常难以恢复正常。甚至加重症状或发生其他并发症。

尽管脊柱裂的早期治疗正在逐渐被认可，但仍有相当数量的青少年和成人栓系患者在获得手术治疗前，就形成了脊髓栓系综合征的表现，包括尿频、排尿无力、尿失禁，顽固性便秘；足变形、内翻或外翻畸形，甚至足部的溃疡等；严重者完全不能自主行走。上述的神经功能的损害在手术解除了脊髓栓系病理状态后，也无法完全恢复了，大多只能有所改善，因此这些患者需涉及术后多个项目的康复治疗。

（三）康复治疗

1. **针刺治疗**　研究者认为，针刺信号主要沿着深部躯体神经中的Ⅱ、Ⅲ类纤维传导的，Ⅳ类纤维也有参与针刺信号传入的可能。电针直接刺激传导痛觉的神经，一方面可以使这类神经中痛觉纤维的传导发生阻滞，同时又可使脊髓后角细胞对伤害性刺激的反应受到抑制。外周神经电刺激可作为一种镇痛手段（如经皮神经电刺激等），外周神经电刺激被认为是激活了粗纤维（A、B纤维）的结果，因为粗纤维的活动可以抑制负责痛信号传导的细纤维的活动。在作用机制上，针刺镇痛与外周神经电刺激有相似之处。脊髓后角对于来自皮肤和肌肉的各种感觉传入具有强大的整合作用。研究证明，针刺刺激可以使脊髓后角内发生突触后抑制。另有研究进一步证明，针刺信号由脊髓腹外侧索向上到延脑，激活内侧网状结构，再经脊髓外侧索下行，引起脊髓较细传入纤维末梢去极化而发生突触前抑制，部分阻断纤维的传入冲动。有实验表明，强电流刺激内脑神经所致的脊髓性的内脏躯体反射可被针刺刺激所抑制，而这种抑制效应在脊髓横断后即被取消。

2. **生物肌电反馈治疗**　生物反馈疗法是以生物反馈学说为理论基础的治疗方法，利用专门的设备对生理功能进行探查、放大，通过记录和显示系统将生物信息转变为信号或读数，使本人能看到、听到或感觉到这些功能变化的反应；反复进行后，患者就能把自己的某些感觉与某些躯体功能联系起来，从而学会在某种程度上调节这些功能，以达到控制病理过程、促使功能恢复的治疗效果。

3. **运动疗法**　应用运动疗法可纠正下肢的异常姿势及步态等。作用有以下几个方面：①维持和改善运动器官的形态和功能，运动疗法可以促进血液循环，维持和改善关节活动范围，提高和增强肌肉的力量和耐力。②促进代偿功能的形成和发展，以补偿丧失的功能。③促进器官的新陈代谢，增强心肺功能。④提高神经系统的调节能力，通过运动训练可保持和改善神经系统的兴奋性、灵活性和协调性。⑤增强内分泌系统的代谢功能如促进糖代谢，增加骨组织对矿物质的吸收。

4. **捏脊治疗**　对患者的局部按摩可改善肌肉的紧张度，促进血液循环，增加患者的康复依从性。同时捏脊法具有调和阴阳、健脾和胃、疏通经络、行气活血的作用。

5. **蜡疗**　作用有以下两方面。①温热作用：由于石蜡具有热容量大，导热系数低，保热时间长等特点，蜡疗时蜡疗区局部皮肤毛细血管扩张，充血明显，热透入可达皮下0.2～1.0 cm，局部汗腺分泌增加，致使局部大量出汗。由于蜡疗具有较强而持久的热透入作用，故有利于血肿的吸收，加速水肿消退，并能增强单核吞噬细胞系统的吞噬功能，提高新陈代谢，故其也具有消炎作用。②机械压迫作用：由于石蜡具有良好的可塑性及黏稠性，能与皮肤紧密接触。在冷却过程中，其体积缩小，对皮肤及皮下组织可产生柔和的机械压迫作用，既可防止组织内淋巴液和血液渗出，又能促进渗出物的吸收。

6. **中药熏蒸**　在患部的直接熏蒸，药蒸汽通过皮肤的渗透、转运、吸收，直达病灶，药效高度聚集，在病灶处清热解毒，散寒消肿；祛风燥湿，杀虫止痒；舒筋活络，行气止痛。通过患部皮肤吸收，高浓度的药物直达病灶，这是中药熏蒸相对内服药最为突出的优势。中药熏蒸的整体性药理效应分为穴位经络效应和血液循环效应。穴位经络效应：中药雾化气体中所含的芳香化浊、辛香走窜的药物离子作用于皮肤、腧穴后，在穴位经络效应和穴位的信息效应影响下，通过神经体液装置和经络系统，调节高级神经中枢、内分泌、免疫系统，从而达到迅速调整人体脏腑气血和免疫功能。血液循环效应：药物通过皮肤吸收后，一部分药物进入毛细血管，药物通过血液循环稳态扩散至全身，调节全身状况。

（曾凡森　郝义彬　王爱萍）

第八章　骨关节病的康复

第一节　滑膜炎的康复

【概述】

滑膜炎（synovitis），是一种多发性疾病，其发病部位主要在膝关节。容易造成患者暂时或长期部分丧失劳动力，无论对患者和对社会的危害都较大。

【病因】

是一种多发性疾病，常见于学龄儿童。其发病部位主要是在髋关节及膝关节。髋关节滑膜炎主要与上呼吸道感染、运动过度或劳损有关。膝关节滑膜炎主要是因膝关节扭伤和多种关节内损伤而造成的，如半月板损伤、滑膜损伤、交叉韧带或侧副韧带损伤，关节内积液或有时积血，表现为急性膝关节外伤性滑膜炎。关节内损伤和脱位，有时也可因单纯膝关节滑膜损伤所致，如外伤较轻，或长期慢性膝关节劳损。加上风、寒、湿邪侵袭，可使膝关节逐渐出现肿胀和功能障碍者，则形成慢性膝关节滑膜炎。另一种原因是感染，其中常见的是滑膜结核，一般讲，滑膜内血管丰富，血液循环良好，对细菌抵抗力较强，但在感染结核菌的情况下，病情进展较缓慢，其症状表现时好时坏，此为膝关节慢性滑膜炎之一。

【临床表现】

1. **一度滑膜炎**　以关节疼痛为主，关节肿胀不明显或伴有轻度肿胀，走路咯吱咯吱弹响，上下楼或用力时关节疼痛或有不适感。

2. **二度滑膜炎**　关节肿胀，疼痛不明显，下蹲或打弯有不适感、个别患者出现肌萎缩，过度运动后肿胀。早晨症状比较轻，晚间加重。

3. **重度滑膜炎**　关节肿胀、疼痛比较明显，并伴有积液、骨刺、游离骨。骨质增生：关节疼痛，肿胀明显，上下楼更厉害，僵硬不灵活，活动时有咯吱咯吱弹响声。

4. **髌骨软化**　走路时关节酸软没有劲，跑步时打软腿，无法伸屈。下楼时疼痛加剧，休息时症状消失。

5. **半月板损伤**　走路时腿容易别劲。偶尔会出现腿突然间不能行走，感觉像有东西把腿别住了一样，得稍作休息才能恢复正常。一般爱运动的儿童，损伤概率比较高。病程时间长了以后会伴有小腿肌肉萎缩变形。还有一部分特殊人群，滑膜炎症状出现在脚踝关节、髋关节，症状与其他关节有所不同，但病理基本一样。

【病理及发病机制】

关节滑膜损伤后，滑膜呈现充血、水肿和中性粒细胞浸润。滑膜血管扩张，血浆和细胞外渗，产生大量渗出液，同时滑膜细胞活跃，产生大量黏液素。渗出液中含有红细胞、白细胞、胆红质、脂肪、黏液素和纤维素等。严重者关节积液呈血性。关节肿胀及活动受限。如不及时处理，晚期可发生滑膜肥厚、关节内粘连和软骨变性等。如果反复损伤，滑膜反应即可转为慢性，表现为淋巴细胞和浆细胞浸润。这些现象均为非特异性滑膜反应。

严重损伤造成滑膜缺损时，其愈合较快，这是由于滑膜细胞可以再生和增生，同时其他组织和细胞也可以化生为滑膜细胞。但是严重增生性膝关节炎，滑膜绒毛水肿、肥大、增厚，形成许多大小不等、形状各异的滑膜皱襞，滑膜下结缔组织组纤维增生，以及滑膜组织生物学的老化等，使滑膜组织再生与修复能力显著降低。中医认为，本症系因外感诸邪，关节受伤、穴位受阻、积液堆积所致，所以滑膜炎净消膏采用透皮给药原理，其直接作用于关节滑膜部位，具有活血化瘀，通经走络，祛风散寒之功效，能有效促进局部血液循环，改善周围组织营养，促使关节处受阻微循环恢复畅通，令关节液重新归于产生和吸收的动态平衡。

【并发症】

（一）功能受限

滑膜主要分布关节周围。于关节腔相通，分泌润滑液润滑关节。在受各种病因（如骨质增生、关节炎、关节结核、风湿病等和创伤性外伤、骨伤、关节内损伤、周围软组织损伤、手术等）刺激或直接刺激滑膜损伤产生炎症反应，而滑膜对炎症的刺激的反应是分泌渗液。产生疼痛，严格地讲，只要关节内有渗出积液，就证明滑膜炎症存在，其主要表现关节充血肿胀，疼痛，渗出增多，关节积液，活动下蹲困难，功能受限。

（二）关节积水

滑膜炎是由于微循环不畅造成的无菌性炎症，主要症状是产生积液。关节滑膜是包绕在关节周围的一层膜性组织，它不仅是一层保护关节的组织，而且还会产生关节液，为关节的活动提供"润滑液"。关节液的产生和吸收是一个"动态平衡"，当出现对关节液的重吸收障碍时，由于关节液的产生和吸收动态平衡被打破，关节液的产生大于重吸收，便会出现"关节积水"。

【诊断】

多数滑膜炎，是在上述各种髋、膝关节损伤等情况下并发的，但也可以单独发病或继发于关节骨关节炎。通常在伤后 6~8 h 出现滑膜反应性积液，关节明显肿胀、发热，不敢活动。检查发现关节屈伸活动受限，下蹲困难并伴有疼痛，关节周围可有局限性压疼点，膝关节滑膜炎时浮髌试验阳性。慢性损伤性滑膜，可能无明显外伤史，主要表现膝关节发软及活动受限，肿胀持续不退，不敢下蹲。活动增多时加重，休息后减轻。久病者，可扣到膝关节囊肥厚感。对膝关节积液多者或反复出现积液者，可做关节积液检查，它能反映出滑膜炎的性质及其严重性。故关节穿刺和滑液检查，对膝关节滑膜炎的诊断和鉴别诊断，均有重要参考价值。

【治疗】

首先应避免引起创伤或劳损的运动，减少膝部负重及屈伸活动。锻炼股四头肌是重要而有效的治疗措施，直腿抬高可促进血液循环，有利于关节积液吸收，轻度膝关节滑膜炎一般不必卧床休息，可短距离行走，若积液量多，应适当休息，抬高患肢，有助恢复。

1. 中医膏药疗法　中医治疗滑膜炎主要是调理微循环系统，只要微循环畅通了，积水也就循环消失了，同样炎症也就解除了，积水期间尽量不要劳累，减少抽液注射的频率，过多的抽水注射会刺激滑膜下结缔组织组纤维增生，以及滑膜组织老化等，使滑膜组织再生与修复能力显著降低，再治疗就比较麻烦。

2. 穿刺疗法　关节积液较多、张力大时，可进行关节穿刺，将积液和积血完全抽净，并向关节腔注射透明质酸钠，它是关节滑液的主要成分。

3. 药物治疗　急性期滑膜损伤，瘀血积滞，治以散瘀生新消肿为主，三七粉等口服。慢性水湿稽留，肌筋弛弱，治以祛风燥湿、强壮肌筋，内服羌活胜湿汤加减，外贴狗皮膏；若寒邪较盛，亦可散寒祛风除湿，方用乌头汤。

4. 固定与练功疗法　早期应卧床休息，抬高患肢，可用弹力绷带加压包扎，并禁止负重。治疗期间可作股四头肌舒缩活动锻炼，后期应加强膝关节的屈伸锻炼，这对消除关节积液，防止股四头肌萎缩，预防滑膜炎反复发作，恢复膝关节伸屈功能，有着积极作用。

5. 推拿疗法　用温水把双手洗净，擦干后双手互相摩擦至温热，找一安静的环境，最好是在床上，仅穿短裤，露出腿部。

（1）点压六穴：站立或者平坐在床上，双腿平放或者自然弯曲膝部都可以。搓热双手，用大拇指点压患有滑膜炎的腿部 6 处穴位，力度要由轻入重，至相应穴位有麻痛感为好。6 处穴位顺序如下：环跳穴、伏兔穴、风市穴、膝眼穴、委中穴、血海穴。每处穴位点压 2 min。

（2）推按大腿：平坐在床上，双腿平放或者自然弯曲。搓热双手，把患有滑膜炎的腿放平，双手从大腿根部往膝盖方向缓慢推按，力度由轻开始慢慢加重。做此步骤时意念集中在手推过的部位，意念气血被手推向了膝盖部位。推按 3 min。

（3）按压膝部：平坐在床上，患病腿平放或者自然弯曲。搓热双手，双手按压患病膝部：先左右相对按压（左手在膝盖左边，右手在膝盖右边）1 min，然后上下按压（一只手在膝盖上部，另一只手在膝盖下部）1 min，接着全方位的按压膝部关节（用双手掌心从各个角度揉按膝盖至膝部发热）2 min。做此步骤时意念集中在手和膝部接触的部位。注意：按压时要用手掌心使劲，类似揉面那种力道。

6. 针灸治疗

（1）体针：常用穴：肾俞、白环俞、环跳、承扶、殷门、委中、阳陵泉。方法：每次选用 3 ~ 5 个穴位，用泻法。选穴以常用穴为主，根据其疼痛可加夹脊穴、阿是穴及循经取穴。

（2）：耳针：常用穴：坐骨、肾上腺、臀、神门、腰椎、骶椎。方法：用中强刺激，留针 10 ~ 20 min。

7. 艾灸疗法　艾灸是中医传统疗法。《本草纲目》记载"艾，外用灸百病，壮元阳，通经脉，行气活血"。中医利用艾灸治疗儿童髋关节滑膜炎有一定疗效。该疗法经济简便，无创伤，无痛苦，家长学会了可在家施用。

8. 康复治疗

（1）理疗：离子导入法。

（2）蜡疗：促进血液循环，减轻疼痛，每日 1 ~ 2 次。

（3）中药熏蒸：使用活血化瘀、消炎止痛的方剂，进行熏蒸，每日 1 次。

（王红兵　曹梦颖　宋兆普）

第二节　幼儿风湿性关节炎的康复

【概述】

幼儿风湿性关节炎（juvenile rheumatid arthritis）是小儿时期一种常见的结缔组织病，以慢性关节炎为其主要特征，并伴有全身多系统的受累，包括关节、皮肤、肌肉、肝、脾、淋巴结。年龄较小的患儿常先有持续不规则发热，其全身症状较关节症状更为明显。年长儿较多限于关节症状。

【病因】

本病病因不明，一般认为与免疫、感染及遗传等有关。由于一些孩子因某种原因，如疾病、环境、偏食等引起的营养失调和某种营养素的缺乏，从而导致抵抗力下降，在受凉等诱因作用下，导致疾病的发生，一般在感冒发生后多见。

【临床表现】

本病临床表现各型极为不同，婴幼儿全身症状主要表现为弛张热及皮疹等，较大儿童可出现多发性关节炎或仅少数关节受累。根据起病最初半年的临床表现将本病分为三型，即全身型，多关节炎型和少关节炎型。全身型又名 Still 病，过去曾称为变应性亚败血症，起病急，发热呈弛张热，皮疹随体温的升降而时隐时现，多伴有肝、脾、淋巴结肿大，轻度肝功能异常，1/2 患者出现胸膜炎及心包炎，心肌可受累，发病时或数月后出现多发性关节炎。患儿可有轻度贫血、白细胞明显增高，类风湿因子阴性。多关节炎型为慢性对称性多发性关节炎，受累关节≥5 个，从大关节开始逐渐累及小关节，出现梭状指，全身症状轻，仅有低热、食欲减退、乏力、贫血，轻度肝脾淋巴结肿大，1/4 类风湿因子阳性。少关节炎型受累关节≤4 个，类风湿因子阴性，又分为二型，Ⅰ型多见于女孩，4 岁以前发病，常合并慢性虹膜睫状体炎，60% 抗核抗体阳性；Ⅱ型男孩发病多，好发年龄 8 岁以后，下肢大关节受累，10%～20% 发生急性虹膜睫状体炎。

【治疗】

本病主要采用综合治疗，主要包括：阿司匹林、萘普生等非甾体类抗炎药，及激素、免疫抑制剂等。配合理疗、体疗。

1. **加强锻炼**　适当的锻炼，不过量运动，那样只会是得其反。

2. **避免风寒湿邪侵袭**　不能让孩子生活在寒冷、潮湿的环境中，房屋温度、湿度要适宜，被褥衣物要干燥、保暖。

3. **蜡疗**　先将蜡袋加温软化，放到发病的部位，每日 1 次，每次 15～20 min。

4. **要注意控制饮食**　要少食牛奶、羊奶等奶类和花生、巧克力、小米、干酪、奶糖等含酪氨酸、苯丙氨酸和色氨酸的食物、少食肥肉、高动物脂肪和高胆固醇食物，少食甜食，少饮酒和咖啡、茶等饮料。还必须注意劳逸结合，平时要加强锻炼，保持关节的活动范围和肌肉力量，防止发生关节畸形和肌萎缩；积极预防感冒，注意防潮、防湿，减少诱发因素的刺激；饮食应富含蛋白质、维生素、钙、铁等；如在急性发作期，应卧床休息，而在关节固定期内，要进行肌肉锻炼。

5. **注意预防和控制感染**　有些类风湿性关节炎是在患了扁桃体炎、咽喉炎、鼻窦炎、慢性胆囊炎、龋齿等感染性疾病之后而发病的。人们认为这是由于人体对这些感染的病原体发生了免疫反应而引起本病。所以，预防感染和控制体内的感染病灶也是重要的。

6. **推拿法**

（1）病变在四肢者：

1）取穴：以病变关节为治疗重点。常取八邪、阳溪、阳池、阳谷、内关、外关、后溪、小海、天井、曲池、曲泽、肩贞、天宗、八风、商丘、解溪、丘墟、照海、昆仑、太溪、申脉、飞扬、承山、悬钟、阴陵泉、阳陵泉、膝眼、鹤顶、血海、梁丘、秩边、环跳、承扶。

2）操作手法：①患者取坐姿，术者按常规用滚法在患肢手臂内、外侧施治。从肩至腕部，上下往返 3～4 遍。②接上势，术者循患臂上下循经用拿法，同时重点在肩、肘、腕部配合按、揉曲池、曲泽、手三里、合谷等穴。指间关节作捻法，然后在病变关节施以按揉局部穴位以痛为俞。最后再用揉法施于患肢，并配合被动活动有关关节而结束上肢治疗。时间约 10 min。③患者仰卧，术者一手握住患者踝关节上方，另一手以滚法从大腿前部及内、外侧至小腿外侧施术，同时被动伸展活动下肢。随即在踝关节处以滚法治疗，同时伸展内、外翻活动该关节。再循髋、膝关节、踝关节上下先按揉伏兔、梁丘、丘墟、八风等穴。时间约 10 min。④患者俯卧，术者以滚法施于臀部至小腿后侧，并重点施术于髋、膝关节，然后再按揉环跳、秩边、承扶、承山、委中、飞扬、悬钟、太溪、申脉、昆仑等穴。时间约 5 min。

（2）病变在脊柱者：

1）取穴：以脊柱两旁肌肉为治疗重点。常取夹脊、大椎、大杼、风门、肺俞、心俞、膈俞、肝俞、脾俞、肾俞、命门、志室、腰阳关穴。

2）操作手法：①患者俯卧，在患者腰背部沿脊柱及其两侧用滚法施术，并配合后抬腿活动，时间约 5 min。②患者取坐姿，术者于后方用滚法、拿法交替施于颈项两侧及肩部，同时配合颈部左右旋转及俯卧活动，再拿肩井，时间约 2 min。③接上势，用按揉法从颈至腰臀部循经施于上述穴位，先取夹脊，再取其余穴位，最后平推脊柱以热为度（本过程患者坐姿和俯卧均可），再按肩井结束治疗。时间约 10 min。以上治疗连续 10 d 为 1 疗程，每天治疗 1 次，疗程间休息 3～6 d 左右。

（王红兵　曹梦颖　宋兆普）

第三节　成骨不全的康复

【概述】

成骨不全（osteogenisis imperfecta）又称原发性骨脆症（idiopathic osteopsathyrosis）及蓝巩膜关节松弛，是一种由于间充质组织发育不全胶原形成障碍而造成的先天性遗传性疾病。

【病因】

本病病因不明，为先天性发育障碍。男、女发病相等。可分为先天型及迟发型两种。先天型指在子宫内起病，又可以再分为胎儿型及婴儿型。病情严重，大多为死亡，或产后短期内死亡。是常染色体隐性遗传，迟发型者病情较轻，又可分为儿童型及成人型。大多数患者可以长期存活，是常染色体显性遗传。15% 以上的患者有家族史。

本病呈常染色体显性或隐性遗传方式，可为散发病例。蓝巩膜的传递为 100%，听力丧失依年龄而异。散发病例多因新突变所引起，常与父母高龄有关。

成骨不全病的发生主要是由于组成 I 型胶原的 α1 或 α2 前胶原（Pro - α1 或 Pro - α2）链的基因（即 COL1A1 和 COL1A2）的突变，导致 I 型胶原合成障碍，结缔组织中胶原量尤其是 I 型胶原含量下降。胶原是骨骼、皮肤、巩膜及牙本质等组织的主要成分，因而这些部位的病变更明显。

【临床表现】

成骨不全的症状常见的有骨骼的质量下降、骨量减少等几种，很多患者因为缺乏相关知识，发现后没有及时到医院就诊，因而错过了治疗的最佳时机。

1. 骨骼的质量差　成骨不全症骨骼脱钙后切片在偏光镜下观察发现与正常相比板层状结构变得不规则，严重受累者更明显。背侧分散电子显微镜研究发现在正常骨骼以板层骨为主，但成骨不全症患儿的骨质中交织骨（不成熟、排列紊乱）较正常的板层骨（成熟，胶原纤维平行排列）多。另外成骨不全症骨骼比正常骨骼矿化明显，因而骨质变硬变脆。

在正常发育中，长骨干密质骨不断地增加宽度和横断面积。这依赖于外环骨板的新骨形成与内环骨板的骨吸收两者间的关系，外环骨板形成多于内环骨板吸收。在成骨不全症患儿，成骨细胞活性不足，因而外环骨板形成减少。同时内环骨板吸收仍在继续，甚至有所增加。这些因素的综合结果是长骨密质骨变薄、横断面积下降。

2. 皮质骨和骨小梁骨量均减少　成骨不全症组织学检查发现皮质骨和骨小梁骨量均减少。皮质变薄，骨小梁亦变薄并且它们的数量下降。长骨若皮质变薄则很容易折断。椎体若骨小梁量减少则容易发生压缩骨折。

肌肉体积与力量对骨骼形成有促进作用。成骨不全症患儿由于骨折、手术、慢性骨骼疼痛、父母过度保护而长期反复制动，使骨小梁量和皮质厚度下降，造成恶性循环——"骨折－制动－骨折"。

3. 强度降低　有学者对 70 例不同类型的成骨不全症患儿行组织形态学研究，证实虽然每一成骨细胞的产能下降，但整个骨骼中有更多的成骨细胞被激活。与此同时破骨细胞的活性轻度增强，使骨转换率比正常快。因而在每一个重塑形周期中，骨小梁形成少于骨小梁吸收。成骨不全症患儿的骨小梁数量不像正常儿童一样随年龄增长而增长，反而逐渐偏离正常值。生长板依靠软骨内骨化产生的新骨小梁也减少，这也导致骨量下降。

要改善皮质变薄、骨质脆弱的长管状骨强度的唯一方法是增加其直径。但不幸的是，在大多数的成骨不全症患儿其长骨骨干直径下降。这进一步降低了长骨的强度。

成骨不全症患儿常见的形态问题是肢体的弯曲畸形，畸形的顶点处容易反复骨折，只有手术矫形后才可降低这一危险。

【发病机制】

主要表现在构成全身皮肤、肌腱、骨骼、软骨，以及其他结缔组织的主要成分胶原蛋白发育不良。有作者报道，患者的胶原组织中脯氨酸的成分过多，当患者口服脯氨酸后，血内脯氨酸的高峰较正常小儿低。

在骨骼方面主要是成骨细胞生成减少或活力减低，不能产生碱性磷酸酶，或者两种情况均兼而有之。以致骨膜下成骨和软骨内成骨受到障碍，不能正常成骨。组织学的改变是松质骨和皮质骨内的骨小梁变得细小，并钙化不全，其间尚可见成群的软骨细胞，软骨样组织和钙化不全的骨样组织。而骨的钙盐沉积进行正常。上述的病理变化造成骨质脆弱和骨质软化。

【辅助检查】

本病的辅助检查方法主要是 X 线检查和实验室检查。

1. **X 线检查** X 线主要表现为骨质的缺乏及普遍性骨质稀疏。

（1）在长骨表现为细长，骨小梁稀少，呈半透光状，皮质菲薄如铅笔画。髓腔相对变大，严重时可有囊性变。骨两端膨大呈杵状，可见有多处陈旧性或新鲜骨折。有的已经畸形连接，骨干弯曲。有一些畸形是因肌肉附着处牵拉所致，如髋内翻、股骨及胫骨呈弓形。某些患者在骨折后会形成丰富的球状骨痂，其数量之多，范围之广，使人会误诊其为骨肉瘤。另有一些患者的骨皮质较厚，称"厚骨型"，少见。

（2）颅骨钙化延迟，骨板变薄，双颞骨隆起，前囟宽大，岩骨相对致密，颅底扁平。乳牙钙化不佳，恒牙发育尚可。

（3）椎体变薄，呈双凹形，骨小梁稀少，椎间盘呈双凸形代偿性膨大。可以有脊柱侧弯或后突畸形。

（4）肋骨从肋角处向下弯曲，常可见多处骨折。骨盆呈三角形，盆腔变小。

2. **超声检查** 超声检查胎儿的骨骼系统可早期发现先天性骨发育障碍性疾病。Garjian 等的经验显示，三维超声可得到立体解剖定位，故优于二维超声检查，前者更易发现头、面部和肋骨的畸形。

3. **实验室检查** 一般均正常，有时可以有血碱性磷酸酶的增加，这可能是由于外伤骨折后，成骨细胞活动增加所致。极严重者有血浆钙及磷的减低，但极少见。

患者血钙、磷和 ALP 一般正常，少数患者 ALP 也可增高，尿羟脯氨酸增高，部分伴氨基酸尿和黏多糖尿。有 2/3 的患者血清 T4 升高。由于甲状腺素增高，白细胞氧化代谢亢进有血小板聚集障碍。

【并发症】

本病最常见是并发骨折，多数患儿伴有多次多发骨折，并且骨折年龄越小预后越差，骨折后最易引起骨形态的改变或骨形态的异常。脊柱和胸廓改变：

（1）椎体普遍变扁，呈双凹形或楔样变。

（2）后突或侧后突伴胸廓扭曲、塌陷，常见于儿童期，进行性加重直至青春期前后；

（3）还可伴多发肋骨骨折、串珠肋和鸡胸等改变。骨盆改变轻重不一，多呈三角样变形，髋臼内陷或伴髋内翻。

本病的并发症还有神经系统方面，包括脑积水，颅神经受压而产生相应的功能障碍，脊柱畸形可造成截瘫。

先天性成骨不全常因颅内出血而成死胎，迟发型成骨不全可反复引起骨折，常成角畸形、形成假关节等。可发生外翻足、扁平足。习惯性关节脱位也较常见，可有成牙不全，进行性耳聋等。

【治疗】

常见的有药物治疗、矫形治疗等几种，需要根据患者的病程病情不同进行选择。

1. **药物治疗** 最近采用双膦酸盐类药物治疗成骨不全症取得满意疗效。双膦酸盐为人工合成的焦膦酸盐类似物，它与骨骼中的羟基磷灰石结合，特异性阻滞破骨细胞介导的骨质吸收。双膦酸盐类药物治疗对成骨不全症患儿的主要作用为增加皮质骨厚度。这是阻滞了骨内膜破骨细胞骨吸收，而不干扰长骨表面成骨细胞新骨形成的结果。皮质增厚使骨骼变坚强，从而使患儿可接受矫形手术髓内固定和康复治疗。双膦酸盐药物治疗儿童疾病的安全性得到证实，不影响患儿的生长、骺板形态无改变、骨折愈合亦不受影响。双膦酸盐药物治疗对年轻女孩的影响尚未进行系统研究，但病例报导尚未见副作用。动物试验表明虽然双膦酸盐治疗剂量无致畸作用，但他们可通过胎盘并在胎儿体内尤其骨组织内聚集。由于双膦酸盐可终生存在于体内，需要长时间随访研究以除外这些药物对患者和后代的迟发性副作用。

2. **矫形治疗**　因为双膦酸盐药物并不能治愈成骨不全症，大部分重度患儿及部分轻度患儿需要髓内金属固定以支撑长骨。不能利用钢板固定，因为螺钉固定不牢靠而且钢板上下方骨折率高。传统上对严重的成骨不全症患儿，在开始站立、能独立行走之前就应该行下肢髓内固定，以预防下肢畸形。但在开始采用帕米膦酸钠治疗后，一般不再对站立之前的患儿行髓内固定治疗。若患儿髓腔不够宽，可暂时性支具保护直至髓腔允许髓内固定。轻度成骨不全症，下肢无畸形，骨折率很低者不需要髓内固定。上肢行髓内固定的指征主要为两个：因畸形导致上肢功能障碍，不能使用支具、行走器、妨碍患儿活动；反复骨折。前臂可采用细的克氏针固定，在肱骨可采用克氏针或可延长髓内钉固定。

3. **矫正脊柱畸形**　脊柱畸形手术指征：轻型成骨不全症病例，进行性脊柱侧弯大于45°者，重型病例弯曲大于30°~35°者，同时骨骼质量允许内固定者。因为Ⅲ型和Ⅳ型成骨不全症患儿脊柱的生长潜力很小，所以手术年龄可以提早至7~8岁。可采用脊柱融合术治疗，通常不同内固定器械不能获得足够的稳定性，多数学者建议采用节段内固定。在Ⅲ型成骨不全症，新的器械，如小钩、夹，椎弓根钩比椎板下钢丝固定稳定。因为髂骨嵴小而且脆弱，术中应采用同种异体骨或人工合成骨植骨。若采用原位植骨术，术后采用头环－石膏固定很有帮助，但行头环固定之前应该行头颅CT扫描以确定针的位置。最好采用6~8枚针固定而不是传统的4枚钉，以降低扭矩。内植物的小型化、节段固定及帕米膦酸钠治疗后骨质改善使以前不能治疗的成骨不全症脊柱畸形现在可进行手术矫形治疗。

4. **康复治疗**　在开始双膦酸盐药物治疗之前已经发展了系统的康复治疗计划。现在随着帕米膦酸钠的治疗降低了骨质的脆弱性、站立和行走的预后更好，康复治疗效果更佳。

成骨不全症患儿康复治疗的主要目的是：促进粗大运动功能的发育；协助各种安全的主动活动；促进独立生活功能从而提高生活质量。康复治疗计划随年龄而异。

（1）促进运动功能：成骨不全症患儿可能会出现长骨弯曲畸形、椎体压缩、脊柱畸形、废用性肌萎缩、斜头畸形、髋关节外旋屈曲畸形、马蹄足畸形。这些疾患会干扰患儿的运动功能，尤其头和躯干的控制、坐、爬、站立、行走功能。家长害怕处理和过度保护也会妨碍患儿的独立生活功能。

在早期婴儿阶段，鼓励父母轻柔地护理患儿。轮流左右侧卧有助于预防枕骨变扁，斜颈畸形及髋关节屈曲外旋畸形。仅在患儿清醒时采取俯卧位。父母应学会如何刺激上肢和下肢的主动活动。父母可以协助患儿进行轻柔的主动活动，但应避免剧烈的对角和旋转活动以避免骨折。

（2）协助主动活动：在爬行节段，鼓励各种形式的节段运动（滑动、蛇行、交替爬行）。虽然交替爬行对患儿最终的站立和行走并不重要，但上肢负重有助于日后推动轮椅或扶拐行走。

（3）独立生活：在开始站立阶段，成骨不全症患儿能扶持下站立者应行股骨和胫骨髓内固定以预防骨折和畸形。术后早期膝 – 踝 – 足支具固定有助于在斜桌上早期直立及随后恢复行走功能。尽可能鼓励行走。在水池中负重、踩踏三轮车、行走器下行走或四足拐杖均是可行的康复治疗。利用俯卧位锻炼伸髋肌肉和股四头肌预防出现屈髋挛缩。若患儿股四头肌肌力足够，将膝 – 踝 – 足支具换为踝 – 足支具以预防胫骨弯曲畸形。理疗还包括制定健身计划，训练柔韧性、耐力和力量。

（王红兵　曹梦颖　宋兆普）

第四节　先天性多发性关节挛缩症的康复

【概述】

先天性多发性关节挛缩症（arthrogryposis multiplex congenita）是因肌肉、关节囊及韧带纤维化，引起以全身多个关节僵直为特征的综合征。

【病理及病因】

一般认为，胎儿肢体在子宫内失去运动能力，是本病的基本发病机制。现已证明许多因素，如妊娠期间注射某些药物，病毒感染，都能使胎儿肢体失去运动功能而罹患本病。Drachman 曾将箭毒注入鸡胚绒膜尿囊的血管内，制作出了多关节挛缩的动物模型。Moessinger 用箭毒注入鼠子宫，也产生了鼠的多发性关节挛缩，肺发育不良、下颌小及短脐带等多种畸形。Jago 报告一例母亲妊娠 10～12 周时，因患破伤风而注射肌肉松弛剂，结果分娩一多发性关节挛缩症的婴儿。某些病毒如 Newcastle 病毒、Akabane 病毒和柯萨奇病毒对本病的致病作用，都曾在动物实验中获得证明。

【临床表现】

本病的临床表现非常复杂。Hall 按病变所累及的范围，把本病分成三大类别。

1. **第一类只累及四肢关节**　约占 50%，又可为肌肉发育不良和肢体远端关节挛缩两个亚型，前者系典型的关节挛缩症。通常在患者出生后，即可发现四肢关节对称性僵直，多僵直在屈曲位，也可僵直在伸直位，但多保留最后几度的屈曲或伸直活动。受累肢体肌肉明显萎缩并有膝、肘关节的圆柱状改变。因正常皮肤纹理消失，皮肤发亮并紧张，患者呈木偶样外观。当关节挛缩在屈曲位，其皮肤及皮下组织可形成蹼状畸形。皮肤感觉正常，但深部腱反射多减弱或消失。虽然四肢均可受累，但四肢全部受累者占46%，双下肢受累占43%，单纯上肢受累占11%。下肢受累时，其足常为跖屈内翻畸形、膝关节屈曲或伸直、髋关节屈曲—外旋、外展，抑或髋关节屈曲—内收挛缩伴脱位。并有20%患者有晚期出现C形脊柱侧凸。上肢畸形包括肩关节内旋、肘关节屈曲或伸直、桡骨头脱位、前臂旋前和腕关节屈曲挛缩，拇指多内收、屈曲贴近手掌伴近侧趾间关节屈曲挛缩。肢体远端挛缩型只累及手和足，其拇指屈曲、内收横在手掌，其余四指屈曲呈握拳状、手指互相重叠。足畸形指跖屈内翻多见，也可为跟行外翻足畸形，并伴有足趾屈曲挛缩。

2. **第二类是关节挛缩伴内脏及头面部畸形**　除有关节挛缩外，还有其他部位的畸形，诸如马凡综合征，Freeman－Sheldon综合征、翼状胬肉综合征等。

3. **第三类是关节挛缩伴神经系统异常**　关节挛缩伴严重神经系统异常，如三倍体18、9、8、大脑畸形，脑脊膜膨出等，通常为常染色体异常，可通过外周血核型检查做出诊断，但婴儿多在早期死亡。

【检查鉴别】

本病的检查方法主要有以下两种。

1. **显微镜检查**　镜下可见肌纤维数量少、肌纤维直径减少，但横纹多保留。关节软骨初期可完全正常，年长儿童则出现关节软骨破坏，并发生退行性变化。受累关节的关节囊也因纤维化而增厚。

2. **X线检查**　可发现患者发生关节内收、内翻等情况，以及其他骨骼和关节畸形等。

对于本病具有典型的体征者，如肢体肌萎缩，关节呈对称性挛缩，而皮肤感觉正常容易做出诊断。但肢体远端挛缩型，其手足畸形多缓慢加重，特别是就诊较迟者，需要与类风湿性关节炎、先天性骨关节畸形相鉴别。但此型患者的手足畸形也多为对称性分布，系本病的特点。但实验室检查往往无异常发现。

【并发症】

本病当下肢受累时，其足常为跖屈内翻畸形、膝关节屈曲或伸直、髋关节屈曲—外旋、外展，抑或髋关节屈曲—内收挛缩伴脱位。并有20%患者有晚期出现C形脊柱侧凸。上肢畸形包括肩关节内旋、肘关节屈曲或伸直、桡骨头脱位、前臂旋前和腕关节屈曲挛缩，拇指多内收、屈曲贴近手掌伴近侧趾间关节屈曲挛缩。

【治疗本病】

为先天性疾病，无有效预防措施，早诊断早治疗是本病的防治关键。治疗的目标是使患者获得基本的生活功能，如手的简单生活自理功能，以及下肢的直立行走等。

本病的治疗面临许多困难，因受累关节多需要多次手术。术后复发率高，需反复手术。但患儿智商多高于普通儿童，经过有效的治疗之后，可获得惊人的自理能力。治疗目标是增加受累关节运动范围，使患儿能独立或辅助行走，最大可能改善上肢与手的操作能力，因此，治疗须遵循下列原则。

（1）早期采取软组织松解，切开或切除某些阻碍关节运动的关节囊、韧带和挛缩的肌肉，才能使受累的关节获得一定范围的运动功能。由于挛缩的软组织多硬韧，物理治疗如被动牵拉、手法按摩不仅无效，还会引起关节软骨因压力增高而坏死。

（2）虽然单纯物理治疗多无矫正作用，但在软组织松解的基础上，坚持物理治疗，可保持手术松解的效果，推迟复发的间期。

（3）支具固定具有一定的辅助作用，夜间穿戴有利于保持手术矫正的位置，白天穿戴可辅助行走。

（4）由于本病具有术后复发倾向，所以应用肌肉—肌腱移位，替代某些已纤维化或肌力弱的肌肉，可获得肌力平衡，从而改善肢体功能。

在这些原则指导下，应该依据每一患儿的具体畸形性质、畸形程度、患儿年龄，选择手术方法。马蹄内翻足和仰趾外翻足是本病中常见的足畸形，需早期手术治疗。通常患儿3个月就可手术治疗，术前用石膏固定以牵伸紧张的皮肤。术中要切除挛缩的关节囊、韧带。对马蹄内翻畸形，应做到距骨周围彻底松解、跟距舟关节中心性复位。若足外侧柱影响复位，可切除跟骨前侧部分（Lichtblau手术）或切除跟骰关节（Evans手术）。术后虽僵硬，但足可跟跖负重行走。如切开复位治疗仰趾外翻足遇到困难，可切除舟骨，容易使距骨与第1~3楔骨形成球窝关节，还可防止距骨缺血性坏死。膝关节屈曲挛缩比较常见，轻度屈曲（<20°）不影响功能。可用夜间支具固定，防止随着年龄增长加重。中度屈膝畸形（20°~60°）者应早期手术治疗，主要是切开后关节囊，同时延长腘绳肌。若侧副韧带和前交叉韧带挛缩阻碍膝关节伸直，对幼儿可延长这些韧带。而年长儿童应采取股骨髁上后翻截骨术。屈膝畸形超过60°者，软组织松解易引起坐骨神经、腘动静脉损伤需要要做骨短缩及后翻截骨。另一选择是股骨远端、胫骨近端的前侧骺板滞术，但效果多不满意。膝关节伸直畸形比较少见，新生儿期可手法牵拉和支具固定。若婴儿已到6个月，手法牵拉仍未矫正者，选择股四头肌成形术可获得比较满意的效果，术后夜间支具长期固定，能减少复发率。髋关节畸形比较复杂，可分为：髋部畸形伴脱位和.髋部畸形不伴脱位。髋关节脱位可单侧也可双侧。

若双髋脱位并有关节僵直，不宜治疗。因为手术治疗易产生双髋无脱位或半脱位性僵直，其功能比双髋脱位伴僵直更差。对单髋脱位伴僵直，采取彻底软组织松解，切开复位和股骨短缩截骨联合手术，可改善髋关节功能。若双髋脱位不伴僵直，则均应手术松解和切开复位。术后用外展支具固定3~6个月。髋关节无脱位者可有下述畸形：①外展、外旋—屈曲畸形；②单纯外展畸形；③单纯伸直畸形；④单纯屈曲畸形。其中髋外展、外旋—屈曲畸形最为常见，单侧者常易引起脊柱侧凸，双侧者步态笨拙，可采取髋束胫松解，阔筋膜张肌、髂腰肌切断或延长。外展畸形少见，手术松解臀中、小肌及臀筋膜。单纯髋屈曲畸形较多见，但往往不严重，可选择支具治疗或俯卧睡眠，予以矫正，严重者需手术松解髋屈肌群。单纯髋伸直畸形非常少见，可手术松解臀大肌、后侧筋膜及韧带等结构。

患儿术后可行综合的康复治疗。

（王红兵　曹梦颖　宋兆普）

第五节　脊柱侧弯的康复

【概述】

脊柱侧弯（scoliosis）：以脊柱的某一段持久地偏离身体中线，使脊柱向侧方凸出弧形或"S"形为主要表现的疾病。

【病因】

脊柱的某一段偏离中线，形成曲线，称脊柱侧凸。侧凸畸形可与超过生理性的前凸或后凸畸形同时存在。侧凸的椎体伴有旋转畸形，侧凸程度愈大，旋转愈严重。使肋骨和胸廓变形，两侧不对称，严重影响心肺功能。产生侧凸的原因很多，但80%以上是原因不明的特发性脊柱侧凸。幼年及少年多发。女性多于男性。

【临床表现】

（1）剃刀背畸形。

（2）两肩及两侧髂前上棘不等高，胸廓不对称。

（3）内脏压迫症状，最主要的是循环系统的压迫，心脏移位，心功能受限，心跳加速。其次是肺活量减少，呼吸加速。再次是消化系统受压而致消化不良、食欲减退。神经系统方面可产生神经根性疼痛及脊髓麻痹。

【辅助检查】

X线表现可明确诊断。

【诊断与鉴别诊断】

（1）剃刀背及两肩、两髂前上棘和胸廓不对称。

（2）内脏受压迫症状。

（3）X线表现可明确诊断。

【治疗】

1. 治疗目的　是矫正畸形和保持矫正位置不再继续发展。

2. 非手术治疗

（1）轻度：20°以下特发性侧凸者。主要是体操、游泳等锻炼，端正姿势，加强凸侧背肌的力量。

（2）中度：20°以上的特发性侧凸：除进行体操锻炼外，需使用外固定支架来矫正和维持，目前普遍采用的是 MilwAukee 支架和 Boston 支架。

3. 手术治疗

（1）适应证：侧凸曲线大于 40°～50°以上，或并发疼痛，影响肺活量者。

（2）术式：常用后路手术，如单纯脊柱后融合术，HArringtons 术，Lugues 术，C－D 术式等，前路术式只适用于胸腰段和腰椎侧凸段，如 Dwyers 术和 Zielkes。

（王红兵　曹梦颖　宋兆普）

第六节　骨折的康复

【概述】

骨折（fracture）是指骨的完整性或连续性受到破坏所引起的，以疼痛、肿胀、青紫、功能障碍、畸形及骨擦音等为主要表现的疾病。

【病因】

骨折是指骨的完整性和连续性中断。大多数骨折由创伤引起，称为创伤性骨折；其他的可由骨骼疾病所致，包括骨髓炎、骨肿瘤所致骨折破坏，受轻微外力即发生骨折，称为病理性骨折。

【临床表现】

1. **畸形**　骨折段移位可使患肢外形发生改变，主要表现为短缩、成角或旋转。

2. **异常活动**　正常情况下肢体不能活动的部位，骨折后出现不正常的活动。

3. **骨擦音或骨擦感**　骨折后，两骨折端相互摩擦时，可产生骨擦音或骨擦感。

【创伤性骨折主要原因】

1. **直接暴力**　如汽车撞击小腿导致胫、腓骨骨折。

2. **间接暴力**　如突然跪倒时，股四头肌猛烈收缩导致髌骨骨折。

3. **积累性劳损**　如远距离行军易致第二、三跖骨骨折。

【辅助检查】

X 线检查：可见骨折线。

【诊断与鉴别诊断】

1. **病史**　有明确外伤史。

2. 体征

（1）畸形：骨折段移位可使患肢外形发生改变，主要表现为短缩、成角或旋转。

（2）异常活动：正常情况下肢体不能活动的部位，骨折后出现不正常的活动。

（3）骨擦音或骨擦感：骨折后，两骨折端相互摩擦时，可产生骨擦音或骨擦感。

3. X线检查　可见骨折线。

【治疗】

（一）治疗原则

1. 复位　将移位的骨折段恢复正常或近乎正常的解剖关系，重建骨的支架作用。是治疗骨折的首要步骤，也是骨折固定和功能锻炼的基础。早期正确的复位，是骨折愈合过程顺利进行的必要条件。

2. 固定　将骨折维持在复位后的位置，使其在良好对位情况下达到牢固愈合，是骨折愈合的关键。

3. 功能锻炼　在不影响固定的情况下，尽快恢复患肢的活动。早期合理的功能锻炼，可促进患肢血液循环、消除肿胀，减少肌萎缩、保持肌肉力量，防止骨质疏松、关节僵硬，促进骨折愈合，是恢复患肢功能的重要保证。患者应尽可能早起床，保持正常的活动。必须卧床的，应每日做卧床保健操，包括深呼吸、未受伤肢体的运动等，以防止全身并发症。卧床保健操应该使心率加快，大范围关节活动和抗阻练习时，运动心率应接近耐力练习水平。外固定物去除，进入恢复期后，则应在康复专业人员指导下进行全面的肌力练习和关节活动范围练习。在关节活动范围和肌力稍有基础后，即应进行平衡、协调和实用功能练习，例如，上肢：提、持或摆弄各种由轻而重的物件，或做由简单到复杂的动作，如持碗、持杯、提水并倒水、开关水龙头、开锁、结绳、穿脱衣服鞋袜、梳洗、用匙或用筷进食、书写、缝纫、编织等，使用各种工具如锤子、旋凿、扳手、钳子等；下肢：练习从坐卧位起立、站立、步行、下蹲起立、上下楼梯、跑步等。

（二）治疗方法

1. 保守治疗　如果骨折移位不明显，或经过手法复位后，可以通过石膏、夹板或持续牵引或等治疗维持骨折端的位置直至骨折愈合，则可以考虑保守治疗；但必须考虑保守治疗所致并发症的影响。

2. 手术治疗　通常为切开复位内固定术。以下情况需考虑切开复位。

（1）骨折端之间有肌或肌腱等软组织嵌入，手法复位失败。

（2）关节内骨折，手法复位后对位不良，将影响关节功能者。

（3）手法复位未能达到功能复位的标准，见严重影响患肢功能者。

（4）骨折并发主要血管、神经损伤，修复血管、神经的同时，宜行骨折切开复位。

（5）多处骨折，为便于护理和治疗，防止并发症，可选择适当的部分行切开复位。

（三）常见并发症及处理

1. 肿胀　外伤后局部出现肿胀，72 h后达到高峰，之后肿胀逐渐消退。出现肿胀后应抬高患肢，最好高于心脏平面，适当给予冰敷，促进肿胀消退。

2. **石膏压迫** 简单骨折行手法复位石膏固定后，由于肢体肿胀逐渐加重，会出现石膏压迫，导致肢体末端如手指、脚趾等部位出现明显肿胀、淤青、麻木等情况，应及时到医疗机构松开减压，避免肢体压迫坏死。

3. **关节僵硬** 患肢长时间固定，静脉和淋巴回流不畅，关节腔中浆液纤维性渗出和纤维蛋白沉积，发生纤维粘连，并伴有关节周围软组织挛缩，致使关节活动障碍。这是骨折和关节损伤最为常见的并发症。及时拆除固定和积极进行功能锻炼是预防和治疗关节僵硬的有效方法。

4. **肌萎缩** 肢体一旦固定或缺乏运动就会发生肌萎缩，通过肌肉的主动收缩可以减轻肌萎缩的程度，具体方法为：如果关节可以活动，可以做肌肉的等长收缩（即肌肉用力但肢体不会产生动作）及等张收缩（肌肉用力且产生动作），如果关节被固定住，则可以进行等长收缩的锻炼。

5. **坠积性肺炎** 多发生于因骨折长期卧床不起的患者，特别是大臂粉碎性骨折年老体弱和伴有慢性病的患者，有时可因此而危及患者生命，应鼓励患者及早下床活动。

6. **压疮** 严重骨折后患者长期卧床不起，身体骨突起处受压，局部血液循环障碍易形成压疮。常见部位有腰骶部、肘部、足跟部。

7. **下肢深静脉血栓形成** 多见于骨盆骨折或下肢骨折，下肢长时间制动，静脉血回流缓慢，加之损伤所致血液高凝状态，易发生血栓形成。应加强活动锻炼，同时可应用弹力袜、足底静脉泵等设备，预防其发生。

（王红兵　曹梦颖　宋兆普）

第七节　小儿脑瘫髋关节脱位的风险及管理

【概述】

小儿脑性瘫痪是引起儿童残疾的重要疾患之一。由于肌张力和姿势的异常发育，导致脑瘫患儿极易出现肌肉骨骼系统的畸形发育，而髋脱位是脑瘫患儿中最常见骨骼的畸形问题。在严重的脑瘫患儿中髋关节半脱位或全脱位的比例为 2.5% ~ 45%。如果没有早期进行科学的监测和干预，会进行性地演变成髋关节半脱位、二次髋臼发育不良、股骨头畸形、髋关节全脱位及疼痛髋，所以研究小儿脑瘫患儿髋脱位的风险，高度重视并进行脑瘫患儿髋脱位的预防及系统管理非常重要。

【脑瘫患儿髋关节脱位的评价】

（一）如何关注髋关节脱位

髋脱位是否存在；髋脱位所处的阶段；髋脱位的预后转归；髋脱位的治疗手段；髋脱位的系统管理方案。

（二）髋关节解剖

1. 关节形态　杵臼关节。

2. 关节组成　股骨头、髋臼。

3. 结构特点　髋臼唇加深关节窝，关节囊后壁包绕股骨颈内侧2/3，髂骨韧带抑制髋关节过伸，囊内有股骨头韧带。

4. 运动方式　三轴运动。

5. 影响髋关节运动的肌群

（1）内收：内大收肌、内长收肌、内短收肌、耻骨肌、股薄肌。

（2）外展：臀中肌。

（3）伸张：臀大肌、半腱肌、股二头肌。

（4）屈曲：髂腰肌。

【影响髋关节脱位的因素】

（1）肌张力（内收肌与髂腰肌）过高，内收肌角小。

（2）运动和负重活动的延迟，长期的卧床不站立，影响杵臼刺激，致股骨头不包容。

（3）股骨颈干角增大。

（4）运动功能发育落后。

（5）下肢受累的对称性：可对称，也可不对称。

（6）年龄 >2 岁。

【髋关节异常的临床表现】

认真体格检查，对会阴部增宽，一侧跛行，双下肢不等长，双腿纹及臀纹不对称，腰椎过度前突和臀部后抬等异常姿势的脑瘫患儿要考虑合并发育性髋关节异常（DDH）可能性，可通过髋关节 X 线摄片确诊。

【髋脱位的测量】

（一）骨盆平片常用指标

股骨头偏移百分比（MP）、髋臼指数（AI）、股骨头偏移指数、颈干角、骨盆前倾角、Sharp 角，中心边缘角等，需要根据患儿的年龄和病变程度决定采用何种测量指标，目前临床判断脑瘫患儿髋脱位使用最为广泛的是 MP 和 AI 两项指标。

（二）MP 和 AI 的测量

（1）MP 值的测量是通过两髋臼内下缘做一垂直 P 线，P 线侧股骨头部分与内侧部分的比值乘以百分百就是股骨头偏移百分比 MP 值（图 8 – 1）；AI 是髋臼内下缘顶点和外上缘顶点连线与 H 线所成的夹角。MP 值 = a/b ×100% 。

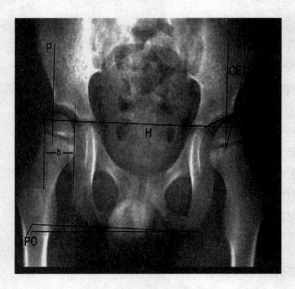

图8-1　MP和AI的测量

（2）影响MP和AI测量准确性的因素见表8-1。

表8-1　影响MP和AI测量准确性的因素

MP	AI
骨盆倾斜和旋转	骨盆的屈曲（增大）和伸展（减小）
下肢内外旋	骨股头及年龄
髋关节屈曲畸形	
脊柱畸形	
Gothic 弓	

【拍摄骨盆 X 片的最佳体位】

平卧，双下肢中立位，髋骨垂直向上，骨盆无倾斜与旋转。如有髋屈曲或脊柱前凸，应使用软垫屈曲双腿，以保证骨盆相对正常。

【应用价值】

（1）MP有明显的动态预测功效。

（2）AI和MP的联合运用预测作用良好。

（3）AI与MP之间存在直接相关性，AI随MP增大稳固性增大（大于48月）。

【临床价值】

1. 髋脱位的风险期

（1）出生时一般正常。

（2）6～18个月时开始异常发展。

（3）到18个月时MP值明显大于正常儿童。

2. 髋脱位的进展期

（1）2～3岁时开始出现半脱位，如无治疗干预，很少会自然改善。

（2）不能走路的孩子MP每年上升7%，室内能走路的孩子每年上升6%，室外能走路的孩子每年上升4%。

（3）MP > 42%时若无手术干预，不会达到正常。

（4）股骨近端会出现病理性变形。

3. 髋脱位的退变期　疼痛髋、护理困难、关节炎、继发股骨近端骨折、脊柱侧弯和骨盆倾斜。

4. 髋脱位与GMFCS的关系　见图8-2。等级越重MP值越高，发生髋脱位的风险率越高。

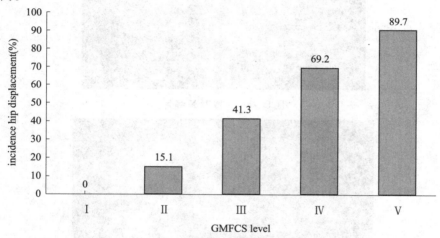

图8-2　髋脱位与脑瘫类型的关系

高肌张力型发生率最高，共济失调型最低，低肌力型也有发生髋脱位的风险，不能行走的四肢瘫髋脱位的发生率最高，见图8-3。

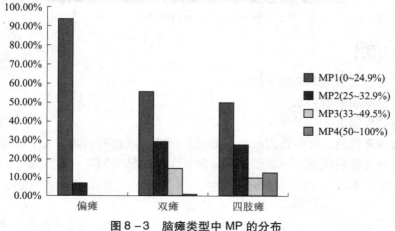

图8-3　脑瘫类型中MP的分布

5. 髋脱位与年龄的关系

（1）出生时一般正常。

（2）6~8 个月时开始异常发展。

（3）到 18 个月 MP 明显大于正常儿童。

（4）30 个月时 AI >30°，到 5 岁时会有髋关节问题。

（5）30 个月时 MP > 15%，有发展成 > 50% 的可能。

（6）2~3 岁时开始出现半脱位。

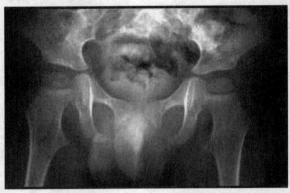

图 8-4　2 岁时 X 线片

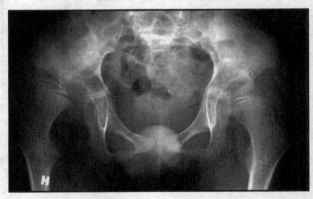

图 8-5　10 岁时 X 线片

【治疗方法】

（1）髋关节周围痉挛肌群牵拉。

（2）软组织和骨骼手术。

（3）姿势控制。

（4）肉毒素注射，可降低内收肌张力减轻疼痛，改善和预防髋关节脱位。

（5）巴氯芬鞘内注射，可减轻痉挛，防止挛缩，易于照料、护理患儿。

（6）SPR 手术。

（吴　丽　王红兵　曹梦颖）

第九章 四肢先天畸形的康复

第一节 先天性上肢畸形的康复

【概述】

先天性上肢畸形临床种类繁多，其发病率迄今尚无理想的统计报道。

【病因】

（一）遗传因素

1. 基因传递 除巨指之外，几乎各种手的先天性畸形都有遗传倾向。在某些家族可遗传多代，Kellis 曾追踪一个家族的并指畸形达 10 代之久。

2. 返祖现象 返祖即是长距离的遗传。如鱼类没有臂，只有相当于手的胸鳍。而人类的无臂畸形也没有臂，手与躯干直接相连，颇似胸鳍。人类的三节拇指也与哺乳类动物相似。

（二）胚胎学因素

1. 发育障碍或停止 大部分上肢先天性畸形是胚胎某一时期发育障碍或停止的结果。

2. 肢端的重复发育 对胚胎的轻微刺激可引起肢端重复发育，形成多指，双拇指，一腕双手畸形等。

（三）胚胎期的外界因素

由动物实验及临床观察证实的大致有以下几种：

1. 营养因素 缺乏维生素 A、C、D 等也可以形成桡、尺、胫、腓骨屈曲，肋骨成角以及其他多种先天畸形。Stochard 发现鸟卵在缺氧环境下孵化，孵出的雏鸟可有肢体畸形。

2. 药物因素 动物实验中皮质素、氮芥、台盼兰等均可使胚胎产生肢体畸形。

3. 创伤因素 一般认为羊水不足则宫体发生压迫，可使肢体屈曲。羊膜索条和粘连可以绞窄肢体，形成环状挛缩甚至先天性截肢。

4. 疾病因素 妊娠期母体的某些疾病对胎儿发育有影响，妊娠的前两个月患风疹者可以使胎儿发生多种先天畸形，如聋哑症、先天性心脏病、尿道下裂、伸舌性白痴、小头症、智力低下等。

5. 放射线因素 放射线对胚胎的遗传特征具有决定性的影响，甚至可使发育停止。对大白鼠进行 X 线照射，发现胎鼠的爪部有水疱、血疱、血肿。出生后形成缺肢、缺指、裂手、多指、并指等多种畸形，同时还有眼和肾的畸形，显性遗传可达 3 代以上，隐性遗传可达 19 代之久。

【分类】

上肢先天性畸形类型繁多，尚无理想的分类方法，根据畸形的部位可按以下分类。

1. 肩胛的畸形 先天性耸举（高位）肩胛，又名 Sprengel 氏畸形。

2. 臂的畸形

（1）无肢畸形。

（2）无臂畸形。

（3）无臂（有手）或无腿（有足）畸形，又称"海豹"畸形。

（4）四肢不全畸形。

（5）半肢畸形。

（6）短肢畸形。

（7）小肢畸形。

（8）畸形肢畸形。

（9）赘肢畸形。

（10）肘部成角畸形。

（11）桡骨缺损。

（12）尺骨缺损。

3. 腕的畸形 腕关节进行性半脱位，又称马德隆氏畸形。

4. 手的畸形

（1）无手畸形。

（2）畸形手。

（3）裂手畸形。

（4）桡侧或尺侧偏斜畸形。

（5）一腕双手畸形。

（6）块状手（鼓槌手）。

5. 指的畸形

（1）无指畸形。

（2）指不全畸形。

（3）短指畸形。

（4）短指节畸形。

（5）异形指畸形。

（6）指数异常畸形。

（7）指弯曲畸形。

（8）并指缺指畸形。

（9）巨指畸形。

（10）多指节畸形。

（11）蜘蛛样指畸形。

（12）多指畸形。

（13）并指畸形。

（14）并指骨畸形。

（15）连指畸形。

（16）指节垫。

6. 其他部位不定的畸形

（1）肢体部分缺损畸形。

（2）环状挛缩及先天性截肢。

（3）骨性连接畸形。

（4）软骨发育不良。

（5）关节排列偏斜。

（6）先天性脱位。

【治疗原则】

上肢先天性畸形在治疗时应首先考虑改进功能，其次改进外观。但某些只有外观问题而无功能障碍的畸形，如某些类型的多指、并指也可以单纯为了改进外观而给予治疗。有些类型的上肢先天畸形，如短指、并指骨畸形，蜘蛛指等，任何治疗均无裨益，如治疗不当还可能造成进一步功能障碍，因之不予处理。这些从出生就具有的畸形，在以后一生中往往可产生惊人的代偿功能，对此应有所估计。

手术方式的选择一般遵循以下原则。

（1）先天缺损部位一般不能也不需要再造，但如畸形手失去对掌功能时，就必须设法再造一个能对掌的拇指，甚至应用两个以上的足趾移植进行手再造。如需用其他手指转位以再造拇指时，可以破坏一处骨骺，以免再造拇指以后发育过长。

（2）重复发育所致的肢体多余部分，如多指，常可切除整形，但对一腕双手畸形必须在保留尺侧4指的同时，另外选择一指转位到拇指位置，作为新的拇指。

（3）软组织的畸形常可通过皮肤移植、筋膜切开、肌腱肌肉转移、肌腱延长等方式而得到矫正。在切除多余的手指时，应尽量将切除手指上的血管神经束和肌腱等转移到保留的手指上，以增强保留手指的功能。

（4）在重建畸形肢体的纵轴，端正位置时，可采用楔形截骨术、旋转截骨术，但必须避免损伤骨骺。关节成形术宜到骨骺发育完全以后进行。

（刘　芸　曾凡森　宋兆普）

第二节 先天性下肢畸形的康复

先天性下肢畸形在临床较为常见，如小儿先天性髋关节畸形、先天性足畸形、先天性膝关节畸形等。

一、发育性髋关节脱位（DDH）

过去称为先天性髋关节脱位，主要是髋臼、股骨近端和关节囊等均存在发育上缺陷而致关节的不稳定，直至发展为髋关节的脱位。若矫正和恢复关节组成的正常关系，关节会随生长而正常发育，故又有作者称之为先天性髋关节发育不良。婴儿的先天性髋关节发育不良发病率从 1%～3.9% 不等。不同的种族、地区发病情况差别很大。我国六大城市对新生儿调查结果，平均发病率为 3.9%。女多于男，约为 6:1。左侧比右侧多见，双侧者较少。

【病因】

为多因素影响。遗传因素，约 20% 患儿有家族史；髋臼发育不良及关节韧带松弛；胎儿在子宫内胎位异常，承受不正常的机械性压力，影响髋关节的发育等可以引起发育性髋关节脱位。

【临床表现和诊断】

在站立前期：新生儿和婴儿临床症状常不明显，往往不能引起家长的注意。如果发现有下列体征时应考虑有发育性髋关节脱位的可能。在脱位期：患儿一般开始行走的时间较正常儿晚。单侧脱位时患儿跛行。双侧脱位时，站立时骨盆前倾，臀部后耸，腰部前凸特别明显，行走呈鸭行步态。患儿仰卧位，屈髋屈膝 90° 时，双侧膝关节不在同一平面。推拉患侧股骨时，股骨头可上下移动，似打气筒样。内收肌紧张，髋关节外展活动受限。

（1）两侧大腿内侧皮肤皱褶不对称，患侧皮皱褶加深增多。

（2）患儿会阴部增宽，双侧脱位时更为明显。

（3）患侧髋关节活动少且受限。蹬踩力量较健侧弱。常处于屈曲位，不能伸直。

（4）患侧肢体短缩。

（5）牵拉患侧下肢时有弹响声或弹响感。

【诊断】

（1）髋关节屈曲外展试验：双髋关节和膝关节各屈曲 90° 位时，正常新生儿及婴儿可外展 80° 左右。外展受限在 70° 以内时应疑有髋关节脱位。检查时若听到响声后即可外展 90° 表示脱位已复位。

（2）Allis 征：平卧位双髋屈曲 90°，双腿并拢对齐，患侧膝关节低于健侧。

（3）Ortolani 及 Barlow 试验（"弹入"及"弹出"试验）：

1）Ortolani（"弹入"）试验：新生儿仰卧位，助手固定骨盆。检查者一手拇指置于股骨内侧上段正对大转子处，其余指置于股骨大转子外侧。另一手将同侧髋、膝关节各屈 90°，并逐步外展，同时置于大转子外侧的四指将大转子向前、内侧推压，此时听到或感到"弹跳"，即为阳性。这是脱位的股骨头通过杠杆作用滑入髋臼而产生。因新生儿哭闹、乱动或内收肌挛缩时，该体征可能表现为阴性，但并不能排除脱位的存在。

2）Barlow（"弹出"）试验：患儿仰卧位，屈髋屈膝逐步内收髋关节，检查者用拇指向外、后推压，听到弹响声或感到弹跳（股骨头自髋臼脱出）；当解除推压力时，复现弹跳（股骨头自然弹回髋臼内），即为阳性。阳性结果表示髋关节不稳定，有可能脱位。对 3 个月以上的婴幼儿，不宜采用上述检查方法，以免造成损害。

（4）患侧股内收肌紧张、挛缩。

（5）超声检查：发现股骨头在髋臼外即可确诊为发育性髋关节脱位。应用此法进行普查最为方便有效。

（6）X 线检查：对疑有发育性髋关节脱位的患儿，应在出生 3 个月后（在此之前髋臼大部分还是软骨）拍骨盆正位片。X 线片上可发现髋臼发育不良，半脱位或脱位。拍摄 X 线片时，应注意对性腺防护。

（7）Trendelenburg 征（单足站立试验）呈阳性：正常情况下，用单足站立时，臀中、小肌收缩，对侧骨盆抬起，才能保持身体平衡。如果站立侧髋关节脱位，因臀中、小肌松弛，对侧骨盆不但不能抬起，反而下降。

【治疗】

本病的预后关键在于早期诊断和早期治疗。治疗方法与诊断时年龄和脱位程度有关。随年龄的增大，病理改变越重，治疗效果越差。

1 岁以内，使用带蹬吊带法。保持双髋于外展屈曲位，仅限制髋关节的伸展活动，其他活动不受限，疗程 3～6 个月。除个别髋关节内有阻碍复位因素外，绝大多数患儿都可达到复位。也有用连衣袜套法及外展位极根支具法，维持 4 个月以上。

幼儿期（1～3 岁）：对一部分轻型患儿，可采用手法整复，石膏固定。整复方法：全麻下，患儿仰卧位，患侧屈髋屈膝 90°，沿大腿长轴方向牵引，同时压迫大转子部位，使股骨头纳入髋臼内。整复后常用人字位石膏固定。

大部分患儿需手术切开复位。

3 岁以上儿童：此时脱位程度加重，骨与软组织的继发改变也较严重，手法整复难以成功，应采用手术治疗。手术的目的是增加髋臼对股骨头的包容，使股骨头与髋臼达到同心圆复位。常用的术式包括以下几种。

1. Salter 骨盆截骨术　适用于 6 岁以下，髋臼指数 <45° 的患儿。

2. Pemberton 髋臼截骨术　适用于 6 岁以上，Y 形软骨骨髓尚未闭合的儿童。通过在髋臼上缘上 1～1.5 cm 平行髋臼顶弧形截骨，将髋臼端向下撬拨改变髋臼的倾斜度，使髋臼充分包容股骨头。

3. Chiari 骨盆内移截骨术　适用于大年龄，髋臼指数大于 45°。将骨盆自髋臼上缘髂前下棘关节囊上方做内高外低截骨，然后将远端内移 1～1.5 cm，相对增加包容。

上述各种术式中，术前股骨前倾角大于 45°，脱位较高者应加作股骨转子下旋转、短缩截骨术。

二、先天性马蹄内翻足

【概述】

先天性马蹄内翻足（congenital talipes equinovarus）亦称先天性畸形足（congenital club－foot），是一种常见的先天畸形，发生率约为 1‰，男性多于女性，双侧发病约占半数。

【病因】

先天性马蹄内翻畸形的病因迄今不清，多数学者认为该畸形为胚胎早期受内、外因素的影响导致发育异常或肌力发育不平衡所致。也可能与胎儿足在子宫内位置不正有关。病理性先天性足内翻下垂，初期足内侧肌挛缩，张力增加；踝关节内后侧关节囊、韧带及腱膜肥厚、变短，以跗骨间关节为中心，导致足前部畸形：距骨间关节内收，踝关节跖屈，足前部内收内翻，跟骨略内翻下垂。随生长发育，畸形更趋严重，跟腱、胫骨后肌、趾长屈肌、踇长屈肌等肌腱及腱膜挛缩；足部外侧软组织及肌肉持续被牵拉而延伸，足外展功能渐丧失。小儿开始行走后逐渐产生骨骼畸形，距骨排列异常，足舟骨变小内移，跟骨发育异常粗大，距骨头半脱位等，严重者常合并胫骨内旋等畸形。

【临床表现】

出生后出现一侧或双侧足程度不等内翻下垂畸形。轻者足前部内收、下垂，足距面出现皱褶，背伸、外展有弹性阻力。小儿学走路后，步态不稳，跛行，用足外缘着地，畸形逐渐加重。足部及小腿肌力平衡失调，以及体重影响，足内翻下垂加重。延误治疗者畸形更明显，足前部向后内翻，胫骨内旋加重。

【诊断与鉴别诊断】

（一）诊断

本病畸形明显，很少与其他足部畸形相混淆，诊断不难。但初生儿的足内翻下垂较轻者，足前部内收、内翻尚不显著，常容易被忽略。最简便诊断法是用手握足前部向各个方向活动，如足外翻背屈有弹性阻力，应进一步检查确诊，以便早期手法治疗。晚期足内翻下垂，畸形更加明显，X 线片显示跟骨下垂，其纵轴与距骨纵轴平行，足跗骨序列紊乱。X 线检查在确定内翻、马蹄的程度以及疗效评价上具有重要意义。

（二）鉴别诊断

（1）先天性多发性关节挛缩症累及四肢多关节，畸形较固定，不易纠正，早期有骨性改变。

（2）脑性瘫痪为痉挛性瘫痪，肌张力增强，反射亢进，有病理反射，以及其他大脑受累的表现。

（3）脊髓灰质炎后遗马蹄内翻足为肌力平衡失调所致，肌有麻痹和萎缩，肌电图或体感诱发电位检查可确定腓骨肌麻痹。

【治疗】

先天性马蹄内翻足治疗的目的是矫正畸形，保持足部柔韧性和肌力。早期矫形治疗，足功能恢复较好。治疗可分为以下四个时期。

1岁以内的婴儿在医生指导下行手法扳正，复位时使患足外翻，外展及背屈，每日2次。手法应轻柔，避免损伤，矫正适度即可。畸形矫正后用柔软绷带，由足内侧面向足背外方向缠绕，固定足于矫正位。若畸形显著改善，脚的外展背屈弹性抗阻力消失，即可改换为矫形足托，维持矫正位，并持续到患儿满1周岁后。即使畸形未完全矫正，也可使痉挛的软组织变得松弛，为进一步治疗奠定良好基础。

矫形足托矫正内翻、跖屈、足跟内翻下垂，同时矫正下垂内翻内收畸形。在足矫正位，石膏管型固定。1~2岁，每2周更换1次。2~3岁，每月更换1次。

对轻型足内翻下垂畸形，如能严格遵循操作规则，多数患儿畸形能够矫正。3~10岁，对于手法治疗失败者或未经治疗的患者，可行软组织松解手术治疗。一般在10岁以前，不考虑骨骼手术。软组织手术包括以下几种。

1. **后侧松解术**　适用于足前部内收内翻畸形已矫正，跟腱有明显挛缩，术中切断肌腱，横行切开关节囊，矢状面将跟腱劈为两半，保留跟腱外侧半Z形延长。

2. **环底松解**　常与其他软组织松解或骨矫形术同时应用。

3. **后内侧松解**　适用畸形比较固定，非僵硬型，跟骨内旋不显著者。在上述后侧松解的基础上，切断距下关节后关节囊，Z形切断延长胫骨后肌腱，从跟骨后侧松解切断三角韧带浅层。

4. **后内、外侧松解**　适用于足比较僵硬，足跟内翻明显，内旋畸形者。

5. **胫前肌移位术**　适用于马蹄内翻骨性畸形已矫正，由于胫前肌肌力正常，腓骨肌明显减弱，行走时有动力性内翻，为预防内翻畸形复发，行胫前肌移位术。

软组织松解术矫正成功指标：①足可自由在各个方向被动、主动活动。②足踝关节位于小腿纵轴外展40°~50°。③足蹋面较平（原先足凹陷）。④X线检查：足纵弓及横弓基本恢复正常，跟骨纵轴与距骨纵轴形成正常角度。⑤足跟后面观略偏向外侧。软组织手术常见的并发症：①术后足在石膏内回缩或脱落，特别在年龄小、肥胖儿易发生。②创口愈合不良或石膏压疮。③畸形矫正不理想或畸形复发。

10岁以后的治疗，手法不能矫正或矫正不满意，软组织松解不能达到预期的目的，或严重足内翻下垂畸形未经治疗者，可考虑行三关节融合手术（距跟、距舟和跟骰关节），术后石膏固定，直至关节骨性融合。

（刘　芸　王红兵　宋兆普）

第十章　进行性肌营养不良的康复

【概述】

进行性肌营养不良是一类由于基因缺陷所导致的肌肉变性病，以进行性加重的肌无力和萎缩为主要临床表现。由于基因缺陷的不同，临床症状出现的早晚不同，可以早至胎儿期，也可以在成年后。肌营养不良的病程一般是进行性加重的，但疾病进展的速度快慢不一。

【病因】

关于该病的病因曾提出多种学说：血管学说认为血液循环障碍引发肌组织的梗死；神经源学说认为运动神经元功能异常导致肌变性；遗传学说认为细胞膜的遗传性异常，诱发肌酶外溢，从而让机体代谢合成更多的肌酶。目前认为遗传因素即病理基因所引起的一系列酶及生化改变在发病中起主导作用。

【临床表现】

该病分为以下类型。

1. **假肥大型肌营养不良**　X性连锁隐性遗传，基因位点在Xp21，基因的缺陷可导致骨骼肌中其编码蛋白dystrophin的缺乏，分为Duchenne和Becker两型，前者起病年龄早，病情重，进展快，dystrophin几乎缺如；后者起病年龄较迟，病情相对较良性，dystrophin量减少或有质的改变。

（1）Duchenne型（DMD）：是肌营养不良中发病率最高，病情最为严重的一型，常早年致残并导致死亡，故称为"严重型"，几乎所有患儿均为男性，女性患病极为罕见，多在3岁之后发病，可见患儿动作笨拙，跑，跳等均不及同龄小孩，因骨盆带及股四头肌等无力，致使行走缓慢，易跌倒，登楼上坡困难，下蹲或跌倒后起立费劲；站立时腰椎过度前凸，步行时挺腹和骨盆摆动呈"鸭步"样步态，仰卧起立时，必须先翻身与俯卧，以双手撑地再扶撑于双膝上，然后慢慢起立，称Gower征。随病情发展累及肩带及上臂肌时，则双臂上举无力，呈翼状肩胛，萎缩无力的肌肉呈进行性加重，并可波及肋间肌等。假性肌肥大最常见于双侧腓肠肌，因肌纤维被结缔组织和脂肪所取代，变得肥大而坚硬。假肥大也可见于三角肌，股四头肌等其他部位的肌肉。肌腱反射减弱或消失。随肌萎缩无力加重及关节活动的减少，可出现肌腱挛缩及关节强硬畸形，大约在12岁左右便不能站立和行走。不少患儿伴心肌病变，心电图多有异常，如高R波、

Q 波加深等。部分患儿智力低下，大约在 20 岁左右，患者多因呼吸衰竭、肺部感染及心力衰竭等原因而死亡。

（2）Becker 型（BMD）：与 DMD 相似，区别要点主要在于病程长，发展相对缓慢，有一段正常的生活期，故称之为"良性型"。本型一般在 5～20 岁发病，大约在出现症状后 20 余年才不能行走，四肢近端肌萎缩无力，尤以下肢明显，腓肠肌肥大常为早期征象，心肌受损及关节挛缩畸形较少见，智力一般正常，大多可存活至 40～50 岁。

2. Emery–Dreifuss 肌营养不良　是一种少见的良性 X 连锁隐性遗传病，多于 2～10 岁发病，初期常表现上肢近端及肩胛带肌无力，数年后逐渐累及骨盆带及下肢远端肌群，一般以胫骨前肌和腓骨肌无力和萎缩最为明显，少数可伴有面肌轻度无力。本型常在早期出现颈，肘，膝，踝关节挛缩。几乎所有患者均伴有不同程度的心脏损害，可由心脏传导阻滞而突然致死。

3. 面肩肱型肌营养不良（FSHD）　为常染色体显性遗传病，男女均可患病，发病年龄差异很大，一般为 5～20 岁。病变主要侵犯面肌、肩胛带及上臂肌群。面肌受累时表现面部表情淡漠，闭眼，示齿力弱，不能蹙眉、皱额、鼓气、吹哨等，由于常合并口轮匝肌的假性肥大，以致上下嘴唇增厚而微噘，同时病变会延及双侧肩胛带及臂肌群，常为不对称性，以致患者双臂不能上举，外展不能过头，出现梳头、洗脸、穿衣等困难。由于肩胛带肌萎缩无力，表现明显的翼状肩，有的表现游离肩或"衣架样肩胛"。可见三角肌、腓肠肌假性肥大，心肌受累罕见，晚期才累及骨盆带肌群，病情进展缓慢，一般预后较好。

4. 肢带型肌营养不良（LGMD）　可按遗传方式将 LGMD 分为两型：LGMD1 代表常染色显性遗传，LGMD2 代表常染色体隐性遗传；并在 LGMD1 或 LGMD2 后加字母表示不同的致病基因所导致的相应亚型，截至目前，LGMD1 分为 LGMD1A，1B 和 1C 3 种类型；LGMD2 则分 LGMD2A，2B，2C，2D，2E，2F，2G 和 2H，共 8 种类型，在 LGMD 中，90% 以上为 LGMD2。现将其中较常见的类型简述如下：

（1）LGMD1A 型：基因定位于 5q22.3～q31.3，其编码蛋白为 myotilin，多在青壮年期间发病，初期表现为四肢近端无力，逐渐累及肢体远端，后期有踝关节挛缩，病情进展缓慢，最终失去行走能力，血清 CPK 水平升高，EMG 呈肌源性损害。

（2）LGMD2A：基因定位于 15q15.1～p121.1，其编码蛋白为 calpain–3，临床严重程度不一，大部分表现较轻，发病年龄 4～15 岁，主要表现为双下肢近端无力，呈对称性，后累及肩胛带肌群，多于 30 岁左右丧失行走能力。有些患者可有腓肠肌假性肥大，但程度较轻，后期可有小腿肌挛缩，脊柱强直，血清 CPK 水平明显升高。

（3）LGMD2C（重型儿童常染色体隐性遗传性肌营养不良，SCARMD）：基因定位于 13q12，编码蛋白为 r–sarcoglycan，病情严重，部分病例有类似 DMD 的病程，其他多介于 DMD 和 BMD 之间。发病年龄为 3～12 岁，首先侵犯骨盆带肌，以后波及胸部、颈部肌，尚伴有心肌受累，一般不影响智力，多有腓肠肌假性肥大，常于 10～13 岁丧失行走能力，30～40 岁出现呼吸衰竭，血清 CPK 水平明显升高。

5. 眼咽型肌营养不良　属常染色体显性遗传性肌病，多在 40 岁左右起病，首先出现对称性眼外肌无力和（或）眼睑下垂，后逐渐表现吞咽，构音困难，进展十分缓慢，少数患者以吞咽障碍作为首发症状，尚有些患者伴有轻度的面肌、咬肌、颞肌以及肢带肌等的无力和萎缩。

6. **远端型肌营养不良** 目前已将该型肌营养不良至少分为 4 个亚型，即常染色体显性遗传Ⅰ型，Ⅱ型及常染色体隐性遗传Ⅰ型，Ⅱ型。前者多出现在欧洲，而日本报道的病例多为常染色体隐性遗传Ⅰ型和Ⅱ型。该类肌病的共同特点是：肌无力主要表现在四肢的远端，以伸肌的无力和萎缩最明显，无感觉障碍及自主神经损害的表现，肌电图为肌源性损害，其中有些类型的病理学检查与遗传性包涵体肌病相似。

7. **强直性肌营养不良** 本病为常染色体隐性遗传，致病基因定位于 19q13.3，编码蛋白为强直性肌营养不良蛋白激酶（MDRK）或称 DM－kinase（DMK）。本病的病理特点与其他类型的肌营养不良不同，肌纤维坏死和再生少见，而主要改变为肌纤维周边大量的肌浆块形成，内核肌纤维明显增多，纵切面可见核链形成。此外还可有选择性Ⅰ型纤维萎缩。因此现在有一种观点认为强直型肌营养不良在分类上不属于肌营养不良，而属强直性肌病的范畴。

8. **婴儿肌营养不良** 少见，有家族史，生后不久即发病，进展迅速，常于 2~6 岁死亡。

【发病机制】

与肌营养不良发病有关的膜结构蛋白是由多种蛋白质组成的一个大复合物，称抗肌萎缩蛋白－糖蛋白复合物（DGC），包括抗肌萎缩蛋白（dystrophin），肌营养不良聚糖复合物（由 α，β－dystroglycan 组成）、肌聚糖复合物（α，β，γ，δ－sarcoglycan）和营养合成蛋白复合物（syntrophin complex），dystrophin 的一端与肌动蛋白相联结，另一端与 β－dystroglycan 相联结，再通过 α－dystroglycan 与基底膜上的细胞外基质蛋白 α2－Laminin 相联结，在结构上起到了连接肌细胞内肌动蛋白和细胞外基质的桥梁作用，DGC 的各组成分紧密结合，相互关联可维护肌膜的稳定性和完整性，当相应的基因位点发生突变，使 DGC 某一组份发生缺陷时，如 dystrophin 或任一型 sarcoglycan 的缺乏，都会影响整个膜结构的稳定，引起肌膜损伤，进而发生一连串反应并导致肌纤维坏死。

本病早期病理变化仅见肌纤维大小不等，内核增多，病变进展期表现肌纤维结构紊乱，大小悬殊明显，在同一肌束中萎缩纤维、撕裂纤维及肥大纤维呈不规则的混杂分布，光镜下见肌纤维粗细不等，肌纤维变性，坏死，如玻璃样变性，颗粒状变性，絮状变性及吞噬现象等，肌膜核内移，排列成链状，早期可见再生纤维，晚期肌纤维消失殆尽，由脂肪及结缔组织所代替。

以上病变以 Duchenne 型（DMD）最重，其他类型变化较轻，此外，心肌也有类似改变，肌组化染色显示Ⅰ、Ⅱ两型纤维均有受累，无同型肌群化现象，其中 DMD 常表现ⅡA 纤维缺失，ⅡC 纤维明显增加，后者提示再生过程的活跃，这固然是一种对坏死纤维代偿性修复的反应，但再生能力及其速度远不及坏死的发展，故其病情仍呈进行性加重。电镜下见肌溶灶，肌质膜断裂，缺陷或完全消失，Z 线模糊，肌浆网扩张增生有空泡形成，糖原颗粒增多，线粒体变性，间质结缔组织增生，冰冻蚀刻电镜扫描发现肌纤维膜蛋白颗粒数目明显减少，此在红细胞膜内也有类似变化，应用 dystrophin 单克隆抗体对 Duchenne 型和 Becker 型患者的肌肉标本进行免疫组化染色可见肌浆膜 dystrophin 部分或完全缺失。

【辅助检查】

1. 血生化检查

（1）血清肌酸磷酸激酶（CPK）增高是重要而敏感的指标，以假性肥大型升高最明显，肢带型次之，面肩肱型轻度升高或正常，在假性肥大型的早期 CPK 增高最为显著，晚期活性下降，此外，血清肌红蛋白（Mb），丙酮酸激酶（PK）及乳酸脱氢酶（LDH）也是较敏感的指标，丙氨酸氨基转移酶（ALT）和天门冬氨酸氨基转移酶（AST）也常升高，多种酶指标的联合测定更有利于相互参照。

（2）尿肌酸测定：24h 尿液肌酸排出量增高。

2. 肌电图　提示为肌源性损害，松弛时可出现自发电位，轻收缩时运动单位电位的平均时限缩短，平均波幅降低，出现短棘波多相电位，强收缩时呈病理干扰相，峰值电压一般小于 $1000\mu V$。

3. 肌活检

（1）形态学：提示肌营养不良样改变，肌纤维大小不一，脂肪结缔组织增生，可见肌纤维坏死和再生，肌活检标本中可见散在嗜酸性肥大肌纤维，缺乏炎症细胞浸润。

（2）骨骼肌基因产物——蛋白的测定：以相应蛋白的特异性抗体，应用免疫组化技术和免疫印迹技术检测骨骼肌中相应蛋白质的分布以及其质和量的变化，如 Duchenne 型肌营养不良的骨骼肌膜 dystrophin 几乎缺如。

4. 基因检测　采取患者外周血，运用分子生物学技术，对致病基因进行直接检测或间接进行连锁分析，从 DNA 水平上进行诊断，如在 Duchenne 肌营养不良中检测外显子的缺失或其他类型的基因缺陷。

5. 超声心动和心电图　90% DMD 患者伴有心脏损害，一般心电图检查多可出现窦性心动过速，异常 R 波，V1 导联 S 波变浅，深的 Q 波，P–R 间期缩短以及束支传导阻滞等异常，Emery–Dreifuss 肌营养不良在心功能检查方面常有心肌损害，心律失常和心脏传导障碍等异常表现，而在其他类型心脏受累均较少见。

6. 骨骼肌 CT 或 MRI 检查　通过多部位骨骼肌的 CT 或 MRI 影像检查可了解骨骼肌损害的分布范围和严重程度，有助于早期诊断和提供肌活检的优选部位。

【诊断与鉴别诊断】

1. 诊断　可根据患儿临床表现及遗传方式进行诊断，辅助检查上可行相关的生化检查、肌电图和肌病理检查以及基因诊断等。

2. 鉴别诊断

（1）脊肌萎缩症少年型：由于具有类似的临床症状和体征：肌无力、肌萎缩，腱反射消失和病理征阴性，因此，DMD 肌营养不良临床需要与脊肌萎缩症的少年型进行鉴别。后者肌酸磷酸激酶水平正常，肌电图表现为失神经性改变，一般不难鉴别。

（2）肌炎：在 DMD 时，肌酸磷酸激酶显著升高是重要检查项目之一。在某些肌炎如皮肌炎时肌酸磷酸激酶也显著升高，故临床需要与之进行鉴别。首先临床表现不同，肌炎为获得性疾病，起病比较急，在发病之前患儿多数运动发育正常。其次病理改变不同，肌炎时肌活检标本可见肌纤维坏死与再生，炎症细胞浸润，而肌营养不良时多无炎症细胞浸润，突出的病理改变是肌纤维直径变异增大和脂肪结缔组织增生。

（3）眼肌型重症肌无力：有晨轻暮重表现，与眼肌型营养不良可通过新斯的明试验及低频重复刺激试验进行鉴别。

（4）线粒体肌病：需与面肩肱型、肢带型、眼肌型肌营养不良鉴别，该病可表现为不可耐受疲劳、肌无力、眼外肌麻痹，血乳酸和（或）丙酮酸增高；可通过肌活检鉴别，该病肌活检可见破碎红纤维，电镜所见线粒体大小结构异常及结晶样包涵体。

【治疗】

肌营养不良多数预后不良，最终可以导致患儿的伤残和死亡。目前，DMD 康复面临的主要问题：①肌无力；②主动/被动关节活动度的下降、软组织挛缩；③丧失移动能力，难以维持姿势；④活动能力下降；⑤脊柱侧弯的日益严重；⑥呼吸系统、心脏功能下；⑦来自自身和家庭的压力和精神打击；⑧疼痛。尚无根治方法，主要是对症和支持治疗。适当的康复训练，适时应用康复支具支撑患儿的肢体，防止变形，延长步行能力，提高呼吸功能，促进发育、家庭支持和旁人支持对患者的帮助，必要时采取措施控制疼痛程度。小剂量皮质类固醇激素可以降低肌酸磷酸肌酶水平，但不能阻止疾病的进展。基因替代治疗和小分子治疗方法仍在实验阶段，有望在将来改善疾病的预后。

（一）一般支持疗法

（1）控制体重，适度运动，避免过劳，保持肌肉功能及预防挛缩。

（2）预防感染。

（3）对症治疗：肌肉和关节的主动、被动运动及按摩。多种因素，如关节丧失全方位活动能力、静态固定于屈曲位、肌肉维持不平衡及纤维化等可导致 DMD 患儿关节伸展性减小，挛缩发生。关节挛缩的管理需要神经科、康复科、骨科医师的参与，并根据 DMD 患儿疾病所处阶段、对治疗的反应及耐受性制定个体化方案。

（4）晚期病例则需矫形外科手术。

是否行下肢关节挛缩手术目前没有明确的指导，若下肢关节出现挛缩，即使在有关节锻炼和使用夹板的情况下也可考虑手术治疗，但必须严格掌握适应证。踝关节挛缩最适合手术及支具矫正，膝关节次之，髋关节挛缩手术及支具矫正效果欠佳。手术松解或延长的髂腰肌和髋部屈肌可能进一步削弱这些肌肉功能，使得已行关节挛缩矫正术的 DMD 患儿亦无法行走。可行走 DMD 患儿，由于屈髋和腰椎前凸可部分代偿，膝、踝拉伸后，髋关节畸形常可自行纠正，手术方式多样，选择因人而异。

（二）药物治疗

1. **加兰他敏** $0.05 \sim 0.1 \, \text{mg/kg} \cdot \text{d}$，皮下或肌内注射，若有疗效，常在第 $3 \sim 4$ 周出现，4 周一疗程，可间断反复应用。

2. **肌生注射液** 400 mg/d，肌内注射，4 周一疗程，部分病例可以改善症状。

3. 免疫抑制剂　皮质类固醇、硫唑嘌呤，环孢霉素 A，可能有效。

（三）基因治疗

肌细胞移植。正常成肌细胞移植在 DMD 临床治疗上有一定的应用前景；将免疫相容的成肌细胞注射到患儿的胫前肌、肱二头肌等，发现肌纤维不同程度的 dystrophin 蛋白，而没有注射肌细胞的对照侧相同部位肌肉未显示此蛋白，注射数月后患儿肌力有不同程度增高。成肌细胞移植可能达到基因治疗的效果，而微小基因片段构建载体转染实验小鼠目前取得一定进展。

（四）康复治疗

1. 伸展、定位　主动伸展，辅助伸展，被动拉伸，使用定位器、夹板、矫形器拉伸等综合干预措施可有效伸展肌肉 - 肌腱单位，以防止或减少关节挛缩，每周 4 ~ 6 d。当站立及行走困难时，建议使用站立辅助装置。

DMD 患儿在可行走及无法行走阶段，应定期伸展踝、膝、髋关节。无法行走阶段，应定期伸展上肢，如手指屈肌和腕、肘、肩关节。其他关节伸展因人而异。

主动活动，鼓励患儿做适龄的活动。一般建议避免走、跑下坡路或蹲着，因为会导致肌肉更酸痛，也不建议做肌肉的抗阻运动，因为有因收缩引起肌肉损伤的风险。需注意不能让肌肉过度疲劳。过度疲劳的标志：运动后感到更无力持续 30 min 以上；运动后过度酸痛持续 24 ~ 48 h；严重的肌肉抽搐；肢体沉重感；持续的呼吸急促。

力量训练在 DMD 治疗中一直是个有争议的话题，很多对人体 DMD 的力量训练和运动计划的研究都对力量训练有所限制或是有很多说法。目前为止大部分的研究都是着眼于短期的力量增加而非 DMD 的长时间力量训练的活动效应。

大部分的研究发现力量训练应在早期开展，尤其在患者刚发病时，肌肉损伤最轻，此时从训练中获得良好效应最大。

目前还没有人体实验证据表明增加活动或者降低训练会导致疾病恶化，这个领域仍需要更多的研究，但已有一部分实验在营养障碍基因敲除（MDX）小鼠中进行。

根据近年来在老鼠和人体的实验研究结果，说明对于 DMD 患者尽量避免进行极限力量训练和肌肉离心性收缩运动。亚极量耐力训练（如游泳或骑车）是有益的，尤其对于年龄较小的患儿。

2. 辅助装置

（1）矫形器、定位器：站立辅助装置的联合应用可有效预防 DMD 患儿的关节挛缩。夜间使用踝 - 足矫形器（AFOs）可以预防或延缓马蹄足挛缩，适用于整个生命周期，应定制，要合脚、舒适。可行走晚期及无法行走早期的 DMD 患儿使用膝 - 踝 - 足矫形器（KAFOs）可辅助站立或短距离行走，以防止关节挛缩和畸形的发生，但不适合夜间使用。

（2）站立辅助装置：可行走晚期及无法行走早期的 DMD 患儿可能有轻度的髋、膝、踝关节挛缩，有必要使用被动站立辅助装置。无法行走晚期的 DMD 患儿如果关节挛缩不是很严重，能耐受辅助装置，可继续使用被动站立辅助装置或电动站立式轮椅。

（3）辅助装置：AFOs 限制行走时的代偿运动，增加重量及从地上爬起难度，故 DMD 患儿行走时不建议使用。可行走晚期 DMD 患儿使用 KAFOs 可延长行走能力。可行走早期 DMD 患儿超出耐力的长距离运动时，应配备一个帮助前行的手动装置；可行走晚期应配备一台具有坚实座位和靠背、能支撑脊柱正常体位、摆动式脚踏板轮椅；无法行走早期应定制一台座位具有倾斜功能的轮椅。电动轮椅的定制包括头枕、坚实的座位和靠背、躯干侧支电动倾斜、电动调节座位的高度、电动升降搁脚板（摆动或翻转式脚踏板）。此外，座位可增加气压垫，调整臀部、约束膝部内收等的定制。也有建议使用站立式轮椅。

随着上肢肌力的下降，DMD 患儿需行辅助技术的评估，如舌触控、扫描式开关、红外线触控、眼睛凝视触控等。可行走晚期及无法行走的 DMD 患儿可能需要高架托盘及含吸管水袋、电动减压床或床垫、沐浴装置、移动装置（液压器、电梯、滑板、遥控器）等。

3. 手术治疗 跟腱延长术和筋膜松解术等，联合康复治疗和矫形器治疗比单独手术治疗可明显地稳定和延长步行。无论何种手术，主动关节牵伸有助于维持关节活动度并降低它的受限度，术后康复治疗的目的是至少能独立站或行走 3~5 h/d，建议术后患者每天至少站 1 h。

（五）管理

1. 脊柱管理 未行糖皮质激素（GC）治疗的 DMD 患儿90％会有进展性脊柱侧弯，少部分会有椎体压缩性骨折，常规用法可减少脊柱侧弯的风险，但会增加椎体压缩性骨折的风险；能否减少远期脊柱侧弯的风险或延缓其出现时间尚无定论。脊柱管理包括脊柱侧弯的监测、支撑脊柱、盆腔对称性及伸展性的轮椅、椎体压缩性骨折所致疼痛的监测等。

脊柱融合术可使 DMD 患儿的脊柱变直，防止畸形进一步恶化，延缓椎体压缩性骨折所致的疼痛，改善呼吸功能。前路脊柱融合术不适合于 DMD 患儿，后路脊柱融合术适合于无法行走，脊柱侧弯 >20°，未服用 GC，且骨骼尚未成熟的 DMD 患儿；也适用于已服用 GC，脊柱侧弯继续恶化，药物治疗无效的椎体压缩性骨折所致疼痛的 DMD 患儿。单个胸 - 腰 - 骶椎的矫形术不适合于 DMD 患儿，但为减轻疼痛，不能耐受脊柱融合术的患儿可考虑。

2. 骨折管理 DMD 患儿易发生骨折，而 GC 的使用会增加其概率。可行走 DMD 患儿出现下肢严重骨折，为迅速恢复和保持行走能力而行内固定手术时，需考虑麻醉的安全性。无法行走 DMD 患儿不一定要行内固定手术，但需用夹板或石膏；其作为一种快速、安全的促进骨折愈合的保守疗法，可行走 DMD 患儿亦可使用。

3. 呼吸管理 呼吸管理的目的是及时防治并发症。随着病情的恶化，DMD 患儿呼吸肌肌力逐渐下降而出现并发症，包括：无效的咳嗽、夜间低通气、睡眠呼吸紊乱、呼吸衰竭等。

4. 心脏管理 心肌病和心律失常是 DMD 患儿最常见的心脏病，也是其死亡的主要原因。临床上，由于骨骼、肌肉系统的病变，限制了对功能不全的临床表现，如乏力、消瘦、呕吐、腹痛、睡眠障碍、日常活动无法耐受等的识别，直到疾病晚期才到心脏科就诊，导致预后不良。因此，DMD 患儿确诊时或年龄 >6 岁，应行心脏彩超等检查以评估心脏功能，若异常，及时药物治疗。ACEI 类药物作为一线用药，也可应用利尿剂等，无症状时就应开始。治疗期间应监测血压，出现高血压时需调整 GC 剂量，并积极治疗。严重心功能不全时可考虑抗凝治疗以预防血栓的发生，但不宜在早期应用。心内除颤的实用性尚无定论，心脏移植可能在将来是一个重要的治疗选择。

5. 胃肠道管理　DMD 患儿在不同年龄和不同的情况下，除了热卡、蛋白质、维生素、矿物质、水分的摄入量不足，可能会出现营养不良或肥胖。随着病情进展，可合并其他并发症，如便秘、呼吸肌相关疾病或胃排空延迟、肠梗阻所致的胃肠扩张等。疾病晚期，由于咽喉肌疲软，呼吸肌力的下降，导致吞咽困难，体重急剧下降，需行胃管注食。

6. 心理管理　DMD 是一个多脏器、系统的疾病，生物因素、社会心理因素、治疗因素均可导致 DMD 患儿的心理行为问题。DMD 患儿的社会功能如社交互往、社会判断、洞察力和分辨能力受损，导致社会分离、社会退缩、社交活动减少。可有言语障碍如语言发育、短期记忆、语音加工以及认知障碍如智力受损、学习障碍，亦可合并神经行为发育障碍如自闭症、注意缺陷多动症、强迫症，还可有抑郁症、焦虑症等；一旦出现，应进行积极的评估和干预。

7. 疼痛管理　DMD 患儿可有不同程度的疼痛，其管理应贯穿于整个生命周期。疼痛的干预包括物理治疗、姿势矫正、矫形器、轮椅和床以及药物疗法（如肌松剂、抗炎药）。药物治疗应考虑其相互作用及副反应。顽固性疼痛可考虑骨科干预。背部疼痛（尤其在 GC 治疗时）需仔细检查有无椎体骨折。

（宋丽佳　袁　博　黄新芳）

第十一章　婴儿脊髓性肌萎缩症的康复

【概述】

脊髓性肌萎缩症（spinal muscular atrophy）简称SMA，是发生在婴幼儿的一组较为常见的疾病，呈染色体隐性遗传，临床表现为广泛的肌萎缩，携带者估计约为 1∶60～1∶80。SMA 有 3 种类型：婴儿型（SMA Ⅰ 型）、中间型（SMA Ⅱ 型）、少年型（SMA Ⅲ 型）。三种类型 SMA 均有 5 号染色体长臂（5q12～q13.3）上的基因决定，带有高度的遗传同质性。尽管到目前为止，这个基因尚未分离成功，其序列也未确定，但是已发现了每间隔 4cM 的侧标记物，并已创建了包含此基因的酵母人工染色体。在婴儿型 SMA 中，大约 1/5 的患者存在遗传和散在的基因缺失。约 1/4 的病例成为 SMA Ⅰ 型变异型，约 1/2 成为 SMA Ⅱ 型，其余则成为 SMA Ⅲ 型。

婴儿型进行性脊髓性肌萎缩症 SMA Ⅰ 型由 Werdnig1891 年和 Hoffmann1893 年首先报道，故又名 Werdnig – Hoffmann 病，根据家系分析，大多数学者认为该病为常染色体隐性遗传。多由于脊髓前角细胞和脑干运动核退变而致神经根和肌萎缩，发病率 1/6 000～1/10 000，病死率居致死性常染色体隐性遗传病的第二位。

【病因】

本病病因至今尚未完全清楚。有人记述本病的常染色体显性或隐性遗传特征。不同的病例可属不同的原因：如受寒、疲劳、感染、铅中毒、外伤，还有继发于梅毒，脊髓灰质炎的报道。1990 年 Brzustowice 及 Melki 等将三型 SMA 定位于 5q11～5q13。此后不少学者在此区域找到许多与 SMA 基因紧密连锁的多态位点，为家系连锁分析提供了良好条件。1995 年 Lefebvre 及 Roy 两组实验室分别克隆分离出 2 个 SMA 候选基因，各自命名为运动神经原存活基因（SMN）及神经元凋亡抑制蛋白基因（NAIP），二者都能满足基因条件，均位于 5q13。并各有 2 个拷贝，一个位于着丝粒侧，另一个位于端粒侧，认为端粒侧具有功能。Lefebvre 等对 229 例 SMA 患者作 PCR – SSCP 分析，发现其中 98% 有 SMN Tel 外显子 7 的纯合性缺失。本病遗传方式多数为常染色体隐性遗传。

【临床表现】

临床特征主要为躯干和肢体肌无力和肌张力低。肌无力呈对称性，下肢明显重于上肢，近端重于远端，只有手和足部的小肌肉可有些许活动。受累肌肉同时发生萎缩，尽管有时会被皮下脂肪所掩盖。咽部、颈部、躯干的肌肉同样受累，心肌、平滑肌极少累及，随着病情进展，球麻痹越来越明显，舌肌萎缩和震颤也突出，腱反射减弱到消失。面部肌肉不受累，婴儿表情正常，肌跳不明显，深浅感觉正常，无智能和括约肌障碍。

本病多在出生后 2～3 月内起病，有的甚至活动正常的婴儿突然丧失肢体运动能力，发病急，进展快，常见表现双髋关节屈曲，两腿外展，膝关节屈曲如蛙腿状，重则咳声弱，哭声小，吞咽困难，因肋间肌麻痹而呈腹式呼吸。一般在出生时就表现为严重的低肌张力的婴儿，极少生存超过一年。而产后表现为肌无力的婴儿，进展较为缓慢，有些甚至可以有暂时性的好转，可能与瘫痪肌肉的成熟有关。大部分患儿在三岁内死亡，多数死于肺部感染。

本病预后不佳，56% 患者起病后一年内死亡，80% 在 4 岁内死亡。发病年龄愈小，病情发展愈快者，其预后愈差。

【发病机制】

Chon 等发现在脊髓前根的近端神经胶质细胞显著增生，此异常始于胎儿期，并导致继发性神经变性。在一些病例中，神经胶质增生亦出现在后根，且伴随着脊神经节细胞的皱缩，选择性丢失大的运动神经元，而保留其他几种类型的运动神经元，这些改变在颈髓尤为突出。另有发现在皮质脊髓束和胸、腰段脊髓的后柱脱髓鞘。目前认为以上异常现象是由于程序性细胞死亡即凋亡障碍引起。虽然调节人类运动神经元死亡和生存的因素尚未确定，但是人们已经知道运动神经元在发育过程总是按一定的顺序死亡，转移脊髓前角细胞周围的物质可促进运动神经元凋亡的正常过程。近 5 年来对本病的病因学研究作了比较深入的探讨。呈常染色体显性遗传的 SMA 基因位点在 5q11.3～13.1。这个区间包含 3 个基因：运动神经原残损 SMN 基因、神经元凋亡蛋白质基因、转录因子ⅡH 亚单位。在 SMA Ⅰ型、Ⅱ型、Ⅲ型中，已经证实了 SMN 基因的缺失、切断以及点突变。而其蛋白质没有已知的类似物，功能也未清楚。尽管基因型与表现型之间没有关联，然而大多数患者的同胞均有相同的表现型，意味着可能有另外的调节因子，其中一种调节方式另有一基因与致病基因紧密相连。一种可能是和神经元性凋亡蛋白质基因有关，因为病情越严重的患者，该基因复制越少。另一种可能是 SMN 基因相近的侧面几乎是相同的复制基因 CSMN，能产生可选择的链接形式而改变基因结构。当一个纯合子的基因缺失时，CSMN 复制的数量，加上个体或组织特异性对转录的影响，可以决定表现型，最终 SMN 基因产物的多少可决定疾病的严重程度。

本病基本病理改变为典型的神经源性肌萎缩，以大群肌分布的束性萎缩为其特征，萎缩肌纤维体积极小，相邻的有"正常"体积的肌纤维束与之分界清楚，在萎缩肌群还可见肥大肌纤维。组化染色显示Ⅰ型和Ⅱ型肌纤维簇集，表现同型肌群化现象，意味着部分前角细胞还有神经再支配的功能。脊髓（主要是颈和腰区）的前角细胞大量丢失，一些尚存细胞继续变性或被卫星细胞吞噬。脑干运动神经核，特别是舌咽神经核也受波及。皮质、锥体束、脊髓的侧角和 Clarke 柱等可正常。电镜下可见脊髓的神经纤维稀松，髓鞘松解，肌纤维体积明显缩小，肌基膜呈皱褶或重复改变，肌质膜完整，基丝及细胞器稀少，未见肌溶灶等。

【辅助检查】

1. 生化检查 血清酶在运动神经元病的鉴别诊断中起重要作用，肌酸激酶多数正常或轻度增高。在病程早期，氨基酸和肌酸的排泄正常。

2. 肌电图 肌电图可以帮助确诊运动神经元病。最有特征性的是在肌肉失神经支配的情况下，肌肉"自发"地收缩，出现肌纤维颤动和束颤。在75%的患者可纪录到上述改变，而与年龄、疾病的严重程度无关。另外，残存的运动单位波为多相波，时程和波幅都增加，后者的增加尤其显著，在肌肉用力收缩时的波幅可明显增大，被称为巨大电位。在病情较为严重的患儿，运动神经的传导速度减慢，这可能与大运动神经元优先受累有关，因为它们大都髓鞘化且有快传导的轴突。

3. 肌活检 肌活检也是一个必需的诊断手段。宜选择临床上已受累的肌肉，最好不选最早发病、损害严重的肌肉，因为此时肌肉已变性，难以辨认。最常作为活检的肌肉有肱二头肌、三角肌、股四头肌、腓肠肌。切忌在做肌电图部位附近取材进行肌活检。本病肌活检病理，可见成束的肌纤维萎缩、期间散在少数的肥大纤维，Ⅰ型和Ⅱ型肌纤维均受累。电镜检查相对较费时且非必需，因为本病镜下改变为非特异性，如，肌丝稀松，线粒体减少，并出现萎缩的嵴。

4. 基因连锁分析诊断 可行且相对可靠，亦可用于产前诊断。

【诊断及鉴别诊断】

1. 诊断要点

（1）在一岁内起病，无诱因出现四肢近端肌萎缩及肌无力，进行性加重至少半年以上。

（2）四肢呈弛缓性对称性瘫痪。

（3）Ⅶ、Ⅸ、Ⅹ、Ⅻ对脑神经损害及肋间肌麻痹。

（4）肌电图及肌活检为神经源性损害。

（5）家族史进一步支持诊断。

（6）SMN基因7~8号外显子有缺失突变可确诊。

2. 鉴别诊断

（1）弛缓性脑瘫：本病肌张力低下是由于大脑和小脑病变引起，因此患儿有明显的智力低下，深反射易引出。当提起患儿躯干，双腿迅速变硬，出现伸肌反射增强，部分患者在1~3年内出现锥体外系表现或肌张力增高。

（2）先天性肌弛缓：又名良性先天性肌张力不全症。患儿运动机能发育迟缓，部分患儿可完全康复，其余的则病情静止或进展极缓慢。患儿肌肉柔软、松弛，在一定范围内可有被动运动，自主活动比SMA Ⅰ型更突出，呼吸肌轻度受累，智力发育正常，肌电图和肌活检大致正常。

（3）先天性重症肌无力：本病重要特征是用胆碱酯酶抑制剂后患儿肌无力可缓解，肌萎缩少见，血清酶尤其是肌酸激酶显著升高。

SMA I 型尚须与 Down 综合征、脊髓灰质炎、营养不良、佝偻病、糖原累积症等鉴别。

【治疗】

目前主要是对症治疗。理疗和康复治疗，目的是减少肌痉挛，促进关节活动。患儿可用重量较轻的支架固定脊柱，以防脊柱后侧凸。鼓励及帮助患儿学习和参加部分力所能及的活动，以增加生活乐趣和强化有功能的肌肉。

1. **利鲁唑**　通过减少中枢神经系统内谷氨酸释放，减低兴奋毒性作用，推迟 ALS 患者发生呼吸功能障碍时间及延长存活期，但不能改善运动功能和肌力。适用于轻、中症患者，但价格较昂贵。成人剂量 50 mg，口服，2 次/d。不良反应有乏力、恶心、体重减轻和转氨酶增高等。

2. **维生素 E**　可能对 ALS 患者有益，许多患者经验性使用维生素 E 治疗。各种神经生长因子治疗试验正在进行中，干细胞治疗 ALS 实验和临床研究处于探索阶段。

3. **对症治疗**　如流涎多可给予抗胆碱能药如东莨菪碱、阿托品和安坦等，肌痉挛可给予安定、氯苯氨丁酸、氯唑沙宗等，应积极预防肺部感染。支架或扶车可以提高患者运动能力，被动运动和物理疗法可防止肢体挛缩。

4. **支持治疗**　对保证患者足够营养和改善全身状况颇为重要。严重吞咽困难需给予半流食，通过胃管鼻饲或经皮胃造瘘术维持正常营养和水分摄入。当患者出现呼吸困难时，呼吸支持可延长患者生命，家庭可用经口或鼻正压通气缓解症状较轻患者的高碳酸血症和低氧血症，晚期严重呼吸困难患者需依靠气管切开维持通气。新近发明的可产生人工咳嗽的呼吸装置对患者非常有益，可有效地帮助患者清理呼吸道，防止吸入性肺炎发生。

5. **中医**　以辨证治疗为主，常采用综合疗法。

（黄新芳　宋丽佳　袁　博）

第十二章　小儿手足口病后遗症的康复

【概述】

手足口病（HFMD）是由多种肠道病毒引起的常见传染病，主要病原体有柯萨奇病毒 A16 型（CoxA16）和肠道病毒 71 型（EV71）等，多发生于 5 岁以下儿童，以发热和手足口腔等部位的皮疹或疱疹为主要特征，可引起手、足、臀部皮肤皮疹和疱疹，口腔和咽部疱疹或溃疡，绝大多数患儿病情较轻，个别重症病例可出现脑炎、脑脊髓炎、脑膜炎、神经源性肺水肿和循环衰竭，病死率高，且中枢神经系统损害会出现肢体瘫痪、智力低下等不同程度后遗症，对家庭及社会造成负担。

【病因】

引起手足口病的病毒主要为小 RNA 病毒科、肠道病毒属的柯萨奇病毒 A 组 16、4、5、7、9、10 型，B 组 2、5、13 型；埃可病毒和肠道病毒 71 型，其中以 EV71 及 Cox-Al6 型最为常见。多发生于学龄前儿童，尤以 3 岁以下年龄组发病率最高。患者和隐性感染者均为传染源，主要通过消化道、呼吸道和密切接触等途径传播。

【临床表现】

潜伏期多为 2~10 d，平均为 3~5 d。

1. 普通病例表现　急性起病，发热，口腔黏膜出现散在疱疹，手、足和臀部出现斑丘疹、疱疹，疱疹周围可有炎性红晕，疱内液体较少。可伴有咳嗽、流涕、食欲减退等症状。部分病例仅表现为皮疹或疱疹性咽峡炎。多在一周内痊愈，预后良好。部分病例皮疹表现不典型，如：单一部位或仅表现为斑丘疹。

2. 重症病例表现　少数病例（尤其是小于 3 岁者）病情进展迅速，在发病 1~5 d 左右出现脑膜炎、脑炎（以脑干脑炎最为凶险）、脑脊髓炎、肺水肿、循环障碍等，极少数病例病情危重，可致死亡，存活病例可留有后遗症。

（1）神经系统表现：精神差、嗜睡、易惊、头痛、呕吐、谵妄甚至昏迷；肢体抖动，肌阵挛、眼球震颤、共济失调、眼球运动障碍；无力或急性弛缓性麻痹；惊厥。查体可见脑膜刺激征，腱反射减弱或消失，巴氏征等病理征阳性。

（2）呼吸系统表现：呼吸浅促、呼吸困难或节律改变，口唇发绀，咳嗽，咳白色、粉红色或血性泡沫样痰液；肺部可闻及湿啰音或痰鸣音。

（3）循环系统表现：面色苍灰、皮肤花纹、四肢发凉，指（趾）发绀，出冷汗，毛细血管再充盈时间延长。心率增快或减慢,脉搏浅速或减弱甚至消失;血压升高或下降。

【发病机制】

还没有完全明确手足口病的发病机制与病理,一种学说认为病毒从咽部或肠道侵入,在局部黏膜或淋巴组织中繁殖,并由局部排出,此时可引起局部症状,继而病毒又侵入局部淋巴结,并由此进入血液循环导致第一次病毒血症。病毒经血循环侵入网状内皮组织、深层淋巴结、肝、脾、骨髓等处大量繁殖并由此进入血液循环,引起第二次病毒血症,病毒可随血流进入全身各器官,如中枢神经系统、皮肤黏膜、心脏等处,进一步繁殖并引起病变。

易感者感染肠道病毒后,出现血管变态反应和组织炎症病变。当病毒累及中枢神经系统时,组织炎症较神经毒性作用更加强烈,中枢神经系统小血管内皮最易受到损害,细胞融合、血管炎性变、血栓形成可导致缺血和梗死。在脊髓索、脑干、间脑、大脑和小脑的局部组织中,除嗜神经性作用外,还存在广泛的血管周围和实质细胞炎症。

【辅助检查】

1. 实验室检查

(1) 血常规:白细胞计数正常或降低,病情危重者白细胞计数可明显升高。

(2) 血生化检查:部分病例可有轻度谷丙转氨酶(ALT)、谷草转氨酶(AST)、肌酸激酶同工酶(CK-MB)升高,病情危重者可有肌钙蛋白(cTnI)、血糖升高,C反应蛋白(CRP)一般不升高,乳酸水平升高。

(3) 血气分析:呼吸系统受累时可有动脉血氧分压降低、血氧饱和度下降,二氧化碳分压升高,酸中毒。

(4) 脑脊液检查:神经系统受累时可表现为:外观清亮,压力增高,白细胞计数增多,多以单核细胞为主,蛋白正常或轻度增多,糖和氯化物正常。

(5) 病原学检查:CoxA16、EV71等肠道病毒特异性核酸阳性或分离到肠道病毒。咽、气道分泌物、疱疹液、粪便阳性率较高。

(6) 血清学检查:急性期与恢复期血清CoxA16、EV71等肠道病毒中和抗体有4倍以上的升高。

2. 物理学检查

(1) 胸X线检查:可表现为双肺纹理增多,网格状、斑片状阴影,部分病例以单侧为著。

(2) 磁共振:神经系统受累者可有异常改变,以脑干、脊髓灰质损害为主。

(3) 脑电图:可表现为弥漫性慢波,少数可出现棘(尖)慢波。

(4) 心电图:无特异性改变,少数病例可见窦性心动过速或过缓,Q-T间期延长,ST-T改变。

【诊断与鉴别诊断】

1. 诊断标准

（1）临床诊断病例：

1）在流行季节发病，常见于学龄前儿童，婴幼儿多见。

2）发热伴手、足、口、臀部皮疹，部分病例可无发热。

极少数重症病例皮疹不典型，临床诊断困难，需结合病原学或血清学检查做出诊断；无皮疹病例，临床不宜诊断为手足口病。

（2）确诊病例：

临床诊断病例具有下列之一者即可确诊。

1）肠道病毒（CoxA16、EV71 等）特异性核酸检测阳性。

2）分离出肠道病毒，并鉴定为 CoxA16、EV71 或其他可引起手足口病的肠道病毒。

3）急性期与恢复期血清 CoxA16、EV71 或其他可引起手足口病的肠道病毒中和抗体有 4 倍以上的升高。

2. 临床分类

（1）普通病例：手、足、口、臀部皮疹，伴或不伴发热。

（2）重症病例：

1）重型：出现神经系统受累表现。如：精神差、嗜睡、易惊、谵妄；头痛、呕吐；肢体抖动，肌阵挛、眼球震颤、共济失调、眼球运动障碍；无力或急性弛缓性麻痹；惊厥。体征可见脑膜刺激征，腱反射减弱或消失。

2）危重型：出现下列情况之一者

①频繁抽搐、昏迷、脑疝。

②呼吸困难、发绀、血性泡沫痰、肺部啰音等。

③休克等循环功能不全表现。

3. 鉴别诊断

（1）其他儿童发疹性疾病：手足口病普通病例需要与丘疹性荨麻疹、水痘、不典型麻疹、幼儿急疹、带状疱疹以及风疹等鉴别。可根据流行病学特点、皮疹形态、部位、出疹时间、有无淋巴结肿大以及伴随症状等进行鉴别，以皮疹形态及部位最为重要。最终可依据病原学和血清学检测进行鉴别。

（2）其他病毒所致脑炎或脑膜炎：由其他病毒引起的脑炎或脑膜炎如单纯疱疹病毒、巨细胞病毒（CMV）、EB 病毒、呼吸道病毒等，临床表现与手足口病合并中枢神经系统损害的重症病例表现相似，对皮疹不典型者，应根据流行病学史尽快留取标本进行肠道病毒，尤其是 EV71 的病毒学检查，结合病原学或血清学检查做出诊断。

（3）脊髓灰质炎：重症手足口病合并急性弛缓性瘫痪（AFP）时需与脊髓灰质炎鉴别。后者主要表现为双峰热，病程第 2 周退热前或退热过程中出现弛缓性瘫痪，病情多在热退后到达顶点，无皮疹。

（4）肺炎：重症手足口病可发生神经源性肺水肿，应与肺炎鉴别。肺炎主要表现为发热、咳嗽、呼吸急促等呼吸道症状，一般无皮疹，无粉红色或血性泡沫痰；胸片加重或减轻均呈逐渐演变，可见肺实变病灶、肺不张及胸腔积液等。

（5）暴发性心肌炎：以循环障碍为主要表现的重症手足口病病例需与暴发性心肌炎鉴别。暴发性心肌炎无皮疹，有严重心律失常、心源性休克、阿斯综合征发作表现；心肌酶谱多有明显升高，胸片或心脏彩超提示心脏扩大，心功能异常恢复较慢。最终可依据病原学和血清学检测进行鉴别。

【治疗】

目前尚无安全有效的疫苗用于预防。

1. 普通病例

（1）一般治疗：注意隔离，避免交叉感染。适当休息，清淡饮食，做好口腔和皮肤护理。

（2）对症治疗：发热等症状采用中西医结合治疗。

2. 重症病例

（1）神经系统受累治疗：

1）控制颅内高压：限制入量，积极给予甘露醇降颅压治疗，每次 0.5 ~ 1.0 g/kg，每 4 ~ 8 h 一次，20 ~ 30 min 快速静脉注射。根据病情调整给药间隔时间及剂量，必要时加用呋塞米。

2）酌情应用糖皮质激素治疗：甲基泼尼松龙（1 ~ 2）mg/kg·d；氢化可的松（3 ~ 5）mg/kg·d；地塞米松（0.2 ~ 0.5）mg/kg·d，病情稳定后，尽早减量或停用。个别病例进展快、病情凶险可考虑加大剂量，如在 2 ~ 3 d 内给予甲基泼尼松龙（10 ~ 20）mg/kg·d（单次最大剂量不超过 1 g）或地塞米松（0.5 ~ 1）mg/kg·d。

3）酌情应用静脉注射免疫球蛋白，总量 2 g/kg，分 2 ~ 5 d 给予。

4）其他对症治疗：降温、镇静、止惊。

5）严密观察病情变化，密切监护。

（2）呼吸、循环衰竭治疗：

1）保持呼吸道通畅，吸氧。

2）确保两条静脉通道通畅，监测呼吸、心率、血压和血氧饱和度。

3）呼吸功能障碍时，及时气管插管使用正压机械通气，建议呼吸机初调参数。吸入氧浓度 80% ~ 100%，PIP 20 ~ 30 cm H_2O，PEEP 4 ~ 8 cm H_2O，f 20 ~ 40 次/min，潮气量 6 ~ 8 mL/kg。根据血气分析、X 线胸片结果随时调整呼吸机参数。适当给予镇静、镇痛。如有肺水肿、肺出血表现，应增加 PEEP，不宜进行频繁吸痰等降低呼吸道压力的护理操作。

4）在维持血压稳定的情况下，限制液体入量（有条件者根据中心静脉压、心功能、有创动脉压监测调整液量）。

5）头肩抬高 15° ~ 30°，保持中立位；留置胃管、导尿管。

6）药物应用：根据血压、循环的变化可选用米力农、多巴胺、多巴酚丁胺等药物；酌情应用利尿药物治疗。

7）保护重要脏器功能，维持内环境的稳定。

8）监测血糖变化，严重高血糖时可应用胰岛素。

9）抑制胃酸分泌，可应用胃黏膜保护剂及抑酸剂等。

10）继发感染时给予抗生素治疗。

（3）恢复期治疗：对于手足口病所致脑炎、脊髓炎引起的肢体瘫痪，日常生活中要保持肢体功能位，减少因肢体弛缓，韧带松弛引发的关节畸形。

1）药物治疗：应用中枢神经营养药物，如神经节苷脂注射液（GMI）20 mg，静脉滴注，10 d 为 1 疗程；鼠神经生长因子针 18 μg，肌注射，隔日 1 次，15 支为 1 疗程。

2）针刺治疗：针刺取穴。上肢瘫痪取肩三针、曲池、外关、合谷；下肢瘫痪取髀关、伏兔、梁丘、阳陵泉、足三里、环跳、委中、承山，三阴交、太冲；肌张力低下者给予补法，留针 30 min，肌张力增高者给予泻法，不留针，针刺 5 d，休息 2 d。

3）推拿手法：四肢先以攘、揉、拿、提等手法放松，肌张力低下者手法以快速叩击为主，配以点按阳经穴位，并附以揉按、拿捏手法，以阳明经、太阳经穴位为主，防止肌肉萎缩，提高肌力、肌张力。包括推、拿、按、摩、揉、捏、滚法，促进血液、淋巴循环，刺激肢体感受器，调节新陈代谢及神经营养功能，从而预防肌萎缩、关节僵硬；原则为先轻后重，由浅及深，由慢而快。

4）功能训练：根据患儿中枢神经系统损害的具体情况，进行针对性的功能训练。上肢进行肩关节训练（屈、伸、展、收、内外旋等），肘腕关节屈、伸训练及手内肌练习等，下肢进行髋关节屈、伸、展、收运动，膝关节进行屈、伸练习，踝、趾行背、跖屈等，并同时进行腹背肌及呼吸肌训练。在训练过程中，患者肌力原为 Ⅱ～Ⅲ级的部位以适量主动助动训练为主，对有能力的患儿增加器械辅助训练，肌力为 0～Ⅰ级的部位则以传递冲动或被动活动为主，防止废用性肌萎缩。

5）运用经颅磁刺激治疗、蜡疗、高压氧、等速肌力训练，以及肌兴奋治疗仪、脑循环治疗仪、经络导平治疗仪等低中频脉冲设备等，根据患儿的具体病情，选择性应用，以达到降低肌张力、增强肌力、改善脑功能、疏通经络的目的。

（宋丽佳　袁　博　黄新芳）

第十三章 小儿植物状态的康复

【概述】

小儿植物状态（persistent vegetative state，PVS）是一种特殊类型的意识障碍，表现为对自身和外界的认知功能完全丧失，呼之不应，不能与外界交流，有自发性或反射性睁眼，偶可发现视觉追踪，可有自发无意义哭笑，对痛刺激有回避动作，存在吮吸、咀嚼和吞咽等原始反射，大小便失禁，存在睡眠－觉醒周期。导致小儿植物状态最常见的原因是颅脑外伤或中枢神经系统感染造成的脑缺血、缺氧，在 0~6 岁小儿中发病率较高，轻者预后良好，重症多留有后遗症，如肢体功能障碍、认知障碍等。

【病因及发病机制】

1. 病因 持续性植物状态的病因，大致可分为 3 类。

（1）急性损伤：这是 PVS 的最常见原因。颅脑外伤及中枢神经系统感染最常见，包括交通事故、枪伤及产伤等。非创伤性损伤包括各种原因引起的缺氧缺血性脑病，如心跳呼吸骤停、窒息、绞死、溺水等；严重持续性低血压发作，脑血管意外，如脑出血、脑梗死、蛛网膜下隙出血等；此外还有中枢神经系统的感染、肿瘤、中毒等。

（2）变性及代谢性疾病：在儿童常见于神经节脂质沉积病，肾上腺白质营养不良、线粒体脑病、灰质变性等疾病。

（3）发育畸形：包括无脑畸形、先天性脑积水、小头畸形、脑膨出等。

2. 发病机制 植物状态的发病机制不清楚。植物状态患者主要表现为有觉醒无知觉。

植物状态觉醒主要由脑干网状上行激动系统支持。脑干网状结构的一些神经核团纤维经上行传导投射到丘脑和大脑皮层，因此，无论是脑干还是大脑半球的受损都会导致觉醒度的下降。若是头侧脑桥被盖和中脑未受损，则患者可保持觉醒状态。知觉涉及大脑皮层和皮层下多个脑区的功能整合。中央环路模型显示，丘脑中央神经元的丢失或神经冲动向大脑皮层和纹状体的传递过程受阻，会使纹状体中间型多棘神经元（MSNs）的激活减少，从而使纹状体对内侧苍白球（GPi）的抑制减弱，而内侧苍白球原本对丘脑和和脚桥核的抑制作用进一步将强，如此循环使丘脑对皮层和纹状体的兴奋作用下降，最终导致患者出现意识障碍。其他，如神经影像和电生理技术表明，额顶叶网络连接的降低与意识的丧失有关。

3. 病理 外伤性患者71%有弥漫性轴索损伤，丘脑异常者有80%，生存期大于3月者丘脑异常达96%，其他损伤包括新皮层缺血性损害和颅内血肿。非外伤性患者有64%存在新皮层的弥漫性缺血性损伤，29%局灶性损伤；而丘脑损伤则存在于所有非外伤患者中。然而两类患者中也有大脑皮层、小脑和脑干结构都正常的患者。两类患者受损最严重的是皮层下白质和（或）丘脑的主要中继核。

【临床表现】

植物状态患者的主要临床表现为自发睁眼或刺激下睁眼，但对自我和周围环境没有知觉。外周感觉刺激，如听觉、视觉、触觉等刺激不能诱导出患者随意的、有目的的行为反应；无语言表达和理解能力；保留呼吸、心跳、血压、体温、消化功能及睡眠觉醒周期；大小便失禁；保留部分脑干和脊髓反射，如视觉和听觉惊吓反应、回撤屈曲、咀嚼、吮吸反射等。还可残留一些行为片段，如扮鬼脸、哭、偶尔的发声、肢体刻板性运动等。

【辅助检查】

1. 实验室检查 包括全血常规、血糖、肝功能、肾功能、血氨、血气分析、尿液分析、尿中药物筛选。

2. 辅助检查

（1）脑电图：绝大部分PVS患者的脑电图显示广泛弥漫性多形性δ和θ波，而且当由清醒进入睡眠时常伴有背景活动的去同步化。有10%的患者在晚期出现正常脑电图，PVS时很少有典型的癫痫样活动。随着临床症状的好转，EEG中的δ和θ波相应减少，重新出现α节律。

（2）诱发电位：体感诱发电位（SEP）是PVS最敏感和最可靠的检查方法。发病后一周双侧体感诱发电位消失是意识不能恢复的重要指标。

（3）影像学检查：CT和磁共振影像（MRI）只能证明大脑灰质和白质有弥散性多灶性病变。

（4）其他辅助检查：胸片、心电图等。

【诊断及鉴别诊断】

1. 诊断标准

（1）认知功能丧失，无意识活动，不能执行指令。

（2）保持自主呼吸和血压。

（3）有睡眠－觉醒周期。

（4）不能理解或表达语言。

（5）自动睁眼或刺激下睁眼。

（6）可有无目的性眼球跟踪运动。

（7）丘脑下部及脑干功能基本保存。

如果以上症状在脑损伤后持续 1 个月以上，即可定为 PVS。

在我国诊断 PVS 暂定标准中提出：植物状态必须持续 1 个月以上方能诊断为 PVS。这种考虑是周全的和必要的，它有利于澄清目前国内临床诊断中常见的混乱。特别需要指出的是，一些有意识但视觉和听觉受到严重损伤的患者也容易被误诊为 PVS 患者。

2. 持续植物状态的概念和临床表现明确　但目前普遍存在误诊的情况，甚至有经验的神经科专家也会发生。植物状态的诊断可影响患者的治疗和护理，给社会、家庭带来巨大的影响，在法律、道德上有重要的意义。它直接关系到临床治疗效果的评价，并对研究科学有效的治疗方法有关键作用，所以医生必须高度认识误诊的严重性及产生误诊的因素。

3. 鉴别诊断

（1）闭锁综合征：闭锁综合征（locked – in syndrome）又称失传出状态（deaf transferred state）。该病由于双侧脑桥基底部病变，脑干腹侧的皮质核束和皮质脊髓束受损，而导致的缄默和四肢瘫痪，看起来很像昏迷，但实际上意识完全清楚，患者能用睁闭眼对问话做出回答。患者保持警觉，意识到自己的处境，但四肢瘫痪和眼球运动神经以下的脑神经麻痹，只能用眼的垂直运动及眨眼来示意。本症常见于由基底动脉血栓引起的脑桥梗死，其他病因有脑干肿瘤及脑桥中央髓鞘溶解（central pontine myelinolysis），严重的多发性神经病，尤其是吉兰 – 巴雷综合征、重症肌无力，以及使用神经肌肉接头阻滞药也可出现类似闭锁综合征的瘫痪状态。

（2）昏迷：是一种持续的、深度的病理性意识障碍，其特征是两眼闭合，不能唤醒。它与 PVS 的区别在于后者能醒觉而无认知，而昏迷者既不能唤醒，又无认知。

（3）脑死亡：脑死亡是脑的全部（特别是脑干）功能的持久且不可逆地丧失，特征是深度昏迷，且无自主呼吸，必须用呼吸机维持，脑干反射全部丧失。

（4）无动性缄默症：无动性缄默症（non – kinetic mutism）患者不说话、无自发活动，激励下也不动，能睁眼注视周围，对疼痛刺激无反应或仅有局部反应，大小便失禁，存在睡眠 – 觉醒周期。多处病变可引起，包括亚急性交通性脑积水、第三脑室后部及导水管肿瘤、双侧额叶病变累及扣带皮质（双侧大脑前动脉血栓）、双侧脑干上行网状结构及丘脑正中核群的局限性病变等。这类病变的共同特点是损害了接受内外环境信息的动力性网状激活系统。

【治疗】

1. 药物治疗　急性期：地塞米松、呋塞米和甘露醇合用可减轻脑水肿、降低颅内压和促进神经功能恢复。

恢复期：西药主要以脑损伤后脑组织的三大重建、促醒治疗为主，如脑蛋白水解物针、胞二磷胆碱、吡拉西坦、甲氯芬酯、美多巴、溴隐亭等；中药根据辩证分为气滞血瘀、气血两虚、痰浊闭窍、髓海空虚四型，分别以行气活血、气血双补、豁痰开窍、益肾填髓等治法立方用药。

2. 高压氧治疗 作用：使大脑内毛细血管血氧增加，改善缺血半影区的缺氧状态，促进侧支循环的生成，使神经细胞功能得以恢复。疗程：1 次/d，10~20 d 1 疗程。每两个疗程休息最短两周再继续下 1 个疗程治疗，一般治疗 4~21 个疗程。要注意高压氧的 3 大不良反应，即气压伤、氧中毒和减压病，治疗期间要严密观察并及时掌握患者的情况，谨防上述情况发生；高压氧治疗开始越早、疗程越长，效果越好。

3. 功能训练 每日可站立练习 2 h，坐位练习 4 h，站立和坐位练习时要使用支具，帮助患者在正常的位置，站立和坐位可改善患者的呼吸、循环、消化、泌尿系统功能，增强骨关节承重能力；给予关节松动训练及运动治疗，改善关节活动度，动作要轻柔，避免用力过度引起骨折及肌肉拉伤。

4. 理疗 有经颅直流电刺激、外周感觉刺激促醒疗法、脊髓电刺激、正中神经刺激、硬膜外刺激、痉挛机、经颅磁刺激治疗等。

5. 针灸 以醒神开窍为治疗原则，选督脉、心经、头部等穴位为主；脑部不同损害部位取相应的头部、耳部穴位和肢体远区穴位（常用头穴有：四神聪、神庭、本神、百会、率谷、脑户、脑空、顶颞前斜线、智三针；耳穴有：神门、肾、肝、脾、胃、心、脑、内分泌、皮质下；体穴有：督脉十三针、人中、内关、三阴交、十宣、劳宫、涌泉、水沟、风府、神门、风池、哑门、廉泉、中脘、翳风、曲池、手三里、合谷、关元、气海、悬钟、环跳、风市、元枢、大横、足三里、太冲），采用不同手法治疗（肌张力高的用弱刺激，肌张力低的用强刺激）。做头针刺激时，可同时做肢体的各关节运动和肌肉按摩，通过推拿按摩和被动活动使患者关节逐渐松动，挛缩的肢体逐渐松软，促进肢体功能恢复。

6. 穴位注射 取穴：主穴取百会、涌泉、风府、哑门；配穴：四神聪、神庭、头维、脑清（胫骨外缘，解溪穴直上 2 寸）、合谷、内关、劳宫、顶颞前斜线（前神聪至悬厘连线）、智三针（神庭与双侧本神）；用药：鼠神经生长因子、维生素 B_1、维生素 B_{12}、神经节苷脂钠、胞二磷胆碱注射液、复方丹参注射液等营养神经药物。

7. 在病情相对稳定时，尽早采用刺激性治疗 有控制地应用特殊的和强烈的感觉刺激，有计划地让患者接受自然发生的环境刺激。例如，让患者在室外感受阳光、空气；定时听亲人的录音；让患者看电视等。这些治疗能促使未受累的脑细胞进行代偿，从而弥补变性受损脑细胞的功能，改变大脑皮质的抑制状态，达到加快意识恢复的目的。

8. 音乐疗法 音乐不但可以增加脑血流量，还可影响脑神经递质的水平，使上行网状激动系统受刺激而促进意识水平的改善。音乐治疗时应为患者播放舒缓优美的乐曲，最好选择患者较喜欢的音乐。音乐的早期治疗，可使上行冲动增多，大脑皮层处于持续兴奋状态，而易于唤醒。方法：定时播放患者所熟悉的音乐，3 次/d，坚持应用。

【预后】

外伤性植物状态患者一年后死亡率为 30% ~ 50%，非外伤性高于外伤性，为 50% ~ 70%。一年后意识恢复率，外伤性约为 40% ~ 60%，非外伤性小于 20%。小儿植物状态如能及时综合康复治疗，苏醒可能性较大，意识恢复后部分留有重度残疾，能生活自理者不多，亦有少数患者可基本康复。

（刘　芸　吴　丽　班会会）

第十四章　小儿脑外伤的康复

【概述】

颅脑外伤是指致伤外力作用于头部所致的颅骨、脑膜和脑组织的机械形变，引起暂时性或永久性神经功能障碍。分为原发性损伤和继发性损伤，继发性损伤是发生在原发性损伤的基础上出现的病变，可分为闭合性和开放性。脑外伤后遗症又叫脑外伤后综合征是指脑外伤患者在恢复期以后，长期存在的一组自主神经功能失调或精神性症状。包括头痛、神经过敏、易怒、注意力集中障碍、记忆力障碍、头晕、失眠、疲劳等症状。而神经系统检查并无异常，神经放射学检查亦无阳性发现。如果这一组症状在脑外伤后3个月以上仍持续存在而无好转时，则为脑外伤后综合征。通常这类患者多为轻度或中度闭合性颅脑外伤，没有严重的神经系统损伤。

【病因】

儿童脑外伤常由于儿童在日常生活中接触利器、攀爬过高、剧烈运动等危险因素而致头部受损。此外颅脑外伤的危险因素还有：交通事故（约占50%）、运动损伤、跌倒、撞伤等。脑损伤的常见临床表现类型：单纯脑震荡、脑组织挫伤、脑撕裂伤、颅内血肿等。损伤后昏迷时间的长短常作为严重程度的指标，严重损伤的死亡率为33%～50%，15%～20%患儿伴有持久且严重的后遗症。

【临床表现】

（一）小儿颅脑外伤特点

1. 原发脑损伤较重　小儿脑组织及其膜性结构娇嫩且弹性较大，外力作用时颅骨变形或骨折、脑结构移位、脑脊液冲击作用构成脑损伤较成人程度重，因此脑功能障碍明显。

2. 全身症状明显　伤后头痛、呕吐、双目斜视（看向患侧）及躁动不安者较多，比成人更常见且严重，生命体征变化大、病情变化快也是小儿颅脑损伤的一个主要特点。主要与小儿脑血管通透性强，大量液体可在短期内由血管渗出而出现脑水肿，小儿大脑皮层、脑干网状结构机能尚未发育完全、皮层功能不稳定、兴奋易扩散有关。

3. 神经系统体征出现较迟，定位体征不多　查体时注意检查脑膜刺激征，moro反射是否存在。

4. 颅脑外伤后常出现贫血　小儿血容量相对高，与体重呈负相关，对失血的耐受力差，故少量失血即出现面色苍白甚至导致休克发生。

5. 多伴颅骨骨折　若致伤外力较小且局限，常形成凹陷性骨折，外力较大时可造成粉碎性骨折或颅缝分离，对冲性颅内血肿发生率低。

6. 预后比成年患者相对较好，痊愈率高　后遗症较成人少见，病死率低于成人颅脑损伤病死率。

（二）头皮外伤

头皮擦伤和挫伤是累及头皮表层或全层的损伤，伤面不规则，有少量出血和血清渗出，有不同程度的头皮肿胀，有时皮下有瘀血。头皮血肿可根据头皮解剖部位的深浅分为：皮下血肿、帽状腱膜下血肿和骨膜下血肿。头皮裂伤为开放性，伤情轻重不同而伤口深浅、长短不一。重者深达颅骨。因头皮血液循环丰富，故较小的伤口出血亦很多。在婴幼儿尤其注意失血情况。头皮撕脱伤多因长发或辫子卷入转动的机器中，致使头皮大片地从帽状腱膜下撕脱。有时整个头皮甚至帽状腱膜相连的额肌、颈肌和枕肌筋膜一并撕脱，亦有连同骨膜撕脱者。产伤可致新生儿头颅血肿，血肿发生于颅骨骨膜下，范围不超出颅骨缝，出生后数小时至数日出现，以后逐渐增大，6～10周内消失，柔软而有弹性，压之不凹。须与胎头水肿（先锋头，胎头先露部通过产道时软组织受挤压所致，娩出后即存在，2～3 d后消失，范围不受骨缝限制，界限不明，柔软无弹性，压之立凹）相鉴别。

（三）颅骨骨折

1. 穹窿部骨折　以额顶骨多见，其次为颞骨。以线样骨折居多，其次为凹陷骨折和骨缝哆开。①线样骨折的骨折线呈线条状，可多发。骨折线多不移位。局部头皮可有挫伤及头皮下血肿。X射线摄片可助确诊。骨折本身无临床意义，亦不需特殊治疗，但若骨折线穿过硬脑膜中动脉或静脉窦，可使其破裂而致颅内血肿。②粉碎性骨折多为钝器猛击颅部的加速性损伤或头部坠地的减速性损伤。其临床意义亦在于其引起的脑损伤、脑受压和颅内出血等并发症。③凹性骨折，系头颅坠于有尖石块或突起的地面，或较强的暴力击于头颅所致。小的凹陷性骨折常与头皮血肿相混淆，诊断依靠X射线颅片并增拍颅骨切线位片。婴幼儿颅骨较软，其凹陷骨折多呈乒乓球样凹陷。有时在婴儿哭闹颅压增高时可自行复位，半年以上不自行复位的可以考虑手术。有局部性脑受压、癫痫发作、影响美容或深度超过0.5 cm的凹陷骨折，应行手术复位。④嵌入性骨折是截面较小的钝器用力击于头颅，使骨折片脱落穿入脑内而成。临床意义在于硬膜或脑皮层血管的破裂所致的颅内血肿及脑组织盲管性损伤。无血肿并发症者亦需彻底清创。

2. 颅底骨折　属线样骨折。90%以上由穹窿部线样骨折延续到颅底所致。与穹窿部骨折相反，颅底骨折在X射线颅片上很难显示。①前颅窝底骨折的临床特点为眼睑及结膜水肿瘀血、青紫（称熊猫眼征），口鼻有血性脑脊液流出。②中颅窝底骨折时，外耳道有血性脑脊液流出，有时血性脑脊液通过耳咽管从口鼻流出。③后颅窝底骨折较少见，常在同侧颈部或枕部见到皮下瘀血斑（巴特尔氏征）。所有颅底骨折均可合并相应的颅神经损伤。

3. 小儿生长性颅骨骨折　是一种特殊类型的颅骨骨折，见于小儿，又称小儿进行性颅骨骨折。表现为小儿颅骨线样骨折后渐渐出现脑膨出。颅骨骨折线逐渐向两侧扩大，颅骨呈缺损状。

（四）脑损伤

分为：①轻型（主要包括单纯脑震荡，有或无颅骨骨折），昏迷时间在半小时以内；有轻度头痛、头晕等自觉症状；神经系统和脑脊液检查无明显改变。②中型（指轻度脑挫伤，有或无颅骨骨折及蛛网膜下腔出血，无脑受压征），昏迷时间不超过12 h，有轻度神经系统阳性体征，体温、呼吸、脉搏、血压有轻度改变。③重型（主要指广泛脑挫裂伤、广泛颅骨骨折、脑干损伤或颅内血肿），深昏迷或昏迷超过12 h以上，意识障碍逐渐加重或出现再昏迷，有明显神经系统阳性体征，体温、呼吸、脉搏、血压有明显改变。④特重型。脑原发损伤重，伤后即昏迷，去大脑强直或伴其他脏器损伤、休克等。或已有晚期脑疝，双瞳孔散大，生命体征严重紊乱或呼吸停止。颅内血肿可分为急性（伤后3 d内出现脑受压征）、亚急性（伤后3 d到3周内出现脑受压征）和慢性（伤后3周以上出现硬膜下血肿、脑实质内血肿和多发血肿）。

脑震荡的临床表现是：①原发性意识障碍，即伤后马上出现的昏迷。清醒后有嗜睡、头痛、头晕、心悸等。②逆行性健忘。不能记忆受伤当时或伤前一段时间的情况。健忘时间的长短可提示脑受伤的轻重。③植物神经系统功能紊乱。伤后有面色苍白、冷汗、瞳孔变化、血压下降、脉弱及呼吸缓慢等。随意识的改善上述症状亦会逐渐消失。但仍会有头痛、头晕、心悸、恶心、失眠和注意力不集中等。神经系统检查正常。腰穿发现脑脊液压力及成分均正常。

脑挫裂伤的临床表现为：①原发意识障碍的程度比脑震荡重，并且持续时间长。②头痛剧烈且伴呕吐。③因脑挫裂伤的部位不同而有不同的神经系统定位体征，如偏瘫、失语、偏盲和局灶性癫痫等。④植物神经系统改变。血压升高、脉缓慢，提示有脑水肿和颅内血肿等所引起的颅内压升高；应激性溃疡、高热等提示有颅压高所致下丘脑损伤。⑤蛛网膜下隙出血可表现为剧烈头痛、呕吐、脑膜刺激征阳性。

（五）脑外伤的其他表现

1. **脑外伤失语**　失语是指大脑皮质语言中枢受损后，导致的语言理解和表达能力丧失。语言障碍有多种表现形式。一个人可以仅失去理解书面语言的功能（失读），而另一个人可能无法回忆或说出某物体的名称（命名性失语），有的命名性失语患者不记得物体正确的名称，而有的人知道这个词却无法表达出来。构音障碍是指不能清晰和准确地发音。

2. **脑外伤失认**　失认是一种少见症状，能看见或感知某物体但不能把它与该物体的作用和功能联系起来。失认患者不能辨认熟悉的面孔或一些普通的物体，如勺子或铅笔，尽管他能看见，也能描述这些物体。

3. **脑外伤后癫痫**　外伤后癫痫是指脑外伤以后发生的癫痫。癫痫发作是由于大脑神经元的异常放电引起，10%的严重脑非贯通伤和40%脑贯通伤患者发生癫痫，可以在脑外伤后数年才出现。发作类型与异常放电起源的部位有关。

4. **脑震荡综合征**　脑震荡后出现短暂意识丧失，一般30 min内恢复。醒后患者对受伤当时情景和伤前片刻情况不能回忆。患者可有头痛、呕吐、眩晕、易激惹、脑外伤后遗症情绪不稳、缺乏自信、注意涣散，以及植物神经症状，如皮肤苍白、冷汗、血压下降、脉搏缓慢、呼吸浅慢等。

5. 脑外伤所致昏迷　脑外伤后会发生时间长短不一的昏迷，昏迷至恢复清醒过程，中间可有昏睡、浑浊、谵妄等。意识障碍时轻时重，呈波动性。

6. 脑外伤所致谵妄　谵妄一般由昏迷或昏睡转来。有些患者在谵妄时的行为反映病前职业特点。许多患者表现抵抗、吵闹、不合作，另一些具有攻击性。可出现恐怖性幻视，严重的患者可有混乱性兴奋，甚至强烈冲动性暴力行为。谵妄可被朦胧和梦样状态等其他意识障碍所代替。

7. 脑外伤所致遗忘综合征　其最显著的特点是遗忘基础上的虚构，患者常易激惹。其持续时间比酒精中毒性遗忘综合征要短。

8. 脑外伤所致硬膜下血肿　可在受伤后很快发生，常见头痛和嗜睡。偶尔伴有谵妄性运动性兴奋，约半数患者有视乳头水肿。慢性硬膜下血肿的特点是嗜睡、迟钝、记忆减退，严重者出现全面性痴呆症状，部分患者脑脊液压力轻度升高，蛋白定量增加，外观呈黄色。

【发病机制】

根据损伤特点，可将颅脑损伤分为局部损伤和弥漫性损伤。二者在致伤因素、损伤机制和病理表现等方面具有明显差别。另外，根据脑损伤发生的时间可以将颅脑损伤分为原发性脑损伤和继发性脑损伤，二者具有不同的病理表现。

颅脑损伤始于致伤外力作用于头部所导致的颅骨、脑膜、脑血管和脑组织的机械形变。损伤类型则取决于机械形变发生的部位和严重程度。原发性脑损伤主要是神经组织和脑血管的损伤，表现为神经纤维的断裂和传出功能障碍，不同类型的神经细胞功能障碍甚至细胞的死亡。继发性脑损伤包括脑缺血、脑血肿、脑水肿、颅内压升高等，这些病理生理学变化是由原发性损伤所导致的，反过来又可加重原发性脑损伤的病理改变。二者的发生机制不同。在局部脑损伤中，创伤导致脑挫伤和血肿的发生，从而出现颅内占位效应，导致脑移位、脑疝和继发性脑干损伤的发生。而后者则是昏迷发生的主要原因。

【辅助检查】

1. 腰椎穿刺　可以测定颅内压以明确有无颅内压增高或降低，同时能了解脑脊液是否正常。

2. 脑电图检查　有助于发现局灶性损害及有无持久性异常波形，以决定进一步的检查方向。

3. CT　扫面能够明确显示有无脑萎缩，脑积水或局限性病灶。

4. MRI　更有利于发现脑实质的微小出血点或软化灶。

5. 放射性核素检查　放射性核素脑脊液成像可以了解脑脊液循环情况。

6. 心理测验　合并精神障碍者可给予心理测验等。

【治疗】

（1）非手术治疗，予吸氧或辅助通气保证血氧稳定正常，给予脱水、激素、抗休克、预防感染及对症支持治疗，维持水、电解质平衡，必要时输少量鲜血。合并外伤性脑梗死者可予扩容、解除血管痉挛药物、促进神经功能恢复药物，慎用改善微循环药物和抗凝药。

（2）对于经非手术治疗效果不良，有明显颅高压征及脑疝倾向或已有脑疝的患儿，应尽快行外科手术治疗，清除血肿或做减压手术。

（3）继发癫痫者应抗癫痫治疗：根据发作类型选择不同的抗癫痫药物。

（4）恢复期康复。

【康复评定】

严重程度评定，利用格拉斯哥昏迷量表（GCS），睁眼情况（1~4分）、肢体运动（1~6分）、言语表达（1~5分）：小于8分为重度，9~12分为中度，13~15分为轻度。其中轻度昏迷时间应在20 min以内，中度昏迷时间在20 min到6 h之间，重度昏迷时间在6 h以上，或伤后24 h内出现意识恶化并昏迷在6 h以上。约有10%的重型颅脑外伤患者会成为持续性植物状态，可根据持续性植物状态的诊断标准来判断。

其他功能障碍评定有：认知功能障碍评定，行为障碍评定，言语障碍评定，运动功能评定及日常生活能力评定。

【康复治疗】

原则：患儿康复应为全面康复，需多专科、多中心，医疗、社区、家庭联合康复治疗。

1. 高压氧治疗　1次/d，10~20次/疗程。

2. 药物治疗　小儿脑外伤治疗与康复的首要条件及基础是有效且正确的手术处理及相关的药物治疗。对促进中枢神经细胞代谢的药物、增加脑血流量的药物及恢复神经功能的药物进行正确的选择与应用，对外伤性的癫痫能够有效地预防与治疗。

3. 运动障碍康复治疗　对患者进行运动障碍的康复疗法主要包括：关节活动训练、起坐训练、翻身训练、步行训练、平衡训练、良肢位摆放训练以及站立训练等。如果患者的肢体处于瘫痪状态，则要先对其进行床上运动训练，然后再进行坐立行走的训练，主要包括：①训练患者的坐位平衡；②训练患者起床；③训练患者坐下与起立；④训练患者站立；⑤训练患者的站立平衡；⑥训练患者的步行能力；⑦训练患者的躯干功能等。

4. 言语康复　患者在出现脑部损伤后，其与语言功能相连接的大脑皮层会受到很大的损害，造成患者在语言表达和行为理解上存在很大障碍，具体表现在失读、失语、构音障碍及失写等。对患者言语的训练，其实就是对其构音及言语功能的训练，属于一种比较特别的康复护理，其训练的主要内容有口语训练、发音训练、听语训练、阅读训练以及书写训练等。此外，指导其训练的护士还有对患者语言出现障碍的情况进行全面评价，并对患者予以心理上的疏导，使患者信心增强。对于那些失去语言能力的患者则对其进行听觉上的训练，然后在慢慢地进行书写及言语表达方面的训练。在对声音的构成方面有障碍的患者则要对其实行呼吸及松弛方面的训练，然后再逐步进行语音、发音器官及发音训练等。

5. 针灸　头皮针可选取百会、四神聪、智三针、言语一区、言语二区、运动区等穴位；普通针刺可选取曲池、手三里、血海、梁丘、足三里、三阴交等穴位，可随症加减穴位。

6. 推拿治疗　给予快速擦刮、揉捏、拍打等强刺激，逐渐恢复肌力，给予适当的关节活动，防止韧带粘连，防止肌萎缩、骨骼变形。

（刘　芸　吴　丽　班会会）

第十五章　精神发育迟滞
（智力低下）的康复

【概述】

精神发育迟滞也称为智力低下（mental retardation，MR），是指个体在发育成熟前（通常指 18 岁以前），由于精神发育迟滞、智力发育障碍或受阻，而导致的智力功能明显低于同龄水平，同时伴有社会适应困难为主要特征的一种综合征。精神发育迟缓是导致残疾的重要原因之一。在婴儿早期对本症的轻度者诊断比较困难，常常在入学后，因其智力活动较其他儿童明显落后才被发现。部分轻度患者在无特殊事件的情况下，可以适应社会，从事比较简单的工作，因而在一般人群中不被识别。

精神发育迟滞是一组由生物、心理、社会等多种因素引起的以智力发育明显落后于正常水平和适应能力缺陷为主要特征的综合征，本病可作为单一的临床征象出现，也可同时伴有其他精神障碍或躯体疾病，与其他涉及大脑发育受损的躯体疾病并存。如果已知精神发育迟滞的病因，做出诊断时应标明该病，有利于处理。

【病因】

主要有两大方面的原因引起精神发育迟滞：生物学因素和心理社会因素。

（一）生物学因素

1. 遗传及先天性因素

（1）遗传因素：

1）染色体畸变：包括染色体数目和结构的改变。数目的改变包括多倍体、非整倍体，结构的改变包括染色体断裂、缺失、重复、倒位和易位。如 Down 综合征、脆性 X 综合征、Turner 综合征等。当前，已报道的与 X 连锁精神发育迟滞（XLMR）的相关基因已超过 20 个，JARID1C 基因属于其中之一。JARID1C 基因是高度保守的 ARID 家族成员之一，它编码的蛋白质参与染色质重塑，细胞增殖与分裂，个体发育及基因转录调控等一系列生物学效应，并在脑部表达丰富，因而对神经系统的正常发育和维持正常功能具有重要作用。研究发现，该基因内的微小突变，如插入、缺失、易位等会引起精神发育迟滞，因而成为当前对精神发育迟滞及人类认知能力相关基因研究的热点之一。

2）单基因遗传疾病：如苯丙酮尿症、结节性硬化症、神经纤维瘤病、半乳糖血症、家族性小头畸形等，这些疾病常可引起智力缺损。

3）多基因遗传疾病：多基因遗传疾病为多个基因共同作用的结果。每个基因虽各自起作用，作用微小，但有积聚效应，同时加上环境因素的影响，即决定了个体的性状或疾病的易感性。如果易感性高，超过该病的阈值，就会导致该病。常见的伴有智力低下的多基因遗传病有：神经管畸形，无临床症状的智力低下，即不伴有冥想器质性特征的家族性轻型智力低下。

2. **围生期有害因素**

（1）感染：母孕期各种病毒、细菌、螺旋体、寄生虫等感染，如巨细胞病毒、风疹病毒、流感病毒、肝炎病毒、HIV病毒、弓形虫、梅毒螺旋体感染等。

（2）药物：很多药物可导致精神发育迟滞，特别是作用于中枢神经系统、内分泌和代谢系统的药物，以及抗肿瘤和水杨酸类药物。

（3）毒物：环境、食物和水被有害物质污染，如铅、汞等。

（4）妊娠期疾病和并发症：孕妇患各种疾病，如糖尿病、严重贫血、肾脏病、甲状腺疾病、先兆流产、妊娠高血压、先兆子痫、多胎妊娠等。

（5）分娩期并发症：前置胎盘、胎盘早期剥离、胎儿宫内窘迫、脐带绕颈、产程过长、产伤、早产等使胎儿颅脑损伤或缺氧。

母亲妊娠年龄偏大、营养不良、抽烟、饮酒，遭受强烈或长期的心理应激产生持续的情绪抑郁、焦虑等都可能与精神发育迟滞有关。

（6）新生儿疾病：未成熟儿、低出生体重儿、母婴血型不合所致胆红素脑病、新生儿肝炎、新生儿败血症、胎儿颅缝早闭等。

3. **出生后因素**　中枢神经系统感染，严重颅脑外伤，各种原因引起的脑缺氧，代谢性或中毒性脑病，严重营养不良，甲状腺功能低下，重金属或化学药品中毒，颅缝早闭等均可能导致精神发育迟滞。如铅是最普遍的环境中神经毒素，研究表明，儿童期血铅水平与认知缺陷有显著性联系，但不能轻易地将血铅过量作为精神发育迟滞的主要原因。

（二）心理社会因素

因为贫穷或被忽视、虐待而导致儿童早年与社会严重隔离、缺乏良性环境刺激、缺乏文化教育机会等均可导致精神发育迟滞。

【临床表现】

精神发育迟滞的主要临床表现为智力低下和社会适应困难。智力通常也称为智能，主要包括既往获得的知识、经验，以及运用这些知识和经验解决新问题、形成新概念的能力，它是在先天素质的基础上，在现实社会中通过各种形式的学习和社会实践活动而逐渐形成的。智力水平的高低以智商（IQ）来反映，智商（IQ）=（智龄/实际年龄）×100，可用多种方法予以评定。智商（IQ）低于人群均值2.0标准差（人群的IQ均值定为100，一个标准差的IQ值为15），一般IQ在70（或75）以下即为智力明显低于平均水平。适应性行为包括个人生活能力和履行社会职责两方面。临床上表现为认知、语言、情感意志和社会化等方面，在成熟和功能水平上显著落后于同龄儿童，可以同时伴有某种精神或躯体疾病，或由后者所继发。社会适应能力是人类适应日常生活、工作、家庭、社会等各方面要求所需要具备的能力，包括日常生活技能，独立生活和自给自足能力，社会交往技能和责任能力等，可用社会适应能力量表予以评定。

我国精神疾病诊断分类（CCMD－2－R）与精神障碍国际分类法（ICD－10）根据智商（intelligence quotient，IQ）将精神发育迟滞分为以下4个等级。为轻度、中度、重度、极重度与非特定的精神发育迟滞。各级临床表现如下。

（一）轻度

约占该障碍的75%～80%，智商范围为50～69，成年后智力水平相当于9～12岁正常儿童。该类患儿在婴幼儿期症状并不突出，只是说话、走路等较正常儿童略微迟缓，因此不易被识别。上学后可学会一定的阅读、书写及计算技能，但因患儿记忆力、理解力、抽象概括能力等均较差，因此，学习困难往往很明显，小学三年级后，各门功课难以及格，不能完成普通小学学业。患儿言语能力无明显障碍。在儿童少年期，可学会一般的个人生活技能，生活可自理，有较好的独立能力，并能学会一般家务劳动。成年后可学会简单的手工操作，大多数可独立生活，还可建立友谊和家庭。但因为他们应对困难能力差，在遇到不良刺激时易出现反应状态，因此，常常需要加强支持和指导。该度患儿一般无神经系统异常体征和躯体畸形，少于半数的患儿有可确定的生物学病因。

（二）中度

约占该障碍的12%，智商范围为35～49，成年后智力水平相当于6～9岁正常儿童。该类患儿在婴幼儿期言语和运动发育即明显落后于同龄正常儿童，而且，言语发育最终能够达到的水平也很有限，患儿虽然能够掌握简单生活用语，但词汇量少，言语简单。患儿记忆力、理解力、抽象概括能力均很差，虽经过长期教育训练，部分患儿可学会少许非常简单的读、写或计算，但很难适应普通小学生活，很难达到小学一、二年级的学业水平。患儿社会适应能力差，个人生活技能较早就表现出困难，如卫生习惯的养成和穿衣、进食等能力的培养。成年后不能完全独立生活，但可学会自理简单生活，在监护下可从事简单的体力劳动。该类患儿多由生物学因素引起，部分患儿伴有神经系统异常体征和躯体畸形。

（三）重度

约占该障碍的8%，智商范围为20～34，成年后智力水平相当于3～6正常儿童。该类患儿在婴幼儿期言语及运动发育较中度患儿更落后，说话、走路均很晚。言语功能受损更严重，只能学会一些简单词句，词汇贫乏。患儿记忆力、理解力、抽象概括能力均极差，难以建立数的概念，不能接受学习教育，也不会辨别和躲避危险。情感幼稚。虽经长期反复训练可学会部分简单自理技能（如自己进食），但成年后生活不能自理，终生需人照顾。该类患儿往往由显著的生物学因素所引起，并常伴有神经系统功能障碍和躯体畸形。

（四）极重度

约占该障碍的1%～5%，智商范围低于20，成年后智力水平低于3岁正常儿童。该类患儿发育极差，走路很晚，部分患儿终生不能行走；无语言或偶说简单单词。记忆力、理解力等较重度更差，不能分辨亲疏，不知躲避危险，情感反应原始，只能发出一些表达情绪和要求的尖叫或喊叫。社会适应能力极差，并且难以从教育训练中获益，完全缺乏生活自理能力，终生需人照顾。该类患儿几乎均由显著的生物学因素所引起，并常有明显的神经系统功能障碍和躯体畸形。多数患儿因严重躯体疾病等早年夭折。

除以上所述外，精神发育迟滞患儿尚常伴有听力障碍、视力障碍、运动障碍、大小便失禁、癫痫等。部分患儿存在躯体畸形和特殊的躯体特征。尚可能并发其他精神障碍，其发生率高于普通人群，这些障碍包括：行为障碍、恐惧症、强迫症、广泛焦虑障碍、儿童孤独症、精神分裂症、情感障碍、器质性精神障碍。几种常见的临床类型精神发育迟滞是由多种原因和疾病所致的一种临床现象。这里仅就某些具代表性疾病作一介绍。

【引起智力低下的疾病】

(一) 地方性克汀病 (endemic cretinism)

又称地方性呆小病。发生在地方性甲状腺肿 (endemic goiter) 流行区。我国除广西、江苏及浙江三省外亦有轻重不同的流行区。

由该病所导致的精神发育迟滞，其智力低下的程度比较严重。有资料表明，中度和重度在60%以上。临床表现大多以安静、迟钝、萎靡、活动减少者为常见，少部分性情暴躁，哭笑无常。体格发育迟缓、发育不良是本病的另一特征。患者身材矮小且不匀称，身体下部短于上部，骨骼发育迟缓，表现为骨核出现迟，发育小，掌指骨细小，不少患者合并运动功能不良，重者可见瘫痪。性发育迟缓，轻度患者性发育完全并可生育。体重低于同龄人。

地方性克汀病是可以防治的疾病，关键是早期发现，甲状腺激素对脑功能的影响在不同的年龄是不同的，如这种情况在1岁内或更早进行预防，患病率会大大降低，如未得到及早诊断和治疗，对智力发育和外形的影响可能成为永久性的。为此，应提倡病区育龄妇女注射或口服碘油，同时对新生儿进行微量脐血 T3、T4、TSH 检测，以早发现、早诊断、早治疗，使之对患者智力和外形的影响降到最少。

(二) 苯丙酮尿症 (phenylketonuria, 简称 PKU)

是一种氨基酸代谢病，是遗传缺陷所致精神发育迟滞较常见的类型。由于先天缺乏苯丙氨酸羟化酶，体内苯丙氨酸不能转化成酪氨酸而引起一系列代谢紊乱。临床表现主要为智力缺损，而且一般损害严重。但出生时往往正常，数月后即发现发育延迟。有些患者易兴奋、活动多、易激惹、烦躁不安。体格发育一般正常，但有 90% 患儿皮肤白皙、头发呈淡黄色、虹膜呈蓝色。神经系统体征见震颤、肌张力异常、共济失调、腱反射亢进，甚至瘫痪，1/4 患儿合并癫痫。80% 脑电图异常并且常在 1 岁前出现，随年龄增长发作减轻。不少儿童合并严重湿疹，尿中有特殊鼠臭味。

本症患儿的智力损害一般严重，在出生数月后即见患儿发育延迟，烦躁、易激惹、易兴奋、反应迟钝，明显的语言障碍，治疗后躯体症状可明显减轻，血苯丙酮酸浓度得到控制，头发可由黄转黑，皮肤颜色加深，烦躁与兴奋减轻，癫痫发作减轻，恢复正常，但智力低下改善不明显，若能在出生后短期内及时发现，及早予以饮食控制或低苯丙氨酸蛋白，发育可望正常。若想早期诊断，可在新生儿出生 48 h 后取足跟血滴于滤纸上，用细菌抑制法进行检测，如血中苯丙氨酸含量＞4％，可视为阳性结果，这时可进一步进行定量检查，一般＞20％诊断意义较大。另一检查方法为三氯化铁实验和2－4－二硝基苯肼试验，前者阳性反应为绿色，后者阳性反应呈黄色，一般后者较前者敏感性高些，最好两者同时作以提高敏感性。新生儿期婴儿尿呈阳性反应，所以本实验不宜用做新生儿筛查。

（三）染色体异常所致精神发育迟滞

染色体异常在精神发育迟滞的发病中占有相当重要位置。在中、重度的患儿中可达35％，轻度为8％。染色体异常的种类很多，常染色体异常引起的躯体症状和智力损害较重，性染色体引起的症状较轻，有的只部分患者涉及智力损害。

1. 先天愚型（21 三体征，Down 综合征） 是常染色体畸变的三体征中最常见的类型。占活婴的 1/600～1/500。本症其特征是特殊的外貌，极易辨认。无论人种和民族，其外貌均有相似的共同特征：双眼眶距宽，两眼外角上斜，内眦赘皮，耳位低，鼻梁低，舌体宽厚，口常半张或舌伸出口外（过去称为"伸舌样痴呆"），舌面沟裂深而多，呈"阴囊舌"，手掌厚而指短粗，末指短小，常向内弯曲或只有两指节，40％患儿有通贯掌，掌纹 atd 角大于 45°，跖纹中、踇趾球区胫侧弓状纹，踇趾与第二趾趾间距大。关节韧带松弛或肌张力低。大约 1/2 患者并发先天性心脏病。易患传染性疾病和白血病，其患病率较正常人高 20 倍。

本症患者智力虽呈中、重度损害，但大多数表现安静、温顺，为特殊教育训练提供较好条件，经过训练，在文化技能上很难达到小学 1～2 年级水平，但适应能力可有明显改善，有一定的生活自理能力和劳动能力。

由易位引起的易位型三体征，外貌特点不如三体征典型，智力损害较轻。染色体13 三体综合征、18 三体综合征，其躯体畸形严重，常不能长时期存活而早年夭折。

2. 性染色体异常

（1）先天性睾丸发育不全：又称先天性生精不能症（Klinefelter 综合征）。发病率约占男性的 0.1％，约占男性轻度精神发育迟滞的 10％，在男性不育中占 10％。临床特征为患者外貌男性，但乳房肥大（女性乳房），睾丸微小，甚至无睾丸。无精子，阴茎小，胡子稀疏，喉结不明显，性情类似女性。约 25％ 的患者表现智力低下。本病在青春期前症状不明显，故不易早期发现。对智力发育低下者进行颊黏膜细胞检查，如发现性染色质小体阳性，有助于判断。本型患者最常见的染色体组型为 47，XXY，约占本型的 80％。此外还发现 48，XXXY 及 49，XXXXY，病情则更为严重。

（2）先天性卵巢发育不全综合征：又称 Turner 综合征。发病率低，约占女性智力缺陷的 0.64％。其特征为外貌如女性，身材较矮，第二性征发育不良，卵巢缺如，无生育力，部分患者智力轻度低下，有的患者伴发心、肾、骨骼等先天畸形。本症常见的染色体组形为 45，XO，此外还有不少嵌合型。

（3）超雌：是女性多一个 X 性染色体，如 XXX 或 XO/XXX 嵌合体。患者外貌为女性，但性发育幼稚，无月经，伴有智力障碍。也有的患者性征发育良好，月经正常，有生育能力，但智力低下。本症染色体组型为 XXX 或 XO/XXX 嵌合体。

（4）脆性 X 综合征：本症在 1969 年确定为家族性连锁精神发育迟滞，其 X 染色体长臂远端有一缩窄区，位于 Xq27 或 Xq28，近来分子遗传学发现脆 X 综合征的精神发育迟滞（FMR－1）基因是由于 CCG 三核苷酸扩展重复，正常人重复小于 30，而患者达 230，还常常达到 1 000 以上。倘若大于 50 ~ 200 则可怀疑本病。

【辅助检查】

染色体检查，头颅 CT 或 MRI 检查，遗传代谢病筛查等，以尽可能做出病因学诊断。对智商影响有意义的因素共有 3 个，依次为脑电图检查结果、中枢神经系统疾病史和窒息史。智障程度与脑电图检查结果明显相关，智障越重，其与正常儿童脑电图差距越远。

【诊断】

（一）诊断标准

精神发育迟滞的诊断标准为以下三条，必须同时符合方可诊断。

（1）智力水平较同龄儿童明显低下，发育商（DQ）或智商（IQ）低于平均值 2 个标准差，一般为 IQ 低于 70；各级智商标准如下：轻度 50 ~ 69，中度 35 ~ 49，重度 20 ~ 34，极重度 20 以下。

（2）适应行为缺陷，低于同龄儿的社会文化环境所期望的标准。

（3）在 18 岁以前起病。

（二）诊断方法

1. **详细收集病史**　全面收集患儿在母孕期及围产期情况、个人生长发育史、抚养史、既往疾病史、家庭文化经济状况，以发现是否存在任何不利于患儿身体和心理发育的因素。

2. **全面的体格检查和有关实验室检查**　为精神发育迟滞病因分析中不可缺少的步骤，包括生长发育指标的检查（如身高、体重、头围、皮肤掌指纹等），有关的内分泌及代谢检查，脑电图，脑电地形图，头部 X 线、CT 及 MRI 检查，染色体分析及脆性位点检查。

3. **心理发育评估**　智力及社会适应能力的测验是诊断本病的关键。

（1）智力测验：是诊断精神发育迟滞的主要依据之一。智力测验应由训练过的专门技术人员审慎使用。在用于诊断时不应采用集体的或筛查的方法，而应运用诊断用量表进行个别性测验。常用的智力测验的工具有 4 周 ~ 3 岁的盖泽尔发育量表、4 岁 ~ 6.5 岁的韦氏学前及初小儿童智能量表、6 岁 ~ 16 岁的韦氏儿童智能量表；我国常用的社会适应量表是婴儿－初中学生社会生活能力量表，用于 6 月至 14 岁的儿童。

（2）社会适应行为评估：社会适应性行为的判断是诊断精神发育迟滞的另一个重要依据。目前，对于 4 ~ 12 岁儿童，可以采用社会适应能力量表（姚树桥等编）对患儿社会适应能力进行评估。如不适合使用，也可以用同年龄、同文化背景的人群为基准，来判断被检查者所能达到的独立生活能力和履行其社会职能的程度。还可以参考使用婴儿—初中生适应行为量表（左启华等修订）、美国智力缺陷协会编制的 AAMD 适应行为量表和 Vineland 适应行为量表。

（3）临床发育评估：在临床工作中或无条件做智力测验时，可采用临床发育评估的方法，即按照精神发育迟滞临床表现和各级发育特征评估患儿的发育水平，同样可能得到比较正确的评估。

【鉴别诊断】

1. 注意缺陷与多动障碍　由于注意力不集中影响学习和社会适应，貌似精神发育迟滞，但这些患儿病史中发育迟缓不明显，存在典型的注意缺陷与多动障碍症状，智力检查结果为正常或边缘智力水平，经改善注意力和减轻多动后，学习困难常常会有不同程度的改善。

2. 儿童孤独症　儿童孤独症常伴有精神发育迟滞，但主要有社会交往、语言交流质的损害，刻板和重复动作，强迫地坚持同一方式等怪异行为。如患儿同时符合精神发育迟滞和儿童孤独症的诊断标准，则两个诊断均需做出。对于智力发育正常的高功能孤独症患儿，因其社会适应能力较差，也易被误诊为精神发育迟滞，此时，智力测查结果有助于鉴别诊断。

3. 儿童精神分裂症　大都于7、8岁后起病，有思维不连贯、妄想、幻觉、感情淡漠等，除衰退期外，一般智力缺陷不明显。

4. 器质性精神病　有感染、中毒、外伤等病史或神经系统体征，虽伴有智能缺陷，但不像精神发育迟滞那样全面性缺陷，而在生活技能等方面障碍较轻。

【治疗】

精神发育迟滞的病因繁多，至今尚有不少病因不详，给治疗带来一定困难。但由于生物医学、遗传学及康复医学的发展，采用综合防治措施以及社会环境的改善，多数精神发育迟滞者由社会的负担变成社会的生产力量，改变了对他们发展潜力估计过低的倾向及悲观的态度。该病的治疗原则是早期发现、早期诊断、早期干预，且干预得越早，坚持的时间越长，效果就越好。

另外研究表明，精神发育迟滞儿童对家庭是一种严重的负性生活事件，康复期长，预后欠佳，易形成患儿母亲的长期心理应激和心理负担；精神发育迟滞儿童的康复训练，需要母亲付出较大的精力、体力和时间；康复治疗和照顾精神发育迟滞儿童影响家庭经济收入及母亲自身事业发展；精神发育迟滞儿童与正常儿童的差距及社会对患儿的偏见，甚至歧视；这些都会给母亲造成巨大的生活、经济和心理压力。因此，应同时关注精神发育迟滞母亲的心理健康。

（一）病因治疗

只有少数病因所致的精神发育迟滞可以进行病因治疗，如苯丙酮尿症、半乳糖血症、先天性甲状腺功能减退等。上述疾病如能早期诊断和治疗，则可防止或减轻对患儿智力的损害。

（二）对症治疗

对于精神发育迟滞共患的各种精神障碍，如活动过度、注意障碍、行为异常、情绪障碍等，或伴有癫痫等躯体疾病的患儿，可用相应的精神药物进行治疗。此外，还可用多种促进和改善脑细胞功能的药物促进患者的智力发展，如吡拉西坦及一些益智中药等。这些药物可提高脑内部分酶的活性，促进脑内葡萄糖及氨基酸的代谢，从而发挥治疗作用。对于伴有感觉和运动障碍的患儿，应加强康复训练以促进其功能的恢复。

（三）理疗治疗

1. 经颅磁刺激　通过磁脉冲非侵袭性地传送电流刺激大脑中的一个特殊区域可以改善记忆。经颅磁头环电极刺激大脑皮层，刺激脑神经、血管组织可以促进脑部血液循环，增加脑部血流量，改善和维持神经的正常兴奋性。

2. 脑循环综合治疗仪　是"BC脑细胞介入修复疗法"中的主要治疗仪器，可以明显调整患者的大脑供血，为脑损伤部位供给氧气，加速修复脑损害，促进患者的神经功能恢复，提高智力，从而为缺血、缺氧性脑瘫的非药物治疗，提供了一个新的治疗手段。

3. 经络导平治疗仪　是将传统的中医针灸原理与现代的生物电子动态平衡理论相结合，利用微电脑控制操作系统，通过皮肤电极输出高压低脉冲电刺激，选取选取百会、四神聪、智三针、颞三针等益智开窍穴位，从而达到治疗疾患的效果。

（四）针灸、穴位注射

头皮针：选取百会、四神聪、智三针、颞三针，体针可加：外关、合谷、足三里、三阴交、太冲；伴言语落后者加言语一区、言语二区；伴平衡障碍者加平衡区。

穴位注射：百会、神阙、外关、合谷、足三里、三阴交、太冲；伴言语落后者加言语一区、言语二区；伴平衡障碍者加平衡区。

（五）教育培训

由于精神发育迟滞尚无特效的药物治疗，因此，非医学措施显得更为重要。非医学措施主要包括特殊教育训练以及其他康复措施。无论何种类型、何种程度或何种年龄的患者均可施行。当然重点应是儿童，并且年龄越小，开始训练越早，效果越好。训练内容包括劳动技能和社会适应能力两大方面。按照疾病严重程度的不同，确定不同的教育训练目标。教育训练是促进患儿智力和社会适应能力发展的重要方法。教育训练的目标应随病情严重程度的不同而有所不同。对于轻度患儿，儿童阶段重点在于学会一定的读、写、计算，并学会生活自理、日常家务、乘车、购物、社会规则等；青少年期则重点在于职业培训，以使患儿学会一定的非技术性或半技术性职业技能，以达到成年后独立生活、自食其力的目的。对于中度患儿，重点应在于生活自理能力的培养，以使患儿学会生活自理或部分自理，并能在他人指导照顾下进行简单劳动。对于重度、极重度患儿，虽然患儿难以接受教育训练，但仍应进行长期训练，以使患儿学会自行进食和简单卫生习惯。在理论上我们主要基于感觉统合疗法、刺激法、神经发育疗法（Bobath法）、本体感觉促进法（PNF法）等。治疗形式采用儿童易于接受的游戏形式，有目的地对患儿进行训练。

另外在实际操作时应从实际出发与家长共同制订有针对性的学习计划。康复治疗师灵活应用各种形式多样的教具和教学资源，使教学趣味化，指导家长根据学习目标，利用实际事例及日常生活中的有关资料为教材，利用户外活动和游戏方式灵活变通地完成教学计划。

（六）心理治疗

对于精神发育迟滞患者来说，心理治疗的目的并不在于促进患者的智力发展，而在于解决患者的内心冲突，增强患者能力，促进患者独立。已有研究报道，只要精神发育迟滞患者具有基本的言语或非语言交流能力，就能够从各种不同形式的心理治疗中获益。心理治疗的形式包括：支持治疗、认知疗法、精神分析治疗、小组治疗、家庭治疗等。心理治疗的原则与同等发育水平的智力正常儿童相同。但在充分考虑患儿的发育水平之时，还要有更多的支持性气氛，每次治疗的时间应短些，治疗的次数应多些。

【预防】

精神发育迟滞一旦发生难以逆转，因此应重在预防。监测遗传性疾病、做好围生期保健、防止和尽早治疗中枢神经系统疾病是预防的重要措施。一些发达国家依据专门的法律，对所有新生儿实施几种遗传代谢疾病的血液生化筛查，为早期预防和治疗提供了条件。

（一）一级预防

1. 做好婚前检查、孕期保健和计划生育　坚持常规的产前检查，预防难产、急产，在边远地区，尤其要预防婴幼儿中枢神经系统的损伤和感染。建议在地方性甲状腺肿流行区给早孕妇女投碘，对新生儿进行微量脐血 T3、T4、TSH 水平检测，对可疑者进行监测，以防止地方性克汀病的发生。

2. 预防遗传性疾病的发生　若父母中已有人患明显的遗传病或子女中已有遗传性疾病者，或高龄初产妇，可进行遗传咨询，必要时进行产前诊断，如确诊胎儿有遗传性疾病，可及时终止妊娠，为及早发现某些先天性代谢缺陷疾病，对新生儿给予 Guthite 细菌抑制试验，目的在于检出可疑病例再做一步诊断，避免出生第二胎患儿。

（二）二级预防

症状前诊断及预防功能残废。

（1）运用儿童发展心理学的知识和技术对婴幼儿定期进行检查，对可疑患儿进行定期访视及早期干预。

（2）对社会文化或心理社会因素为主要原因的精神发育迟滞患儿及时进行强化教育训练。

（3）积极防治各类精神发育迟滞儿童的情绪及行为障碍。要向父母和教师普及精神发育迟滞疾病知识，使他们熟悉患儿在不同的时期内可能出现什么样的心理和神经疾病，以及一般的处置方法。

（三）三级预防

减少残疾，提高补偿能力。主要包括对患者的行为和生活辅导，特殊的教育和训练，以及咨询服务，以帮助克服患者在行为和个性问题上表现出来的困难，对合并肢体功能障碍或其他畸形者进行对症处理，为其以后参与社会生活及就业提供条件。在教育训练中，要注意结构化、个别化教学，以提高生活自理能力和生存能力为训练培养的主要目标，并且要有意识地进行伤残人权益及法制观念的教育，使他们了解维护自己合法权益的可能途径和手段。

（李尉萌　许文莉　宋毅鹏）

第十六章　孤独症谱系障碍的康复

【概述】

孤独症谱系障碍（autism spectrum disorders，ASD）是一类广泛性发育障碍，以社会交往及交流障碍、兴趣狭窄、刻板与重复行为为主要特点。2013 年，美国精神医学协会发布了第五版精神障碍诊断与统计手册（DSM－5），已将儿童孤独症、Asperger 综合征、未分类的广泛性发育障碍统称为 ASD。20 世纪 80 年代以前，ASD 被认为是一种罕见病，近几十年以来，ASD 的发病率显著上升，最新美国由孤独症和发育残疾监控网（ADDM）发布的数据表明，2010 年美国 ASD 的患病率为 14.7/1 000，相当于 68 例儿童中即有 1 例为 ASD 患儿。据世界卫生组织统计，大约有 60 万到 180 万的孤独症儿童在中国。中国公益研究院 2012 年发布的《中国自闭症儿童现状分析报告》显示，目前中国自闭症患儿数约 164 万人，并且仍有很多潜在患者尚未被识别。当前《中国自闭症儿童发展状况报告》的数据显示，截至 2014 年末，我国孤独症病患可能超过 1 000 万，0～14 岁儿童病患的数量可能超过 200 万。据中国残联提供的数据，我国学龄前孤独症儿童就有 60 万。ASD 患儿的环境适应能力、与人沟通交流能力及自我照顾能力均较差，有的需要终身照顾，不能回归社会，因此加重了相关家庭及整个社会的负担，目前已引起了社会各界的关注，2006 年，儿童孤独症已于全国第二次残疾人抽样调查残疾标准中被纳入精神残疾的范畴，该病若不能尽早发现并给予早期干预治疗，将成为精神残疾中预后最差的疾病。

【病因】

儿童孤独症谱系障碍是由多种因素导致的、具有生物学基础的心理发育性障碍，是带有遗传易感性的个体在特定环境因素作用下发生的疾病。孤独症谱系障碍主要是大脑结构异常及整个大脑网络功能异常所致，尽管对孤独症谱系障碍的病因有各种各样的假说，但确切的病因至今尚未明了，可能涉及如下几个方面：①遗传学研究；②脑神经功能障碍的研究；③脑结构影像学研究；④神经生物化学研究；⑤孕产期病变的研究；⑥感染及免疫学研究；⑦社会心理因素；目前认为是外部环境因素（母体疾病、孕早期受致畸原影响、母亲生育年龄＞29、孕期经常使用电脑、围产期损伤等）与遗传因素共同作用致病，其中遗传因素起主导作用。还有少数学者报道与免疫功能紊乱有关，但未被主流医学所认可。

【临床表现】

1. 起病年龄 儿童孤独症谱系障碍起病于3岁前，其中约2/3的患儿出生后逐渐起病，约1/3的患儿经历了1~2年正常发育后退行性起病。

2. 临床表现 儿童孤独症谱系障碍症状复杂，但主要表现为以下3个核心症状。

（1）社会交往障碍：儿童孤独症谱系障碍患儿在社会交往方面存在质的缺陷，他们不同程度地缺乏与人交往的兴趣，也缺乏正常的交往方式和技巧。具体表现随年龄和疾病严重程度的不同而有所不同，以与同龄儿童的交往障碍最为突出。

1）婴儿期：患儿回避目光接触，对他人的呼唤及逗弄缺少兴趣和反应，没有期待被抱起的姿势或抱起时身体僵硬、不愿与人贴近，缺少社交性微笑，不观察和模仿他人的简单动作。

2）幼儿期：患儿仍然回避目光接触，呼之常常不理，对主要抚养者常不产生依恋，对陌生人缺少应有的恐惧，缺乏与同龄儿童交往和玩耍的兴趣，交往方式和技巧也存在问题。患儿不会通过目光和声音引起他人对其所指事物的注意，不会与他人分享快乐，不会寻求安慰，不会对他人的身体不适或不愉快表示安慰和关心，常常不会玩想象性和角色扮演性游戏。

3）学龄期：随着年龄增长和病情的改善，患儿对父母、同胞可能变得友好而有感情，但仍然不同程度地缺乏与他人主动交往的兴趣和行为。虽然部分患儿愿意与人交往，但交往方式和技巧依然存在问题。他们常常自娱自乐，独来独往，我行我素，不理解也很难学会和遵循一般的社会规则。

4）成年期：患者仍然缺乏社会交往的兴趣和技能，虽然部分患者渴望结交朋友，对异性也可能产生兴趣，但是因为对社交情景缺乏应有的理解，对他人的兴趣、情感等缺乏适当的反应，难以理解幽默和隐喻等，较难建立友谊、恋爱和婚姻关系。

（2）交流障碍：儿童孤独症谱系障碍患儿在言语交流和非言语交流方面均存在障碍。其中以言语交流障碍最为突出，通常是患儿就诊的最主要原因。

1）言语交流障碍：①言语发育迟缓或缺。如患儿说话常常较晚，会说话后言语进步也很慢。起病较晚的患儿可有相对正常的言语发育阶段，但起病后言语逐渐减少甚至完全消失。部分患儿终生无言语。②言语理解能力受损。患儿言语理解能力不同程度受损，病情轻者也多无法理解幽默、成语、隐喻等。③言语形式及内容异常。对于有言语的患儿，其言语形式和内容常存在明显异常。患儿常存在即刻模仿言语，即重复说他人刚才说过的话；延迟模仿言语，即重复说既往听到的言语或广告语；刻板重复言语，即反复重复一些词句、述说一件事情或询问一个问题。患儿可能用特殊、固定的言语形式与他人交流，并存在答非所问、语句缺乏联系、语法结构错误、人称代词分辨不清等表现。④语调、语速、节律、重音等异常。患儿语调常比较平淡，缺少抑扬顿挫，不能运用语调、语气的变化来辅助交流，常存在语速和节律的问题。⑤言语运用能力受损。患儿言语组织和运用能力明显受损，患儿主动言语少，多不会用已经学到的言语表达愿望或描述事件，不会主动提出话题、维持话题，或仅靠其感兴趣的刻板言语进行交流，反复诉说同一件事或纠缠于同一话题。部分患儿会用特定的自创短语来表达固定的含义。

2）非言语交流障碍：儿童孤独症谱系障碍患儿常拉着别人的手伸向他想要的物品，但是其他用于沟通和交流的表情、动作及姿势却很少。他们多不会用点头、摇头及手势、动作表达想法，与人交往时表情常缺少变化。

（3）兴趣狭窄和刻板重复的行为方式：儿童孤独症谱系障碍患儿倾向于使用僵化刻板、墨守成规的方式应付日常生活；具体表现如下。

1）兴趣范围狭窄：患儿兴趣较少，感兴趣的事物常与众不同。患儿通常对玩具、动画片等正常儿童感兴趣的事物不感兴趣，却迷恋于看电视广告、天气预报、旋转物品、排列物品或听某段音乐、某种单调重复的声音等。部分患儿可专注于文字、数字、日期、时间表的推算、地图、绘画、乐器演奏等，并可表现出独特的能力。

2）行为方式刻板重复：患儿常坚持用同一种方式做事，拒绝日常生活规律或环境的变化。如果日常生活规律或环境发生改变，患儿会烦躁不安。患儿会反复用同一种方式玩玩具，反复画一幅画或写几个字，坚持走一条固定路线，坚持把物品放在固定位置，拒绝换其他衣服或只吃少数几种食物等。

3）对非生命物体的特殊依恋：患儿对人或动物通常缺乏兴趣，但对一些非生命物品可能产生强烈依恋，如瓶、盒、绳等都有可能让患儿爱不释手，随时携带。如果被拿走，则会烦躁、哭闹、焦虑不安。

4）刻板重复的怪异行为：患儿常会出现刻板重复、怪异的动作，如重复蹦跳，拍手，将手放在眼前扑动和凝视，用脚尖走路等。还可能对物体的一些非主要、无功能特性（气味、质感）产生特殊兴趣和行为，如反复闻物品或摸光滑的表面等。

（4）其他表现：除以上核心症状外，儿童孤独症谱系障碍患儿还常存在自笑、情绪不稳定、冲动攻击、自伤等行为。认知发展多不平衡，音乐、机械记忆（尤其文字记忆）、计算能力相对较好甚至超常。多数患儿在 8 岁前存在睡眠障碍，约 75% 的患儿伴有精神发育迟滞，64% 的患儿存在注意障碍，36%～48% 的患儿存在过度活动，6.5%～8.1% 的患儿伴有抽动秽语综合征，4%～42% 的患儿伴有癫痫，2.9% 的患儿伴有脑瘫，4.6% 的患儿存在感觉系统的损害，17.3% 的患儿存在巨头症。以上症状和伴随疾病使患儿病情复杂，增加了确诊的难度，并需要更多的治疗和干预。

【发病机制】

儿童孤独症谱系障碍的发病机制至今尚不明了，最新报道显示，孤独症谱系障碍的共性认知机制是由患者存在社会认知缺陷所致，这种缺陷存在于相对特定的脑神经网络。有关研究提示，孤独症谱系障碍可能是由多种易感基因组合与环境结因素共同作用而发生的遗传性障碍，脆性 X 综合征、结节性硬化、苯丙酮尿症及唐氏综合征与孤独症谱系障碍有相关性，该类患儿均存在明显的孤独症谱系障碍症状。对单卵双生子交互行为的遗传结构研究发现，单卵双生子同患率为 60%，而在同性异卵双生子中同病率低于 10%，提示孤独症谱系障碍的发病存在遗传学基础。研究显示，患儿家长在遗传过程中传下带缺陷的基因是患病决定因素，即患儿父 7 号染色体、患儿母亲 15 号染色体上携带孤独症谱系障碍基因。报道提示，某些导致巨颅的基因也会增加患孤独症谱系障碍的危险，在美国遗传学会人类遗传学 2003 年年会上认为，儿童孤独症谱系障碍发病可能与 7q 上 ENGAILED2 基因异常有关。近年研究还发现，在我国汉族人群中下丘脑后叶接受基因与孤独症谱系障碍有关联。

有研究表明，部分患儿脑部结构存在一定异常，如脑白质相对较大，而大脑皮质和丘脑相对较小，气脑照影、CT 和 MRI 的研究还发现，患儿左侧脑室颞叶角有扩大现象，右侧脑室和及第四脑室有扩大，大部分孤独症谱系障碍患者小脑 VI、VII 蚓叶的正中矢状面面积比正常对照组小，而小部分患者亦存在小脑发育异常等病理现象，表明孤独症谱系障碍是一种异源性障碍。通过 MRI 的研究发现，大脑正中矢状面面积、大脑总体积、脑组织和左右侧脑室体积均显著大于对照组，胼胝体体积明显小于对照，印证了孤独症谱系障碍患儿巨颅的表型特征。单光子发射计算机断层扫描（SPECT）研究发现，患儿局部脑血流灌注降低，尤以小脑半球和丘脑最常见，基底核及顶、颞叶大脑皮质也有异常，部分患儿存在脑瘫、先天性风疹、脑炎、严重脑内出血及各种形式的癫痫，提示孤独症谱系障碍与脑器质性病变相关。

通过研究发现，孤独症谱系障碍患者可能存在免疫学功能的异常，免疫学研究的慢病毒感染学说认为，免疫功能缺陷的个体易感染病毒而造成中枢神经系统永久性的损害，从而导致孤独症谱系障碍的发病。研究表明，孤独症谱系障碍患儿在暴露于低量内毒素后，肿瘤坏死因子 $-\alpha$、IL -4、IL -5 和 IL -10 中至少有一种水平较高，并发现有 75%～80% 患儿对大豆、牛奶、小麦在内食物蛋白产生 T 细胞反应。

神经生物学方面的研究提示，在约 1/3 的孤独症谱系障碍及其一级亲属中全血或血小板 5 – HT 水平升高，提示可能是孤独症谱系障碍的一个生化易感性标记。Chugani 等研究发现，孤独症谱系障碍儿童的齿状核 – 丘脑 – 皮质通路 5 – HT 合成能力的发育过程有别于正常儿童。

有研究发现，孤独症谱系障碍可能与某些金属代谢异常有关。美国学者 Holms 等的一项研究推测，孤独症谱系障碍儿童可能存在汞代谢紊乱，不能正常吸收或排泄汞，对孤独症谱系障碍患儿血中铜、锌比例测定的研究提示，患儿可能存在参与到神经元发育、重金属解毒及某些免疫应答过程的金属硫因障碍，从而影响铜、锌及其他金属的代谢。

研究发现，患儿发病前曾有较长时间离开父母由他人抚养，可能因情感需要得不到充分满足致使亲情缺失，形成孤僻、独处的性格；家庭过分溺爱孩子，可能会抑制孩子语言、行为的自然发展；家长对孩子采取打骂、惩罚等粗暴教养方式或放任自流，可能与孤独症谱系障碍儿童发生情绪障碍或攻击、自伤等行为有关。长期处在单调环境中的儿童，往往会重复动作来进行自我刺激，而对外界环境不发生兴趣。

一项针对儿童孤独症谱系障碍的临床及危险因素的研究显示，患儿父亲的生育年龄与孤独症谱系障碍行为评定量表（ABC）总分及交往因子分呈正相关，患儿母亲的生育年龄与生活自理因子分呈正相关，提示父母的生育年龄不宜过大。

【辅助检查】

可根据临床表现有针对性地选择实验室检查，包括电生理检查（如脑电图、诱发电位）、影像学检查（如头颅 CT 或磁共振）、遗传学检查（如染色体核型分析、脆性 X 染色体检查）、代谢病筛查、血生化、甲状腺功能测定和智力测试等。

【诊断与鉴别诊断】

1. **诊断** 儿童孤独症谱系障碍主要通过询问病史、精神检查、体格检查、心理评估和其他辅助检查，并依据诊断标准做出诊断。

（1）询问病史：首先要详细了解患儿的生长发育过程，包括运动、言语、认知能力等的发育。然后针对发育落后的领域和让家长感到异常的行为进行询问，注意异常行为出现的年龄、持续时间、频率及对日常生活的影响程度。同时，也要收集孕产史、家族史、既往疾病史和就诊史等资料。问诊要点如下。

1）目前孩子最主要的问题是什么？何时开始的？

2）言语发育史：何时对叫他/她名字有反应？何时开始牙牙学语，如发单音"dada，mama"？何时能听懂简单的指令？何时能讲词组？何时能讲句子？有无言语功能的倒退？有无语音语调上的异常？

3）言语交流能力：是否会回答他人提出的问题？是否会与他人主动交流？交流是否存在困难？有无自言自语、重复模仿性言语？有无叽叽咕咕等无意义的发音？

4）非言语交流能力：是否会用手势、姿势表达自己的需要？何时会用手指指物品、图片？是否有用非言语交流替代言语交流的倾向？面部表情是否与同龄儿童一样丰富？

5）社会交往能力：何时能区分亲人和陌生人？何时开始怕生？对主要抚养人是否产生依恋？何时会用手指点东西以引起他人关注？是否对呼唤有反应？是否回避与人目光对视？会不会玩过家家等想象性游戏？能不能与别的小朋友一起玩及如何与小朋友玩？会不会安慰别人或主动寻求别人的帮助？

6）认知能力：有无认知能力的倒退？有无超常的能力？生活自理能力如何？有无生活自理能力的倒退？

7）兴趣行为：游戏能力如何？是否与年龄相当？是否有特殊的兴趣或怪癖？是否有活动过多或过少？有无重复怪异的手动作或身体动作？有无反复旋转物体？有无对某种物品的特殊依恋？

8）运动能力：何时能抬头、独坐、爬、走路？运动协调性如何？有无运动技能的退化或共济失调？

9）家族史：父母或其他亲属中有无性格怪僻、冷淡、刻板、敏感、焦虑、固执、缺乏言语交流、社会交往障碍或言语发育障碍者？有无精神疾病史？

10）其他：家庭养育环境如何？是否有过重大心理创伤或惊吓？是否上学或幼儿园？在校适应情况？是否有过严重躯体疾病？是否有因躯体疾病导致营养不良、住院或与亲人分离的经历？有无癫痫发作？有无使用特殊药物？是否偏食？睡眠如何？

（2）精神检查：主要采用观察法，有言语能力的患儿应结合交谈。检查要点如下。

1）患儿对陌生环境、陌生人和父母离开时是什么反应？

2）患儿的言语理解及表达的发育水平是否与年龄相当？有无刻板重复言语、即时或延迟模仿性言语以及自我刺激式言语？是否能围绕一个话题进行交谈以及遵从指令情况？

3）患儿是否回避与人目光对视？是否会利用手势动作、点摇头或其他动作、姿势及面部表情进行交流？

4）患儿是否有同理心？如父母或检查者假装受伤痛苦时患儿是否有反应？是什么反应？

5）患儿是否对玩具及周围物品感兴趣？玩具使用的方式以及游戏能力如何？

6）患儿是否有刻板动作、强迫性仪式性行为以及自伤行为？

7）患儿智能发育的水平是否与年龄相当？是否有相对较好或特殊的能力？

（3）体格检查：主要是躯体发育情况，如头围、面部特征、身高、体重、有无先天畸形、视听觉有无障碍、神经系统是否有阳性体征等。

（4）心理评估：

1）常用筛查量表：①孤独症谱系障碍行为量表（ABC）。共57个项目，每个项目4级评分，总分≥31分提示存在可疑孤独症谱系障碍样症状，总分≥67分提示存在孤独症谱系障碍样症状，适用于8个月~28岁的人群。②克氏孤独症谱系障碍行为量表（CABS）。共14个项目，每个项目采用2级或3级评分。2级评分总分≥7分或3级评分总分≥14分，提示存在可疑孤独症谱系障碍问题。该量表针对2~15岁的人群，适用于儿保门诊、幼儿园、学校等对儿童进行快速筛查。

当上述筛查量表结果异常时，应及时将儿童转介到专业机构进一步确诊。

2）常用诊断量表：儿童孤独症评定量表（CARS）是常用的诊断工具。该量表共15个项目，每个项目4级评分。总分<30分为非孤独症，总分30~36分为轻至中度孤独症，总分≥36分为重度孤独症。该量表适用于2岁以上的人群。

此外，孤独症诊断观察量表（ADOS－G）和孤独症诊断访谈量表修订版（ADI－R）是目前国外广泛使用的诊断量表，我国尚未正式引进和修订。

在使用筛查量表时，要充分考虑到可能出现的假阳性或假阴性结果。诊断量表的评定结果也仅作为儿童孤独症诊断的参考依据，不能替代临床医生综合病史、精神检查并依据诊断标准做出的诊断。

3）发育评估及智力测验量表：可用于发育评估的量表有丹佛发育筛查测验（DDST）、盖泽尔发展诊断量表（GDDS）、波特奇早期发育核查表和心理教育量表（PEP）。常用的智力测验量表有韦氏儿童智力量表（WISC）、韦氏学前儿童智力量表（WPPSI）、斯坦福－比内智力量表、Peabody图片词汇测验、瑞文渐进模型测验（RPM）等。

2. 诊断标准

（1）持续性多情境下目前存在或曾经有过的社会沟通及社会交往缺失：

1）社交情感互动缺失，如社交接洽异常，相互交流的失败，兴趣、情感或感情分享的减少，社交启动或社会交往反应的失败。

2）用于社交的非语言沟通的缺失，如语言及非语言沟通整合差，眼神接触及肢体语言异常或理解及使用手势的缺失，面部表情及非语言沟通的全面缺失。

3）发展、维持及理解关系的缺失，如调节行为以适合各种社交场合困难，分享想象力游戏或交友困难，缺乏对同辈的兴趣。

（2）限制性、重复的行为、兴趣或活动模式：

1）坚持相同性、固执地依附于日常惯例，或语言与非语言行为的仪式化模式，如轻微的环境变化下出现巨大的焦虑，不懂变通、死板的思维模式，问候仪式，每天走相同的路径，吃同样的食物。

2）高度限制性的，过分迷恋的兴趣和过度关注异常（对异常物体过分的注意力和关注力）。

3）对感觉输入呈现过高或过低的反应性，或在环境的感觉方面有非同寻常的兴趣（对疼痛/温度的不在乎，对具体声音或质感呈现不良反应，过度的嗅或接触物体，对光线或运动的视觉痴迷）。

（3）症状在发育早期出现。

（4）症状导致患者在社会、职场等其他很多重要领域中存在非常严重的功能缺陷。

（5）缺陷不能用智力障碍或全面性发育迟缓解释，有时智力障碍和孤独症谱系障碍共同存在。

3. 鉴别诊断　儿童孤独症谱系障碍需要与广泛性发育障碍的其他亚型以及其他儿童常见精神、神经疾病进行鉴别。

（1）Asperger 氏综合征：Asperger 氏综合征以社会交往障碍，兴趣、活动局限，刻板和重复为主要临床表现，言语和智能发育正常或基本正常；和儿童孤独症谱系障碍患儿相比，Asperger 氏综合征患儿突出表现为社交技能的缺乏，言语交流常常围绕其感兴趣的话题并过度书面化，对某些学科或知识可能有强烈兴趣，动作笨拙，运动技能发育落后。

（2）非典型孤独症谱系障碍：发病年龄超过 3 岁或不同时具备临床表现中的 3 个核心症状，只具备其中 2 个核心症状时诊断为非典型孤独症谱系障碍。非典型孤独症谱系障碍可见于极重度智能低下的患儿、智商正常或接近正常的患儿，也可见于儿童孤独症谱系障碍患儿到学龄期时部分症状改善或消失，不再完全符合儿童孤独症谱系障碍诊断者。

（3）Rett 氏综合征：Rett 氏综合征几乎仅见于女孩，患儿早期发育正常，大约 6 ~ 24 个月时起病，表现出言语、智能、交往能力等的全面显著倒退和手运动功能丧失等神经系统症状。以下几点对鉴别诊断具有重要作用。①患儿无主动性交往，对他人呼唤等无反应，但可保持"社交性微笑"，即微笑地注视或凝视他人；②手部刻板动作，这是该障碍的特征性表现，可表现为"洗手""搓手"等刻板动作；③随着病情发展，患儿手部抓握功能逐渐丧失；④过度换气；⑤躯干共济运动失调。

（4）童年瓦解性障碍：又称 Heller 综合征、婴儿痴呆。患儿 2 岁以前发育完全正常，起病后已有技能迅速丧失，并出现和儿童孤独症谱系障碍相似的交往、交流障碍及刻板、重复的动作行为。该障碍与正常发育一段时期后才起病的儿童孤独症谱系障碍较难鉴别。主要鉴别点在于 Heller 综合征患儿起病后所有已有的技能全面倒退和丧失，难以恢复。

（5）言语和语言发育障碍：该障碍主要表现为言语理解或表达能力显著低于应有水平。患儿非言语交流无明显障碍，社会交往良好，无兴趣狭窄和刻板重复的行为方式。

（6）精神发育迟滞：精神发育迟滞患儿的主要表现是智力低下和社会适应能力差，但仍然保留与其智能相当的交流能力，没有孤独症谱系障碍特征性的社会交往和言语交流损害，同时兴趣狭窄和刻板、重复行为也不如孤独症谱系障碍患儿突出。

（7）儿童少年精神分裂症：儿童少年精神分裂症多起病于少年期，极少数起病于学龄前期，无 3 岁前起病的报道，这与儿童孤独症谱系障碍通常起病于婴幼儿期不同。该症部分临床表现与儿童孤独症谱系障碍类似，如孤僻离群、自语自笑、情感淡漠等，还存在幻觉、病理性幻想或妄想等精神病性症状。该症患儿可能言语减少，甚至缄默，但言语功能未受到实质性损害，随着疾病缓解，言语功能可逐渐恢复。儿童少年精神分裂症药物治疗疗效明显优于儿童孤独症谱系障碍，部分患儿经过药物治疗后可以达到完全康复的水平。

（8）注意缺陷多动障碍：注意缺陷多动障碍的主要临床特征是活动过度、注意缺陷和冲动行为，但智能正常。孤独症谱系障碍患儿，特别是智力正常的孤独症谱系障碍患儿也常有注意力不集中、活动多等行为表现，容易与注意缺陷多动障碍的患儿混淆。鉴别要点在于注意缺陷多动障碍患儿没有社会交往能力质的损害、刻板行为以及兴趣狭窄。

（9）其他：需要与儿童孤独症谱系障碍鉴别的疾病还有严重的学习障碍、选择性缄默症和强迫症等。

【治疗】

儿童孤独症谱系障碍的治疗以教育干预为主，药物治疗为辅。因儿童孤独症谱系障碍患儿存在多方面的发育障碍及情绪行为异常，应当根据患儿的具体情况，采用教育干预、行为矫正、药物治疗等相结合的综合干预措施。

1. 教育干预　教育干预的目的在于改善核心症状，同时促进智力发展，培养生活自理和独立生活能力，减轻残疾程度，改善生活质量，力争使部分患儿在成年后具有独立学习、工作和生活的能力。

（1）干预原则：

1）早期长程：应当早期诊断、早期干预、长期治疗，强调每日干预。对于可疑的患儿也应当及时进行教育干预。

2）科学系统：应当使用明确有效的方法对患儿进行系统的教育干预，既包括针对孤独症谱系障碍核心症状的干预训练，也包括促进患儿身体发育、防治疾病、减少滋扰行为、提高智能、促进生活自理能力和社会适应能力等方面的训练。

3）个体训练：针对儿童孤独症谱系障碍患儿在症状、智力、行为等方面的问题，在评估的基础上开展有计划的个体训练。对于重度儿童孤独症谱系障碍患儿，早期训练时的师生比例应当为 1:1。小组训练时也应当根据患儿发育水平和行为特征进行分组。

4）家庭参与：应当给予患儿家庭全方位的支持和教育，提高家庭参与程度，帮助家庭评估教育干预的适当性和可行性，并指导家庭选择科学的训练方法。家庭经济状况、父母心态、环境和社会支持均会影响患儿的预后。父母要接受事实，妥善处理患儿教育干预与生活、工作的关系。

（2）干预方法：

1）行为分析疗法（ABA）：ABA采用行为主义原理，以正性强化、负性强化、区分强化、消退、分化训练、泛化训练、惩罚等技术为主，矫正孤独症谱系障碍患儿的各类异常行为，同时促进患儿各项能力的发展。经典ABA的核心是行为回合训练法（DTT），其特点是具体和实用，主要步骤包括训练者发出指令、患儿反应、训练者对反应做出应答和停顿，目前仍在使用。现代ABA在经典ABA的基础上融合其他技术，更强调情感与人际发展，根据不同的目标采取不同的步骤和方法；用于促进儿童孤独症谱系障碍患儿能力发展、帮助患儿学习新技能时主要采取以下步骤。①对患儿行为和能力进行评估，对目标行为进行分析。②分解任务并逐步强化训练，在一定的时间内只进行某项分解任务的训练。③患儿每完成一个分解任务都必须给予奖励（正性强化），奖励物主要是食品、玩具和口头、身体姿势的表扬，奖励随着患儿的进步逐渐隐退。④运用提示和渐隐技术，根据患儿的能力给予不同程度的提示或帮助，随着患儿对所学内容的熟练再逐渐减少提示和帮助。⑤两个任务训练间需要短暂的休息。

2）孤独症谱系障碍以及相关障碍患儿治疗教育课程（TEACCH）：儿童孤独症谱系障碍患儿虽然存在广泛的发育障碍，但在视觉方面存在一定优势。应当充分利用患儿的视觉优势安排教育环境和训练程序，增进患儿对环境、教育和训练内容的理解、服从，以全面改善患儿在语言、交流、感知觉及运动等方面存在的缺陷。步骤如下。①根据不同训练内容安排训练场地，要强调视觉提示，即训练场所的特别布置，玩具及其他物品的特别摆放。②建立训练程序表，注重训练的程序化。③确定训练内容，包括儿童模仿，粗细运动，知觉，认知，手眼协调，语言理解和表达，生活自理，社交及情绪情感等。④在教学方法上要求充分运用语言、身体姿势、提示、标签、图表、文字等各种方法增进患儿对训练内容的理解和掌握。同时运用行为强化原理和其他行为矫正技术帮助患儿克服异常行为，增加良好行为。该课程适合在医院、康复训练机构开展，也适合在家庭中进行。

3）人际关系发展干预（RDI）：RDI是人际关系训练的代表。其他方法还有地板时光训练，图片交换、交流系统，共同注意训练等。目前认为共同注意缺陷和心理理论缺陷是儿童孤独症谱系障碍的核心缺陷。共同注意缺陷是指患儿自婴儿时期开始不能如正常婴儿一样形成与养育者同时注意某事物的能力。心理理论缺陷主要指患儿缺乏对他人心理的推测能力，表现为缺乏目光接触、不能形成共同注意、不能分辨别人的面部表情等，因此患儿无社会参照能力，不能和他人分享感觉和经验，无法与亲人建立感情和友谊。RDI通过人际关系训练，改善患儿的共同注意能力，加深患儿对他人心理的理解，提高患儿的人际交往能力。步骤如下。①评估确定患儿人际关系发展水平。②根据评估结果，依照正常儿童人际关系发展的规律和次序，依次逐渐开展目光注视－社会参照－互动－协调－情感经验分享－享受友情等能力训练。③开展循序渐进的、多样化的训练游戏活动项目。活动多由父母或训练老师主导，内容包括各种互动游戏，例如目光对视、表情辨别、捉迷藏、"两人三腿"、抛接球等。要求训练者在训练中表情丰富夸张但不失真实，语调抑扬顿挫。

4）其他干预方法：地板时光训练也将人际关系和社会交往作为训练的主要内容，与 RDI 不同的是，地板时光训练是以患儿的活动和兴趣决定训练的内容。训练中，训练者在配合患儿活动的同时，不断制造变化、惊喜和困难，引导患儿在自由愉快的时光中提高解决问题的能力和社会交往能力；训练活动分布在日常生活的各个时段。应当充分考虑时间、经济等因素，慎重选择感觉统合治疗、听觉统合治疗、音乐治疗等辅助治疗方法。

2. 药物治疗　ASD 的治疗目前尚无特效药物，对 ASD 的伴发症状，如易激惹、自伤行为、注意缺陷多动障碍（ADHD）、睡眠问题等，一些药物的合理应用，可以改善ASD 患儿的行为及教育干预效果。随着 ASD 发病机制的深入研究，维生素 D 与 ASD 间存在一定关系，补充维生素 D 可有望改善 ASD 核心症状。

（1）基本原则：

1）权衡发育原则：0～6 岁患儿以康复训练为主，不推荐使用药物。若行为问题突出且其他干预措施无效时，可以在严格把握适应证或目标症状的前提下谨慎使用药物。6 岁以上患儿可根据目标症状，或者合并症影响患儿生活或康复训练的程度适当选择药物。

2）平衡药物不良反应与疗效的原则：药物治疗对于儿童孤独症谱系障碍只是对症、暂时、辅助的措施，因此是否选择药物治疗应当在充分考量不良反应的基础上慎重决定。

3）知情同意原则：儿童孤独症谱系障碍患儿使用药物前必须向其监护人说明可能的效果和风险，在充分知情并签署知情同意书的前提下使用药物。

4）单一、对症用药原则：作为辅助措施，仅当某些症状突出（如严重的刻板重复、攻击、自伤、破坏等行为，严重的情绪问题，严重的睡眠问题及极端多动等）时，才考虑使用药物治疗。应当根据药物的类别、适应证、安全性与疗效等因素选择药物，尽可能单一用药。

5）逐渐增加剂量原则：根据儿童孤独症谱系障碍患儿的年龄、体重、身体健康状况等个体差异决定起始剂量，视临床效果和副反应情况逐日或逐周递增剂量，直到控制目标症状。药物剂量不得超过药物说明书推荐的剂量。

（2）选用药物：

1）氟哌啶醇：此药能改善活动过度、攻击性行为、减少刻板行为和自伤行为。合适剂量为每日 0.5～4.0 mg，分 2 次服。其不良反应为迟发性运动障碍（不自主运动）。目前主张在其他干预无效时应用此药，用药时间不宜过长，且剂量偏小。

2）中枢神经兴奋剂（哌甲酯、即利他林）：减少多动和注意缺陷。用药剂量 0.3～0.5 mg/（kg·d）。现认为大多数孤独症谱系障碍儿童用此药无明显效果，有的甚至使症状加重，例如患儿更易激惹、刻板行为增加。

3）三环类抗抑郁药：较为常用的是丙米嗪。对孤独症谱系障碍伴有抑郁症者可见效。如患儿伴有遗尿，可在睡前服 12.5～25 mg。近年来，5－羟色胺阻滞药氟西汀用于减少孤独症患儿的强迫症状或仪式动作。

4）利培酮：是美国食品和药物管理局（FDA）批准的第 1 个孤独症谱系障碍用药，主要用于合并兴奋、多动、易怒症状的 ASD 患儿，并对 ASD 患儿的核心症状如社会交往障碍也有一定的效果。应用此药可显著减少 ASD 患儿的自伤行为、攻击性行为，改善其睡眠障碍，且能提升患儿的认知、语言能力，且不良反应较其他抗精神病药物为轻、较安全。此药从小剂量 0.25 mg/d 开始，每 2 周增加 0.25 mg/d，直至 1.5 mg，其常见的不良反应有疲劳、嗜睡、遗尿，部分有颤抖等锥体外系反应。

5）阿立哌唑：是美国 FDA 批准的第 2 个用于治疗 ASD 患儿易怒行为的药物，有随机对照研究示阿立哌唑可改善患儿的易激惹行为，用药安全性及耐受性良好，主要不良反应为体重的增加、嗜睡和锥体外系反应，但其锥体外系反应发生率低于利培酮。

6）抗癫痫药：25% 孤独症谱系障碍儿童有癫痫，可发生在儿童早期，也可出现在青春期。一般用卡马西平或丙戊酸镁或丙戊酸钠作为首选，而苯巴比妥常引起行为问题，故不用。卡马西平的剂量为每日 10 ~ 20 mg/kg，丙戊酸钠或丙戊酸镁为每日 20 ~ 50 mg/kg。

7）褪黑素治疗 ASD 患儿睡眠障碍：与正常儿童相比，ASD 患儿合并睡眠障碍问题更多见，约 44% ~ 83% 的 ASD 患儿伴随睡眠障碍，褪黑素治疗 ASD 患儿睡眠障碍有效，常用剂量为 1 ~ 3 mg。

8）催产素：ASD 患儿血浆中的催产素水平低于正常同龄儿，且与社交障碍的严重程度相关。催产素治疗可增强 ASD 患儿接受外界对大脑的刺激，改善患儿社会适应及学习能力。在模拟球类游戏中更喜欢与优秀的队员配合，社交行为趋向合理化，且患者在观察面部照片时对陌生面容的注视时间，尤其是眼部区域时间延长，扫视的频率减低，重复刻板行为、语言能力及感知觉异常可得到一定程度的改善。

9）维生素 D：维生素是人和动物为维持正常生理功能所必需的一类微量有机物质，在人体生长、代谢、发育过程中发挥着重要的作用。补充维生素 D 对 ASD 的核心症状具有改善作用。

（3）中医药治疗：近年来有运用针灸、汤剂等中医方法治疗儿童孤独症谱系障碍的个案报告，但治疗效果有待验证。

（4）高压氧治疗：高压氧治疗可改善 ASD 患儿的接受性语言、社交、目光接触和认知意识，治疗耐受性良好，没有明显不良反应。对 ASD 患儿采用 1.3 个标准大气压，24% ~ 100% 氧浓度行高压氧治疗。

（5）康复治疗：①小儿捏脊 + 手指点穴（头部）；②作业疗法 + 手功能训练；③经颅磁刺激疗法；④脑循环；⑤经络导平；⑥头针；⑦穴位注射（头部）；⑧言语训练、认知训练、吞咽训练；⑨蒙氏教育（引导式教育）；⑩感觉统合训练、听觉统合训练。

（杨亚丽　许文莉　李尉萌）

第十七章 语言障碍的康复

第一节 正常幼儿语言发展

语言是只有人类才具有的一种高级神经系统活动形式,是人类交流的重要工具和手段。语言在婴幼儿时期就在认知和社会性的发生和发展中起着重要作用,而且对以后的心理社会功能的发展有着深远而重大的影响。所以,对儿童语言的发育和语言障碍的发生、诊断及治疗有着重要的意义。儿童语言发育又称为"语言获得",是指对母语的理解和获得能力的发育,即主要指儿童对母语口语中听话和说话能力的发展。

婴幼儿期是人类语言发育的关键时期,一旦获得了语言能力,就标志着婴儿期的结束。在婴儿掌握语言之前,有一个较长的言语发生的准备阶段,称为前言语阶段(pros-peech stage)。

(一)婴儿期的前言语行为的发育

1. 婴儿的言语知觉能力的发育

(1)听觉阶段:此时期婴儿只能对一个语音进行初步的听觉分析,可以把输入的言语信号分析为各种声学特征,储存于听觉记忆中。婴儿在生后1周内就可以区分出人的语言和其他的声音。

(2)语音阶段:婴儿可把前一阶段所掌握的一些声学特征结合起来,从而辨认出语音并确定各个音的次序。一般3~4个月的婴儿就已经具备了这一阶段的水平。

(3)音位阶段:婴儿把听到的各个音转换为音素,并可认识到这些音是某一种语言的有意义的语音。10~12个月的婴儿区分和辨别各种语音的能力已经基本成熟,能够辨别出母语中的各种因素,并认识它所代表的意义。

2. 婴儿语音的前言语发育 语音是语言发育的声音,语音发育是语言发育的前提可区分为以下三个阶段。

(1)第一阶段(0~4个月):为单音节阶段,婴儿的语音大多都是因成人逗引而发出的,其中绝大多数是单音节,到接近4个月时可能会出现双音节。这时婴儿可以和成人进行类似于相互模仿的"发音游戏",国外有人称之为"语音网球"(vocal tennis)。可将这一阶段分为两个时期:

1)0~2个月:只能发出单音节的单元音和复合元音。

2）2~4个月：语音类型迅速增加，从辅音加元音逐渐向单元音、复合元音、双音节发育。

（2）第二阶段（5-10个月）：为多音节阶段。常对娃娃和镜子中的自己发音，7个半月已经能模仿成人发"m"音。10个月时成典型的牙牙学语阶段。可发舌尖的双唇起作用的辅音加元音的音节、唇齿辅音"v""w"、小舌颤音"r"、复合元音和大量的多音节音。

（3）第三阶段（11~13个月）：为学话萌芽阶段。能正确地模仿成人的语音，且在音色和声调上都极为相似。同时，语音已经能和某些特定的事物联系在一起，产生了最初的真正的词语。

3. 婴儿前言语交流能力的发育

（1）前言语交流能力的目的性：婴儿到了9个月时才能有目的或有计划地进行交流，初步理解交流的实质，其标志是"原始祈使"和"原始陈述"行为的产生。原始祈使即非语言性请求行为，原始陈述在开始时是以"展示"为表现形式的，婴儿在9个月时会把玩具举起来向成人展示，达到使成人做出笑等反应的目的，此即展示性交流。自此2、3周以后，演变为"给予"，将玩具给予成人，通过给予的手段来达到和成人相互作用的目的。即婴儿在9个月时已经能运用象征性行为或信号性行为进行前语言交流了。

（2）前言语交流的指代性：前言语交流指代性的典型外在表现是指示动作，指示动作可能是起源于注意，而不是起源于交流，可能是婴儿定向探究反射的衍生物。这种指示动作的出现，标志着随之而来的语言能力的迅速发展。

（3）前言语交流的约定性：约定性在人类社会文化的各个方面，尤其在语言方面起着重要的作用。婴儿可以通过模仿和仪式化来掌握社会文化的约定性，一般在婴儿9个月时具有了动作、姿态和语言的学习和模仿能力。如用手的动作表示再见、谢谢等。从而使交流行为的约定性得到迅速发展。

（二）婴幼儿言语的发生和发展

1. 对语言的理解的发育　婴儿在9个月时是言语理解能力的真正发生时间，这时可以按照成人的言语吩咐去做相应的事情。但是，需要由成人反复地示范和重复这一吩咐，才能诱发出婴儿的相应动作。到了11个月时，婴儿可以迅速地对成人的吩咐做出反应。到了13个月时能理解或接受17~97个词。

2. 第一批词的产生　婴儿能说出第一个有特定意义的词语最早为9个月，最晚可能在16个月，这第一批词就有了表达性和祈使性功能。

3. 词语概念和运用的发育　婴儿从9个月说出第一个词语开始，以后会以每个月掌握1~3个词的速度发展，到15个月时一般都能说出10个以上的词语。

4. 单词的发生和发展　婴儿到15个月时能以第一批掌握的词汇说出一些单词句，此后婴儿掌握新词的速度显著加快，平均每个月学会25个。这一掌握新词加快的现象为"词汇激增"或"词汇爆炸"。

在此后的2个月内。可说出第一批有一定声调的"双词句"，从而结束了"单词句"阶段，进入了词的联合和语法生成时期。一般将婴儿的15~20个月这一时期称为单词句阶段。此时已经获得了"主语加谓语"和"谓语加主语"的语法结构。当然，单词句结构并不会立即消失，至24个月时才完全消失。

(三)幼儿语言的发生和发展

幼儿期(2 - 6 岁)的语言发展进入了基本掌握口语期。

1. 语音发育的特点

(1)幼儿发音的正确率随年龄的增长而提高,错误率随年龄增长而不断下降。

(2)3～4 岁为语音发展的飞跃时期,4 岁以上儿童一般能够掌握本民族的全部语言。

(3)幼儿较容易掌握韵母的发音,正确率高于声母。

(4)3 岁的幼儿生理上尚不成熟,发辅音时往往分化不明显,常发介于两词之间的音。

2. 词汇的发展

(1)词汇数量迅速增加:3～6 岁是人的一生中词汇量增加最快的时期。

(2)词类范围不断扩大:幼儿首先掌握的是意义比较具体的实词,依次为名词、动词、形容词和其他,如数量词、代词、副词等。然后掌握意义比较抽象的虚词,包括介词、连接词、助词和感叹词等。随年龄增大掌握词的内容和类型不断扩大。

(3)对词的意义的理解逐渐加深,1～2 岁时的幼儿有将词义扩张的特点,例如用猫来泛指所有四条腿的动物等。至 3～4 岁时逐渐克服了词义扩展的特征,对词义的理解逐渐缩小,例如对猫这一词可以知道其具体的动物样子。

3. 语法结构的发展

(1)句子的功能从混沌一体到逐渐分化。

(2)句子的结构从简单到复杂,从不完整到逐渐完整,从松散到严谨。

(3)句子的类型从陈述句到非陈述句。

(4)句子的长度从短到长。

4. 言语表达能力的发育

(1)从对话言语逐渐过渡到独白言语。

(2)从情景性言语过渡到连贯性言语。

(3)言语功能的发育:

1)语言交际功能的发育:3 岁以前主要是使用对话语言、情景性语言和不连贯语言。3 岁以后由于参加了集体的活动,促进了语言交际功能的发育。4 岁以后儿童间的交谈大为增加,5 岁以后儿童在争吵中可以出现用语言辩论的形式。

2)语言概括和调节功能的发育:6 岁前的儿童语言概括能力低,6 岁以后才有明显的进步。语言的调节功能也是一个逐渐发育的过程,3 岁左右出现自言自语的形式,此时言语的调节功能才逐渐出现并发育。

3)内部语言的发生发展:内部语言是语言的一种特殊形式,是指不出声的语言。其特点是发音隐蔽,语句简略。4 岁左右的儿童在游戏活动中所应用的语言由公开到隐蔽。6 岁女孩说出的语言明显减少,6～7 岁的幼儿已经能默默地用内部语言进行思考。

5. 儿童语言发育顺序　新生儿啼哭是新生儿时期因饥饿、寒冷、口渴等不适引起的一种生理反射,是语言的雏形阶段。

2 个月:可发出几个单元音,如"a""i""o"等,能与成人进行交流的发音。

3～4 个月发出的"哦哦""啊啊"等牙牙学语声,亦只反映心情愉快、怡然自乐的表现,有的还可能发出笑声,这只是语言的萌芽,还不能说是真正的语言。

4 个月：可笑出声；会大声叫；能牙牙学语；能主动对人或玩具发出咕噜声。

5 个月：喜欢对熟悉的人发声；开始出现唇辅音，如"da""ma"等唇音，但只是无意识的发音，还不能理解爸、妈的含义；或者发出双元音，会发出咂舌声。开始对叫名字有反应。

8 个月：能发出重复的音节，如"mama""baba""dada"等。

9 个月：已经对语言感兴趣，可模仿成人发音，自己的唇、舌及发出的音逐渐协调起来。并开始懂得"再见"的意思。

10 个月：能够咿呀学语，对成人的要求有反应；会招手表示"再见"，或拍手表示"欢迎"。

12 个月：能听懂几样物品的名称；有意识地叫"爸爸""妈妈"，会学动物的叫声"汪汪""啊喔"等。真正对词的理解是从 1 岁左右开始的。

15 个月：能说出 6 个左右的词；会指自己或亲人的鼻子、眼睛、耳朵等身体部位；开始出现难懂的话。

18 个月：能说 10～20 个词；可用言语辅以手势和表情表达需要。

1 岁至 1 岁半：是语言发育迅速的时期，这时可说出物品的名称，如灯、碗，以及身体的部位，如手、眼等。这时不但能理解简单的词的含义，而且还能分辨成人说话的语调，分辨出严厉的声音和温柔的声音的区别。

21 个月：能说 20～30 个词，会说"不要""我的"；能正确地说出书中几个图画的名称，能将 2～3 个字组合在一起。

2 岁：能说 3～4 个字组合成的简单句，会用代词"我""你"。

2 岁半：会说 6～8 个字的复合句，不再说出难懂的话，能说短的歌谣。

3 岁：会说姓名、性别，知道 2～3 种颜色的名称，能回答成人的简单的问题。

4 岁：能说出较多的形容词和副词，喜欢向成人提问题。

5 岁：会用一切词类，知道生日。

6 岁：说话流利，句法正确。

2～3 岁是语言发育的关键时期，如果一个小儿是在正确的教育环境下，至 3 岁时还没有一定的口语表达能力，即为语言发育障碍，应该查找其原因。

（张继华　许文莉　宋毅鹏）

第二节　影响儿童语言发展的因素

（一）运动障碍

1. 语言发育迟缓　由于运动障碍而导致活动的范围狭小，接触外界的领域小，使语言环境受限。因而言语获得障碍，如语迟、词汇量的增加速度缓慢等。

2. 发音器官的运动障碍　如呼吸不规则、呼吸调节困难所致发音困难，脑瘫患儿的口唇、舌、下颌、软腭、鼻腔、咽腔等构音器官的运动障碍，均直接影响言语的流畅度及清晰度。尤其是不随意运动型脑性瘫痪患儿,因头部的控制发育障碍、姿势的非对称性及发音器官明显的运动障碍,绝大多数的患儿产生构音障碍。

3. 口腔中残存原始反射　如觅食反射、口唇反射、吸吮反射、咬合反射等,不仅阻碍了摄食功能的发育,也阻碍了语言的发育。

(二)听觉障碍

脑瘫患儿听觉障碍率很高。因听觉异常导致语言的输入过程受阻,而影响到语言的输出。临床上可表现为听力低下、吐字不清等;因此,脑瘫患儿的听力检查应作为临床常规检查。

(三)智力障碍

部分脑瘫患儿伴有不同程度的智力障碍,导致对语言的理解及表达能力低下。这部分患儿还常伴有注意力不集中、多动、语言交流欲望低等,阻碍了脑瘫患儿的语言发育。

(四)视觉与认知障碍

视觉刺激在儿童与周围环境的联系中提供着极其重要的信息,婴儿出生时眼睛已经具有相当好的光学特点,但所有的视神经细胞都尚未发育完善,还需要一个发育成熟的过程。

视知觉障碍是指视觉认知事物的功能障碍,如不懂图形的大小、位置和方向,不能分辨图画中的背景和图形的花样等问题。

(五)脑损伤部位的影响

大脑皮质某一特定区域受损伤,即会产生与该部位相对应的某种障碍,如额叶损伤出现言语障碍;颞叶损伤有多动障碍;下丘脑损伤一般少动,而颞叶、顶叶、枕叶损伤多有视、听障碍及认知、学习障碍。

（张继华　许文莉　宋毅鹏）

第三节　语言发育迟缓

语言发育迟缓是指小儿的语言发育没有达到其生活发育年龄的相应水平,而且未能检查出上述语言障碍的原因。主要源于以下几种疾病或原因。

(一)精神发育迟滞

因为对语言的理解能力和表达能力发育明显延迟而影响了语言的发育,从而缺乏与他人的交流能力或者交流困难。

(二)广泛发育障碍

是指起病于婴幼儿时期的一组精神障碍疾病,这一组疾病的共同特点是交流障碍、语言沟通功能和认知功能的障碍,以及刻板行为等,有明显的语言发育迟缓表现。

(三)脑损伤

因脑损伤而致的语言发育迟缓原因有很多种,包括上述的运动性构音障碍和失语等。

(四)语言环境的影响

如果小儿处于不良的语言环境,如周围的人为聋哑人或生活环境恶劣等缺乏交流和学习机会,可导致语言发育迟缓。

语言发育迟缓的表现为 6 个月时仍然对周围人发音不注意,1～1.5 岁时仍不学话,2～2.5 岁不能说两个字的词,或者是在 1 岁左右时已经能简单说两个字,但以后却一个字都不说。

(宋毅鹏　张继华　许文莉)

第四节　构音障碍

(一)构音障碍

构音障碍是由于神经系统疾病、与言语有关的肌肉麻痹或收缩力减弱或者是因运动不协调等原因所导致的言语障碍。

常见病因为脑血管病、颅脑外伤、肿瘤、脑性瘫痪等,根据发生原因可分为如下几类。

1. 运动性构音障碍　是由于神经肌肉病变引起的构音器官运动障碍而导致发音及构音不清。

(1)痉挛性构音障碍:

1)原因:出现于中枢性运动障碍,如脑血管疾病、假性延髓性麻痹、脑性瘫痪、脑外伤、脑肿瘤、多发性硬化等疾病。

2)运动障碍的性质:自主运动出现异常模式,临床检查可见肌张力增高、深部腱反射亢进、病理反射阳性等。

3)言语症状:发音增强,说话费力,出现不自然的中断,说话的音量及音调发生变化,可有粗糙音、费力音、元音辅音歪曲、鼻音过重等现象。

(2)弛缓性构音障碍:

1)原因:出现于周围性构音障碍,如脑神经麻痹、延髓性麻痹、肌肉本身障碍、进行性肌营养不良、外伤、感染、代谢性疾病等。

2)运动障碍的性质:肌肉运动障碍,肌力低下,肌张力低下,腱反射减弱或消失,出现肌萎缩。

3)言语症状:说话过程中出现不适宜的停顿,发气息音或辅音错误,鼻音减弱等。

(3)失调性构音障碍:

1)原因:出现于小脑系统障碍,如小脑肿瘤、多发性硬化,以及酒精中毒、外伤等。

2)运动障碍的性质:运动不协调,肌张力低下,运动速度缓慢,出现震颤等症状。

3)言语症状:说话的韵律失常,声音的高低强弱呆板、震颤,开始发声困难,说话的声音大,重音、语调异常,语音中断明显等。

(4)运动过多性构音障碍:

1)原因:出现于锥体外系障碍,如舞蹈病、肌阵挛、不随意运动型脑性瘫痪等。

2）运动障碍的性质：异常的不随意运动。

3）言语症状：元音和辅音歪曲，失重音，不适宜的停顿产生费力音，声音强弱急剧变化，鼻音过重等。

（5）运动低下性构音障碍：

1）原因：出现于锥体外系障碍，如帕金森病等疾病。

2）运动障碍的性质：运动范围和速度受限等。

3）言语症状：单一音量，单一音调，重音减少，有呼吸音或失声现象。

（6）混合性构音障碍：

1）原因：出现于运动系统多重障碍，如威尔森病、多发性硬化、肌萎缩性侧索硬化症。

2）运动障碍的性质：多种运动障碍症状混合出现。

3）言语症状：上述各种言语症状混合出现。

2. 其他类型的构音障碍

（1）器质性构音障碍：构音器官不存在运动障碍，是由于其形态异常而产生的构音障碍，如腭裂等。

（2）功能性构音障碍：构音器官不存在任何运动障碍和形态异常，但发音存在异常，如语言环境不利造成的异常发音等。预后最好，训练后可治愈。

（3）发声障碍：是由于产生声源和呼吸的喉头调节存在器质或功能性异常，如喉癌、喉返神经麻痹等导致发声器官的损伤而致发声困难。

另一方面，新生儿刚出生时以哭泣形式发音是一种危机警告功能。由于构音器官（如喉、咽、舌、唇等）都在颈部，所以如果颈部不能竖直，这些器官的控制、协调就无法完成。另外，这些器官也与呼吸和摄食功能密切相关。因此，除了姿势对构音器官有影响外，摄食的经验也为构音功能的发育奠定了基础。

（4）口吃：发音和发声不存在异常，但说话时常重复前面的单字，不能流畅地讲话。

（宋兆普　张继华　曾凡森）

第五节　口吃

口吃（stuttering）是指说话时字音重复或词句中断的现象，是一种习惯性的语言缺陷，通称结巴。它是涉及遗传基因、神经生理发育、心理压力和语言行为等诸多方面的，非常复杂的语言失调症。

（一）口吃的原因

1. 生理原因　有人认为口吃与遗传或某种脑功能障碍有关。

来自德国的研究显示，由儿童时代出现的持续性口吃，可能因为左脑不正常所致。专家表示，这造成大脑皮层与说话能力有关的地带出现不衔接的状况。他们指出，由于左脑未能充分掌握让语言区域运作的时间性，左脑过度弥补这个缺失，令说话不能流畅。利用磁共振扫描口吃患者的大脑时，研究发现，他们左脑某个地区的组织结构与说话正常的人非常不同,那个区域的纤维连接大脑用作说话及组织说话的部分。这可证明为何某些人由小时候开始便口吃,其他人则不然。

2. **心理原因** 如精神紧张、焦虑、应激。精神因素是引起口吃的主要原因。

3. **语言神经** 中枢发育不良或受到损伤以后造成功能性障碍,即与发音、对语言理解,甚至读书、写字有密切关系的神经系统发生障碍。

4. **生理疾病** 如儿童脑部感染、头部受伤,以及患百日咳、麻疹、流感、猩红热等传染病后也易引起口吃。

5. **模仿和暗示** 口吃包含了三大紧密相连的层面。

(1)口吃的核心行为(core behaviors):也叫作口吃的核心症状。

指的是结巴的、不正常的语言表达方式。也就是指原本应当是流畅的、富有节奏的语言表达过程,被过多的、无法自控的语音重复、拖长和卡壳所中断的这种现象。

(2)口吃的附加行为(accessory behaviors):也叫口吃的第二行为,或口吃的第二症状。

它指的是为了逃避和摆脱口吃的核心行为,所表现出的各种不正常动作和行为。像是眨眼、跺脚、清喉咙、面部和脑袋抽搐,咬手指,以及说话故意停顿,或逃避某些容易使自己感到压力、说话结巴的场合等。

(3)口吃心理(affective reactions):口吃最为神秘而巨大的部分,包含了情感和认知两个方面。它既包括了口吃所带来的恐惧、焦虑、压力、羞耻、内疚、挫折等负面感觉和情绪,也包括了由此导致的对口吃、对自己、对整个人生和世界的看法和认知。

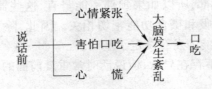

图 17 - 1 心理因素导致口吃

(二)口吃的矫正

虽然还处在探索阶段,但是也诞生了许多有一定效果的矫正方法,其中影响力比较大的是发音法、呼吸法、森田疗法、突破法、药物治疗方法。

1. **发音法** 就是要在每句话的开始轻柔地发音,改变口吃者首字发音经常很急很重的特点。说话的速度要降到很慢的程度,一开始时一分钟 60～100 字,而人们平时说话的速度要达到每分钟 200 字。这样有两个效果,一是慢速让人心态平静,二是有一种节奏感。这两点都能有效地减少口吃。口吃者在朗诵和唱歌的时候不口吃,就是因为有一种稳定的节奏感在里面。

二十世纪上海著名口吃矫正专家、"中国口吃矫正之父"张景晖先生首先提出诱导发音法,即所有的口吃发音关键都在于第一个字,在发第一个字的时候,要轻声吐气,稍微拖长一点尾音,只要能发出第一个字,后面的句子就可以有节奏地发出来。

2. **呼吸法** 提倡腹式呼吸法。由于深呼吸能使肌肉获得适当的运动和协调,能松弛与缓和身体各部和颜面肌肉的紧张状态,能逐渐消除伴随运动。深呼吸能影响人的情绪,能使激动的情感得以缓和。

3. 突破法 口吃患者组织在一起,或单独到人群密集的地方去演讲、唱歌,逐步克服说话的恐惧心理。

4. 森田疗法 森田疗法核心思想是"顺其自然,为所当为"。放弃口吃的治疗,接受口吃,做自己应该做的事情。这种思想类似于不治而愈。该方法能有效缓解口吃患者的心理压力。

5. 药物治疗 每天或需要说话之前,服一定当量的镇静剂,缓解紧张情绪,可以使语言流利。该方法在西方国家较为流行。有一定影响力的有 Xanax(赞安诺)、Celexa(西酞普兰)、prozac(百忧解)、Paxil(帕罗西江)、zyprexa(再普乐)等药物。注意:药物治疗必须要在医生监督下使用,因长期使用药物可能会对身体造成损害。

6. 沉默疗法 用英语表达就是:silence therapy。在紧张或有口吃预期的时候,少说或不说。口吃是一种条件反射。长年的口吃,会强化患者的条件反射。但是在紧张的环境下,少说或不说,使口吃的发生概率降低,口吃的条件反射就会逐渐淡化,最后消失。需要强调的是,利用该方法,并不是要患者不说话、少说话,恰恰相反,患者需要经常跟人交流,多倾听,只是偶尔紧张或预期口吃的时候,适当少说而已。

口吃的矫正方法还有很多,除了对身体有损害的疗法之外,口吃患者都可以勇于尝试。许多口吃患者通过上面的方法,获得了语言新生。

(许文莉 张继华 李尉萌)

第十八章　腭裂的康复

【概述】

腭裂是一种先天性的生理缺陷,是胚胎有关部位的组织和骨骼未能正常长合而引起的。

先天性腭裂是口腔颌面部最常见的先天性畸形,不仅影响患儿的面部形态,而且造成了吞咽、语音、听力、心理等功能障碍,也给患儿父母造成很大的心理压力。腭裂有二种基本形式:即口腔硬腭开裂和口腔后部的软腭开裂。在胚胎发育早期,腭裂完全属于正常现象。胚胎在 4~12 周时,这些开裂通常都会长合,其中也有些可能愈合不了,一般情况下,700 个婴儿中大约有一个发生这种病例,其发病率占新生活婴的 1.27‰,仅我国每年就有 2 万多名先天性腭裂患儿出生,发生概率因人种不同而有较大差异,其中亚洲人的发病率较高(通常每 350 人中就有一例),印第安人的发病率也很高,白人较低,黑人的发病率最低。

【病因】

这种先天性畸形主要是在怀孕第 4 周到第 10 周期间,由于某些致病因素导致胎儿面部发育障碍所致。其发生原因目前尚未完全明确,目前认为可能的致病因素如下。

1. **遗传因素**　部分患儿直系或旁系亲属中有类似畸形发生,大约有 20% 左右腭裂患儿可查询出有遗传史。

2. **感染和损伤**　怀孕初期(2 个月左右)的母亲感染过病毒,如流感、风疹或受过某种损伤可能成为腭裂的致病原因。

3. **母体因素**　母体怀孕期间患有如贫血、糖尿病、严重营养障碍等慢性疾病,或接受过大剂量 X 线照射。

4. **药物和化学因素**　如药物、毒品、食物添加剂、调味品、化妆品、大气层和水中日益严重的工业污染等,可诱发人类胚胎发育畸形。目前认为,与先天性腭裂畸形发生有关的药物包括六大类:激素类、抗癫痫药、烷化剂、抗生素类、维生素类和镇静剂。

5. **营养因素**　有人曾调查生过腭裂患儿的母亲,有的在怀孕早期因妊娠性呕吐或偏食而有明显的钙、磷、铁及维生素 B、维生素 C、维生素 D 等缺乏的情况。所以妊娠早期的营养缺乏可能是发病诱因之一。

因此,唇腭裂的预防关键在于怀孕早期。

【临床表现】

腭裂不仅严重影响面部美观,还因口、鼻腔相通,直接影响发育,经常导致上呼吸道感染,并发中耳炎;小孩因吮奶困难导致明显营养不良;患儿在生长发育期间说话时吐字不清,会影响到语言的发育;此外,由于外观的缺陷,在进入学龄期后受到周围小伙伴的嘲笑,会让孩子产生自卑感,从而引起心理严重障碍。

1. **喂养过程障碍**　喂养质量不高,唇、腭裂患儿由于口鼻相通,口腔内不能或难以形成负压,患儿无力吸吮母乳或吸奶时间较长,进食时易吞进大量空气,流质食物容易从口角溢出或从鼻孔溢出,导致呛咳,影响患儿的正常喂养和食物的摄取,使机体能获得的营养物质受限。

2. **体格发育的影响**　患儿体重与同龄婴幼儿相比明显偏低,尤其是 6 ~ 9 月龄患儿的区别最为明显。腭裂患儿营养不良较为普遍,特别是伴有腭裂畸形的儿童更为严重,体格发育也迟缓于正常儿童。

3. **智能发育的影响**　由于腭裂畸形导致喂食困难,在患儿的喂养方式上以人工喂养居多,缺乏母乳喂养。人工喂养所摄食物主要为牛奶,存在铁和抗血酸等成分摄入不足,也缺少母乳中必需的营养及抗体,从而影响机体及智力发育。

4. **易患的疾病**　贫血、营养不良、呼吸道感染、中耳炎,吸入性肺炎等,轻者影响发育,重者导致夭折。

【发病机制】

腭裂通常在胚胎 8 ~ 12 周时发生,两侧腭突未能与前腭和鼻中隔接触融合,由于口腔和鼻腔之间的结构未能很好地长合,从而使口腔上腭开裂。口腔上腭分为两个部分:硬腭和软腭。硬腭不会移动,类似于骨头,是口腔前部和鼻腔的分界部分。软腭由肌肉组成,通常说话和吞咽时会向上提,从而使鼻腔与口腔分开。如果是轻微的腭裂,软腭上只出现小裂口。但大部分腭裂病例的软腭和硬腭都会有开裂,大多数腭裂患儿的鼻腔也会受到影响。

【辅助检查】

1. **术前必须检查的项目**
(1)血常规、尿常规、便常规、血型。
(2)凝血功能。
(3)肝肾功能。
(4)感染性疾病筛查(乙肝、丙肝、艾滋病、梅毒等)。
(5)X 线片(胸片)。
(6)心电图(视情况而定)。

2. **根据病情可选择**
(1)超声心动图(心脏杂音/先心病)。
(2)头颅正侧位片、头颅 CT(必要时)。
(3)有条件、能够配合的患儿可开展鼻咽纤维镜和(或)鼻流计等腭咽功能及语言功能检查。

【诊断与鉴别诊断】

1. 诊断依据

(1)腭部裂开,可为完全性裂,也可为不完全性裂;可为单侧裂,也可为双侧裂。

(2)有的为黏膜下裂(隐裂),腭部未见明显裂隙。

(3)完全性腭裂常伴有牙槽突裂及唇裂,牙列错乱。

(4)常伴有上颌骨发育不足,面中部凹陷畸形。

2. 临床分类

(1)软腭裂:仅软腭裂开,有时只限于腭垂;不分左右,一般不伴发唇裂。

(2)不完全性腭裂:亦称部分腭裂,软腭完全裂开伴有部分硬腭裂。有时伴发单侧部分(不完全)唇裂,但牙槽突常完整,本型也无左右之分。

(3)单侧完全性腭裂:裂隙自腭垂至切牙孔完全裂开,并斜向外侧直抵牙槽嵴,与牙槽裂相连。牙槽突裂有时裂隙相接仅有裂缝,有时裂隙很宽。常伴发同侧唇裂。

(4)双侧完全性腭裂:常与双侧唇裂同时发生,裂隙在前颌骨部分,各向两侧斜效,直达牙槽;鼻中隔、前颌及前唇部分孤立于中央。

除上述各类型外,还可以见到少数非典型的情况,如一侧完全、一侧不完全,腭垂缺失,黏膜下裂(隐裂),硬腭部分裂孔等。

另外,还有一种常用的腭裂分类法,即将其分为Ⅰ、Ⅱ、Ⅲ度。

Ⅰ度裂:只是腭垂裂。

Ⅱ度裂:部分腭裂,未裂开到切牙孔。根据裂开部位又分为浅Ⅱ度裂,仅限于软腭;深Ⅱ度裂,包括一部分硬腭裂开(不完全性腭裂)。

Ⅲ度裂:全腭裂开,由腭垂至切牙区,包括牙槽突裂,常与唇裂伴发。

3. 鉴别诊断

(1)先天性唇裂:即先天性唇部组织裂开,是发生在唇部最常见先天性畸形,为口面裂的一种。一般情况下所说的先天性唇裂指一侧上唇的裂开,是最常见的先天性唇裂,常与牙槽嵴裂和腭裂伴发。

(2)颌骨发育畸形:颌骨可因先天或后天原因造成发育不足或发育过度的畸形,可单独发生于上颌骨或下颌骨,也可两者同时发生,或伴发其他面颅骨畸形,并常有牙系统紊乱。主要根据面部、牙系统的检查和 X 线观察确定畸形的性质,特别是采用 X 线摄像分析,根据上颌、下颌对颅底的关系,诊断畸形的具体部位。

【治疗】

腭裂的治疗为综合性治疗,需要口腔科、外科、整形外科、儿科及心理医生的通力合作。家长在配合治疗的同时,做好患儿的喂养、语音训练及心理矫治,这三方面的配合对治疗患腭裂的孩子来说缺一不可。目前尚没有可靠的办法来预防腭裂的发生,但最近的研究表明,妈妈在受孕前和妊娠期前两个月内服用含叶酸的多种维生素,可以预防腭裂。

1. 喂食技术指导

(1)选择合适的进食器具:①特制奶嘴、奶瓶。选用为腭裂患儿设计的奶嘴、奶瓶,有 M 型和 P 型两种。适合腭裂患儿的口腔特点,并具备防呛咳功能,Ⅰ度腭裂可选用 M 型奶嘴,Ⅱ度腭裂则需选用 P 型奶嘴,与奶嘴配套的奶瓶能帮助吸吮力弱的患儿轻松吸奶,且方便观察喂奶量。对Ⅲ度腭裂新生儿,可用一次性注射器滴入喂养,方法是抬高患儿头颈部 30°～45°,将注射器头贴放于患儿嘴角,根据患儿吞咽能力缓慢均匀滴入奶液,也可自制气压式喂乳器,解决患儿不会吸吮的营养支持问题。

(2)喂食技巧:腭裂患儿奶嘴要朝向正常的腭部,不要朝向腭裂的部位,避免乳汁反流、空气吞食及鼻腔黏膜受伤。同时应协助患儿吸吮,喂养者将拇指与其他四指分开,用拇指和示指轻压患儿两侧面颊,中指托住下颌,这样三指形成的环形力通过加强口腔的封闭作用而增加吸吮效果,使患儿短时间内得到较多的奶,缩短喂奶时间。使用汤匙喂养时,采取少量多次和缓慢进食的方式,用汤匙盛适量流质,轻按患儿下唇,使嘴张开后喂入。

(3)喂食姿势:母乳卧位喂奶时,患儿头、肩、背需垫小软枕垫,高度应为 15～20 cm,切忌平躺,以免引进呛咳及逆行性中耳炎。腭裂严重者采用挤喂方式,使奶液缓慢进入患儿口腔。用奶瓶喂养时要尽量使患儿的下颌贴向胸部,以改善吸吮效果,减少进入胃内的空气,每次喂奶后要竖抱患儿 20～30 min,再让患儿躺下,以减少喂奶后奶汁的反流、溢出。4 个月后添加辅食时,可将患儿抱在腿上或坐在婴儿椅中,用汤匙盛取食物喂食。

(4)进食时间:出生 4 个月前,喂奶要分几次喂完,中间要有暂停。用汤匙喂养时根据患儿的吞咽速度调整进食。每次喂食的时间控制在 30～45 min 内,以免时间过长,患儿疲劳。

(5)食物的选择:尽量母乳喂养,母乳较牛奶容易吸收,且含有抗体,增加机体抵抗力。能添加辅食后,选择果汁、菜泥、米汤、蒸蛋等,使患儿品尝不同质地和味道的食物,增进食欲,有助于营养物质的摄入。

(6)异常情况的处理:患儿吸吮时会有较多空气进入胃内,可时常拍患儿背部,让其打嗝,以排出过多的空气。食物从鼻部返流时,应暂停喂食,待患儿咳嗽或打喷嚏后再继续喂食,腭裂未修复前,食物会停留在裂隙处,可用手指或棉签及时将卡在腭裂部位的奶瓣或食物清除。

2. 手术治疗

(1)腭裂的治疗是一项系列性治疗,缺一不可。治疗目的是为了恢复上唇正常形态和正常的语言功能。为获得满意的手术效果,整复手术的时间选择非常重要。目前国内外公认腭裂最佳手术时间为患儿出生后 18 个月,建议在 2 岁内完成腭裂修复术。唇腭裂小孩常会出现上颌牙齿排列不齐,应在 12 岁左右进行牙齿正畸治疗。

(2)术后护理:

1)全身麻醉术后常规护理:去枕平卧,头偏向一侧,严密观察生命体征的变化,保持呼吸道通畅,腭裂患者观察伤口渗血情况。

2)饮食护理:患者清醒后,术后 4～6 h 可喂少量凉水,观察 30 min,若无呕吐,可进食流质饮食,鼓励多喂水,以补充水分,冲洗伤口。腭裂患儿术后 2～3 周应喂流质饮食。坚持用汤匙喂食,餐后用漱口水漱口,保持口腔清洁卫生,注意少食多餐。

3)伤口的护理:唇部伤口,每日用双氧水清洗伤口多次,保持伤口清洁,无血迹。清洗后涂以抗生素软膏,唇弓固定伤口,防止患儿触摸、碰撞伤口。腭裂患者术后注意勿进食粗、硬、带颗粒状的食物,以免使伤口裂开,进食后用漱口水漱口,保持口腔清洁;遵医嘱给予静脉或肌内注射抗生素治疗,促进伤口良好愈合,伤口拆线后1~2周,指导家长轻轻按摩伤口,预防疤痕凸出。

4)心理护理:术后患者由于伤口的影响不愿进食,易哭闹,通过积极的沟通和交流,使患者及其家属明白进食高营养、易消化的食物对促进创口愈合的必要性。

(3)手术后的语音康复:

1)腭咽闭合功能训练:正常的腭咽闭合功能是人类获得正常语音的先决条件。腭咽闭合功能训练是语音康复的关键。因此术后早期及术后1个月即可让患儿进行腭咽闭合功能训练。比如练习吹泡泡、吹口琴、吹气球、吹哨子等。开始用手将鼻子捏住,使气流从口腔中吹出。练习一段时间后可直接用口吹气,使吹气时间逐渐延长,接近正常水平。也可将杯内放入1/3水,再用一根吸管吹气,并记录吹一口气维持的时间,观察成效。

2)构音器官的训练:采用游戏的方法,通过设计多种合作游戏,示范奖赏,鼓励患儿主动参加,在游戏中使患儿进行张口、展唇、圆唇、鼓腮、伸舌、卷舌、吞咽等综合构音器官的训练,为构音训练打好基础。

3)正确发音的训练:练习元音、辅音、双声音、短句、短文的正常发音。可以用录音机将患儿的每个发音记录下来,然后与正常人的发音进行比较,让患儿反复听,不断模仿并纠正错音,同时可进行反复多次慢读,并同步录音来提高发音。

(许文莉　张继华　李尉萌)

第十九章　聋哑儿童的康复

【概述】

通常说的聋哑症就是听觉与语言障碍兼有的病症。凡出生后或处于幼儿时期便有严重耳聋,不能听到说话的声音,以致无法学说话,或者初步学会说话,又因耳聋重新丧失说话能力者,都叫聋哑症。聋哑人不会说话,并不是语言系统的中枢部分或外周部分有什么病变,而是由于听力障碍使其失去模仿学习的可能,丧失听到和辨别语言的能力,也就无法自我校正。聋是因,哑是果。

【病因】

分为先天性和后天性两种。

1. **先天性聋哑**　是指出生以后就有听力障碍,原因可能是胎儿在母体胚胎期听觉器官发育不全或没有发育。这常同时伴有头面部或其他部位的发育畸形,与遗传有关。患儿出生后常被发现有耳部畸形,如小耳、耳郭缺失、外耳道闭锁,这种仅有外耳道或中耳畸形的患者听力检查呈传导性耳聋,可以通过手术使听力得到提高,如果内耳发育异常,则表现为感音神经性耳聋。

另外,发生先天性耳聋的原因是在胚胎期母体受到了病毒感染和耳毒性药物的治疗,从而影响了胎儿听觉系统而致先天性耳聋。能借母体影响到胎儿听觉的病毒有流行性感冒病毒、腮腺炎病毒、脊髓灰质炎病毒、风疹病毒等。

除此之外,即使胎儿在母体发育正常,母亲妊娠期健康状况良好,既没有伤风感冒亦没有用过什么药物,新生儿仍有发生先天性耳聋的可能。那就是在生产前后发生的病变,如难产、早产、缺氧、妊娠高血压等,它们可能影响到了耳蜗发生听力障碍。另外,新生儿溶血性黄疸及从母体感染梅毒螺旋体都可造成先天性耳聋。

2. **后天性聋哑**　是指出生时听觉器官没有毛病,后来因为各种原因导致听力损害,从而听不到别人说话或者虽初步学会了一些语言,但因耳聋后长期不用而逐渐遗忘,最终形成的聋哑。包括外耳和中耳各种传导性聋,如外耳道后天性闭锁,化脓性中耳炎,外耳及中耳肿瘤,各种外伤及耳硬化症等;在感音神经性聋中,包括各种传染病所致的各种感音聋、药物中毒性聋、迷路炎、听神经瘤、听神经病及精神因素所致的功能性聋等。

【临床表现】

对于儿童来说,听力语言障碍严重地损害其语言、社会发育、情绪发育和学习能力。

听觉是语言感受的重要途径,听力障碍儿童因为听不到或听不清,就会造成语言获得困难,从而导致语意学习迟缓、语法掌握比较慢,用语言交流的主动性也比较差。

早起主要表现为听力障碍,双侧严重耳聋,听不见一般声音,故对声响无反应。有的存在残余听力,可能听到汽笛、雷鸣、放炮等声音,虽不会说话,但哭笑声正常。对幼儿时期的聋哑有时难以鉴定,年龄越小,困难越大。聋哑儿的主要症状是耳聋,但许多聋儿尚具有一定残余听力,能对外界响声做出反应。所以,往往到了学说话时仍不会说话,才发现耳聋。因此,优生优育,加强孕期和婴幼儿保健与医疗监督,是一项长远的有战略意义的措施。早期发现聋儿,是减少聋哑儿的重要方面。一般年满周岁的孩子不会说话就要引起重视。2~3岁以前,发现耳聋并及时治疗是相当关键的。

【发病机制】

1. **传导性耳聋** 凡病变局限于外耳和中耳,并影响导音功能者,均为传导性耳聋。如外耳和中耳的发育畸形,外耳道阻塞性疾病,中耳炎性或非炎性疾病,耳硬化等,都可引起传导性听力损失。

2. **感音性耳聋** 凡直接影响到末梢感受器、听神经传导途径和听中枢的各种病变,都可以造成感音性耳聋。

其又可分为以下三种。

(1)耳蜗性聋:病变局限于耳蜗,并影响其感音功能者,即为耳蜗性聋。

由于耳蜗部位血液供应比较脆弱,很容易受损。凡是位于耳蜗的病变,都能引起耳蜗性耳聋。

(2)神经性聋:凡病变直接影响到听神经或发生在听神经传导通路上的,均为神经性聋。

(3)中枢性聋:病变位于脑干与大脑,累及蜗神经核及其中枢传导通路、听觉皮质中枢时导致中枢性耳聋。

1)脑干性中枢性耳聋:累及耳蜗神经核,产生一侧性的耳聋,程度轻;如果累及一侧耳蜗神经核与对侧的交叉纤维,则产生双侧性耳聋,以部分性感音性耳聋多见,常见于脑桥、延髓病变。

2)皮质性耳聋:皮质性耳聋对于声音的辨距、性质难以辨别,有时虽然一般听觉不受损害但对于语言的分辨能力降低。由于一侧蜗神经核纤维投射到双侧的听觉皮质,一侧听觉皮质受损或传导通路的一侧受损,产生一侧或双侧听力减退。听力障碍可导致儿童在接受语言和语言表达技能上的终身损害。

3. **混合性耳聋** 中耳、内耳病变同时存在,影响声波传导与感受所造成的听力障碍称为混合性耳聋。导致混合性耳聋的原因可以是一种病变同时损伤了耳的传音和感音系统,也可以是不同的疾病分别导致中耳和内耳或听传导通路的功能障碍所引起。混合性耳聋在临床的表现多为两种耳聋的混合表现,以耳、闷、堵作为主诉的较多,治疗应该分别处理中耳和内耳的病变。

【辅助检查】

听力检查(hearing test)的目的是了解听力损失的程度、性质及病变的部位。检查方法较多,一类是观察患者主观判断后做出的反应,称主观测听法,如耳语检查、秒表检查、音叉检查、听力计检查等,但此法常可因年龄过小、精神心理状态失常等多方面因素而影响正确的测听结论。另一类是不需要患者对声刺激做出主观判断反应,可以客观地测定听功能情况,称客观测听法,其结果较精确可靠,有以下几种:①通过观察声刺激引起的非条件反射来了解听力(如瞬目、转头、肢体活动等);②通过建立条件反射或习惯反应来检查听力(如皮肤电阻测听、西洋镜测听等);③利用生物物理学方法检查听力(如声阻抗 - 导纳测听);④利用神经生物学方法检查听力(如耳蜗电图、听性脑干反应)。

【诊断与鉴别诊断】

1. **诊断**　应仔细询问病史;检查外耳道及鼓膜;进行音叉检查及纯音听阈测听,以查明耳聋的性质及程度,对不合作的儿童,还可进行客观测听,如声阻抗测听、听性脑干反应测听及耳蜗电图等。

按 WHO 1980 年耳聋分级标准,将平均语言频率纯音听阈分为 5 级。

(1)轻度聋:近距离听一般谈话无困难,听力计检查纯音和语言听阈在 26 ~ 40 dB。

(2)中度聋:近距离听话感到困难,听阈 41 ~ 55 dB。

(3)中,重度聋:近距离听大声语言困难,听阈 56 ~ 70 dB。

(4)重度聋:在耳边大声呼喊方能听到,听阈 71 ~ 91 dB。

(5)全聋:听不到耳边大声呼喊的声音,纯音测听听阈超过 91 dB。

2. **鉴别诊断**

(1)听神经瘤:成人多见,患者发病缓慢,听力进行性减退,为感音性耳聋,无复聪现象;常有其他脑神经受损的症状。

(2)脑干病变:脑干的血管性及肿瘤病变,眩晕症状持久,常有眼震、听力减退及其他神经系统体征。

(3)伪聋:伪聋即装聋是指听觉系统无明显器质性病变,听力正常,但自称耳聋。伪聋者并无神经心理创伤,往往带有目的或企图进行伪装,主观表现非常严重,通过多次的听力学检测以及客观听力检查有助于鉴别。

【治疗】

1. **对因治疗**　如对于中耳炎并发迷路炎的患者应用抗生素、外科手术治疗;对于脑桥小脑角肿瘤导致的耳聋,应进行外科手术治疗;对于药物中毒导致的耳聋,应立即停药。尽量避免鞘内、脑室、脑池内注射庆大霉素、链霉素等药物。

2. **药物治疗**　目前缺乏肯定疗效的药物。应根据临床适当给予 B 族维生素、血管扩张药(烟酸、地巴唑、钙离子通道阻滞药等)治疗。

3. **高压氧治疗**　高压氧治疗对突发性聋患者的听力恢复和伴随症状的改善有显著作用,但也要注意其禁忌证,如活动性肺结核、视网膜剥离、重度房室传导阻滞、重度心动过缓及未经处理的气胸、内出血和出血性疾病等。

4. 听力语言康复治疗 现阶段的聋儿康复工作是以器械型康复治疗为主,在专业人士的辅导之下兼顾代偿康复治疗。具体而言主要有以下几个步骤:①早期发现,早期进行听力测试确定听力损伤程度。②早期配戴助听器。聋儿应在2~3岁前配用助听器,并长期坚持听觉语言训练。③早期进行听力语言训练。

聋哑症,目前有效的康复方法是:在康复听力或科学的佩戴助听器对残余听力有效补偿后;给聋哑儿进行听力语言康复训练,让聋儿充分利用残余听力,学会说话,聋而不哑。

(1)聋儿听力语言康复的评价:聋儿语言康复的目的,一是能进行普通对话,表达一定的感情,在聋儿踏入语言世界的门槛后,自己在交流中培养语感,发展语言,基本克服聋像。例如在一定的场合中,聋儿能说"1、1、2",配合一定的表情、手势。别人能理解他在说$1+1=2$。反之,他说"2、1、1",人们同样可以联想、理解到,他在说$2-1=1$。就是说让聋儿用较少的语言,表达更多的思想要求,交流更复杂的情感。

(2)聋儿听力康复的过程要超过语言的康复水平:聋儿要接受正常教育,是以接受知识听懂语言为主,交流和传授为辅,只要听到,就能心领神会。故此,聋哑儿经康复训练具备了三岁正常儿童的语言水平,即为语言基本康复(各种词汇的比率是:名词24.5%,副词11.1%,代词17.6%,形容词7.2%,其他39.6%)。因为从心理学和脑生理学角度看,三岁的儿童语言和大脑已发展了70%~80%,能胜任交流任务,基础词汇又不是太多。一般经6~12个月的训练就能够达到(不包括全聋者)。听力康复的标准是聋儿望唇、望表情、触震、听声几方面能力的综合评价。

(3)康复训练的方法:聋哑儿康复训练分为听力训练和语言训练,后者包括语言辅助训练和教化。其中又以听力训练为先导和基础。

听力训练的原则与方法:目的是教会聋儿注意声音、识别声音、理解声音和语言的含义。利用视觉和触觉去感觉声音。

1)听力训练:听力训练的原则与方法是教会聋儿注意声音、识别声音、理解声音和语言的含义。利用视觉和触觉去感觉声音。听力训练有唤醒听觉、建立声音的节律感、分辨各种细微声音、欣赏声色、分辨语言五个阶段。训练要循序渐进,不能倒置或跳跃进行。①唤醒听觉,是聋儿不注意时,用鼓、锣、音叉等不同频率的强声或高声呼唤,刺激聋儿听觉系统,以使聋儿能突然转头、注目或停止玩耍为度。通过训练,使聋儿残余的听力(听神经)由常年的废用状态,重新活跃、兴奋而发挥功能。②建立节律感,细微声音分辨、音色的欣赏训练,提高耳的注意力、分辨率和持久力,即提高耳的精细功能。建立节律感,可与聋儿做击鼓、拨珠算等游戏,或聋儿根据鼓点的快慢走步。③分辨细微声音,可让聋儿用心听钟表的滴答声,分辨来自噪声环境中的某种细小声音。④培养聋儿对音色的欣赏力,由无选择的单纯声音训练向有选择的语言训练过渡,可让聋儿欣赏悦耳的乐曲。⑤语言分辨训练是听力唤醒(声音刺激)的基础上,耳朵对感知的声音能够综合、分析后再进行,是听力训练的高级阶段,要让聋儿多听,特别要把情景、发生的事情和听结合起来,使聋儿把视、触、听多种感觉结合起来,扩大聋儿对语言的理解力。在语言训练的后期,要培养聋儿在闹市中听语能力(即社交指数),可给聋儿进行来自嘈杂环境中的语言辨别训练,提高聋儿的语言接受率、语言辨别率和语言的可懂度。

2)聋哑儿语言的康复:语言训练的原则方法是在听觉训练的基础上进行语言训练。首先训练舌、口部的舌操、口操,以便发音器官灵活、协调地运动,然后训练聋儿的"看话"能力,利用"看、听、摸"的学习方式使聋儿能模仿语训者的发言,学会拼读字、词、句,循序渐进地使聋儿获得口语能力。训练中要注意趣味性,使聋儿在愉快、轻松的学习、游戏中理解和学习语言。

聋哑儿康复语言的前提是能灵活地运用口舌,做出各种口型舌位,要有随意性良好的发音器官和共鸣腔共鸣,有充沛的肺活量。

辅助训练:①口操、舌操。目的是锻炼舌唇和口部周围肌肉的随意性、灵活性,舌操可以做上挑、下伸、外展、环口、卷舌打响等。口操可以双侧鼓腮或左右交替鼓腮。②训练声带和共鸣腔。聋儿发音器结构是相对正常的,而长期废用致使功能协调性、随意性不正常。由于废用,声带薄弱,故常发尖音,易嘶哑或失音。让聋儿连续地、用不同强度发"a、o"等元音,提高声带的活动性和随意性。为使聋哑儿发出语言更加逼真悦耳,可教聋儿自如地使用类似录音机上音箱作用的共鸣腔,让聋儿把手放在嘴上,一合一离"打喔喔"或运用口腔腭部肌肉调节共鸣作用。

教说话:教说话要把学习的词分门别类,分类施教。

第一类:易学词,要先教。康复的患者多是感觉 – 神经性聋。高频听力损失严重,而低频词易听到,我们称低频词为易学词要先教,含有 z、c、s、j、g、x 高频音素的词难学,要后教,笔者发现,十分严重的聋儿大部分也会喊"爸爸",因为"爸爸"是典型的低频词,易于提高音量。

第二类:相同音的词,要集中教,数学"8"和"爸爸"的音是相同的,学会"8"后,要赶紧学说"爸爸",这样学起来比较容易。

第三类:流利上口的词要联系起来教,聋哑儿学语,最大的困难是易忘,因此要尽量把各种有必然联系又易上口的词连在一起,成串学习,使聋哑儿形成完整的概念,能举一反三,易记、易说。如大小多少、东西南北、上下左右、拿小米喂小鸡等。

第四类:急用词,要逼着学。如喝水、喝喝、水等,只要说清意思即可。

第五类:玩耍词(动词),要在游戏中学,聋儿具有童性,喜欢活动,加之聋哑儿抽象思维能力、想象力极差,一些动词,在游戏中、在实干中易学。如跑、跳就要聋儿在跑跳时学会。

第六类:鼻音词,要摸着鼻子学,含有"m"和"n"因素的词称鼻音词,聋儿不易掌握发音要领,很难体会,在发音时让聋儿触摸语训员的鼻部感到振动,就容易模仿。

第七类:爆破音,含"p""t"的词,发音时可取一张纸条放在示范者的口上,发音时,纸片被吹动了,这样聋儿很快能学会这种发音的特点。

(张　颖　宋毅鹏　张继华)

第二十章　儿童多动症的康复

【概述】

多动症是 ADHD（attention deficit and hyperactivity disorder，ADHD）的俗称，指发生于儿童时期，与同龄儿童相比，以明显注意力不集中、活动过度或冲动为主要特征的一组综合征。多动症是在儿童中较为常见的一种障碍，其患病率一般报道为3%～5%，男女比例为4～9:1。

【病因】

1. 遗传因素　目前研究表明 ADHD 与遗传因素有关，遗传度为 0.75～0.91，遗传方式尚不清，可能为多基因遗传。分子遗传学研究表明 ADHD 和多巴胺受体基因的多态性有关。

2. 神经生理学因素　ADHD 患儿脑电图异常率高，主要为慢波活动增加。脑电图功率谱分析发现慢波功率增加，α 波功率减小、平均频率下降。提示 ADHD 患儿存在中枢神经系统成熟延迟或大脑皮质的觉醒不足。

3. 轻微脑损伤　母孕期、围生期及出生后各种原因所致的轻微脑损伤可能是部分患儿发生 ADHD 的原因，但没有一种脑损伤存在于所有 ADHD 患儿，也不是所有有此损伤的儿童都患 ADHD，而且许多患儿并没有脑损伤的证据。

4. 神经生化因素　有研究表明 ADHD 可能与中枢神经递质代谢障碍和功能异常有关，包括：多巴胺和肾上腺素更新率降低，多巴胺和去甲肾上腺素功能低下等。

5. 神经解剖学因素　磁共振研究报道 ADHD 患儿存在胼胝体和尾状核体积的减小，功能核磁研究尚报道 ADHD 患儿尾状核、额区、前扣带回代谢减少。

6. 心理社会因素　不良的社会环境、家庭环境，如经济过于贫穷、父母感情破裂、教育方式不当等均可增加儿童患 ADHD 的危险性。

7. 其他因素　ADHD 可能与锌、铁缺乏、血铅增高有关。食物添加剂可能增加儿童患 ADHD 的危险性。

【临床表现】

儿童多动症一般发生于 6～12 岁的学龄儿童，通常起病于学龄前期，10 岁是高发期，至 13～15 岁少年期有自行缓解和好转的倾向。

1. 注意缺陷　ADHD 患儿注意集中时间短暂，注意力易分散，他们常常不能把无关刺激过滤掉,对各种刺激都会产生反应。因此,患儿在听课、做作业或做其他事情时,注意力常常难以保持持久,容易发愣、走神;经常因周围环境中的动静而分心,并东张西望或接话茬;做事往往难以持久,常常一件事未做完,又去做另一件事;难以始终遵守指令完成要求完成的任务;做事时也常常不注意细节,常因粗心大意而出错;经常有意回避或不愿意从事需要较长时间集中精力的任务,如写作业,也不能按时完成这些任务;常常丢三落四,遗失自己的物品或好忘事;与他人说话,也常常心不在焉,似听非听等。

2. **活动过度**　活动过度是指与同年龄、同性别大多数儿童比,儿童的活动水平超出了与其发育相适应的应有的水平。活动过度多起始于幼儿早期,但也有部分患儿起始于婴儿期。在婴儿期,患儿表现为格外活泼,爱从摇篮或小车里向外爬,当开始走路时,往往以跑代步;在幼儿期后,患儿表现好动,坐不住,爱登高爬低,翻箱倒柜,难以安静地做事,难以安静地玩耍。上学后,因受到纪律等限制,患儿表现更为突出。患儿上课坐不住,在座位上扭来扭去,小动作多,常常玩弄铅笔、橡皮甚至书包带,与同学说话,甚至离开座位;下课后招茬同学,话多,喜欢奔跑、喧闹,难以安静地玩耍。进入青春期后,患儿小动作减少,但可能主观感到坐立不安。

3. **行为冲动**　这类孩子比较冲动、任性,做事不考虑后果,上课时,他们会突然无故喊叫或随便插话,做游戏时不守游戏规则,不能耐心地等待,过多频繁的变换活动内容和活动方式,老师难以引导、控制其活动。他们的情绪不稳定,变化无常。有的孩子喜欢和比自己小的孩子一起玩,这实际上是情感脆弱的一种表现。另外,这些儿童做事之前不假思索,不考虑行为的后果,行为多先于思维,行动具有突然性,所以常常惹是生非。

以上三大症状为多动症患儿的主要临床表现,同时常常伴有以下表现。

4. **认知、感知觉障碍和学习困难**　部分 ADHD 患儿存在视 - 运动障碍、空间知觉障碍、视听转换障碍等。虽然患儿智力正常或接近正常,但由于注意障碍、活动过度和认知障碍,患儿常常出现学习困难,学业成绩常明显落后于智力应有的水平。

5. **情绪行为障碍**　部分 ADHD 患儿因经常受到老师和家长的批评及同伴的排斥而出现焦虑和抑郁,20% ~30% 的患儿伴有焦虑障碍,ADHD 与品行障碍的同病率则高达30% ~58% 。与同龄人相比,患有 ADHD 的青少年在情感上显得较不成熟。而且常常伴有对立违抗障碍、冲动、发脾气、吸毒、犯罪等情绪和行为问题。现在已有研究表明,多动症的孩子如不积极治疗很容易导致青少年犯罪。事实上,情绪和行为障碍往往是多动症患儿社会功能损害的一个重要原因。

6. **精细及协调动作困难**　多动症患儿动作笨拙,如系纽扣、系鞋带、削笔动作不灵活、走路不成直线等。

7. **神经系统症状**　常见的如指鼻试验、快速对指试验、轮替试验、翻手试验为阳性。

【辅助检查】

1. **常规检查**　首先要对体格及神经系统检查中发现的可疑问题进行进一步相应的检查,如视觉、听力、染色体、甲状腺功能等检查。一般常规检查应包括血常规、尿常规、肝功能、肾功能、心电图、身高、体重等,便于了解儿童的基本躯体状况,排除用药禁忌,也有助于在治疗中监测药物不良反应。

2. **脑电图/脑地形图** ADHD 儿童有 45% ~90% 有脑电图异常,表现为慢波增多、调幅不佳、不规则、基线不稳,β 波的频度及波幅均较低,α 波的频度增高,但无特异性,大多数儿童为轻 – 中度异常,提示脑发育的滞后。如果该儿童幼时有高热惊厥史、抽搐史或抽搐家族史,应检查脑电图排除癫痫。特别是在应用兴奋剂前,以免诱发癫痫发作。

3. **脑诱发电位** ADHD 常规脑干诱发电位的变化不大。由于注意力不集中,主动注意下降,被动注意亢进,ADHD 儿童主动注意时脑诱发电位晚成分的彼幅较小,而被动注意时波幅降低不多,主动 – 被动状态之间诱发电位的变异率减小。常表现为在选择性注意时,事件相关诱发电位的 N1 – P2、P3 波幅明显降低或延长,另外操作失误多、记数正确率低,提示 ADHD 儿童注意力不集中、觉醒度降低、认知功能降低。

4. **脑电涨落图** 脑电超慢涨落分析技术(ET)通过对脑 α 波的涨落过程进行扫描,获得由各振荡频率优势概率构成的 α 波涨落竞争图,从而反映 α 波的能量分布情况、有序度等。ADHD 患儿额区和颞区的异常明显,常出现 α 波能量分布不集中,α 波慢化,提示患儿觉醒状态不足;脑有序度低,提示 ADHD 患儿脑发育迟缓;α 波左右不对称,提示左侧半球功能失调,左右脑协同不良。ADHD 儿童脑电超慢谱结果也提示在神经递质间可能存在协同功能异常。

5. **神经影像学** 如果怀疑有颅脑先天性发育畸形或其他器质性疾病,可以进行头 CT、MRI 等影像学检查。

【诊断与鉴别诊断】

应综合病史、躯体检查、神经系统检查、精神检查、辅助检查的结果予以诊断。在此过程中,采集详细而正确的病史非常重要,因病情较轻的患儿在短暂的精神检查过程中,症状表现可能并不突出。

1. **诊断要点**

(1)起病于 7 岁前,症状至少持续六个月。

(2)以注意障碍、活动过度、好冲动为主要临床表现。

(3)对社会功能(学业或人际关系等)产生不良影响。

(4)排除精神发育迟滞、广泛发育障碍、情绪障碍等。

2. **诊断标准** 临床医生可以根据需要选用诊断标准。目前多采用 DSM – IV 关于 ADHD 的诊断标准:要求满足 A ~ E。

A 症状标准:

(1)注意缺陷症状:符合下述注意缺陷症状中至少 6 项,持续至少 6 个月,达到适应不良的程度,并与发育水平不相称。

1)在学习或其他活动中,常常不注意细节,容易出现粗心所致的错误。

2)在学习或游戏活动时,常常难以保持注意力。

3)与他人说话时,常常心不在焉,似听非听。

4)往往不能按照指示完成作业、日常家务(不是由于对抗行为或未能理解所致)。

5)常常难以完成有条理的任务或其他活动。

6)不喜欢、不愿意从事那些需要精力持久的事情(如作业或家务),常常设法逃避。

7）常常丢失学习、活动所必需的东西(如玩具、课本、铅笔、书或工具等)。

8）很容易受外界刺激而分心。

9）在日常活动中常常丢三落四。

(2)多动/冲动症状:符合下述多动、冲动症状中至少6项,持续至少6个月,达到适应不良的程度,并与发育水平不相称。

1）常常手脚动个不停,或在座位上扭来扭去。

2）在教室或其他要求坐好的场合,常常擅自离开座位。

3）常常在不适当的场合过分地跑来跑去或爬上爬下(在青少年或成人可能只有坐立不安的主观感受)。

4）往往不能安静地游戏或参加业余活动。

5）常常一刻不停地活动,好像有个机器在驱动他。

6）常常话多。

7）常常别人问话未完即抢着回答。

8）在活动中常常不能耐心地排队等待轮换上场。

9）常常打断或干扰他人(如别人讲话时插嘴或干扰其他儿童游戏)。

B 病程标准:某些造成损害的症状出现在7岁前。

C 某些症状造成的损害至少在两种环境(如学校和家里)出现。

D 严重程度标准:在社交、学业或职业功能上具有临床意义损害的明显证据。

E 排除标准:症状不是出现在广泛发育障碍、精神分裂症或其他精神病性障碍的病程中,亦不能用其他精神障碍(如心境障碍、焦虑障碍、分离障碍或人格障碍)来解释。

3. 鉴别诊断

(1)精神发育迟缓:精神发育迟缓患儿可伴有多动和注意障碍,如能上学,学习困难也相当突出,因此易与 ADHD 相混淆。但追溯病史,可发现精神发育迟缓患儿自幼生长发育较同龄正常儿童迟缓,社会适应能力低下,学业水平与智力水平多相当,智测智商低于70。以上有助于鉴别。

(2)儿童孤独症:虽然该症患儿常存在多动、注意障碍,但患儿还存在儿童孤独症的三大类核心症状,即社会交往障碍、交流障碍、兴趣狭窄和刻板重复的行为方式,因此,不难与 ADHD 进行鉴别。

(3)品行障碍:品行障碍和 ADHD 同病率较高,如患儿不伴有多动和注意障碍,只诊断品行障碍。如患儿同时伴有多动、注意障碍,并符合 ADHD 诊断标准,则两个诊断均需做出。

(4)儿童情绪障碍或心境障碍:儿童在焦虑、抑郁或躁狂状态下可能出现活动过多、注意力不集中、学习困难等症状,ADHD 患儿因为经常受到老师和家长的批评及同伴的排斥等也可出现焦虑和抑郁,因此两者需要鉴别。两者的鉴别要点如下:①ADHD 起病于7岁之前,而儿童情绪障碍或心境障碍的起病时间则可早可晚;②ADHD 为慢性持续性病程,而情绪障碍的病程则长短不一,心境障碍则为发作性病程;③ADHD 的首发和主要症状为注意障碍、活动过度和冲动,而情绪障碍或心境障碍的首发和主要症状是情绪问题;④情绪障碍或心境障碍儿童通过治疗改善情绪后,多动和注意障碍将消失;而 ADHD 患儿服用抗焦虑药或抗抑郁药改善情绪后,过度活动、注意障碍和冲动可能有所改善,但仍持续存在。

(5)儿童精神分裂症:该症起病时间较 ADHD 晚,发病高峰时间为青春前期和青春期,在早期出现注意力不集中、学习成绩下降的同时,常伴有其他情绪、行为或个性方面的改变,且随着病情的发展,会逐渐出现感知觉障碍、思维障碍、情感淡漠和不协调、行为怪异、意向缺乏等精神分裂症症状,据此可与 ADHD 相鉴别。

【临床类型】

DSM - Ⅳ将 ADHD 分为三个亚型。

1. 注意障碍为主型 在注意障碍症状的 9 条中符合 6 条以上。该型以注意障碍不伴多动为主,主要表现为懒散、困惑、迷惘、动力不足,伴较多焦虑、抑郁,有较多的学习问题,而较少伴品行问题。

2. 多动/冲动为主型 在多动/冲动症状的 9 条中符合 6 条以上。常见于学龄前和小学低年级儿童,以活动过度为主要表现,一般无学业问题,合并品行障碍和对立违抗性障碍较多。临床上这一类型较少。

3. 混合型 注意障碍症状和多动/冲动症状都符合 6 条以上。这一类型活动水平、冲动、注意力、学业及认知功能损害最严重,代表了最常见的 ADHD 概念,合并对立违抗障碍(ODD)、品行障碍(CD)、焦虑抑郁障碍均高,社会功能损害重,预后差。临床上这一类型最多见。

【治疗】

多动症的病因、表现及诊断如此复杂,当然治疗时也需要综合治疗。合理选择最佳治疗方法和是非常必要的。目前 ADHD 的治疗方法主要有药物治疗、心理行为治疗、家庭治疗、脑电生物反馈治疗等,其中药物治疗是首选。研究认为,药物治疗为主,同时合并心理行为治疗、家庭治疗或脑电生物反馈治疗是最好的策略。

1. 药物治疗 药物治疗包括中枢兴奋剂、抗抑郁药、抗高血压药和去甲肾上腺素再摄取抑制剂。从中医的角度来看,儿童肾阴不足,虚火上升,烦躁不安,故有发育期的阴常不足,阳常有余,可引发儿童多动症。因此,滋阴补肾健脑才是治疗儿童多动症的中药药物也很多,但是,缺乏科学的方法验证其疗效。

(1)中枢兴奋剂:为首选药。主要用于 6 岁以上患儿,可减轻多动、冲动,改善注意力。常用药物如下。① 哌甲酯,该药有效率为75% ~80%。② 匹莫林,因为有增加急性肝衰竭的风险,已不再推荐使用。

近十年来越来越多的研究和报道显示,长效、缓释或控释哌甲酯疗效更持久、更稳定。有替代传统速效哌甲酯的趋势。

(2)选择性去甲肾上腺素再摄取抑制剂:托莫西汀是一种选择性去甲肾上腺素再摄取抑制剂(SNRI)。该药是第一种被批准用于治疗注意缺陷多动障碍的非兴奋型药物,目前也是主要治疗药物之一。

2. 物理治疗 物理疗法相对于药物相比具有无不良反应、依赖性疗效显著的特点。

经颅微电流刺激疗法是通过微电流刺激大脑,直接调节大脑分泌一系列有助于改善多动症和抽动症症状的神经递质和激素,如内啡肽、乙酰胆碱,这些激素参与调节人体多项生理和心理活动,能够全面改善多动和抽动症患儿情绪不稳、易激惹、活动过度等表现。

3. **精神治疗**　药物治疗是对症的。动作过多往往经药物治疗而得到控制。同时,不可忽视家庭和学校方面的适当教育和管理。对患儿要用耐心、关怀和爱护的态度加以处理。对患儿的不良行为及违法举动要正面地给以纪律教育,多给予启发和鼓励,遇到行为治疗有成绩时给予奖励,不应在精神上施加压力,更不能骂或体罚。对有不良习惯和学习困难的患儿,应多给具体指导,执行有规律的生活制度,培养良好习惯,帮助他们克服学习的困难,不断增强信心。

4. **行为疗法**　对控制多动行为、冲动控制和侵略行为有效。一个人的外部行为往往是由于人的思想和内心体验所决定的,错误的观念、不合理的信念或不精确的认知过程,可以产生适应不良的行为和不良情绪,要改变这些不良情绪和行为,就必须纠正这些错误的、不精确的观念、信念和认知过程。认知行为疗法就是用来纠正多动症儿童的这些不合理的、消极的信念,使患儿的行为和情感得到相应的改善。认知疗法可以用于多动症儿童的紧张、焦虑及冲动性行为,以及注意力不集中。在认知治疗的实施过程中,心理医生应与患儿及其家长共同找出儿童的不良认知,并指导训练或学习等方法来纠正错误的认知,使患儿的认识更接近现实和实际,从而改善其心理障碍。多动症儿童往往伴有继发学习困难,患儿的家长总认为孩子不用功,不肯学习,儿童自己也觉得不如其他儿童聪明。而实际上多动症儿童是由于存在注意障碍,造成思想不集中,学习不专心。所以要克服学习困难,必须从改善儿童的"注意品质"着手,这样就能提高学习效果。

5. **感觉统合训练**　感觉统合训练就是通过控制感觉的输入,增强和改善大脑的整合功能。从而使孩子能够有效地控制自己的行为,矫正各种不良表现和失调状态,充分开发大脑的潜在功能,更好地发挥学习的潜能。

6. **家庭注意力训练**　孩子做作业时需要家长陪伴,让家长陪伴的目的是督促孩子,使其注意力集中,不分心,养成好习惯。孩子做作业的环境要简洁,文具用品要简单,不花哨,减少注意力分散;做作业前把要做的事情先做好,如喝水、大小便等;用定时器调好30 min时间,在此期间,家长和孩子都不要讲话,如孩子有分心,家长可用事先约定(如拉拉孩子衣服等)来提醒,孩子不要做一题问一题,把会做的先做,不会做的留到最后半小时和家长一起完成,避免注意力分散,30 min 铃响后休息 5 min,然后再这样循环做。家长要培养孩子自我管理的能力,让孩子学会自己的事自己做,要适时地鼓励和引导,不要包办。

7. **听觉统合训练法**　最先由法国医生 DR. Guy Bernard 提出,他认为患有与听力障碍有关的疾病者(自闭症、注意力障碍、多动症、广泛发育障碍、听觉处理障碍、诵读困难等)在感受自然环境中的声音时,会对某些声音的频段产生过度敏感的现象,从而导致行为和认知方面的障碍,听觉统合训练系统可以有针对性地过滤和减低敏感频率的音量,加强正常频率的训练,从而使大脑对各种频率声音的感应达到均衡,改善患者的社交行为障碍。

8. **针灸疗法**　针灸预防与治疗的原则是充髓脑、健脾补肾、养心益智、壮骨柔肝。各种针灸疗法皆可应用,如体针可用五脏背俞穴、百会、四神聪、风池、风府、合谷、太冲等;头针选运动区、感觉区、足运感区等;耳针可选肾、脑点、心、神门、脑干,配穴:肝、脾、皮质下、交感;并可用皮内针、艾灸等法,艾灸法可以收到意想不到的良效。同时可配合穴位注射、穴位埋线等法。一般坚持治疗 3~6 个月,多可获佳效。

9. 多动症患儿的饮食,应注重以下忌讳和合适的食物

(1)应少食含甲基水杨酸的食物,如西红柿、苹果、橘子等。饮食中不要参与辛辣的调味品,如胡椒之类,也不宜运用酒石黄色素,如贝类、柑榄等食物。

(2)应多食含锌丰盛的食物。因为锌是人体内的微量元素,与人体的生长发育接近有关。锌缺乏常使少年食欲不振,发育缓慢,智力减退。研讨发现,学习成绩优良的学生,大多数头发中锌含量较高。所以,常吃含锌丰盛的食物,如蛋类、肝脏、豆类、花生等对智力发展有肯定帮忙。

(3)应多食含铁丰盛的食物。因为铁是造血的材料,缺铁会使大脑的功用紊乱,影响少年的心境,加重多动症状。因此多动症孩子应多食含铁丰盛的食物,如肝脏、禽血、瘦肉等。

(4)应少食含铅食物。食铅过多可致智力减退,食欲不振,消化不良。孩子视觉运动、形象思维、举动等发生改动,出现多动,所以多动症患儿应少食含铅的膨化食品、贝类等食物。

(许文莉　张　颖　宋毅鹏)

第二十一章　儿童感觉统合失调的康复

【概述】

感觉统合失调又称为"神经运动机能不全症"（Neurobehavioral Dysfunction），是一种中枢神经系统的功能障碍，是指外部进入大脑的各种感觉刺激信息不能在中枢神经系统内形成有效的组合，使机体不能和谐的运作而产生的一种缺陷。多发生在5、6岁至11、12岁的儿童身上。儿童感觉统合失调意味着儿童的大脑对身体各器官失去了控制和组合的能力，这将会在不同程度上削弱人的认知能力与适应能力，从而推迟人的社会化进程。通常，这些孩子智力发育正常，却有学习或行动上的障碍，部分儿童甚至学习成绩很差，被误认为是存在智力发育障碍。这种孩子最明显的表现是有紧张性颈反射的神经运动机能不全症状，由于对原始反射抑制不足，导致平衡反射发展迟缓，使身体的反应出现严重异常，造成知觉机能和注意力的障碍，儿童对自己身体的自觉能力和心理的自尊能力也受到影响。知觉机能障碍会影响孩子自动化知觉机能发展，造成学习上的困难。

【病因或发病机制】

使感觉刺激信息不能在中枢神经系统进行有效组合，以及整个身体不能和谐、有效地运作的任何原因，均会导致学习与交往困难，表现为感觉统合失调。目前，对儿童感觉统合失调的发病机制尚不清楚。近年来国内外研究表明，其病因可能是生物、心理、社会等因素共同作用的结果。

1. **孕期及新生儿期不良因素**　孕期不良因素包括：母亲孕期吸烟、饮酒、饮浓茶、浓咖啡、服药（如抗过敏药、抗癫痫药、抗生素类等）、情绪紧张（焦虑、恐惧、忧郁）、过度劳累或过度静养等；孕期病毒感染（感冒、风疹、疱疹、水痘、肝炎等）、妊娠期先兆流产、高血压、严重呕吐、妊娠合并症及高龄产妇等。新生儿期不良因素包括：早产、过期产、胎吸、产钳助产、胎位不正、脐带绕颈、低出生体重、新生儿窒息、高胆红素血症。

2. **婴、幼儿期不良因素**　婴幼儿期不良因素主要包括：脑损伤、反复高热、惊厥、脑炎、脑膜炎、癫痫、智力低下等。

3. **儿童养育方式和环境因素不良**　儿童家庭结构不完整，家庭关系不和睦，父母对子女的教育态度不一致，或采取简单粗暴的体罚方式等都可造成感觉统合失调。儿童间交往接触少，运动不足，口腔肌肉缺乏锻炼，心、肺功能差，甚至语言表达差等也是导致感觉统合失调的原因之一。居住环境的限制、家人的过度保护和缺乏爬行经验等，可限制儿童活动范围和方式，从而影响儿童感觉统合功能的协调发展，易导致感觉统合失调的产生。

4. 父母自身因素的不良影响 父母的个性特征、体质和兴趣爱好等,对儿童有潜移默化的影响,可影响儿童心理健康,使其出现感觉统合失调。此外,父母与儿童接触时间少,忽视对孩子的照管和情感沟通交流,也可导致儿童感觉统合失调。父母年龄偏大,儿童感觉统合失调患病率高。

5. 教育方法有误

(1)小家庭和都市化生活,大人对幼儿过度保护;剧烈竞争的教育方式造成儿童心里紧张而引起感觉统合不足。

(2)过早进行认知教育,对孩子要求过高、限制过多。

(3)不尊重幼儿的基本权利,不注重个性培养和素质教育。

(4)电视、游戏机成为孩子的主要玩具,孩子交流、活动过少。

(5)生活环境过于封闭,孩子听的少、说的少,孩子的坚持性和等待性差,遇到事情的变通能力差。

(6)物质上过于宽松而精神上有些苛刻,对孩子的爱抚不够,使孩子肌肤饥渴。

【临床表现】

感觉统合失调主要表现为学习困难和交往困难,其临床表现可分为:本体感觉失调、前庭感觉失调、视觉系统失调、听觉系统失调,以及触觉系统失调。本体感觉失调又分为左右脑平衡失调和动作协调不良,前庭感觉失调又分为前庭平衡失调和前庭网膜失调,触觉系统失调又分为触觉过分敏感或过分迟钝。

1. 本体感觉失调 手脚喜欢用力挥动或用力做某些动作。动作模仿不到位,常望着手脚不知所措。俯卧地板时全身较软,抬头、颈特别困难。坐姿不够稳定,坐时会东倒西歪;力度控制较差,常会因太用力而损坏玩具或因力度太小抓不住东西;速度控制较差,跑起来难以按指示停止。对蹦跳的要求高,喜欢摔跌自己的身体,喜踮脚走。

(1)左右脑平衡失调:会让儿童在体育活动中动作不协调(不会跳绳、拍球等);音乐活动中发音不准(走调、五音不全等);甚至与人交谈、上课发言时会口吃等。方向感差,容易迷路,不能玩捉迷藏,闭上眼睛容易摔倒,站无站姿,坐无坐相,容易驼背、近视,过分怕黑。

(2)动作协调不良:表现为动作协调能力差,走路容易摔倒,不能像其孩子那样会滚翻、骑车、跳绳和拍球,在学习和生活中常常观测距离不准、协调能力差。观测距离不准,会使孩子无法正确掌握方向;协调能力差,会让孩子手脚笨拙,常撞倒东西或跌倒。

2. 前庭感觉失调 表现多为喜欢自转,喜欢看、玩转动的东西。经常喜欢爬高,边走边跳。平衡差,走路东倒西歪,经常碰撞东西。颈部挺直时间较同龄儿童短,常垂头。

(1)前庭平衡失调:表现为多动不安,走路易跌倒,注意力不集中,上课不专心,爱做小动作,调皮任性,兴奋好动,容易违反课堂纪律,容易与人冲突,爱挑剔,很难与其他人同乐,也很难与别人分享玩具和食物,不能考虑别人的需要。思考或做事情缺乏灵活性,不会举一反三,还可能出现语言发展迟缓、说话词不达意、语言表达困难等。

(2)前庭网膜失调:表现多为视觉不平顺,喜欢斜眼看东西;注视、追视能力弱,数数时常要用手指指着数才能完成。尽管能长时间地看动画片,玩电动玩具,却无法流利地阅读,经常出现跳读或漏读或多字少字,容易串行等。

3. 视觉系统失调

(1)即使常看到的东西都会让其害怕。

(2)喜欢看着手发呆。

(3)对特定的颜色、形状、文字特别感兴趣,甚至固执(如广告纸、报纸)。

(4)喜欢将物品排队。

(5)喜欢斜眼看东西。

(6)喜欢躲在较阴暗的角落。

(7)喜欢看色彩鲜艳、画面变换较快的广告。

(8)喜欢看风扇或转动的东西。

(9)喜欢坐车,对窗外景色变化非常着迷。

4. 听觉系统失调 听觉信息的良好统合,是婴幼儿理解语言的必需环节。听觉信息处理不佳的婴幼儿可导致语言发展迟缓。听觉信息统合不良儿童除语言问题外,还可表现为急躁、注意力不易集中,这与其对声音来源辨识力不足和无法漠视周围无关杂音等有关。感觉统合失调将会在不同程度上削弱儿童认知能力与适应能力,限制了儿童的综合发展。

5. 触觉系统失调 表现为害怕陌生的环境,过分依恋父母,容易产生分离焦虑,过分紧张。偏食,暴饮暴食,逃避咀嚼。喜欢吮吸手指、咬指甲、触摸生殖器。对某种感觉特别喜欢,如玩沙、刮东西。拒绝使用某质地的物品,如胶泥、糨糊等。

(1)触觉过分敏感:

1)不喜欢被人抱,有时甚至拒绝他人的触摸、拖手;不喜欢人多的地方。

2)拒绝理发、洗发、洗脸。

3)不喜欢穿鞋,喜欢打赤脚。

4)不喜欢或特别喜欢特定质料的衣服。

(2)触觉过分迟钝:

1)痛觉迟钝,以致意外碰伤流血而不易察觉。

2)反应慢,动作不灵活,发音或小肌肉运动都显得笨拙不佳。

3)冒险行为,自伤自残,不懂总结经验教训。

4)少动,孤僻,不合群,做事缩手缩脚,缺乏好奇心,缺少探索性行为。

【辅助检查】

首先要对体格及神经系统检查中发现的可疑问题进行进一步相应的检查,如视觉、听力,一般常规检查应包括血常规、尿常规、肝功能、肾功能、心电图、身高、体重等,可根据临床表现有针对性地选择实验室检查,包括电生理检查(如脑电图、诱发电位)、影像学检查(如头颅 CT 或 MRI)、遗传学检查(如染色体核型分析、脆性 X 染色体检查)、代谢病筛查,血生化、甲状腺功能测定和智力测试等。

【诊断与鉴别诊断】

1. **诊断标准** 感觉统合失调患儿最明显的表现是有紧张性颈反射的神经运动机能不全症状,但一般来说症状较轻,所以一般的智力测验、脑电图检查或机能检查都很难发现。

对感觉统合功能的评定主要有三大类:南加州感觉统合失调测验,加州旋转后眼球震颤测验和感觉统合失调有关的临床症状检查核对表。

目前,感觉统合评定量表主要采用台湾郑信雄编制的感觉统合检查核对表,按"从不,很少,有时候,常常,总是如此"5级评分。"从不"为最高分,"总是如此"为最低分。该感觉统合功能评定量表由58个问题组成,分为5项:①粗大肌肉及平衡;②触觉过分防御及情绪不稳;③本体感觉不佳,身体协调不良;④学习能力发展不足或协调不良;⑤大年龄的特殊问题。

我国目前对感觉统合功能的评定采用由北京医科大学精神卫生研究所编制的儿童感觉统合功能能力发展评定量表。该量表对儿童前庭失衡、触觉过分防御、本体感觉失调、学习能力发展不足4个项目分别进行评分,将各项原始分数转换成标准分数。此4项标准分均等于或高于40分,则评定为感觉统合功能正常;任意单项标准分为39~30分,则评定为感觉统合功能轻度失调;29~20分,则评定为中度失调;19分及以下,则评定为重度失调。

2. **鉴别诊断** 排除广泛性发育障碍、精神发育迟滞、儿童期精神障碍、器质性精神障碍、神经精神系统疾病等药物的不良反应等引起。

【治疗】

1. **感觉统合训练**

(1)前庭平衡、本体感觉训练:

1)滑板游戏:进行感觉统合功能滑板游戏训练时,让儿童俯卧于滑板上,头、胸、脚抬高,双手抓住滑梯两侧用力向下滑。当滑板滑下斜坡或滑过地板时,儿童利用身体对抗重力,前臂朝前伸展,双腿并拢抬高,强烈的刺激使前庭体系,头部、颈肌同时收缩,促进身体保护性伸展行为的成熟。滑板运动促成的感觉信息刺激和运动反应,是在坐位或站立位训练所不能达到的效果。当儿童逐渐学会控制这些感官功能时,其大脑同时也学会协调感觉活动,并形成精确的知觉。

2)吊缆:进行感觉统合功能吊缆训练时,由儿童以站立方式双手握住头上的绳索,两脚夹住圆筒,踏在圆筒边缘做摇摆动作。这样可促进前庭固有感觉体系活化,并强化触觉体系,在摇摆中前庭获得大量刺激,可改善大脑信息加工行为,从而达到改善脑功能的目的。

3)阳光隧道:让孩子俯卧身体,从隧道中爬行通过,在调节前庭感觉输入的同时加强肌肤的各项接触刺激。这样将有利于本体感觉的发展和四肢运动的协调。侧滚可提高空间判断能力,发展动作的灵活性和协调性。

4)羊角球运动:让孩子坐在羊角球上,双手紧握手把,身体屈曲往前跳动,方向可以前、后、左、右变化,高度也可以随时调整。这样可以提高动作的灵敏性、协调性,增强上肢、下肢和腰肌、腹肌的力量,促进姿势和身体双侧的统合,改善儿童运动企划的功能,诱导儿童观察力和注意力的提高。

5)跳跳床:让儿童站立在跳跳床上,双脚并拢蹦跳,跳起时膝盖弯曲,脚后跟踢臀部。这样可强化前庭刺激,抑制过度敏感,矫治患儿的重心不稳和运动企划不足。

6)其他训练:触觉失调的其他训练包括平衡木、触觉平衡板、滚珠平衡板、独角椅、跳布袋、秋千等。

(2)触觉失调训练:

1)俯、仰卧大笼球训练:训练时,让孩子俯卧或仰卧在大笼球上,通过他人的推、拉、旋转等,帮助孩子触、知觉发展。

2)其他训练:触觉失调的其他训练包括泥土游戏、抓痒游戏、梳头游戏、球池游戏和玩橡皮泥游戏等。

(3)视觉运动与手、眼协调训练:训练方式包括拼、插组装物品(动物插件、几何插件、组装积木等),绘画,走迷宫。

2. **驱铅治疗** 儿童高铅负荷与感觉统合失调有一定的效应递增关系。高铅负荷作为神经毒素作用,通过干扰儿童儿茶酚胺代谢失衡,导致神经递质平衡破坏,使大脑兴奋与抑制过程紊乱,呈现以兴奋表达为主的状态,从而表现情绪和行为问题。因此,驱铅合并感觉统合训练,能更为有效地提高感觉统合失调儿童各项统合能力与学习注意力,有利于纠正感觉统合失调儿童的不良行为和情绪障碍。

(许文莉 宋毅鹏 张 颖)

第二十二章 抽动症(抽动秽语综合征)的康复

【概述】

抽动症,又称抽动秽语综合征(Toureetes),通常是指是一种以多发性不自主的抽动,语言或行为障碍为特征的综合征。临床上表现为姿势短暂、快速、突然、程度不同的不随意运动,开始为频繁的眨眼、挤眉、吸鼻、噘嘴、张口、伸舌、点头等为特征,常伴有感觉、认知、交流、行为等障碍和继发性骨骼肌肉异常,并可有癫痫发作,本症通常在 3 至 15 岁发病,男性较女性多,比例为(3～4):1。

【病因】

1. **遗传因素** 家族中有患病史的,会使孩子发病的概率明显增高,而且抽动症的遗传方式是倾向于常染色体显性遗传,所以男孩比女孩的患病率高些。

2. **围产期损伤** 母亲在孕期间抽烟或有高热现象,或有生产困难、产时窒息、剖腹产、新生儿高胆红素血症等病史的儿童发病率更高。

3. **感染因素** 腮腺炎、鼻炎、各型脑炎、肝炎、咽炎、扁桃体炎、呼吸道感染、水痘等各种感染后,尤其链球菌感染可能导致突发严重抽动。

4. **精神因素** 忧伤、惊吓、情感激动、长期焦虑不安、学习负担过重,看惊险小说、电视及刺激的连环画等。

5. **家庭因素** 家长的关系紧张或者离异,经常训斥或者打骂孩子,对小孩管教过严,家庭环境不良等。

6. **药源性因素** 儿童长期服用中枢兴奋剂或者抗精神病药等。

【临床表现】

临床上根据表现不同,抽动症通常被分为运动性抽动和发声性抽动。

发声性抽动指累及呼吸肌、咽肌、喉肌、口腔肌和鼻肌的抽动,当这些部位的肌肉收缩抽动时就会发出声音,简单的如"喔、噢、啊"等,也可表现为清嗓、咳嗽、吸鼻、吐痰、犬吠等声音;复杂发声性抽动由有意义的单词、词组或句子组成,表现为与环境不符的不由自主地重复无意义的词句或无缘无故地骂人。运动性抽动指头面部、颈肩、躯干及四肢肌肉不自主、突发、快速收缩运动,表现出来就是眨眼、蹙额、噘嘴、缩鼻、伸舌、张口、摇头、点头、伸脖、耸肩、挺胸等动作。

1. 临床分类

(1)急性单纯性:抽动症开始的症状大多数为简单性、不随意性的运动抽动,极少数为单纯发声抽动。常见的眼、面部抽动表现为眨眼、挤眉、翻眼、咬唇、张口、点头、摇头、伸脖、耸肩等。少数单纯发声抽动表现为反复咳嗽、清嗓子、发出哼声。症状可在数周或数月内波动及转移部位。多在 12 岁前发病,最多见的是眨眼。症状持续 2 周~1 年即可自然消失。体格检查包括神经系统检查,通常无异常发现。

(2)慢性单纯性:15 岁以前发病者多,成人少见。也有的是延续成年,慢性单纯性抽动症表现为一组或两组肌肉抽动,无过多的变化。持续时间很长,可终身存在。

(3)亚急性或持续性:可见于儿童期、青春期。单纯性者,一组或两组肌肉抽动持续 1 年以上,至青春期自然消失。

2. **抽动症对儿童的伤害**

(1)引发学习困难:经常不自主地抽动和发声,容易使孩子注意力分散,眼睛很难盯在书本上,日久则影响记忆力,造成学习落后,成绩下降。

(2)个性发展问题:4~12 岁是儿童自我意识形成,从自然人向社会人发展的重要时期,这个阶段儿童心理发育的特点是:在与成人和同伴的交往中,其自我意识有所发展,年龄较小的儿童缺乏独立评价自己的能力,这种自我评价大多来自外界,如老师、同伴和家长。这一时期来自外界的积极或消极的评价,会对儿童自我意识和个性形成产生重要影响。如果在这一阶段经常受到家长责骂、老师批评、同学嘲笑,会对儿童心身发展产生巨大伤害。而儿童期形成的个性心理特征和个性倾向,是一个人个性的核心成分,会影响人的一生。抽动症患儿如得不到及时、有效的心理干预,不但难以建立自尊、自信,形成健全的人格,而且很容易产生反社会心理。部分患儿到了青少年时期即发展成为品行障碍。

(3)社会退缩和社交障碍:随年龄的增长,儿童的社会交往和人际交往范围逐渐扩大,会产生一些高级的情感体验,如荣誉感、责任感等。如果患儿得不到及时有效的治疗,特别是抽动得不到控制,会严重影响其与同学、同伴的交往,产生自卑感、社会退缩、行为不成熟、社交障碍、口吃以及品行纪律问题,严重影响他们的社会交往和人际关系。

(4)记忆与注意缺陷:抽动症患儿存在特殊注意缺陷及视觉注意广度损害。且有研究表明,抽动症至少有 30% 出现秽语症。严重者还会出现模仿动作,模仿和重复语言,强迫动作或猥亵行为。这种疾病对儿童的伤害是多方面的,一般抽动症的儿童不会影响智力,但是生活上却遭受很大的影响。

【发病机制】

抽动症的发病机制尚不清楚,基因缺陷可导致神经解剖异常及神经生化功能紊乱。多数学者推测本病与基底核前额叶、边缘系统等部位神经元功能紊乱有关,其发病可能是遗传因素、神经生化代谢及环境因素在发育过程中相互作用的结果。

1. **遗传因素**　该病可能是常染色体显性遗传伴外显率表现度变异的疾病,患者有 50% 的机会将遗传因子传递给他(她)的后代,遗传素质在子代中不一定完全表现。抽动症患者可只表露轻微抽动及强迫行为,也可能只将基因遗传给子代而不显示临床症状。

对抽动症的遗传方式存在着很大争议,现多认为是一种常染色体显性遗传伴不完全外显率的疾患,且外显率存在性别差异,男性外显率高(0.5~0.9),女性外显率低(0.2~0.8)。抽动症患者出现强迫性症状或行为障碍较为常见,其家族中精神病病史也较多见,遗传学研究认为抽动症与强迫症在遗传学上存在相关可能为同一基因异常的不同表现。抽动症患者存有基因缺陷,但到目前为止对抽动症患者基因的定位研究,尚未得出肯定的结论。

2. 中枢神经系统的器质性损伤　抽动症患者大脑的影像学改变主要在基底核。难产、窒息早产抽搐及头部外伤等造成的儿童器质性脑损伤,可能是导致抽动症发病的危险因素,约50%的抽动症患者有肌张力改变或精细运动缺损等轻微的神经系统体征,脑电图可见非特异性的异常改变,这些均支持本病可能为器质性疾病。

3. 中枢神经递质系统异常　多巴胺活动过度或多巴胺受体超敏。因多数抽动症患者的运动和发声抽动,选择性中枢多巴胺 D2 受体拮抗药(氟哌啶醇等)治疗有较好的疗效,因而多数学者认为抽动症的发生机制与大脑基底核及边缘系统的皮质多巴胺活动过度或是突触后多巴胺能受体超敏,以及多巴胺更新率降低而致功能过盛有关。

4. 激素及兴奋性氨基酸的作用　最近的研究认为基底核和边缘系统等具有基本生殖功能的脑区发育异常,可能与抽动症有关。这些特殊脑区的发育异常均在性激素的控制之下。

5. 去甲肾上腺素(NE)功能失调假说　小剂量可乐定可使抽动症患者的症状减轻,故认为本症的病理机制与 NE 能系统受累有关,小剂量可乐定具有刺激突触前 α2 受体作用,从而反馈抑制中枢蓝斑区 NE 的合成释放,使抽动症状减轻。

【辅助检查】

1. 实验室检查　无特异性,血脑脊液常规化验多正常。血生化检查一般正常,有时发现 5 - HT 水平降低。

2. 电生理检查　在少数病例可有非特异性脑电图异常,50%~60%的患者可有轻度脑电图异常,但无特异性,主要为慢波或棘波增加。动态脑电图(AEEG)异常率可达50%;心电图多正常。

3. 神经影像检查　在某些患者的头颅 MRI 可显示双侧尾状核、豆状核较正常对照组小,且双侧基底核不对称,头颅 SPECT 检查可见颞叶、额叶及基底核局限性血流灌注减低区。Grunwald 等的研究发现抽动发作期间病灶部位局部血流灌注减少,发作期则增多,此与癫痫患者的 SPECT 图像特点相似,所以抽动症是否与癫痫有相同的病理基础,有待进一步研究。

【诊断与鉴别诊断】

1. 诊断要点　抽动症为一种复杂的神经精神障碍,诊断主要根据病史和临床症状。《国际疾病和分类》第 10 版(ICD - 10)标准诊断要点如下。

(1)该病多在 21 岁以前发病,以 2~15 岁最多见。

(2)病程中存在着多种运动抽动与一种或多种发声抽动,但未必同时存在。

(3)抽动具有突然、快速、短暂、重复、不自主、无目的、复发等特点,影响多组肌肉。

(4)抽动可在短时间内(数分钟至数小时)受意志控制,在应激下加剧,睡眠时消失。

(5)抽动症状一日发作多次,几乎天天如此,或间歇发作。在一年之中症状缓解不超过2个月。

(6)排除风湿性舞蹈病、Huntington 舞蹈症、肝豆状核变性、肌阵挛、手足徐动症及其他锥体外系统疾病等。

2. 鉴别诊断

(1)儿童多动症:儿童多动症又称轻微脑功能障碍综合征,是一种比较常见的儿童行为异常。其智力正常或基本正常,但学习、行为和性情方面有缺陷。多数患儿从婴幼儿期即表现为易兴奋、睡眠差、喂养困难等,年龄渐大,活动明显增加,且动作不协调,精细动作如穿针、扣纽扣等有困难,注意力不集中,情绪易冲动,缺乏控制能力;平时好与人争吵,容易激动;不听话,不讲道理,无礼貌,不避危险等;对指试验阳性。抽动征主要是由于脑轻微功能障碍引起的肌群抽动为主要表现,部分患儿合并有多动症状。但儿童多动症绝无抽动的表现,这是两者鉴别的关键。

(2)习惯性痉挛:见于5~10岁男孩,多动较局限和时间短,可自行消失,无言语障碍及智力减退。

(3)小舞蹈病:近期若无风湿热、关节炎病史,以及心脏受累证据较难鉴别,小舞蹈病一般无发声痉挛,为自限性疾病,常在3~6个月消失,抗风湿治疗有效。

(4)摆动头综合征:进行性脑积水患儿出现快速、节律性头部摆动。

抽动症尚需与 Huntington 舞蹈病、手足徐动症、肌阵挛等疾病鉴别。

【治疗】

一般症状较轻的患者可无须治疗,对已经确诊者则应早期采用药物疗法。

治疗原则为:开始治疗可以用小剂量,缓慢增加药量以减轻不良反应,尤其在应用神经阻滞药或可乐定时更重要,治疗要有一定疗程适宜的剂量,不宜过早更换药物。当使用单一药物仅部分症状改善,或抽动症有复杂的伴随症状时可考虑联合用药。然而,多种用药并不是最佳手段,应持慎重态度。关于维持治疗问题,由于药物治疗是对症性的,故应进行一定时期的维持治疗,维持治疗时间要根据每个患者的具体情况而定,对于较轻的患者维持治疗需6~12个月,对于重症患者应维持治疗1~2年或更长时间。维持治疗量一般为治疗量的1/2~2/3。

1. 手术治疗　经采用多种药物治疗无效的难治性病例,可针对额叶、边缘系统、丘脑和小脑等部位进行手术治疗,但效果多不满意,一般不主张使用。脑深部电刺激(DBS)具有安全、微创、可调试的特点,逐渐受到重视。目前应用例数较少,最佳靶点未能确定。

2. 药物治疗

(1)氟哌啶醇:为选择性中枢多巴胺受体阻滞药,为首选药物,疗效可达60%~90%,主要对运动和发声抽动有效,可使许多抽动症患者恢复常态,但对其伴随症状效果不明显。开始时,氟哌啶醇每次口服0.25~0.5 mg,2~3次/d,或0.5 mg/d,睡前一次服用,逐渐加量；一般每隔 3 ~ 5 d 增加 1 次，有效量往往达 5 ~ 30 mg/d，一般 2 ~ 10 mg/d，通常剂量儿童为 0.25 ~ 0.5 mg/(kg·d)，成人 0.5 mg/(kg·d)，可 1 次或分次口服。症状控制后剂量应逐渐减少，每日维持量在 10 mg 以下。

约半数患者不能耐受其不良反应，如情绪恶劣、嗜睡、锥体外系症状、认知迟钝、心脏传导阻滞等。应同时并用苯海索以减少锥体外系反应。部分患者在开始用药或加药过程中会出现动眼危象，即双眼强直性上视，用东莨菪碱肌注可缓解。

（2）莫齐特（哌咪清）：疗效与氟哌啶醇相似，但无镇静作用，易被患者接受，现作为二线药物已得到广泛的应用。药物作用时间长，单次口服时间为 24 h，故日服 1 次即可。开始量为 0.5 ~ 1 mg/d，最好晨服；以后每周可小量增加直至抽动症状被控制。一般儿童用量为 2 ~ 6 mg/d，最大用量 0.2 mg/(kg·d)，成人 4 ~ 12 mg/d，维持量为 3 ~ 6 mg。哌咪清引起心脏传导阻滞较氟哌啶醇更常见，可引起 T 波倒置 u 波出现、Q - T 间期延长、心率过缓等，故用药前和治疗过程中每隔 1 ~ 2 个月应进行心电图检查，一旦出现 T 波倒置、u 波出现等应停药；Q - T 间期延长不很明显时可继续用药。长期使用可出现焦虑情绪。

（3）必利（泰必利）：该品疗效不如氟哌啶醇，优点为不良反应轻。对氟哌啶醇不耐受者可改用此药。开始剂量为 50 ~ 100 mg/d，分 2 ~ 3 次口服；以后根据病情逐渐加量，常用剂量为 200 ~ 300 mg/d，儿童一般不超过 600 mg/d，大多数病例的疗效出现于用药 1 ~ 2 周后；不良反应有嗜睡头昏、无力，大剂量可出现恶心、呕吐。

（4）五氟利多：有人报道经氟哌啶醇和匹莫齐特（哌迷清）治疗本症未见效的病例服用五氟利多获得疗效，而且不良反应，尤其嗜睡较其他药物轻。

（5）盐酸可乐定：α2 - 肾上腺素能受体阻滞药，治疗抽动症的药理作用可能是抑制蓝斑区突触去甲肾上腺素的释放，从而使抽动症状减轻。可乐定是一种安全有效的抗抽动症药物，有效率为 22% ~ 70%，起效时间较氟哌啶醇慢，需 3 周或更长时间才有效。对伴有注意缺陷和多动的治疗可首选可乐定。可乐定（可乐宁）有片剂和皮肤贴片两种，口服开始剂量为 0.025 ~ 0.075 mg/d，分 2 ~ 3 次口服，缓慢加药，一般每日总量不超过 0.5 mg，或按 3 μg(kg·d) 计算用量。对于一些不愿服药的儿童可用贴片，贴片（每片含 2 mg）可贴于两侧耳后，每次可贴 0.5 ~ 1 片，每周更换 1 次；可乐定的不良反应有嗜睡、口干、头痛、头昏、易激惹、心率增快及血压下降等。治疗过程中应监测血压和脉搏情况，定期行心电图检查。一旦出现不良反应，应调整剂量和减慢加药速度，在治疗过程中不可骤停药物，否则可出现急性停药反应。

（6）氯丙咪嗪：该品可增加脑内 5 - HT 的水平，对抽动症伴发的强迫症状有效，儿童每日 3 mg/kg，成人起始剂量为 25 mg/d，此后根据病情缓慢加药，成人最大剂量为 250 mg/d。不良反应有口干、镇静、震颤、便秘、排尿困难和性功能障碍等。

（7）氟西汀：为新一代抗忧郁剂，开始剂量为 20 mg/d，此后逐渐加至 60 ~ 80 mg/d。儿童对此药的激活作用较敏感，其开始剂量为隔日 10 ~ 20 mg/d；与氯丙咪嗪比较，氟西汀的不良反应较轻、较少，氟西汀可引起消化不良、恶心、皮疹或轻躁狂。

（8）氯氮平：是一种非典型的具有包括 DA - 2、5 - HT2A 和 2C 拮抗作用的多种受体活性的精神抑制剂，能明显减轻抽动症状，但对伴随症状无效。最终剂量为 2.5 mg/d，平均 10.9 mg/d；常见不良反应有嗜睡、体重增加、食欲增加、口干、短暂性无症状性低血糖等。

3. **心理治疗**　本病对人格的不良影响十分常见,因而患者会受到高度精神病理学的影响,有的在抽动控制后仍不能适应社会。所以应强调对因对症治疗的同时注意精神、心理的治疗。

(1)支持性心理治疗:对于抽动症患者来说,心理治疗的目的不是直接消除抽动症状,主要是支持和帮助患者消除心理困扰,减少焦虑抑郁情绪,适应现实环境。在药物治疗的同时,应重视患者学习和生活环境及时解决环境中的应激,并给予心理治疗和心理教育。

(2)行为疗法通常包括以下方法:

1)消极练习法:是根据多次重复一个动作后可引起积累性抑制的理论,可令患者在指定的时间里(15 ~ 30 min)有意识地重复做某一抽动动作,随着时间进展,患者逐渐感到疲劳,抽动频率减少,症状减轻。

2)自我监督法:即鼓励患者通过自我监督以达到减少或控制抽动,令患者每日在指定的时间内将自己的不自主运动详细记录下来,如抽动的次数、频率与环境有无关系等,通过一段时间的记录,可增强患者对抽动的意识并努力去克服,此法适用于成人或较大儿童。

3)行为反向训练:行为反向训练是应用一种与抽动相反的或不一致的对抗反应来控制抽动,对抗反应可通过拉紧与抽动相对应的肌肉以阻止运动抽动发生,采用紧闭嘴通过鼻腔进行慢节奏深呼吸可抑制发声抽动。用慢节奏经口腔深呼吸可抑制鼻发声抽动。

4)松弛训练:让患者学会放松和呼吸调节,把紧张的肌肉松弛下来可使抽动减轻,对改善焦虑情绪也有作用。

4. **生物治疗**　MOGT 技术诱发的生物 DNA 分子,由大脑传递至身体的各个器官和组织,使多动症、抽动症患者不仅从生理上,同时在心理上也得到缓解并加速大脑神经突触处的传导功能,抑制大脑神经过于兴奋,使大脑神经长期处于一个比较稳定的兴奋点上,对抽动症患者进行治疗。

5. **中医治疗**　中医认为,抽动症属"痉病"范畴,多因精血不足,筋脉失养,或风邪侵袭壅滞筋脉所致,治宜养阴安神,祛风止痉。临床多以山萸肉、制首乌、黄精、当归、鸡血藤、丹参各 9 ~ 15 g,防风、荆芥、桂枝、白芍、菖蒲、郁金、天麻、僵蚕各 6 ~ 9 g,钩藤、蝉衣各 3 ~ 6 g,每日 1 剂,水煎分 2 次温服,以 2 周为 1 个疗程治疗本病,疗效良好。针刺治疗:选取百会、舞蹈震颤区、风池、合谷、内关,同时随症配穴,有较好的疗效。

(许文莉　张　颖　宋毅鹏)

第二十三章　癫痫的康复

【概述】

2014 年国际抗癫痫联盟对癫痫的进行新的临床定义,即癫痫是一种脑部疾病,符合如下任何一种情况可确定为癫痫:①至少两次间隔 >24 h 的非诱发性(或反射性)发作;②一次非诱发性(或反射性)发作,并且在未来 10 年内,再次发作风险与两次非诱发性发作后再发作风险相当(至少 60%);③诊断为某种癫痫综合征。年龄依赖性癫痫综合征,但现在已过了癫痫发作的年龄或停抗发作药物至少 5 年,过去 10 年仍无发作者。

【病因】

癫痫的病因分类有特发性癫痫、继发性癫痫和隐源性癫痫三种。特发性(原发性)癫痫是指根据当前的知识和技术不能找到结构的或生化的原因,很多遗传性癫痫病属此类。继发性癫痫是已知或可能的中枢神经系统病变的后果。隐源性癫痫是指未找到病因,但疑为继发性癫痫者。

(一)特发性癫痫的病因

特发性癫痫应是病因不清楚的癫痫,一旦明确病因就应归于继发性癫痫中。但目前临床上倾向于由基因突变和某些先天因素所致,有明显遗传倾向。特发性癫痫另一个主要特征是到目前为止,人类仍然没有发现其脑部有足以引起癫痫发作的结构性损伤或生化异常。

(二)继发性癫痫的病因

1. **先天性畸形**　如染色体畸变、先天性脑积水、小头畸形、胼胝体发育不全、脑皮质发育不全等。

2. **围产期脑部损伤**　产伤是婴儿期症状性癫痫的常见病因。脑挫伤、水肿、出血和梗死也能导致局部脑硬化,若干年后形成病灶。脑性瘫痪患者也常伴发癫痫。

3. **高热惊厥后遗**　严重和持久的高热惊厥可以导致包括神经元缺失和胶质增生的脑损害,主要在颞叶内侧面,尤其在海马体。

4. **损伤**　常与产伤有关,而滞产、器械助产都是产伤的重要危险因素。颅脑损伤后遗癫痫者,以伴有凹陷性颅骨骨折、硬脑膜撕裂、局部神经系统体征、长期损伤后记忆障碍,损伤后数周内即产伤早期痫性发作的病例最为多见。

5. **感染**　中枢神经系统感染中有 24.3% 的患者出现癫痫发作或癫痫持续状态。见于各种细菌性脑膜炎、脑脓肿、肉芽肿、病毒性脑炎,以及脑寄生虫病,如猪囊虫、血吸虫、弓形虫等。①结核性脑膜炎急性期出现癫痫发作的发病率平均为 38.5%(5.9% ~ 74.0%)。②细菌性脑膜炎也是癫痫的常见病因,其发病率因统计方法不同而异,平均约 24.7%,儿童(23.9% ~47.4%)高于成人(17.4% ~26.5%)。③神经梅毒。最近几年,癫痫病学界开始注意到神经梅毒引起的癫痫发作,Sinha 等分析了 30 例神经梅毒的临床资料和脑影像学特征,发现癫痫发作是神经梅毒的主要症状之一,且在 2 例患者中是唯一表现。④病毒感染。人类疱疹病毒 - 6 型(HHV - 6)感染在儿童中几乎无处不在,其中 HHV - 6B 型可能与热性惊厥、颞叶内侧癫痫的形成有联系,感染后极易导致癫痫持续状态,单纯疱疹病毒、柯萨奇 B 组、风疹病毒、巨细胞病毒引起的脑炎是新生儿癫痫常见病因;人类免疫缺陷性病毒感染可通过感染性脑病、中枢内脱髓鞘、代谢障碍等机制引起癫痫发作。

6. **遗传代谢性疾病**　许多神经遗传病种有癫痫发作。脑内表皮样囊肿、婴儿蜡样脂褐质累积病、Ⅱ型唾液酸苷酶累积病、溶酶体贮积病、黑蒙性痴呆等都常引起癫痫发生。儿童的佝偻病时常发生癫痫。胰岛细胞瘤所致低血糖、糖尿病、甲状腺功能亢进、甲状旁腺功能减退、维生素 B_6 缺乏症等均可产生发作。

7. **脑血管疾病**　脑血管病是癫痫常见病因。脑血管疾病除脑血管畸形和蛛网膜下腔出血产生癫痫时年龄较轻外,卒中后癫痫也多见于中、老年,尤其是脑栓塞、脑血栓形成和多发性腔隙发作。高血压脑部也常伴有痫性发作。在 60 岁以上新诊断癫痫患者中,约 45% 的病因与脑血管病有关。随着脑血管疾病患者存活期延长,脑卒中后癫痫的患病率也逐渐增加。出现多种类型的癫痫发作时要警惕脑部静脉窦血栓形成的可能。

8. **颅内肿瘤**　在成年期开始发作的症状性癫痫中,除损伤外,幕上肿瘤也是常见原因,尤其是生长于额叶以及中央回皮质附近的少突胶质细胞瘤、脑膜瘤、星形细胞瘤、转移癌肿等。

9. **寄生虫**　长江上游主要为脑型肺吸虫,中下游以血吸虫为主,北方以猪囊虫寄生引起癫痫多见。寄生在中枢神经系统的囊虫以皮质运动区为多。囊虫变性坏死或钙化后则可出现癫痫。

10. **脑病**　①缺氧缺血性脑病(HIE)可发生于任何年龄,但以新生儿和成人最为常见,其中约 6% 的患者可发生癫痫;②尿毒症性脑病约 1/3 患者在其急性期或严重慢性肾衰竭时有癫痫发作,多以全身性发作为主要表现,部分性发作也比较常见;③国内的流行病学调查发现 CO 中毒患者中癫痫发生率为 11.4%,其中 25% 发生在急性期,75% 为迟发性脑病的表现;④其他脑病也有引起癫痫发作的报道。

11. **变性疾病**　癫痫是结节硬化病的主要表现之一,Alzheimer 病也常伴有癫痫。

上述疾病大多为常见者:患者可能有一种以上的病因,各不同的年龄阶段亦有不同。见表 23 - 1。

表 23 - 1　各不同年龄阶段癫痫患者的常见病因

年龄	常见病因
新生儿开始的癫痫	1. 缺血、缺氧、产伤(颅脑损伤、颅内出血) 2. 急性感染,如宫内感染、败血症、脑炎、脑膜炎 3. 代谢障碍,如低血糖、电解质紊乱(低钙血症、低镁血症)、高胆红素血症、维生素 B6 依赖症 4. 先天性发育畸形,如脑皮质畸形、神经元线粒体病、染色体畸变、先天性脑积水 5. 先天性代谢异常,如高甘氨酸血症、高氨血症、丙酸血症、半乳糖血症
(2 ~6)个月开始的癫痫	1. 脑炎、脑膜炎 2. 电解质紊乱 3. 先天性代谢异常,如苯丙酮尿症等 4. 外伤 5. 先天性脑发育缺陷 6. 脑变性病
7 个月 ~3 岁开始的癫痫	1. 热惊厥 2. 脑炎、脑膜炎 3. 中毒性脑病 4. 脑畸形、先天性代谢异常、变性病、外伤 5. 特发性癫痫
(3 ~12)岁开始的癫痫	1. 特发性癫痫 2. 急性感染,如脑炎、脑膜炎 3. 外伤 4. 代谢紊乱、高血压脑病 5. 惊厥后脑损伤后遗症 6. 脑瘤、变性病
(12 ~18)岁开始的癫痫	1. 特发性癫痫 2. 外伤 3. 药物中毒 4. 饮酒 5. 脑血管畸形

【临床表现】

常见的癫痫发作类型及临床表现如下。

1. **全面性发作**(generalized seizures)　发作最初的临床症状表明在发作开始时即有双侧半球受累,往往伴有意识障碍。运动性症状是双侧性的。发作期 EEG 最初为双侧半球广泛性放电。

（1）强直－阵挛性发作（generalized tonic－clonic seizure, GTCS）：意识丧失、双侧强直后紧跟有阵挛的序列活动是全身强直－阵挛性发作的主要临床特征。可由部分性发作演变而来，也可一发病即表现为全身强直－阵挛发作。早期出现意识丧失，跌倒。

（2）失神发作（absence seizure）：分为典型失神和不典型失神。典型失神表现为动作中止、凝视、叫之不应，不伴有或伴有轻微的运动症状，发作开始和结束均突然。通常持续5~20 s，罕见超过1 min者。发作时EEG呈规律性双侧同步3 Hz的棘慢波综合爆发。主要见于儿童失神癫痫和青少年失神癫痫。不典型失神表现为意识障碍发生与结束均较缓慢，可伴有轻度的运动症状，发作时EEG可以表现为慢的棘慢波综合节律。主要见于Lennox－Gastaut综合征，也可见于其他多种儿童癫痫综合征。

（3）强直发作（tonic seizure）：表现为发作性全身或者双侧肌肉的强烈持续的收缩，肌肉僵直，躯体伸展背屈或者前屈。常持续数秒至数十秒，但是一般不超过1 min。发作时EEG显示双侧的低波幅快活动或高波幅棘波节律爆发。强直发作主要见于Lennox－Gastaut综合征。

（4）阵挛发作（clonic seizure）：主动肌间歇性收缩叫阵挛，导致肢体有节律性的抽动。发作期EEG为快波活动或者棘慢/多棘慢波综合节律。

（5）肌阵挛发作（myoclonic seizure）：表现为快速、短暂、触电样肌肉收缩，可遍及全身，也可限于某个肌群，常成簇发生。发作期典型的EEG表现为爆发性出现的全面性多棘慢波综合。

肌阵挛包括生理性肌阵挛和病理性肌阵挛，但并不是所有的肌阵挛都是癫痫发作。只有同时伴EEG癫痫样放电的肌阵挛才为癫痫发作。肌阵挛发作既可见于一些预后较好的特发性癫痫患者（如婴儿良性肌阵挛性癫痫、青少年肌阵挛性癫痫），也可见于一些预后较差的、有弥漫性脑损害的癫痫综合征（如早期肌阵挛性脑病、婴儿严重肌阵挛性癫痫、Lennox－Gastaut综合征等）。

（6）痉挛（spasm）：表现为突然、短暂的躯干肌和双侧肢体的强直性屈性或者伸展性收缩，多表现为发作性点头，偶有发作性后仰。其肌肉收缩的整个过程大约1~3 s，常成簇发作。常见于婴儿痉挛，其他婴儿综合征有时也可见到。

（7）失张力发作（atonic seizure）：是由于双侧部分或者全身肌肉张力突然丧失，导致不能维持原有的姿势，出现跌倒、肢体下坠等表现，发作时间相对短，持续数秒至10余秒多见，发作持续时间短者多不伴有明显的意识障碍，EEG表现为全面性爆发出现的多棘慢波节律、低波幅电活动或者电抑制。失张力发作可见于Lennox－Gastaut综合征、Doose综合征（肌阵挛－站立不能性癫痫）等癫痫性脑病。但也有某些患者仅有失张力发作，其病因不明。

2. 部分性发作（partial seizures）　发作的临床和EEG改变提示异常电活动起源于一侧大脑半球的局部区域。根据发作时有无意识的改变而分为简单部分性发作（无意识障碍）和复杂部分性发作（有意识障碍），二者都可以继发全面性发作。

（1）简单部分性发作（simple partial seizure，SPS）：又称为单纯部分性发作，发作时无意识障碍。EEG可以在相应皮质代表区记录到局灶性异常放电，但头皮电极不一定能记录到。根据放电起源和累及的部位不同，简单部分性发作可表现为运动性、感觉性、自主神经性和精神性发作四类，后两者较少单独出现，常发展为复杂部分性发作。

1）运动性发作：一般累及身体的某一部位相对局限或伴有不同程度的扩展。其性质可为阳性症状，如强直性或阵挛性；也可为阴性症状，如最常见的语言中断。主要发作类型如下。①仅为局灶性运动发作。指局限于身体某一部位的发作，其性质多为阵挛性，即常见的局灶性抽搐。身体任何部位都可出现局灶性抽搐，但较常见于面部或手，因其在皮质相应的投射区面积较大。肢体的局灶性抽搐常提示放电起源于对侧大脑半球相应的运动皮质区，但眼睑或其周围肌肉的阵挛性抽搐可由枕叶放电所致；口周或舌、喉的阵挛性抽搐可由外侧裂附近的放电引起。②杰克逊发作（Jackson seizure）。开始为身体某一部位抽搐，随后按一定顺序逐渐向周围部位扩展，其扩展的顺序与大脑皮质运动区所支配的部位有关。如异常放电在运动区皮层由上至下传播，临床上可见到抽搐先出现在拇指，然后传至同侧口角（手－口扩展）。在扩展的过程中，给予受累部位强烈的刺激可能使其终止，如拇指抽搐时用力背屈拇指可能终止发作。③偏转性发作。眼、头甚至躯干向一侧偏转，有时身体可旋转一圈或伴有一侧上肢屈曲和另一侧上肢伸直。其发作起源一般为额叶、颞叶、枕叶或顶叶，额叶起源最常见。④姿势性发作。偏转性发作有时也可发展为某种特殊姿势，如击剑样姿势，表现为一侧上肢外展、半屈、握拳，另一侧上肢伸直，眼、头向一侧偏视，注视抬起的拳头，并可伴有肢体节律性的抽搐和重复语言。其发作多数起源于额叶内侧辅助运动区。⑤发音性发作。可表现为重复语言、发出声音或言语中断。其发作起源一般在额叶内侧辅助运动区。⑥抑制性运动发作。发作时动作停止，语言中断，意识不丧失，肌张力不丧失，面色无改变。其发作起源多为优势半球的Broca区，偶尔为任何一侧的辅助运动区。⑦失语性发作。常表现为运动性失语，可为完全性失语，也可表现为说话不完整、重复语言或用词不当等部分性失语，发作时意识不丧失。有时须在EEG监测下才能被发现。其发作起源均在优势半球语言中枢有关区域。部分性发作后，可能有受累中枢部位支配的局灶性瘫痪，称为Todd瘫痪，可持续数分钟至数小时。

2）感觉性发作：其异常放电的部位为相应的感觉皮质，可为躯体感觉性发作，也可为特殊感觉性发作。①躯体感觉性发作。其性质为体表感觉异常，如麻木感、针刺感、电流感、电击感、烧灼感等。发作部位可局限于身体某一部位，也可以逐渐向周围部位扩展（感觉性杰克逊发作）。放电起源于对侧中央后回皮质。②视觉性发作。可表现为暗点、黑蒙、闪光、无结构性视幻觉。放电起源于枕叶皮质。③听觉性发作。幻听多为一些噪声或单调的声音，如发动机的隆隆声、蝉鸣或喷气的咝咝声等。年龄小的患者可表现为突然双手捂住耳朵哭叫。放电起源于颞上回。④嗅觉性发作。常表现为难闻、不愉快的嗅幻觉，如烧橡胶的气味、粪便臭味等。放电起源于沟回的前上部。⑤味觉性发作。以苦味或金属味较常见。单纯的味觉性发作很少见。放电起源于岛叶或其周边。⑥眩晕性发作。

常表现为坠入空间的感觉或在空间漂浮的感觉。放电起源于颞叶皮质。因眩晕的原因很多,诊断其是否为癫痫发作有时较为困难。

3)自主神经性发作:症状复杂多样,常表现为口角流涎、上腹部不适感或压迫感,"气往上冲"的感觉、肠鸣、呕吐、尿失禁、面色或口唇苍白或潮红、出汗、竖毛(起"鸡皮疙瘩")等。临床上单纯表现为自主神经症状的癫痫发作极为少见,常常是继发或作为复杂部分性发作一部分。其放电起源于岛叶、间脑及其周围(边缘系统等),放电很容易扩散而影响意识,继发复杂部分性发作。

4)精神性发作:主要表现为高级大脑功能障碍。极少单独出现,常常是继发或作为复杂部分性发作一部分①情感性发作(affective seizure)。可表现为极度愉快或不愉快的感觉,如愉快感、欣快感、恐惧感、愤怒感、忧郁伴自卑感等,恐惧感是最常见的症状,常突然发生,无任何原因,患者突然表情惊恐,甚至因恐惧而突然逃跑,小儿可表现为突然扑到大人怀中,紧紧抱住大人。发作时常伴有自主神经症状,如瞳孔散大、面色苍白或潮红,竖毛(起"鸡皮疙瘩")等。持续数分钟缓解。放电多起源于颞叶的前下部。发作性情感障碍须与精神科常见的情感障碍相鉴别,癫痫发作一般无相应的背景经历,且持续时间很短(数分钟),发作时常伴有自主神经症状以资鉴别。②记忆障碍性发作(dysmnesic seizure)。是一种记忆失真,主要表现为似曾相识感(对生疏的人或环境觉得曾经见过或经历过)、陌生感(对曾经经历过的事情感觉从来没有经历过)、记忆性幻觉(对过去的事件出现非常精细的回忆和重现)等,放电起源于颞叶、海马、杏仁核附近。③认知障碍性发作(cognitive seizure)。常表现为梦样状态、时间失真感、非真实感等,有的患者描述"发作时我觉得我不是我自己"。④发作性错觉。是指因知觉歪曲而使客观事物变形。如视物变大或变小,变远或变近,物体形状改变;声音变大或变小,变远或变近;身体某部变大或变小等。放电多起源于颞叶或颞顶、颞枕交界处。⑤结构幻觉性发作(structured hallucination seizure)。表现为一定程度整合的知觉经历。幻觉可以是躯体感觉性、视觉性、听觉性、嗅觉性或味觉性,和单纯感觉性发作相比,其发作内容更复杂些,如风景、人物、音乐等。

(2)复杂部分性发作(complex partial seizure,CPS):发作时伴有不同程度的意识障碍(但不是意识丧失),同时有多种简单部分性发作的内容,往往有自主神经症状和精神症状发作。EEG可记录到单侧或双侧不同步的异常放电,通常位于颞或额区。发作间歇期可见单侧或双侧颞区或额颞区癫痫样放电。

复杂部分性发作大多起源于颞叶内侧或者边缘系统,但也可以起源于其他部位如额叶。根据放电起源不同、扩散途径和速度不同,复杂部分性发作主要表现为以下类型。

1)仅表现为意识障碍:表现为突然动作停止,两眼发直,叫之不应,不跌倒,面色无改变,发作后可继续原来的活动。其临床表现酷似失神发作,成人的"失神"发作几乎均是复杂部分性发作,但在小儿临床应与失神发作相鉴别,EEG检查可以鉴别。其放电常起源于颞叶其放电起源于颞叶,也可起源于额叶、枕叶等其他部位。

2）表现为意识障碍和自动症：指在上述意识障碍的基础上，合并自动症。

自动症是指在癫痫发作过程中或发作后，意识模糊的状态下，出现的一些不自主、无意识的动作，发作后常有遗忘。自动症可以是发作前动作的继续，也可以是发作中新出现的动作。一般持续数分钟。

须注意的是，自动症虽在复杂部分性发作中最常见，但并不是其所特有，在其他发作中（特别是失神发作）或发作后意识障碍（特别是强直阵挛发作后）的情况下也可出现。临床应注意鉴别，尤其是复杂部分性发作和失神发作的鉴别。

常见的自动症包括：①口咽自动症。最常见，表现为不自主的舔唇、咂嘴、咀嚼、吞咽或者进食样动作，有时伴有流涎、清喉等动作。复杂部分性发作的口咽自动症多见于颞叶癫痫。②姿势自动症。表现为躯体和四肢的大幅度扭动，常伴有恐惧面容和喊叫，容易出现于睡眠中。多见于额叶癫痫。③手部自动症。简单重复的手部动作，如摸索、擦脸、拍手、绞手、解衣扣、翻口袋、开关抽屉或水龙头等。④行走自动症。无目的地走动、奔跑、坐车，不辨方向，有时还可避开障碍物。⑤言语自动症。表现为自言自语，多为重复简单词语或不完整句子，内容有时难以理解。如可能说"我在哪里""我害怕"等。病灶多位于非优势半球。自动症在复杂部分性发作中比较常见，其定位意义尚不完全清楚，EEG 在定位方面具有重要意义。

3）简单部分性发作演变为复杂部分性发作：发作开始时为上述简单部分性发作的任何形式，然后出现意识障碍，或伴有各种自动症。经典的复杂部分性发作都有这样的过程。

3. 继发全面性发作（secondarily generalized tonic – clonic seizure，SGTC）　简单或复杂部分性发作均可继发全面性发作，最常见继发全面性强直－阵挛发作。发作时的 EEG 可见局灶性异常放电迅速泛化为两侧半球全面性放电。发作间期 EEG 为局灶性异常。部分性发作继发全面性发作仍属于部分性发作的范畴，其与全面性发作在病因、治疗方法及预后等方面明显不同，故两者的鉴别在临床上尤为重要。临床上应注意以下几个方面以帮助鉴别。

（1）有无"先兆"："先兆"一词是指患者主观感觉到的发作迹象，可以在明显的发作之前出现；如果仅有主观感觉，可以构成一次感觉性发作。"先兆"是发作起始的信号，本身有较重要的定位诊断价值。有"先兆"者，为部分性发作。

（2）"抽搐"的表现：复杂部分性发作也可有运动症状，表现为强直性、阵挛性或强直阵挛性，类似全面性发作。但部分性发作的运动症状一般较局限、不对称或不典型（如表现为颤抖样等），临床上应仔细询问抽搐的表现及伴随症状。

（3）"失神"的表现：复杂部分性发作可仅表现为意识丧失，易误诊为失神发作。EEG 检查对鉴别二者具有重要意义。

（4）自动症：自动症不仅见于复杂部分性发作，也可在失神发作或发作后意识障碍的情况下出现。因此临床问诊时须注意自动症的表现及出现在发作过程中哪个阶段。

4.**难以分类的发作** 包括因资料不全而不能分类的发作以及所描述的类型迄今尚无法归类者。如某些新生儿发作(节律性眼动、咀嚼动作及游泳样动作等)。随着临床资料和检查手段的进一步完善,难以分类的发作将越来越少。

5.**反射性发作**(reflex seizure) 反射性发作指癫痫发作具有特殊的触发因素,每次发作均为某种特定感觉刺激所诱发,诱发因素包括视觉、思考、音乐、进食、操作等非病理性因素,可以是单纯的感觉刺激,也可以是复杂的智能活动刺激,而某些病理性情况,如发热、酒精戒断所诱发的发作则不属于反射性发作。反射性发作符合癫痫发作的电生理和临床特征,临床上可有各种发作类型,既可以表现为部分性发作,也可以为全面性发作。

6.**2001 年国际抗癫痫联盟新提出的新的发作类型**

(1)肌阵挛失神(myoclonic absence seizures):表现为失神发作,同时伴有肢体的节律性肌阵挛动作抽动。

(2)负性肌阵挛(negative myoclonus):短暂的张力性肌肉活动中断,时间小于 500 ms,其前没有肌阵挛的成分。

(3)眼睑肌阵挛(eyelid myoclonus):眼睑肌阵挛往往是突发性、节律性的快速眼睑肌阵挛抽动,每次发作中往往有三次以上的眼睑抽动,并且可以伴有轻微的意识障碍。均有光敏性反应。

(4)痴笑发作(gelastic seizures):为发作性的无诱因发笑,内容空洞,不带有感情色彩,持续时间在半分钟左右。可见于下丘脑错构瘤、颞叶或额叶的病变。

7.**癫痫综合征** 是指由一组体征和症状组成的特定的癫痫现象。其具有独特的临床特征、病因及预后。临床上在明确为癫痫及其发作类型后,应结合发病年龄、发作类型、发作的时间规律和诱发因素、EEG 特征、影像学结果、家族史、既往史、对药物的反应及转归等资料,根据已被接受的癫痫综合征列表尽可能做出癫痫综合征类型的诊断。其对于治疗选择、判断预后等方面具有重要意义。

【发病机制】

癫痫的临床发作和脑电图痫样放电是癫痫的重要特征。痫样放电时局部神经元高度同步化异常活动,经兴奋性环路增益后在脑电图上的表现,是神经元群兴奋性增加的结果,在此基础上如有抑制功能的降低即会出现临床发作。目前,虽然尚未完全明确癫痫的发病机制,但已经认识到,神经元高度同步化异常放电时癫痫产生的根本原因,而这种异常放电与离子通道异常开放所导致的离子异常跨膜运动有关;神经递质与调质是调控离子通道开关的主要物质,而此类物质的新陈代谢通常是以 DNA 为模板,上述物质之间的关系表现为:病因 - 基因异常 - 神经递质或调质异常 - 离子通道异常开放 - 离子异常跨膜转运 - 神经元异常放电 - 突触扩布 - 癫痫发作。

【辅助检查】

1.**脑电图**(EEG) 由于癫痫发病的病理生理基础是大脑兴奋性的异常增高,而癫痫发作是大脑大量神经元共同异常放电引起的。EEG 反映大脑电活动,是诊断癫痫发作和癫痫的最重要的手段,并且有助于癫痫发作和癫痫的分类。临床怀疑癫痫的病例应进行 EEG 检查。在应用中须充分了解 EEG 的价值和局限性。

2. **脑磁图(MEG)** 是新发展起来的一种无创性的脑功能检测技术,其原理是检测皮质神经元容积传导电流产生的磁场变化,与 EEG 可以互补,有条件的单位可应用于癫痫源的定位及功能区定位,并不是常规检查。

3. CT 能够发现较为粗大的结构异常,但难以发现细微的结构异常。多在急性的癫痫发作时或发现大脑有可疑的钙化和无法进行磁共振成像(MRI)检查的情况下应用。

4. MRI MRI 在临床中的应用,大大地改进了对癫痫患者的诊断和治疗。MRI 具有很高的空间分辨率,能够发现一些细微的结构异常,对于病因诊断有很高的提示价值,特别是对于难治性癫痫的评估。特定的成像技术对于发现特定的结构异常有效,例如海马硬化的发现。如果有条件,建议进行头颅 MRI 检查。

5. **单光子发射计算机断层扫描(SPECT)** 是通过向体内注射能够发射 γ 射线的放射性示踪药物后,检测体内 γ 射线的发射,来进行成像的技术,反映脑灌注的情况。可作为难治性癫痫的术前定位中的辅助方法。癫痫源在发作间歇期 SPECT 为低灌注,发作期为高灌注。

6. **正电子发射断层扫描(PET)** 正电子参与了大脑内大量的生理动态,通过标记示踪剂反映其在大脑中的分布。可以定量分析特定的生物化学过程,如可以测定脑葡萄糖的代谢及不同神经递质受体的分布。在癫痫源的定位中,目前临床常用示踪剂为 F 标记 2 – 脱氧葡萄糖(FDG),观测局部脑代谢变化。理论上讲,发作间歇期癫痫源呈现低代谢,发作期呈现高代谢。

7. **磁共振波谱(MRS)** 癫痫源部位的组织具有生化物质的改变,利用存在于不同生化物质中的相同的原子核在磁场下其共振频率也有差别的原理,以光谱的形式区分不同的生化物质并加以分析,能够提供癫痫的脑生化代谢状态的信息,并有助于定位癫痫源。

8. **功能核磁共振(fMRI)** 是近年来发展起来的新技术,能够在不应用示踪剂或者增强剂情况下无创性的描述大脑内神经元激活的区域,是血氧水平依赖技术。主要应用于脑功能区的定位。

目前应用于癫痫领域的影像学检查越来越多,很多检查仅仅针对特殊目的(病因学诊断、术前评估等),而并非常规检查,如 SPECT、PET、MRS、fMRI 等。在临床实践中,应该熟悉每一种技术的特点,根据不同的临床要求和现实条件选择相应检查。

9. **其他实验室检查**

(1)血液学检查:包括血液常规、血糖、电解质、血钙等方面的检查,能够帮助寻找病因。血液学检查还用于对药物不良反应的检测,常用的监测指标包括血常规和肝肾功能等。

(2)尿液检查:包括尿常规及遗传代谢病的筛查,如怀疑苯丙酮尿症,应进行尿三氯化铁试验。

（3）脑脊液检查：主要为排除颅内感染等疾病。除常规、生化、细菌培养涂片外，还应作支原体、弓形体、巨细胞病毒、单纯疱疹病毒、囊虫病等病因检查及注意异常白细胞的细胞学检查。

（4）遗传学检查：尽管目前发现一部分癫痫与遗传相关，特别是某些特殊癫痫类型，但是目前医学发展的阶段还不能利用遗传学的手段常规诊断癫痫。通过遗传学检测预测癫痫的发生风险和通过遗传学的发现指导治疗的研究也在进一步的探索之中。

（5）其他检查：针对临床可疑的病因，可以根据临床需要或者现实条件进行相对应的其他特异性检查，例如，对于怀疑有中毒导致癫痫发作的病例，可以进行毒物筛查，怀疑存在代谢障碍的病例，进行相关的检查等。

【诊断及鉴别诊断】

1. 诊断　传统将癫痫的诊断分为三步：即首先明确是否是癫痫，其次判断癫痫是原发性还是症状性，最后明确癫痫的病因。

（1）病史采集，病史资料：完整的病史包括发作史、出生史、生长发育史、热性惊厥病史、家族史等，能够为诊断癫痫提供更多的线索。

1）发作史：完整而详细的发作史对区分是否为癫痫发作、癫痫发作的类型、癫痫及癫痫综合征的诊断都有很大的帮助。由于癫痫是一种发作性的疾病，发作时间短暂，患者就医时绝大多数处于发作间期，医生亲眼看到癫痫发作的概率很小，因此须详细询问患者本人及其亲属或同事等目击者，尽可能获取详细而完整的发作史。完整的发作史是准确诊断癫痫的关键。

2）出生史：是否足月出生、出生是否顺利、有无窒息或者产伤等情况，还应该询问母亲在怀孕期间患过何种疾病。出生史异常易于在成长的过程中出现癫痫，尤其对婴儿或者儿童疑诊患者非常关键。

3）生长发育史：重点了解神经精神发育情况，包括运动、语言、智力等，对于癫痫的分类和确定具体的综合征有帮助。

4）热性惊厥史：具有热性惊厥史的患者出现癫痫的概率较正常人为高，特别是容易出现某些类型的发作和癫痫。

5）家族史：如果家族中有癫痫或者有抽搐发作的患者，特别是具体的发作表现与疑诊者相似，则能够为诊断提供积极的信息。

6）其他疾病史：是否有头颅外伤史、中枢系统感染史或者中枢神经系统肿瘤等明确的脑部损伤或者病变的病史，能够提示癫痫的病因。

（2）体格检查：包括一般内科系统查体和神经系统查体。重点应放在神经系统方面，要注意患者的精神状态和智能，注意患者的言语是否正常，在检查眼部时，应注意检查眼底。体格检查对癫痫的病因诊断有一定帮助。

（3）辅助检查：见上文。

2. 鉴别诊断

（1）晕厥：通常由精神紧张、精神受刺激、长时间过度疲劳、突然体位改变、闷热或者拥挤的环境和疼痛刺激等因素诱发，亦可见于其他情况，包括排尿（排尿中或排尿后，原因为迷走反射）、体位性低血压（神经源性或药物所致）和心率异常。表现为持续数分钟的意识丧失，发作前后通常伴有出冷汗、面色苍白、恶心、头重脚轻和乏力等症状。

（2）短暂性脑缺血发作：一般表现为神经功能的缺失症状（运动和感觉功能缺失）。症状开始就达到高峰，然后逐渐缓解。另外，在儿童和青少年患者，需要注意烟雾病导致的短暂性脑缺血发作与癫痫发作的鉴别。

（3）癔病性发作：患者的描述通常比较模糊，缺乏明确的特征，每次发作也有不同。患者主诉较多，全身抽搐样发作而意识正常的情况在假性发作中比较常见。抽搐表现为躯干的屈伸运动、头部来回摇动或用力闭眼等，发作时 EEG 正常有助于诊断。

（4）偏头痛：表现为全头或头的一部分的剧烈性疼，发作前可以有先兆，例如暗点或变形的暗点、失语、逐渐扩展的麻木和偏瘫。

（5）睡眠障碍：包括发作性睡病、睡眠呼吸暂停、夜惊、梦游、梦魇、快速眼动期行为障碍等，多发生在睡眠期间或者在睡眠清醒转换期间，发作时意识多不清醒，发作内容包含运动、行为等内容。由于很多的癫痫发作类型也容易在睡眠中发病，也表现一定的运动、意识障碍等，如睡眠中发生的强直－阵挛发作、某些额叶起源的发作，因此，睡眠障碍易被误诊为癫痫。睡眠障碍多出现于非快速眼动睡眠Ⅲ、Ⅳ期，而癫痫发作多出现于非快速眼动睡眠Ⅰ、Ⅱ期。睡眠脑电监测有助于区分。

（6）生理性发作性症状：多为正常发育过程中出现的某些生理现象或者行为表现，一般随着年龄的增大而自行完全缓解，不需要治疗。包括新生儿的反射性运动、屏气发作及睡眠中的生理性肌阵挛等。

（7）器质性疾病引起的发作性症状：先天性心脏病引起的青紫发作、严重大脑损伤出现的脑干强直发作、破伤风引起的痉挛性发作，需要与强直阵挛性发作相鉴别。青紫发作多存在先天性心脏病的病史，心脏的检查异常等有助于鉴别。而脑干强直发作多发生于大脑皮质弥漫性受损时，表现为角弓反张样（去大脑皮质的姿势，双手强直背伸），而由于同样的情况下也容易出现癫痫发作，因此，在临床分析的基础上，EEG 能够及时地排除鉴别。而破伤风引起的痉挛性发作，仔细询问病史、发作的表现、EEG 表现等均能提供鉴别的价值。

（8）其他：

1）多发性抽动症：多发生于儿童和青少年，主要表现为不自主的反复快速的一个部位或者多个部位肌肉的抽动，多伴有发声（喉部肌肉抽动）。在临床上容易与肌阵挛发作相混淆。肌阵挛多表现为双侧全面性，多发生于睡醒后，罕有发声，发作期和发作间歇期EEG 能够鉴别。

2）发作性运动障碍：是近年来新认识的疾病，多于青少年期发病，于突然惊吓或者过度运动诱发,多出现手足一侧肢体肌张力障碍,舞蹈样不自主运动,意识正常,持续 1~2 min 缓解,既往认为是运动诱发性癫痫,现在认为不属于癫痫的范畴。

不同年龄段常见非癫痫性发作见表 23-2。

表 23-2　不同年龄段常见非癫痫性发作

年龄	非癫痫性发作类型
新生儿	周期性呼吸、非惊厥性呼吸暂停、颤动、新生儿睡眠肌阵挛、胃食管反流
婴幼儿	屏气发作、非癫痫性强直发作、情感性交叉擦腿动作、过度惊吓症
儿童	睡眠肌阵挛、夜惊、梦魇及梦游症、发作性睡病、多发性抽动症、发作性运动障碍、发作性运动诱发性运动障碍
青少年及成人	晕厥、癔病、短暂性脑缺血发作、偏头痛、阵发性内分泌障碍、精神病性发作、发作性运动障碍

【治疗】

目前癫痫的治疗包括药物治疗、手术治疗、神经调控治疗等。

1. **药物治疗**　目前国内外对于癫痫的治疗主要以药物治疗为主。癫痫患者经过正规的抗癫痫药物治疗,约 70% 的患者其发作是可以得到控制的,其中 50%~60% 的患者经过 2~5 年的治疗是可以痊愈的,患者可以和正常人一样地工作和生活。因此,合理、正规的抗癫痫药物治疗是关键。

(1)抗癫痫药物使用指征:癫痫的诊断一旦确立,应及时应用抗癫痫药物控制发作,但是对首次发作、发作有诱发因素或发作稀少者,可酌情考虑。

(2)选择抗癫痫药物时总的原则:对癫痫发作及癫痫综合征进行正确分类是合理选药的基础。此外还要考虑患者的年龄、性别、伴随疾病以及抗癫痫药物潜在的不良反应可能对患者未来生活质量的影响等因素。如婴幼儿患者不会吞服药片,应用糖浆制剂既有利于患者服用又方便控制剂量。儿童患者选药时应注意尽量选择对认知功能、记忆力、注意力无影响的药物。传统抗癫痫药物(如苯妥英钠、苯巴比妥)虽有一定临床疗效,但是不良反应较多,如齿龈增生、毛发增多、致畸率高、多动、注意力不集中等,患者不易耐受。抗癫痫新药(如拉莫三嗪、左乙拉西坦、托吡酯、奥卡西平等)不仅临床疗效肯定,而且不良反应小,患者容易耐受。

(3)抗癫痫药物治疗应该尽可能采用单药治疗,直到达到有效或最大耐受量,单药治疗失败后,可联合用药。尽量将作用机制不同、很少或没有药物间相互作用的药物配伍使用。合理配伍用药应当以临床效果最好、患者经济负担最轻为最终目标。

(4)在抗癫痫药物治疗过程中,并不推荐常规监测抗癫痫药物的血药浓度。只有当怀疑患者未按医嘱服药或出现药物毒性反应、合并使用影响药物代谢的其他药物以及存在特殊的临床情况(如癫痫持续状体、肝肾疾病、妊娠)等情况时,考虑进行血药浓度监测。

（5）抗癫痫治疗需持续用药，不应轻易停药，至少持续3年以上无癫痫发作及脑电图无异常时，才可考虑是否可以逐渐停药。停药过程中，每次只能减停一种药物，并且需要1年左右时间逐渐停用。

癫痫的药物治疗是一个长期的实践过程，医生和患者以及家属均要有充分的耐心和爱心，患者应定期复诊，医生应根据每个患者的具体情况进行个体化治疗，并辅以科学的生活指导，双方充分配合，才能取得满意的疗效。

根据发作类型的选药原则见表23-3。

表23-3　根据发作类型的选药原则

发作类型	一线药物	二线药物	可以考虑的药物	可能加重发作的药物
强直阵挛发作	丙戊酸钠	左乙拉西坦 托吡酯	苯妥英钠 苯巴比妥	
失神发作	丙戊酸钠 拉莫三嗪	托吡酯		卡马西平 奥卡西平 苯巴比妥 加巴喷丁
肌阵挛发作	丙戊酸钠 托吡酯	左乙拉西坦 氯硝西泮 拉莫三嗪	卡马西平 奥卡西平 苯妥英钠 加巴喷丁	
强直发作	丙戊酸钠	左乙拉西坦 氯硝西泮 拉莫三嗪 托吡酯	苯巴比妥 苯妥英钠	卡马西平 奥卡西平
失张力发作	丙戊酸钠 拉莫三嗪	左乙拉西坦 托吡酯 氯硝西泮	苯巴比妥	卡马西平 奥卡西平
部分性发作（伴有或不伴有继发全身强直阵挛发作）	卡马西平 丙戊酸钠 奥卡西平 拉莫三嗪	左乙拉西坦 加巴喷丁 托吡酯 唑尼沙胺	苯妥英钠 苯巴比妥	

2. 手术治疗　经过正规抗癫痫药物治疗，仍有约20%～30%患者为药物难治性癫痫。癫痫的外科手术治疗为这一部分患者提供了一种新的治疗手段，估计约有50%的药

物难治性癫痫患者可通过手术使发作得到控制或治愈,从一定程度上改善了难治性癫痫的预后。

手术适应证如下。

(1)药物难治性癫痫,影响日常工作和生活者。

(2)对于部分性癫痫,癫痫源区定位明确,病灶单一而局限。

(3)手术治疗不会引起重要功能缺失。

近年来癫痫外科实践表明,一些疾病或综合征手术治疗效果肯定,可积极争取手术。如颞叶癫痫伴海马硬化,若定位准确其有效率可达60%~90%。婴幼儿或儿童的灾难性癫痫如 Rasmussen 综合征,其严重影响了大脑的发育,应积极手术,越早越好。其他如皮质发育畸形、良性低级别肿瘤、海绵状血管瘤、动静脉畸形、半身惊厥－偏瘫－癫痫综合征等均是手术治疗较好的适应证。

3. 神经调控治疗　神经调控治疗是一项新的神经电生理技术,在国外神经调控治疗癫痫已经成为最有发展前景的治疗方法。目前包括:重复经颅磁刺激术(rTMS)、中枢神经系统电刺激(脑深部电刺激术、癫痫灶皮层刺激术等)、周围神经刺激术(迷走神经刺激术)。

(1)重复经颅磁刺激:rTMS 是应用脉冲磁场作用于大脑皮层,从而对大脑的生物电活动、脑血流及代谢进行调谐,从而调节脑功能状态。低频磁刺激治疗通过降低大脑皮质的兴奋状态,降低癫痫发作的频率,改善脑电图异常放电,对癫痫所致的脑部损伤有修复作用,从而达到治疗癫痫的目的。

皮层发育不良或致痫灶位于皮层的癫痫患者 rTMS 疗效更好,可显著减少患者癫痫发作次数(治疗期间可减少71%发作),甚至部分患者(66%)可达到完全无发作。

(2)迷走神经刺激(VNS):1997 年 7 月,美国 FDA 批准其用于难治性癫痫的治疗。迄今为止,全世界已有超过75 个国家的6 万多例患者接受迷走神经刺激术治疗。迷走神经刺激器被埋藏在胸部皮肤下并通过金属丝延伸与迷走神经相连。VNS 植入后,它就会按一定的强度和频度对迷走神经进行刺激,从而阻止癫痫的发生。对于多种抗癫痫药物治疗无效,或者其他形式的手术无效者,均可以考虑使用这个方法。

癫痫患者经过正规的抗癫痫药物治疗,约70%患者其发作是可以得到控制的,其中50%~60%的患者经2~5年的治疗是可以痊愈的,患者可以和正常人一样地工作和生活。手术治疗和神经调控治疗可使部分药物难治性癫痫患者的发作得到控制或治愈,从一定程度上改善了难治性癫痫的预后。

4. 中医治疗　发作期以开窍醒神为主,恢复期和休止期以祛邪补虚为主。祛邪宜以豁痰熄风、开窍定痫法为主;补虚宜以健脾化痰、补益肝肾、养心安神之法为主。中医药治疗癫痫病的方法丰富多样,灵活多变,有药物、针灸、推拿、心理治疗、饮食调理等治疗措施,药物治疗有中药复方辨证治疗、辨病辨证结合使用中成药治疗,针灸疗法。

（1）辨证治疗：

1）发作期治疗：

【阳痫】

主证：病发前多有眩晕.头痛而胀,胸闷乏力,喜伸欠等先兆症状,或无明显症状,旋即仆倒,不省人事,面色潮红、紫红,继之转为青紫或苍白,口唇青紫,牙关紧闭,两目上视,项背强直,四肢抽搐,口吐涎沫,或喉中痰鸣,或发怪叫,甚则二便自遗。移时苏醒,除感疲乏、头痛外,一如常人,舌质红,苔多白腻或黄腻,脉弦数或滑。

治法：急以开窍醒神,继以泻热涤痰熄风。

方剂：发作时灌服安宫牛黄丸,苏醒后服用黄连解毒汤合定痫丸加减。

【阴痫】

主证：发作时面色晦暗青灰而黄,手足清冷,双眼半开半合,昏愦,僵卧,拘急,或抽搐发作,口吐涎沫,一般口不啼叫,或声音微小。也有仅见呆木无知,不闻不见,不动不语;或动作中断,手中物件落地;或头突然向前倾下,又迅速抬起;或二目上吊数秒及至数分钟恢复,病发后对上述症状全然无知。多一日频作十数次或数十次。醒后周身疲乏,或如常人,舌质淡,苔白腻,脉多沉细或沉迟。

治法：熄风涤痰,定痫开窍。

方剂：半夏白术天麻汤合涤痰汤加减。

【脱证】

主证：持续不省人事,频频抽搐,偏阳衰者伴面色苍白,汗出肢冷,鼻鼾息微,脉微欲绝;偏阴竭者伴面红身热,躁动不安,息粗痰鸣,呕吐频频。

方药抢救：立即用独参汤灌服苏合香丸,偏阳衰者,加用参附注射液静推或静滴;偏阴竭者,加用清开灵注射液静滴。抽搐严重者,灌服紫雪丹;喉中痰声沥沥者,用竹沥膏开水化溶后灌服。

2）恢复期的治疗：

【痰火扰神】

主证：急躁易怒,心烦失眠,咳痰不爽,口苦咽干,便秘溲黄,甚则彻夜难眠,目赤,舌红,苔黄腻,脉多沉滑而数。

治法：清泻肝火,化痰宁神。

方剂：当归龙荟丸加减。

【风痰闭阻】

主证：发病前多有眩晕,胸闷,乏力.痰多,心情不悦,舌质红,苔白腻,脉滑有力。

治法:涤痰熄风,镇痫开窍。

方剂:定痫丸加减。

3)休止期的治疗:

【心脾两虚】

主证:反复发病不愈,神疲乏力,心悸失眠,面色苍白,体瘦,纳呆,大便溏薄,舌质淡,苔白腻,脉沉细。

治法:补益心脾为主。

方剂:归脾汤加减。

【肝肾阴虚】

主证:痫病频作,神思恍惚,面色晦暗,头晕目眩,两目干涩,耳轮焦枯不泽,健忘失眠,腰膝酸软,大便干燥,舌红苔薄黄,脉沉细而教。

治法:滋养肝肾为主。

方剂:大补元煎加减。

(2)中成药治疗(应作辅助治疗用):

1)口服药物:①清心滚痰丸,适用于痰热壅盛的癫痫。②医痫丸,适用于各类癫痫反复发作者。③紫雪丹,适用于癫痫发作期。④安宫牛黄丸,适用于阳痫之发作期。⑤牛黄清心丸,适用于阳痫,痰火扰神之痰涎壅盛。⑥柏子养心丸,适用于心脾两虚之癫痫恢复期。⑦六味地黄丸,适用于肝肾阴虚之癫痫恢复期。

2)静脉药物:①清开灵注射液,适用于阳痫和脱证的治疗。②醒脑静注射液,适用于阳痫和脱证的治疗。③参麦注射液,适用于脱证的治疗。④参附注射液,适用于脱证的治疗。

(3)针灸疗法:

1)体针:发作期,取人中、百会、合谷、太冲、内关,用泻法。间歇期,取本神、身柱、丰隆、行间、阳陵泉、足临泣、内庭、肝俞、肾俞、脾俞、神门,平补平泻。

2)耳针(穴):取心、肝、胃、脑、神门、皮质下、枕、缘中。

5.癫痫管理

(1)保证癫痫患者的生活质量:保证生活规律有序以及充足的睡眠,不偏食,食物以清淡为宜,不用辛辣,防止便秘,避免吸烟饮酒、发热、洗澡;避免过严的护理;预防药物的不良反应,如困倦、齿音增生、骨质疏松等;定期复查血常规、尿常规、肝功、血药浓度等。生活方面主要保证睡眠及饮食。学习方面要适当限制玩耍,避免一切可能诱发发作的因素。如发烧应迅速处置。洗澡发作在浴池内的情况较多,一般只能淋浴,且注意应低温、短时,门必须能快速打开。在浅池游泳,必须有人监护。骑自行时可戴软木遮阳帽。电子游戏机某些图像刺激性较强,应避免长时间、近距离接触。房间不能过亮等。日常生活要规律有序,避免感冒、便秘等诱发因素。如坚持漱口,保持口腔清洁,经常锻炼身体,养成规律排便的习惯。坚持服药,并注意预防药物的不良反应。对于发作时跌倒、前屈、后倾要顺势扶助。

(2)发作间歇期的注意事项:发作间歇期的主要症状有运动或语言发育迟滞,多动,注意力不集中,忍耐力差,脑微小组织损伤综合征,运动麻痹,共济失调,头痛(偏头痛),躯体发育障碍,皮肤及其他异常。与此相对应的症状是疾病的一些特有症状、药物不良反应、原发病的症状等。

(3)预防接种:白喉、破伤风、脊髓灰质炎、卡介苗(BCG)、结核菌素等接种均良好。一般停止发作3年以上,脑电图检查没有发作波,所有的疫苗均可接种。停止发作1年以上,脑电图未显示高度异常者,过去对百日咳、流感麻疹、风疹、脑炎要求经医生批准,现在认为只要患者需要,进行全面检查后可以选择不良反应小的疫苗积极进行接种。

(4)抗癫痫药物对行为的影响:抗癫痫药对行为方面的影响关系到是否能保证QOL。许多药物均能引起嗜睡,肌张力低下,肝功能损害。苯巴比妥有多动、镇静、兴奋、易刺激性。苯妥英钠有眼球囊颤、共济失调、小脑萎缩、末梢神经传导速度减慢,锥体外路系统症状,疲倦无力。苯并二氮类可引起重度重复障碍患者的唾液分泌亢进、呼吸抑制,个别还有肌阵挛。

美国小儿科学会对思维、行为方面的不良反应采用的办法是:①向家长、老师全面了解病情,观察患者就诊时思维、情感、行为表现;②如果不是思维和行为方面的问题及其他原因引起,应想到药物不良反应所致,减量或换药;③尽可能少地合并使用多种药物;④难治性癫痫应以照顾生活为主。

(5)在学校里的注意事项:①基本限制参加体育活动。②游泳死亡率高,必备救生措施。③假日旅游及野营的问题,如晚睡早起容易睡眠不足,服药不规律,疲劳、发作时就诊不及时等。④老师应掌握每个患者的发展频率、发作类型及处理方法。⑤一旦发作首先保护呼吸道通畅,以防窒息。

(6)记录发作的情况:发作情况的翔实记录和描述对医生明确诊断、掌握病情进展和观察药物治疗效果都有重要参考价值。记录应该包括发作的日期、具体时间、发作时的表现、持续时间、严重程度及其他情况。如有条件,可在患儿发作时录像,具有更大的参考价值。

(7)教育:癫痫患者应该和健康人一样享有接受教育的机会。癫痫患者接受教育对其未来的各个方面有非常重要的影响。癫痫患者如果智力正常,均应该接受我国规定的义务教育,对有些伴有精神运动发育迟缓的患者,在进行综合评估后,可接受特殊教育,尽量使患者具有基本生活能力,这意味着将减轻患者、家庭和社会负担。但癫痫患者学习障碍的发生率高于正常儿童,尤其是癫痫发作频繁的患者。另外,在学校还有许多行为问题,如攻击行为、思维涣散、情感冷淡、孤僻离群、焦虑烦躁、注意力不集中、自尊心降低等。因此,学校和老师应该了解患者的基本病情,包括发作类型(即发作时的临床表现);发作持续时间;合适的紧急救助方法;发作后患者需要休息多长时间;可能诱发发作的环境条件和事件;目前服用的药物、服药的次数以及可能的不良反应等。这样在紧急情况下患者能够得到及时合理的救助,同时也可使患者的身心得到健康的发展。

6.癫痫康复　康复治疗的目的是控制发作和去除病因,使患者在身体、心理和社会适应方面都达到良好状态。

(1)癫痫患者的康复体现在以下几个方面:

1)具有生活自理的能力。

2)独立性的养成。

3)工作能力得到提高。

4)克服幼稚、不成熟的性格。

5)平息家庭矛盾。

提高癫痫患者生活质量,需要家庭、医疗、教育、福利各个方面的齐抓共管,单靠个人的力量是不够的;癫痫患者的生活质量更要个人及社会体系的共同努力。

(2)康复治疗原则:

1)整体治疗和综合治疗:尽量保证患者的正常活动,合理安排生活和学习,帮助患者和家长对癫痫有正确的认识,能主动配合治疗。

2)发现和避免诱因:患者各自有不同的发作诱因,如精神紧张、情绪激动、饮食过量、过劳、缺少睡眠,声光刺激等。避免诱因可减少发作。

3)病因治疗:继发性性癫痫常需除去病因才能控制发作,例如脑占位病变、代谢异常等。对于不同的原发病,治疗的原则亦有其不同之处。对于小儿脑性瘫痪合并癫痫的治疗需及早、长期应用抗癫痫药物,对难治性癫痫还可加用维生素 B6;应避免应用电刺激(如导平、神经肌肉治疗仪、痉挛肌治疗仪)、脑蛋白水解物等治疗;其他方法,如按摩、功能训练、中药熏蒸、脑苷肌肽等也要慎重采用。

（董宠凯　任麦青　杨亚丽）

第二十四章　儿童睡眠障碍的康复

【概述】

(一)定义

睡眠障碍是指个体由于心理和环境因素的影响,或由于各种疾病(精神、神经系统、躯体疾病),或各种药物和精神活性物质的影响所产生的睡眠启动和维持障碍、过度睡眠障碍、睡眠觉醒节律障碍,以及与特定睡眠阶段有关的各种功能障碍的总称。

(二)睡眠的意义

(1)消除疲劳,恢复体力。

(2)保护大脑,恢复精力。

(3)提高免疫力,增强抵抗力。

睡眠是儿童时期最重要的生理活动之一,对于生长发育中的儿童而言,睡眠对健康的影响较成人更为重要,是脑细胞能量代谢的重要保障,可促进生长激素的分泌。

(三)睡眠结构

非快速眼动(NREM)睡眠:该期表现为闭眼,平稳入睡,无快速眼球运动,无躯体运动;此期副交感神经显著兴奋,血压、脉搏、呼吸和新陈代谢均有所降低,故又称之为安静睡眠期,共分四期。第一期,思睡入睡期,属于浅睡眠;脑电图表现为 α 波消失,脑电振幅降低,频率减慢。第二期:中睡期,又叫纺锤波阶段;脑电图表现以睡眠纺锤波为主,同时出现 k - 复合波。第三期和第四期:为深睡期,又叫慢波睡眠;脑电图表现为大量的高波幅慢波,即 δ 波,第三期 δ 波所占比例为 20% ~ 50%,第四期 δ 波超过 50%,波幅较第三期大。

快速眼动(REM)睡眠:REM 睡眠又称同步化睡眠,或梦睡。又叫快波睡眠;特征:眼球伴有快速转动,此期交感神经兴奋,脉搏、呼吸频率增快,血压升高,全身肌肉松弛,身体活动增多,儿童可表现为微笑、皱眉等动作;大多数人在 REM 睡眠时做梦,并容易被唤醒,故称做活动睡眠期。脑电图为去同步不规则波,并有低幅快波,伴有眼球快速转动,肌电图显示下颌肌电消失。

(四)儿童睡眠的生理特点

儿童的年龄越小,需要的睡眠时间越多,而且每日需要数次小睡。新生儿每天可达10 余次小睡,3 ~ 6 月龄时每天可有 3 次小睡,6 ~ 12 月龄时每天可有 1 次小睡,3 岁后则基本上不再需要了。

表 24 - 1　每日睡眠总量

年龄	睡眠时间
新生儿(1～28 d)	18～20 h
2～4 个月	16～18 h
5～9 个月	15～16 h
1 岁	14～15 h
2～3 岁	12～13 h
4～5 岁	11～12 h
7～13 岁	9～10 h

(五)影响儿童睡眠的因素

遗传因素、母亲的焦虑情绪、母亲孕期睡眠差、睡眠作息时间无规律性、饮食习惯、抚养人的睡眠习惯。

【临床表现】

(一)分类

美国睡眠学会 2005 年发表的《睡眠障碍分类第 2 版》(ICSD - 2)将睡眠障碍分为 8 大类。

(1)失眠。

(2)与呼吸相关的睡眠障碍。

(3)非呼吸障碍性白天过度嗜睡。

(4)昼夜节律紊乱所致睡眠障碍。

(5)异态睡眠。

(6)睡眠相关的运动障碍。

(7)独立症候群、正常变异及尚未明确的问题。

(8)其他睡眠障碍。

(二)儿童睡眠障碍的特点

儿童睡眠障碍不同于成年人睡眠障碍,不是以入睡困难、早醒为主,而是以有效睡眠时间短、睡眠质量降低为主。儿童睡眠障碍是由睡眠时间不足及一系列相关症状构成。相关症状包括打呼噜、喉头哽咽、呼吸暂停、睡眠不安、张口呼吸、多汗、肢体抽动、磨牙、梦话、梦游、遗尿等。儿童睡眠不足大多是由于相关症状的存在和影响而使得夜间睡眠多次中断,儿童被迫多次醒来而缩短了睡眠总时间,少数儿童是因入睡困难或环境因素干扰而无法保证足够睡眠时间。因此,我们在关注儿童睡眠障碍问题时,不能只关心孩子几点钟睡觉,几点钟起床,还要关心孩子是否睡得踏实,观察有无上述相关症状的存在。如果儿童偶尔出现上述症状,并不意味睡眠障碍,通常是与睡眠姿势不当、环境因素不良或睡前吃东西有关。如果儿童每周都有多于1次的睡眠障碍相关症状,就要引起高度重视。首先注意检查有无鼻炎、鼻息肉、扁桃体炎及扁桃体肥大等病史和体征,以便及时治疗与处理。

(三)儿童期常见的睡眠障碍

入睡相关障碍、睡眠昼夜节律紊乱、睡眠摇头、夜惊、梦魇、睡眠肌阵挛、睡行症、遗尿症、失眠、磨牙、发作性睡病及过度嗜睡综合征等。

不同年龄的儿童存在不同的睡眠障碍。

婴幼儿期:入睡相关障碍、强制入睡性睡眠障碍、睡眠不宁、食物过敏性失眠、睡眠呼吸暂停、睡眠惊跳、昼夜睡眠节律紊乱和夜间进餐综合征等。

学龄前期:以夜惊、睡行症和梦魇较常见。

学龄期:以睡行症、梦语、磨牙症、遗尿症、阻塞性睡眠呼吸暂停综合征和发作性睡病等常见。

青少年期:失眠多见。

(四)睡眠障碍的危害

儿童睡眠障碍对儿童生长发育的影响已引起广泛关注。夜间睡眠不佳将使儿童注意力、记忆力、组织能力、创造力和运动技能受到损害,也会引起一系列情感行为问题,如好斗、多动、自我控制能力差、注意力不集中、易怒等,严重影响儿童的生命质量。

【实验室检查】

1. **多导睡眠图描述法(PSG)** 常规的 PSG 包括脑电图、眼动图、肌电图、心电图、胸腹部运动的监测、经皮测血氧饱和度以及鼻腔、口腔的气流测定等。适用于以下情况:无法解释的嗜睡症状;频繁夜醒;怀疑睡眠相关惊厥或 REM 睡眠有关的行为。

2. **多次睡眠潜伏期试验(小睡试验,MSLT)** MSLT 应用于不明原因的或持续存在的过度嗜睡,在典型发作性睡病诊断中,MSLT 可以用于协助诊断。

3. **人类白细胞抗原检测(HLA)** 怀疑发作性睡病的儿童应进行 HLA 测定,但是单纯 HLA 阳性并不能诊断发作性睡病。

4. **动态脑电图** 在怀疑与睡眠相关的癫痫时,需要进行动态脑电图监测了解大脑皮层有无异常放电。

5. **影像学检查** 鼾症患儿或者有睡眠呼吸暂停的患儿需要上呼吸道感染及头面部影像学检查。遗尿患儿也应常规查腰骶部 X 线片以排除隐性脊柱裂。

6. **尿液检查** 尿路感染的患儿会出现继发性遗尿,因此有遗尿的孩子需要常规查尿常规,必要时尿培养。

7. **心脏检查** 睡眠呼吸暂停的患儿应考虑查心电图及心脏彩超。

8. **其他** 有无法解释嗜睡症状的患儿应做血常规、血沉、血氨、肝功能、肾功能、甲状腺功能等检查。

【几种常见的儿童睡眠障碍】

(一)发作性睡病

1. 临床表现　白天过度嗜睡、发作性猝倒、睡瘫、睡眠幻觉及夜间睡眠紊乱。

2. 诊断标准　精神疾病诊断与统计手册(DSM-Ⅳ)诊断标准如下。

(1)每天不可抗拒的睡眠发作,至少3月。

(2)呈现以下二者或其一:

1)摔倒(即突然丧失双侧肌张力,多数发生在情绪紧张)。

2)在睡眠与醒转交替时,反复地有快速眼动睡眠(REM),表现为睡眠发作开始或结束时有入睡前或醒转前幻觉或睡眠麻痹。

(3)此障碍并非由于某种物质(如某种药物)或其他一般躯体情况所致的直接生理性效应。

3. 辅助检查

(1)白天嗜睡的检查(多次小睡潜伏时间试验)、夜间多导睡眠监测、脑电图检测及脑脊液下丘脑泌素检查。

(2)发作性睡病患者 MSLT 的平均睡眠潜伏期缩短,且经过充足的睡眠(至少6 h)后,次日 MSLT 可见两次或两次以上的异常 REM 睡眠(SOREMP)。该检查诊断发作性睡病的敏感性及特异性均只有70%左右。

(3)脑电图对于发作性睡病与癫痫的鉴别诊断有重要价值。

4. 治疗　目前主要治疗手段包括:应用中枢神经兴奋药物并辅以行为疗法改善白天过度嗜睡;应用三环类或新型抗抑郁药物治疗猝倒发作及其他 REM 相关症状;应用镇静剂改善患者的夜间睡眠。

目前获美国 FDA 批准用于治疗发作性睡病的药物有4种:右旋安非他命(右旋苯丙胺)、苯哌啶醋酸甲酯(哌甲酯)、莫达非尼和 γ-羟丁酸钠。

不良反应:目前没有任何单种治疗方法可以控制所有症状,且需要长期服药,长效制剂少,不良反应多,药物有成瘾性。

5. 中医的认识

(1)病因病机:昼夜颠倒、饮食不节、情志因素。

(2)分型论治:

1)脾虚湿困。方药:藿朴夏苓汤和二陈汤加减。

2)肝胆湿热。方药:蒿芩清胆汤加减或黄连温胆汤加减。

3)痰瘀阻窍。方药:涤痰汤和通窍活血汤加减。

4)心脾两虚。方药:归脾汤和苓桂术甘汤加减。

5)肾阳不足。方药:肾气丸加减。

(二)儿童阻塞性睡眠呼吸暂停低通气综合征(OSAHS)

1. 临床表现　睡眠打鼾、张口呼吸、憋气、反复惊醒、遗尿、多汗、多动等,偶可发生白天嗜睡。

2. 并发症 长期张口呼吸可以导致明显的颌面部发育畸形,形成"腺样体面容"。严重的病例可发生认知缺陷、记忆力下降、学习困难、行为异常、生长发育迟缓、高血压、肺动脉高压、右心衰竭及其他心血管疾病。

3. 诊断标准 儿童阻塞性睡眠呼吸暂停低通气综合征诊疗指南草案(2007)诊断标准如下。

(1)阻塞性睡眠呼吸暂停(OSA):是指睡眠时口和鼻气流停止,但胸、腹式呼吸仍存在。低通气定义为口鼻气流信号峰值降低 50% ,并伴有 0.03 以上血氧饱和度下降和(或)觉醒。呼吸事件的时间长度定义为大于或等于 2 个呼吸周期。

(2)多导睡眠仪(PSG)监测:每夜睡眠过程中阻塞性呼吸暂停指数(OAI)大于 1 次/h 或呼吸暂停低通气指数(AHI)大于 5 次/h 为异常。最低动脉血氧饱和度($LSaO_2$)低于 0.92 定义为低氧血症。

满足以上两条可以诊断 OSAHS。

4. 儿童 OSAHS 病情程度分级 见表 24 – 2。

表 24 – 2　OSAHS 病情程度分级

病情程度	AHI 或 OAI（次/ h）	$LSaO_2$
轻度	5 ~10 或 1 ~5	0.85 ~0.91
中度	10 ~20	0.75 ~0.84
重度	>20 或 >10	<0.75

5. 行 PSG 检查的目的 鉴别单纯鼾症与 OSAHS;确定 OSAHS 的诊断;评价 QSAHS 的严重程度;评估手术效果;鉴别中枢性呼吸暂停及肺泡低通气;评估睡眠结构及非呼吸相关性睡眠障碍(如夜间癫痫发作等)。

6. 治疗

(1)手术治疗:腺样体切除术和扁桃体切除、颅面正颌手术、腭垂腭咽成形术、下鼻甲减容术,严重的病例可行气管切开术。

(2)非手术治疗:持续气道正压通气治疗、口腔矫治器、系统治疗鼻部疾病、肥胖患儿减肥治疗。

7. 中医的认识

(1)中医学认为其发生是由于先天禀赋异常,后天脾胃损伤,运化失司,聚湿生痰,痰浊结聚日久,脉络瘀阻则血运不畅,易致瘀血停聚,痰瘀互结气道致气流出入不利,冲击作声发为睡眠打鼾甚至呼吸暂停。其主要病理因素为痰湿、痰热、血瘀、气滞。

(2)分型论治:

1)痰湿内阻、肺气壅滞。方药:二陈汤加减。

2)痰浊壅塞、气滞血瘀。方药:涤痰汤舍血府逐瘀汤加减。

3)肺脾肾亏、痰瘀交阻。方药:金水六君煎化裁。

4)心肾两虚、阳气不足。方药:金匮肾气丸加味。

(三)夜惊症

1. **定义** 夜惊症也称睡惊症,常见于 4~12 岁儿童,多在入睡后的 0.5~2 h 出现。

2. **临床表现** 突然坐起、手足乱动、尖叫、哭喊、眼睛圆睁、四肢紧张,常有不能理解的自言自语,神情十分紧张、恐惧,意识呈朦胧状态,且伴呼吸急促、心跳加快、面色苍白、出汗、瞳孔扩大、皮肤潮红等自主神经症状、呼之不应,1 min 或数分钟后常能自行缓解并继续入睡。少数甚至下床无目的行走。发作时拒绝任何身体接触,很难被叫醒,即使被叫醒也显得意识不清,定向力障碍。

3. **诊断标准** 精神疾病诊断与统计手册(DSM-Ⅳ)诊断标准如下。

(1)突出症状是一次或多次如下发作:惊叫一声从睡眠中醒来,以强烈的焦虑、躯体运动及自主神经系统的亢进,如心动过速、呼吸急促、瞳孔扩大及出汗等为特点。

(2)这些反复发作的典型情况是持续 1~10 min,通常在夜间睡眠的前三分之一阶段发生.

(3)对他人试图平息睡惊进行的努力相对无反应,而且这种努力几乎总会伴有至少数分钟的定向障碍和持续动作的出现。

(4)对发作即使能够回忆,也是十分有限的(通常只局限于一到两个片断的表象)。

(5)没有躯体障碍,如脑肿瘤或癫痫的证据。

4. **治疗** 非药物治疗主要是解除使心理紧张的因素。对频繁发作的儿童可暂时使用一些安定类镇静剂。

5. **中医治疗(分型论治)**

1)胆郁痰扰型。方药:温胆汤加减。

2)脾虚夹积型。方药:保和丸加减。

3)心肾阴亏型。方药:龙牡二阴煎加减。

(四)梦魇

1. **定义** 梦魇又称噩梦,表现为做一些内容恐怖的梦,如梦见被人或怪兽追赶而逃跑时却迈不开腿、被抓住后想挣扎却动弹不得、透不过气,并引起梦中极度的恐惧、焦虑,大声哭喊着醒来,醒后仍感到惊恐,并因此难以认人。易被唤醒,儿童醒后意识清晰,能较清楚地回忆并叙述梦中经历,表达恐惧和焦虑的体验。

2. **诊断标准** 精神疾病诊断与统计手册(DSM-Ⅳ)诊断标准如下。

(1)从夜间睡眠或午睡中醒来,能清晰、详尽地回忆强烈恐怖性的梦境,通常涉及对生存、安全或自尊的威胁;惊醒可发生于睡眠期的任一刻,但典型情况是发生在后半段。

(2)从恐怖性梦境中惊醒时,个体很快恢复定向及警觉。

(3)梦境体验本身以及随之造成的睡眠紊乱,都会使个体十分苦恼。

3. **鉴别诊断** 夜惊与梦魇易混淆,可对发作表现的详细调查及观察录像,通过发作时的行为、能否被唤醒、有无梦境以及醒后能否回忆发作过程等方面进行鉴别。

4. **治疗**　目前无特殊治疗方法,多采用适当的心理疏导治疗,必要时给予镇静药物。

5. **中医的认识**　中医学认为,梦魇症多由痰火内扰、思虑伤脾、心肾不交、气血虚弱所致。治疗多采用针灸治疗,穴位多选用厉兑、隐白、神门,左右交替穴,平补平泻,留针约10～15 min;脾胃虚弱者加灸足三里,心神不宁者加刺神门,气血不足者加灸气海,痰火内扰者加泻丰隆,肝气郁结者加泻太冲。

(五)儿童睡眠肌阵挛

1. **定义**　睡眠肌阵挛又称入睡抽动、睡眠惊跳症等,一般见于刚入睡不久,发作非外界刺激所诱发,表现为手指、腕、肘或下肢无规律、不自主的抽动一下,多则整个夜晚入睡期可反复多次发作,醒时肌阵挛完全消失。睡眠肌阵挛是一种生理现象,随着儿童生长发育成熟自然消失,脑电图正常,无须抗癫痫治疗。但是,临床上有一部分患儿肌阵挛反复发作多次,影响睡眠,睡眠时间短,几乎没有深睡眠,白天出现困倦,严重时影响生长发育,可以给予安定治疗。

2. **鉴别诊断**　睡眠肌阵挛需与夜间肌阵挛癫痫相鉴别,后者是一种与年龄有关的隐源性或者症状性癫痫综合征,脑电图异常,可有棘 - 慢波、快节律发放等。

3. **中医的认识**　中医认为本病属于慢惊风范畴,临床常见症候为脾虚肝旺证,治则为抑木扶土。方药:采用四逆散和归脾汤加减。

百会、四神聪、三阴交、印堂,是治疗睡眠障碍的主要穴位。百会为督脉经穴,位于头部,督脉又归属于脑,为天部的充盛阳气,气血物质充盈,为"元神之府",其穴性督一身之正气,穴性属阳,又于阳中寓阴,故能通达阴阳脉络,舒筋活络,调理气血阴阳,护一身之正气,连贯周身经穴,对于调节气血阴阳平衡起着重要的作用,达调达气血、通络宁神之功。四神聪为经外奇穴,具镇静安神、清头明目的作用。三阴交为足太阴、厥阴、少阴之会,针刺三阴交可一针通其三经。印堂位于两眉头间连线与前正中线之交点处,通过督脉与脑有密切联系,印堂可以通过调节脑的功能起到安神的作用。

(杨亚丽　宋丽佳　任麦青)

第二十五章　遗尿症的康复

【概述】

遗尿症可以分为原发性和继发性遗尿症,单纯性和复杂性遗尿症。其中 90% 以上属于原发性遗尿症。

原发性遗尿症(primary nocturnal enuresis,PNE) 俗称尿床,是指从婴儿期延续而来,5岁以上儿童在夜间睡眠状态下的不自主排尿,每周不少于 2 次,从未有过 6 个月以上不尿床,并且排除其他可能引起遗尿的器质性疾病(例如原发性高血压、泌尿系统畸形、尿路感染、隐形脊柱裂、糖尿病、神经源性膀胱、便秘、阻塞性睡眠呼吸暂停等)。小儿原发性遗尿症是儿童期的常见疾病,随年龄的增加而降低。据统计,5 岁时发病率为 15% ~ 20% ,7 岁时发病率为 10% ,虽然每年以 15% 的比例自然消退,但仍有 1% ~2% 的患儿症状持续到成人,且遗尿的严重程度随年龄的增加而加重。

继发性遗尿症往往存在器质性的原发病因,在临床表现上,绝大多数患者曾经 3 ~6个月以上夜间不遗尿,而后又出现了遗尿。引起继发性遗尿症的病因常为尿路感染、糖尿病、尿崩症、尿道畸形、神经性膀胱、便秘、阻塞性睡眠呼吸暂停等。所以非器质性遗尿主要指原发性遗尿。

单纯性遗尿症指仅有夜间尿床,白天无症状,不伴泌尿系统和神经系统解剖或功能异常。

复杂性遗尿症指除夜间尿床外,白天伴有下泌尿系统症状,常继发于泌尿系统或神经系统疾病。

【病因】

至今遗尿症的病因仍不十分明确,近年的研究认为是多病因所致。

(一)遗传因素

研究者很早就发现,许多遗尿症儿童的父亲或母亲乃至近亲亦有遗尿症患病史。有统计资料表明:如果父母双方儿童期均有遗尿症病史,其子女有 70% 将患遗尿症;如果父母一方儿童期有遗尿症病史,其子女有 40% 将患遗尿症;单卵双生儿如一方患遗尿症,另一方患病的可能性是 68% 。丹麦研究报道,遗尿症基因定位于 13 号染色体。这使遗尿症的病因研究从表型转向基因型。

(二)睡眠觉醒障碍

大部分患儿夜间睡眠过深，难以唤醒。这种觉醒反应是随年龄的增长而逐渐完善的，遗尿症是这种发育过程的延迟或障碍所致。临床观察发现，这部分孩子体格发育较正常儿童延迟。据研究，当夜间膀胱充盈时，脑电图出现改变，由深睡眠转入浅睡眠状态。位于脑桥的脑干神经元被认为是觉醒中心之一，由此推测，脑干神经元的功能障碍或膀胱到脑干神经元的传导通路障碍导致了无意识排尿行为。

(三)抗利尿激素分泌节律失调

早在 1985 年，就有研究报告在少数遗尿症儿童中，其血浆抗利尿激素 ADH 浓度存在不正常的节律性变化。正常儿童 ADH 的分泌存在日少夜多的周期性节律，在遗尿儿童中，这种节律存在紊乱甚至颠倒。由于这个发现，人们开始尝试将抗利尿激素应用于治疗儿童遗尿症，取得了较好的疗效。

(四)膀胱功能不良

膀胱功能不良是原发性遗尿症又一不可忽视的重要病因，在难治性遗尿症患者中，这一因素的影响尤其突出。研究发现 86% 的原发性遗尿症患儿存在不同类型的膀胱功能不良。这种异常并非解剖学上的，而是功能性的。原发性遗尿症的膀胱功能异常主要包括逼尿肌不稳定、功能性膀胱容量减小、不同形式的逼尿肌括约肌不协调以及梗阻型排尿类型。在遗尿症患者中，部分患者仅出现夜间膀胱功能不良，而另一部分患者亦伴有白天膀胱功能不良症状，如尿频、尿急、尿失禁等。

在膀胱功能不良的各种类型中，夜间功能性膀胱容量减小与原发性遗尿症关系更为密切。夜间功能性膀胱容量是指在睡眠过程中，膀胱即将排尿时所能容纳的最大尿量，这反映了与睡眠过程相联系的膀胱储存尿液的能力。

(五)心理因素及发育延迟

原发性遗尿症属于一种多基因遗传病，其发生、发展必然受环境中多种因素的影响。尽管某些精神疾病如精神发育迟滞、焦虑症导致的是继发性遗尿，但在原发性遗尿症的发生发展过程中，心理因素起着重要的推进作用，譬如临床上常见遗尿症的患儿因家长责骂而表现为遗尿症状加重；在治疗中，情绪好、自信心强的患儿遗尿往往易于得到控制。

另外，中枢神经系统的发育延迟亦被不少学者认为是原发性遗尿症的病因之一。由于发育延迟的因素，患儿未能习得夜间控制排尿的能力故而产生遗尿。这种延迟也是与遗传有关的一种外在表现。不少遗尿症儿童常伴有生长迟滞、认知障碍、粗大运动和精细运动协调性差等。

【辅助检查】

诊断原发性遗尿的原则主要为排除继发性遗尿的各种病因。

1. **病史**　注意有无遗传因素，遗尿是否由婴儿开始，后来才出现者及日间有排尿症状者可能继发性遗尿，同时有便秘或神经系疾患者可能继发于神经原性膀胱。

2. **体检**　作全身详细体检，特别注意肛门括约肌张力是否正常，有无脊柱裂，会阴部感觉有无减退及下肢活动是否正常。

3. 实验室检查 尿常规、尿培养,排除泌尿系统感染和糖尿病等。

4. X 线检查 平片观察有无脊柱裂,膀胱尿道造影观察有无机械性梗阻,进一步可相应的检查血的抗利尿激素的水平,了解有无分泌不足。

5. 尿流动力学检查 尿流率检查观察有无下尿路梗阻,膀胱内压测定观察有否无抑制性收缩。

【诊断标准】

国际小儿排尿节制协会(ICCIS)于 1998 年公布的儿童遗尿症的诊断标准如下。

(1)在不适合的或社会不能接受的时间和地点发生正常的排尿,即遗尿患儿睡眠时排尿在床上,通常不会因尿湿而醒来,有遗传倾向。

(2)年龄大于或等于 5 岁。

(3)10 岁以下每月至少 2 次以上,10 岁以上每月至少 1 次。

(4)尿量可以把床单湿透。

【鉴别诊断】

1. 尿失禁 其尿液自遗而不分昼夜,多见于先天发育不全或脑病后遗症的患儿。

2. 神经性尿频 其特点是患儿在白昼尿频、尿急,入睡后尿频消失,与遗尿有很大差别。

【治疗】

1. 行为治疗 主要采用膀胱功能训练和唤醒疗法。指导儿童在白天尽量多饮水,使膀胱容量扩张,当患儿要排尿时,嘱其尽量憋尿,直到不能忍受为止,增大膀胱容量。另外,患儿在白天排尿时,排尿过程尽量分多次进行,加强尿道括约肌对排尿的控制,以控制膀胱颈部下垂,达到夜间控制遗尿的目的。唤醒治疗使用尿湿报警器或闹钟,将湿度感应器放在患儿内裤上,一排尿则报警唤醒患儿,以训练患儿对膀胱膨胀的敏感性并及时苏醒。

2. 药物治疗

(1)人工合成抗利尿激素:血管加压素即抗利尿激素分泌不足是临床应用人工合成抗利尿激素的理论依据。研究发现血管加压素除有抗利尿作用外,还有改善睡眠障碍、促进觉醒的作用。抗利尿激素能够浓缩尿液,从而减少尿液量和血管内压力,使膀胱颈下降,逼尿肌收缩减少,遗尿症得到改善。该治疗方法短期内疗效明显,但停药后复发率较高,用药时须限水以防水中毒、高血压等不良反应。

(2)抗胆碱能药物:奥昔布宁是目前遗尿症治疗中应用最广泛的胆碱受体阻断剂,其治疗机制在于能解除膀胱平滑肌痉挛,松弛逼尿肌,减少其收缩频率,从而起到治疗作用,是合并有不稳定膀胱的遗尿症的首选药物。

(3)甲氯芬酯:为中枢兴奋剂,可兴奋,有利于唤醒。近年的研究认为,其有促进脑代谢、改善记忆的作用。

3. 中医治疗 针灸法针灸对遗尿有较好疗效,临床上是替代药物治疗的方法之一。补肾培元法:主穴关元、中极、肾腧、三阴交,配膀胱腧、足三里、气海、列缺。单穴法:箕门穴或长强穴单穴刺激治疗,直刺1寸(2.54 cm),留针20～30 min,7 d为1个疗程。近年来报道采用穴位注射药物治疗遗尿症取得满意疗效。

4. 联合治疗 目前主要的治疗方法有2种,即行为治疗和药物治疗,行为治疗主要有膀胱功能训练和报警器治疗;药物治疗以人工合成抗利尿激素和抗胆碱能药物使用较多。每种治疗方法均有一定的局限性,行为治疗疗效相对稳定,但需家长及患儿具有良好的依从性;药物治疗起效快,但易复发。联合治疗遗尿症是当前国内外临床研究的主流方向,很有必要对遗尿症采取联合治疗的手段。

5. 心理支持 心理支持是整个心理干预过程中最基本的措施。须针对患儿的心理状态,予以科学的解释和支持,消除其紧张、焦虑和抑郁等不良情绪,帮助其消除羞耻感。当患儿良好的反应持续一段时间(如2周)后,家长应当给予较大的物质奖励。奖赏在条件反射的建立中是一种正性强化的过程。对遗尿患儿,要多安慰、多鼓励,这一点甚为重要,是治疗成功的先决条件。

(任麦青　杨亚丽　宋丽佳)

第二十六章　遗传代谢病的精准康复

第一节　遗传代谢病概论

【概述】

遗传代谢病(inherited metabolic disorders,IMD)即先天性遗传代谢病(inborn errors of metabolism,IEM),是人类疾病谱中病种最多的一类疾病,由氨基酸、有机酸、糖类、脂肪等某种代谢环节缺陷,导致异常代谢物蓄积或生理必需物质缺乏,从而出现一系列非特异性临床表现。

在我国每年有 1 600～2 000 万出生人口,其中有 80～120 万的出生缺陷儿,其中先天性遗传代谢病占30%,约 30 万。该类疾病单一病种发病率低,但种类繁多,目前已有 600 余种报道。据研究在我国,该病种以三羧酸循环障碍、线粒体能量代谢病及尿素循环障碍等为主。

【分类】

按照异常代谢产物分子的大小,IMD 可分为小分子遗传代谢病和大分子遗传代谢病。小分子遗传代谢病包括氨基酸代谢异常、有机酸代谢异常、单糖类代谢病等,该类疾病起病较早,多在新生儿期起病且多以急性脑病症状发作;大分子遗传代谢病又被称为沉积症,包括糖原累积症、脂类代谢病、黏多糖病、糖蛋白病等,该类疾病多在较大婴儿或儿童期起病,病程通常呈慢性、进行性变性的过程。

【临床表现】

遗传代谢病常常表现为多脏器、多系统的病变,多以神经系统病变为主,可累及多个系统和器官。

1. **神经系统异常**　主要表现是以智力、运动发育迟滞或倒退为主,其次为惊厥发作、肌张力或肌力异常,也可由脑瘫、共济失调、锥体外系统运动障碍等进行性神经系统变性。

2. **消化系统**　肝脏肿大,伴或不伴腹水,肝功能不全,拒乳或喂养困难,反复呕吐或剧吐(常与进食蛋白质有关)、顽固性腹泻、腹胀,体重低下或不增,抽搐、黄疸持续不退,贫血,不明原因的高胆红素血症等。

3. **代谢紊乱** 不易解释的呼吸困难,不明原因且不易纠正的低血糖、高氨血症,不明原因的高血钾等。

4. **代谢性酸中毒和酮症** 不可纠正的酸中毒,主要见于小分子代谢病,如有机酸代谢病、氨基酸病和单糖类代谢异常,多为感染、缺氧、饥饿、重度脱水或中毒等所致。

5. **特殊气味** 苯丙酮尿症由于尿、汗等排出苯乙酸散发发霉气味;枫糖尿症由于支链α酮酸代谢散发枫糖气味;异戊酸血症由于异戊酸引起汗脚气味。

6. **容貌怪异** 见于黏多糖病和神经鞘脂病。

7. **皮肤和毛发异常** 色素减少见于苯丙酮尿症、白化病等;脱发、皮疹见于多羧酶缺乏症。

【辅助检查】

(1)血尿常规:血常规提示血红蛋白降低;尿常规提示酮体阳性。

(2)生化:肝功、肾功、心肌酶、电解质、血糖、血氨、乳酸、血气、血脂、铜蓝蛋白、酮体、尿酸等。

(3)头颅 CT 或 MRI:提示脑发育不良。

(4)随着疾病研究的深入,目前有效、可靠的有机酸检测方法为采用血串联质谱仪(MS/MS)、尿气相色谱/质谱(GC/MS)分析技术。尿液、血液、脑脊液等均可作为分析用标本,其中以尿液最为常用。串联质谱技术可在 2~3 min 内完成滤纸血滴片标本中酰基肉碱和部分氨基酸的定量分析,具有快速、灵敏、应用范围广等特点,主要用于新生儿筛查。

(5)染色体基因检查。

表 26 – 1 常见遗传代谢病的确诊方法

病名	确诊方法
苯丙酮尿症	三氯化铁试验(+),血中苯丙氨酸升高
戊二酸血症Ⅰ型	血氨高,血糖低,伴酸中毒,尿酮(+),尿有机酸分析可见戊二酸
3 – 羟基 – 3 – 甲基戊二酸血症	血氨高,尿中 3 – 基 – 3 – 甲基戊二酸增高,血酮、尿酮正常
羟化酶缺陷症	尿中有机酸大量、β – 甲基巴豆酰甘氨酸、β – 羟基异戊酸
高氨血症	血氨高,尿中精氨酸琥珀酸浓度升高
同型半胱氨酸尿症	尿硝普钠试验(+),血中同型半胱氨酸增高
Hartnup 病	尿中性氨基酸升高
半乳糖血症	尿中有还原性物质存在,血半乳糖 – 1 – 磷酸尿苷转移酶活性下降
生物素酶缺乏症	血生物素酶活性测定
糖原累积症	血糖、肝脏穿刺病理检查、酶学测定
黏多糖病	尿黏多糖定性试验和酶学检查
异染性脑白质营养不良	周围血白细胞芳基硫酸脂酶 A 活性测定及头颅 CT、MRI 检查
肝豆状核变性	肝功能、铜蓝蛋白、24 h 尿铜、血铜、角膜 K – F 环检查,头颅 CT、头颅 MRI、基因检测

(马艳丽 吴 丽 任麦青 展 翔)

第二节　遗传代谢病的精准康复及个体化治疗

遗传代谢病的精准康复,是在血尿遗传代谢筛查、酶学分子基因学检查的诊断基础上,对氨基酸、有机酸、糖类、脂肪等不同代谢环节缺陷,给予个体化的饮食疗法、药物疗法及康复疗法,从而排泄异常代谢物或补充生理必需物质。

一、饮食疗法

精准的饮食疗法是针对氨基酸、有机酸、糖类、脂肪等代谢环节缺陷的不同,给予不同的饮食疗法,以往遗传代谢病患儿主要是限制饮食治疗,即低脂肪、优质蛋白、高碳水化合物饮食,现应有所调整,见表26-2。

表 26-2　遗传代谢病的饮食治疗方法

疾病名称	疗法
苯丙酮尿症	低苯丙氨酸饮食
枫糖尿症	低亮氨酸饮食
高氨血症	低蛋白、高热量饮食
半乳糖血症	免乳糖、免半乳糖饮食
家族性高胆固醇血症	低胆固醇饮食
肝豆状核变性	低铜饮食
尿素循环障碍	低蛋白饮食
有机酸血症	低蛋白、高热量饮食
糖原累积症	生玉米淀粉饮食

饮食疗法的目的是一方面减少前驱物质过多摄入,以减少毒性代谢产物在体内的堆积;另一方面保证热量、维生素、蛋白质、脂肪及各种微量元素的供给,以保证患儿正常生长发育。

二、药物治疗

精准的药物疗法是针对氨基酸、有机酸、糖类、脂肪等代谢环节缺陷的不同,给予不同的药物疗法。部分遗传代谢病可通过药物治疗取得良好的效果,精准的药物治疗对于明确类型的遗传代谢病具有突出疗效,见表26-3。

表 26 - 3 遗传代谢病的药物治疗

疾病名称	疗法
酪氨酸血症 I 型	2 - (2 - 硝基 - 4 - 三氟苯甲酸) - 1,3 环己二醇
异型苯丙酮尿症	四氢生物蝶呤、5 羟色氨酸、左旋多巴、卡比多巴
同型半胱氨酸血症	甜菜碱、维生素 B_6
高乳酸血症	维生素 B_1、辅酶 Q_{10}
甲基丙二酸血症(VitB$_{12}$有效型)	维生素 B_{12}
同型半胱氨酸血症(VitB$_6$有效型)	维生素 B_6
戊二酸尿症 2 型	维生素 B_2
黑酸尿症	维生素 C
生物素酶缺乏症	生物素、左旋肉碱
多种羧化酶缺乏症	生物素、左旋肉碱
氧合辅氨酸血症	维生素 E
异戊酸血症	甘氨酸
尿素循环障碍	苯甲酸钠、苯乙酸钠、苯丁酸钠
肉碱缺乏症	左旋肉碱
甘油尿症	氢化可的松
鸟氨酸氨甲酰基转移酶缺乏症	胱氨酸
瓜氨酸血症	精氨酸
肝豆状核变性	D - 青酶氨、锌剂
MenKes 病	组氨酸铜、硫酸铜

另外,一些遗传代谢病患儿应注意日常用药,如某些中草药或中成药类药物,如肺力咳合剂中含有苯丙氨酸,不适合苯丙酮尿症患儿应用;遗传代谢病患儿合并有癫痫者,多选用对遗传代谢病影响小的控制癫痫药物,如托吡酯片口服控制病情,其他药物选择上也应避免含有咖啡。

三、精准康复治疗

在饮食、药物治疗精准化的基础上,针对遗传代谢病患儿不同的病情,配合给予针对性强的康复治疗,即精准康复治疗。而精准的康复治疗,是以精准的康复评估为基础的。目前,米拉尼运动发育评估、Vojta 姿势反射评估、Peabody 运动发育评估量表、粗大运动发育量表、Alberta 婴幼儿运动发育量表均能全面、细致地评估患儿粗大运动、精细运动发育水平及落后程度,针对不同的落后程度给予不同层次的功能训练、理疗及传统疗法,而非一味从头伊始的治疗,通常能取得节节攀升的康复疗效。表面肌电测试及肌骨超声检查通常可用来明确患儿的肌力、肌张力大小、程度及部位,为康复提供精确的数据及治疗定位。

1. 功能训练

（1）运动疗法及关节松动训练：遗传代谢病患儿多肌张力低下，运动疗法主要运用Rood技术，通过感觉刺激增加感觉和运动能力，诱发肌肉收缩；运用Bobath技术刺激固有感受器，和体表感受器对肢体躯干引出维持姿势的张力及运动能力功能；Vojta诱导疗法通过对身体一定部位的压迫，诱发产生全身协调化的反射性移动功能，促进患儿运动功能的恢复；PNF法通过肌群兴奋或抑制，肌肉收缩或放松来促进功能性运动。

（2）作业疗法及手功能训练：例如，根据遗传代谢病患儿拇指与其他指捏物差或中线抓物差等精细运动发育落后的不同，给予不同的练习手法。

（3）言语训练及认知知觉功能训练：根据遗传代谢病患儿构音障碍、口吃、认知障碍等不同发育落后的情况，给予不同的言语练习或侧重于认知知觉功能障碍训练。

2. 理疗

经颅磁刺激治疗运用磁疗形式以促进脑发育；脑电仿生电刺激仪（脑循环）可改善脑部循环，促进脑发育；经络导平促进神经传导功能恢复，经络通畅，使疾病好转或愈合；痉挛肌治疗机通过两组低频脉冲刺激患者痉挛肌和拮抗肌，放松肌肉，提高头躯干的控制能力，增进患者上下肢功能，防止和治疗软组织痉挛；肌兴奋治疗仪所产生的特定脉冲电流呈短促变化，直接兴奋神经肌肉组织；神经肌电促通仪提高肌肉力量；电子生物反馈纠正异常姿势。

遗传代谢病患儿若合并有癫痫病情者，可给予经颅磁刺激疗法来改善睡眠及癫痫发作情况，避免使用其他电疗疗法，以免刺激癫痫发作。

3. 传统疗法

（1）推拿疗法及手指点穴：运用分推法、揉法、滚法、摩法等手法以达到疏通经络、活血通脉、疏风散寒、温中止泻等目的。遗传代谢病患儿多肌张力低下，推拿疗法多采用外柔内刚的手法与Bobath疗法相结合，共同促进神经运动发育。

（2）穴位注射：又称水针疗法，是创造性地运用针刺和药物结合的一种治法，根据病情将药物注入不同的穴位、压痛点及反应点，通过针刺和药物的双重作用激发经络穴位，从而调整和改善机体机能与病变组织的病理状态，使体内气血流通，使已经发生功能障碍的生理活动恢复正常，从而达到治愈疾病的目的。

（3）针灸疗法：可以调和阴阳、扶正祛邪、疏通经络、活血化瘀、益智，促进智力、运动发育，调整异常姿势。针对遗传代谢病患儿运动发育落后的不同情况，选取不同的穴位来刺激发育，治疗前多先通过血小板及凝血四项来判断患儿凝血功能状态，凝血功能障碍者慎用。

（4）中药熏蒸、中药塌渍疗法：可选用强筋健骨的中药来熏蒸或塌渍，药力透过皮肤进入体内，以提高肌肉力量。

4. 基因治疗

基因治疗的主要目标：①治疗体细胞中的基因缺陷，使患者的症状消失或得到缓解；②治疗生殖细胞中的基因缺陷，这是根治遗传病的方法，使其有害基因不再在人群中散布。

酶学分子基因学检查能精准的定位异常基因，是基因治疗的基础。目前基因治疗腺苷脱氨酶缺乏症、戈谢病、α 抗胰蛋白酶缺乏病等已取得一定疗效。

5. 替代治疗 目的是补充体内所缺乏的代谢产物,以维持正常的机体活动。如脂肪酸代谢异常可给予左卡尼丁治疗,肉碱缺乏症可给予肉碱治疗,多种羧化酶缺乏症可给予生物素治疗,Fabry 病可给予补充 α - 半乳糖苷酶等。

6. 器官移植 近年来,骨髓移植及肝移植等治疗遗传代谢病也取得一定疗效。骨髓移植多用于腺苷脱氨酶缺乏症、过氧化物酶体病、黏多糖病等;肝移植多用于治疗糖原累积症 I 型、肝豆状核变性、尿素循环障碍、酪氨酸血症等。同种器官移植可导入正确的遗传信息,纠正器官功能,提高体内的酶活性。

7. 对症支持治疗 目前为止,大多数遗传代谢病无特效治疗,且一部分疾病症状严重,进展迅速,常危及生命,因此对症支持治疗十分重要。如临床上遇到 IEM 危象,即出现危及生命的急症状态时,应平卧,保持呼吸道通畅,吸氧,注意保暖,密切观察患儿生命体征变化,建立静脉通路,给予葡萄糖静脉输液以纠正低血糖状态,给予碳酸氢钠静脉输液以纠正酸中毒,给予补液以维持水、电解质平衡,保证热量供应,减少蛋白质分解,可尝试静脉给予左旋肉碱及 B 族维生素以促进机体正常代谢。当不能排除脂肪酸代谢障碍时,应避免给予脂肪乳类供能;若同时伴有高氨血症者,即不能排除尿素循环障碍或有机酸血症时,应避免给予蛋白质及氨基酸类药物以免加重病情。出现严重代谢性酸中毒、高血钾或高氨血症很难纠正时,必要时可考虑血液透析治疗。其他对症治疗还包括控制惊厥、缓解疼痛、纠正肌肉强直、防治感染等合并症。

(马艳丽　吴　丽　任麦青　展　翔)

第三节　遗传代谢病的早期发现与预防

由于临床症状不典型或医生对该病认识不足,往往忽视遗传代谢病的可能,当对症治疗疗效不佳时,才会注意到该类疾病。导致遗传代谢病易误诊的原因有:病例表现不典型;对本病缺乏认识;问诊病史时重视表现突出的症状,忽略疾病经过、病情进展、治疗及家庭病史;实验室检查假阴性、假阳性结果的误导等。

WHO 提出的预防出生缺陷的三级概念如下。①一级预防:防止出生缺陷的发生,普遍开展生殖健康教育、遗传咨询、婚前检查及其孕期保健;②二级预防:减少出生缺陷儿出生,对高危孕妇进行必要的产前诊断,一旦确诊则及时处理;③三级预防:出生缺陷的治疗,包括新生儿护理及疾病筛查、早期诊断和及时治疗等。

疑似遗传性代谢病高危婴幼儿具有下列一种或几种高危因素。①有可疑代谢性疾病家族史;②孕妇有流产史、死胎史、胚胎停育史,或之前分娩儿有不明原因死亡史;③有孕期病毒感染、畸形儿、慢性缺氧、胎儿宫内窘迫、窒息、早产史;④妊娠合并高血压、糖尿病的高危孕妇;⑤妊娠初期有服药史的孕妇;⑥有污染源接触史的孕妇(激素、辐射、环境污染、化学污染等)。

疑似遗传性代谢病高危婴幼儿具有下列一种或几种临床表现。①不明原因的拒乳，间歇性呕吐，喂养困难；②反应低下、嗜睡，甚至昏迷；③肌张力异常、黄疸持续不退、肝脾肿大、反复呕吐、抽搐等；④智力落后、生长发育迟缓、精神行为异常；⑤有异常气味，在急性发作时更加明显；⑥毛发黄伴皮肤白、皮疹；⑦实验室检查提示有难以纠正的代谢性酸中毒、低血糖、高血氨、高乳酸血症等。

现在遗传代谢病综合检测全面覆盖目前已知的与遗产代谢病相关的 700 多个基因。遗产代谢检测采用目标序列捕获及二代高通量测序技术，对遗传代谢病相关的基因外显子区及侧翼 ±50 bp 区域进行检测，检测相关基因的点突和拷贝数变异。遗传代谢检测适用于临床怀疑为代谢病（如不明原因酸中毒、高氨血症、肝损害、无力、低血糖等）但无法明确诊断方向的患者进行筛查，或者辅助鉴别诊断某种代谢疾病的亚型，为遗传代谢病的早期诊断、治疗、遗传咨询和产前诊断提供科学依据。

常见遗传代谢病有溶酶体病、脂质代谢病、有机酸代谢病、糖代谢病、过氧化物酶体病、尿素循环障碍、卟啉代谢病、类固醇代谢障碍及其他遗传代谢。①溶酶体病包括尼曼－匹克病、神经节甘酯贮积病、黏多糖贮积症、致密性成骨不全症等。②脂质代谢病包括高脂血症、高胆固醇血症、丙二酸尿症、脂肪代谢障碍等。③有机酸代谢病包括黑酸尿症、枫糖尿症、苯丙酮尿症、高赖氨酸血症等。④糖代谢病包括糖原贮积症、半乳糖血症、遗传性果糖不耐受、先天性糖基化症等。⑤过氧化酶体病包括 X 连锁肾上腺脑白质营养不良、过氧化氢酶缺乏症、肢近端型点状软骨发育不良等。⑥类固醇代谢障碍包括先天性肾上腺皮质增生、类脂性先天性肾上腺增生症、细胞色素 P450 氧化还原酶缺陷等。⑦尿素循环障碍包括瓜氨酸血症、精氨基琥珀酸尿症等。⑧卟啉代谢病包括急性间歇性卟啉症、红细胞生成性原卟啉症等。

（马艳丽 吴 丽 任麦青 展 翔）

第二十七章　先天性心脏病的康复

【概述】

先天性心脏病（congenital heart disease，CHD）简称先心病，其发病率为 0.7% ～ 0.8%，我国每年新出生的先心病患儿达 15 万左右，为小儿时期最常见的心脏病。20 余年来，我国先心病的诊治工作取得了较大成绩，一方面是在婴幼儿及重症复杂型先心病的诊治，明显减少了死亡率；另一方面，先心病介入治疗在材料、实验、方法学、临床应用及随访研究方面也都有了长足的进步。

【病因】

（一）遗传因素

1. **染色体异常**　染色体数目和染色体结构的畸变都能引起各类综合征，如 21 - 三体综合征、18 - 三体综合征、13 - 三体综合征、5p - 综合征等，多伴有先天性心脏病，这部分先天性心脏病约占先天性心脏病的 5%。

2. **单基因遗传性疾病**　由单基因突变引起的 CHD 约占 3%。包括常染色体显性、隐性遗传性疾病和伴性遗传病。如 Marfan 综合征、Hurler 综合征、Ellis - Van Greveld 综合征、进行性肌营养不良 Duchnne 型等均常合并先天性心脏病。

3. **多基因遗传**　多数为单纯的心血管畸形而不伴有其他畸形，占 CHD 的 90%。临床资料和流行病学研究表明，遗传因素在 CHD 的发病过程中发挥重要作用，遗传率为 55% ～65%。因此从分子水平上研究控制心脏发育的相关基因，对于探讨心脏病变的机制及探索人类遗传性心脏病的治疗方案及手段具有重要意义。

（二）环境因素

1. **宫内感染**　胎儿的心脏胚胎发育的关键时期是在孕 3 ～ 8 周，在此期间，如果母亲发生病毒感染，导致胎儿患 CHD 的危险性增加。

2. **孕期用药**　孕妇在妊娠早期，如果运用某些药物，可使胎儿患先天性心脏病的概率明显增高。目前，研究指出母亲在早孕期使用抗惊厥药、锂剂、避孕药、含有丁二抗敏安的止吐剂、阿司匹林、四环素、维 A 酸、叶酸拮抗药物等可能是 CHD 的危险因素。

3. **物理、化学因素**　父母在孕前或孕妇在孕早期接触染料、油漆、涂料、有机溶剂等均增加 CHD 发病的危险。

4. **生活习惯和生活环境**　孕妇在孕期吸烟和饮酒会增加胎儿 CHD 的危险。

5. 其他因素　此外,早孕期精神刺激也是先天性心脏病发生的可能危险因素之一。

【临床表现】

新生儿期:呼吸困难,哭声低,吸吮、吞咽障碍,肌张力、运动及姿势异常,视觉、听觉反应减弱。

接受手术治疗先心儿童,心肺功能多低于同龄儿。

发绀型先心病患儿因术前长期低氧血症,多有神经发育落后。

超小年龄患儿因手术、家长过度保护,多有神经系统发育影响(包括意识障碍、癫痫、肌张力异常、运动障碍、行为异常)。

【辅助检查】

心电图、X 线、超声心动图、三维 CT、心导管、心血管造影检查等。

【病史和体检】

1. 病史　年龄、孕产史、手术史、治疗史、无症状时运动量、家庭状况、发育概况,以及患儿健康状况、饮食、睡眠、抵抗力、日常生活活动能力等。

2. 体检　呼吸、心率、氧饱和度、发绀、骨骼。

【康复治疗】

根据心脏疾患诊疗过程,分期介入,综合评估,采用各种康复方案,个体化针对性治疗。

(一)先心康复治疗分期

分期有助于康复全面介入,不同时期订制不同康复方案可提高康复治疗有效和安全性。Ⅰ期:住院或 CICU 住院患者。Ⅰ期也包括术后 2～6 周,仍需住院进行其他并发症或疾病治疗的患者,在其住院期间进行康复治疗,多见于无生命威胁的心律失常、射血分数低于40% 等。

Ⅱ期:门诊康复,术后 2 周～6 个月;每周 3～4 次,每次 30～60 min,大强度宣教,持续时间为 2～6 个月。

Ⅲ期:术后 6 个月～1 年以上(主要针对 3 岁以上患儿),沟通交流阶段,更多的独立活动,定期或不定期的检测。

Ⅳ期:青春发育期,定期随访复诊,属于维持阶段,患者不需要检测。

(二)各期任务

Ⅰ期:术前康复评估,术后早期康复治疗宣教。

Ⅱ期:安全监测下进行门诊康复,恢复运动、心肺功能等。

Ⅲ期:家庭康复宣教,患儿定期随访,进行各项日常生活能力指导。

Ⅳ期:长期随访,进行运动技能、心理、情绪、情感障碍评估和指导。

(三)康复评估

评估项目	评估内容
呼吸评估	呼吸症状、呼吸音、呼吸节律、呼吸辅助仪器
神经肌肉系统评估	关节活动度、姿势控制、肌力、肌张力、感觉
功能活动能力评估	姿势、转移、平衡、步态、上下台阶、跑、跳
言语、认知能力评估	Gesell 智能发育测试、言语能力测试
有氧能力及耐力评估	6 min 步行测试(18 岁)

(四)康复治疗

1. **Ⅰ期康复治疗** 此期的目的是维持肌力和运动,促进循环和功能。可以通过训练上下肢主、被动运动,等长收缩肌力,胸廓、髋、下肢的训练的重点部位。

一般术后 2 周开始较为激烈运动,开胸手术术后 6 周避免激烈运动。训练时间应从 10 min 循序增加,每周增加 3～5 min,6～8 周达 30 min。观察呼吸、嘴唇颜色、监测心跳、氧饱和度。

对患者进行呼吸指导,以达到保持呼吸畅通、防止肺部感染目的。可训练抗阻呼吸、腹式呼吸、拍背、体位引流。

2. **Ⅱ期康复治疗** 此期的目的是促进运动发育落后和运动能力低下患儿恢复运动。可以通过 PT、OT 训练。训练过程应注意安全性、趣味性、功能性。运动强度应避免疲倦、头昏、心悸,可以通过伯格氏自觉用力指数来评价。呼吸训练同Ⅰ期训练。应进行运动监测,根据代谢、运动强度制订家庭日常生活运动方案,家长学会运动检测,如心慌、胸闷、心率等,参考儿童日常活动能量代谢量表。家庭康复方面:运动方面,应鼓励孩子参与运动,家长与患儿多交流,促进其认知和各项技能,每天保持一定量运动,逐渐增加强度。营养方面:注意补充营养、合理搭配,全面均衡吸收和营养,增强体质,全母乳喂养有助于孩子生长发育和营养均衡,重型孩子喂养困难,应特别细心、耐心,少食多餐,以免导致呛咳、气促、呼吸困难。

3. **Ⅲ康复治疗** 各类运动技能训练与指导:平衡、跳跃,主要进行心脏运动负荷检测,给出适宜患儿参与的运动项目与强度。言语、认知、指导和训练。生活方式、日常活动指导和护理等。

4. **Ⅳ期康复治疗** 基本不要运动监测,定期参加自我管理或监督的体育项目。

5. **Ⅴ期康复治疗** 情感、认知、心理、学习指导与康复。

先心康复团队需要心脏科医生、神经科医生、治疗师、骨科医生、急救人员、康复医学科医护人员和家长等协同工作。

对 CHD 提供康复需要一个综合的系统规范,康复要降低疾病风险,个体化系统干预。家庭宣教十分重要,家长要建立良好理念,不能等待标准和模式,要在游泳中学习游泳,在战争中学习战争。

(任麦青　马艳丽　展　翔)

第三篇
小儿康复医学评价

康复评定是康复科的灵魂,在康复工作中有重要的地位。康复治疗过程就是:评定 – 康复 – 再评定 – 再康复。儿童康复评定指应用各种手段获取与儿童相关的有效、可靠、有用的信息,确定儿童是否有功能障碍,制订合理的康复方案。康复评定有时间性、阶段性,分为初期评定(一般入院一周内)、中期评定(婴幼儿入院一个月后,大龄儿童一般入院二至三个月)、末期评定(入院三个月后及出院前)。

康复评定的种类有:质的评估,如 GMs、米拉尼运动发育评估;量的评估,也是能力的评估,比如脑瘫粗大运动 88 项评估、Peabody 评估、Alberta 评估。目前最为重要的是《国际功能、残疾和健康分类 – 儿童青少年版》(ICF – CY),ICF – CY 版以框架为基础,运用了当代心理学、教育学、残疾研究等的理念与方法,ICF – CY 符合儿童的权益并且以国际性会议和发表文献为证据来源,这些内容包含基于儿童与青少年特点和情景的类目和子类目。目前康复评定的方法有很多,主要是依据患者的年龄、病情、病种、障碍程度来选择不同的评估方法。

第二十八章　小儿神经系统检查

　　小儿神经系统检查的主要内容与成人大致相同,但由于小儿神经系统处于生长发育阶段,不同年龄的正常标准各不相同,检查方法也有其特点。检查小儿时要尽量取得患儿的合作,有些检查过程可先在检查者自己身上做示范,减少患儿的恐惧,有时为了避免患儿厌烦或疲劳,可分次检查。检查时从对小儿打扰最小与最不痛苦的检查开始,不必严格按照要求的顺序进行。

【一般检查】

　　1. 意识情况及精神状况　意识障碍是大脑机能发生比较严重的损害所致。可根据患儿对言语、疼痛等刺激的反应程度,判断有无意识障碍,如嗜睡、意识模糊、昏睡、谵妄、昏迷等。"睁眼昏迷"是一种特殊类型的意识障碍,患者除眼球无意识地转动外,无其他动作,吞咽、咳嗽反射存在。精神状况有过度兴奋、过度抑制均视为不正常。

　　2. 哭声与语言　对新生儿的哭声要注意其性质,即哭的音调、音量及持续时间。对婴儿进行言语检查时,应结合不同月龄的言语发育特点来评价,言语发育迟缓者常提示听力或智力发育障碍,对 1 岁以上小儿检查时应注意构音是否清楚,有无失调性及爆发性言语,有无声音嘶哑、失音与失语。失语是指发音器官正常,由于言语分析器受损而丧失了表达与理解言语的能力,前者称为运动性失语,后者称感觉性失语,两者并存称混合性失语。

　　3. 皮肤、皮纹与毛发　许多先天性神经疾病合并有皮肤、皮纹与毛发的异常。如皮肤的红色血管征,沿三叉神经分布 - 颜面三叉神经血管瘤。牛奶咖啡斑 - 神经纤维瘤;面部皮肤皮脂腺瘤 - 结节性硬化。皮肤色素的改变也与很多疾病有关。通关掌与先天愚型有关。背部皮肤凹陷或异常毛发与毛皮窦隐性脊柱裂有关。细发与甲状腺功能减退、同型半胱氨酸尿症有关。脱发与先天愚型、精氨酸琥珀酸尿症、亚急性坏死性脑脊髓病有关。斑状白发与结节性硬化、高蛋氨酸血症有关。金发与白皮症、苯丙酮尿症有关。多毛与黏多糖病有关。

　　4. 头颅

　　(1)外形:舟状头为矢状缝早闭,短头为冠状缝早闭;尖头为所有颅缝早闭。注意有无颅缝重叠、颅缝裂开等。

　　(1)头围:新生儿不能小于 32 cm,前半年每月增加 1.5 cm,后半年每月增加 0.5 cm,

半岁 42 cm 左右,1 岁 46 cm 左右,2 岁 48 cm,5 岁 50 cm。3 岁不能小于 45 cm。

(2)头部望诊还要观察头皮静脉是否怒张,头部有无肿物及瘢痕。

(3)头颅触诊要了解囟门大小及紧张程度,扶小儿呈半坐位,正常情况下,安静半坐位时囟门稍凹。囟门中心点若高度超过囟门骨缘水平,为之隆起,反映颅内压增高。触诊时还需了解颅缝情况,新生儿时期囟门附近冠状缝可宽达 4 ~ 5 mm,无临床意义,6 个月以后颅缝便不易摸到。颅缝早期骨化时可扪及明显的骨嵴。颅内压增高可使颅缝裂开,叩诊头颅可听到"破壶音",正常婴儿因颅缝未闭也有此体征。

(4)头颅听诊应在安静室内进行,用钟式听诊器头置于乳突后方、额、颞、眼窝及颈部大血管部位。正常婴幼儿约有 50% ~ 70% 在眼窝部位可听到收缩期血管杂音,6 岁以后不容易听到。若杂音粗糙响亮或明显不对称,应考虑可能为血管畸形,如动静脉瘘。在小脑肿瘤时,有时在枕部可听到杂音。

(5)颅透照检查是一种适用于婴儿的检查方法。检查方法:用一个普通手电筒,前端围以海绵或胶皮圈,使电筒亮端能紧贴患儿头部不漏光。在暗室中透照头颅各部位。正常情况下,沿胶皮圈外缘有一条 2 cm 左右宽的红色透光带,额部透光部位较宽,枕部较狭窄,当有硬膜下积液、硬膜下血肿时,透光范围增大,脑穿通畸形或重症脑积水皮质萎缩薄于 1 cm 时,照一侧时对侧也透光。

5. **五官** 许多神经系统疾病常合并有眼的发育畸形。眼有无小眼畸形(小眼球可见于先天性风疹、弓形虫感染及染色体疾病),球结膜有无血管扩张,角膜有无混浊,有无角膜色素环、白内障、晶体脱位,眼距有无增宽。

眼角指数 = 内眦距/外眦距×100% ,结果大于 38% 为眼距增宽。

注意人中的长度,下颌是否过小,口腔有无高腭弓,舌有无大而厚,牙齿发育情况如何,有无牙釉质发育不全等。

6. **脊柱** 注意有无畸形、强直、异常弯曲,有无叩击痛,有无脊柱裂、脊膜膨出等。

【脑神经】

1. **嗅神经** 新生儿时期一般很少做此检查,如果母亲患糖尿病,此类新生儿患先天性嗅球缺陷的概率较大,要做此检查。检查时利用橘子、牙膏、香精等的香味,不能用氨水、浓酒精等刺激三叉神经的物品,通过婴儿表情观察有无反应。

2. **视神经** (1)视觉胎龄 28 周以上新生儿就对强光有闭眼反应。胎龄 37 周以上可将头转向光源。1 个月的婴儿仰卧位时眼球可随摆动的红球转动 90°,3 个月可达 180°。

(2)视力年龄较大儿可用视力表检查,年幼儿可用小的实物放在不同的距离进行检查。

(3)5 ~ 6 个月以上小儿可做视野检查,方法:检查者站在小儿后方,用两个一样的物体从小儿背后缓慢移到小儿视野内,左右移动方向及速度尽量一致,若小儿视野正常,就会先朝一个物体看去,然后再去看另一个,会伸手去抓,如果患儿只看一侧物体,可能对侧视野缺损。

（4）婴儿正常眼底与成人不同,婴儿的视乳头由于小血管发育不完善,眼底颜色稍苍白,容易误诊为视神经萎缩。

3. 动眼神经、滑车神经、外展神经 这三对颅神经主要支配眼球运动及瞳孔,动眼神经麻痹时,患眼偏向外侧,轻度偏向下方;滑车神经麻痹时,患眼在静止时位置不偏,眼内收时偏上方;外展神经麻痹时,患眼在静止时间内偏移,患者会头略转向麻痹侧以减少复视,外观上两眼近乎平行。

注意:检查眼球位置时,看有无外突或内陷,眼睑有无下垂;检查瞳孔时注意大小、形状、位置,左右是否对称,对光反应及调节反应。

4. 三叉神经 三叉神经支配咀嚼肌及面部感觉,当三叉神经瘫痪时咀嚼运动触不到咀嚼肌收缩或咀嚼肌强直;面部感觉检查比较困难,只能粗略估计。

5. 面神经 面神经损伤分核上性面神经损伤及核下性面神经损伤,二者鉴别如下:核上性面神经麻痹可见口角歪斜、鼻唇沟变浅,眼裂改变不大,核下性面神经麻痹表现为眼裂不能闭合、口角歪、鼻唇沟变浅。

6. 听神经 新生儿对声音的反应是眨眼、活动停止、停止啼哭或突然啼哭。4个月以后的小儿,头可转向声音的一侧,较大儿童可用音叉鉴别是传导性耳聋还是神经性耳聋。

7. 舌咽神经、迷走神经 这两对神经损害时表现为吞咽困难、声音嘶哑等,一侧舌咽神经、迷走神经麻痹时该侧软腭变低,发"啊"音时,病侧软腭不能上提或运动减弱,咽后壁感觉减退或消失。

舌咽神经、迷走神经及舌下神经麻痹,舌咽反射消失,并可有呼吸及循环功能障碍,成为"真性球麻痹"。假性球麻痹为大脑或脑干上段时,由于双侧椎体系受累,也有吞咽、软腭及舌的运动障碍,但咽反射不消失,下颌反射亢进,需鉴别。

8. 副神经 副神经主要支配胸锁乳突肌及斜方肌上部。可通过耸肩、转头检查胸锁乳突肌和斜方肌功能。斜方肌瘫痪时,患侧耸肩无力,举手不能过头,一侧胸锁乳突肌瘫痪时,头不能向对侧转动,双侧胸锁乳突肌无力时,则头不能保持直立。

9. 舌下神经 检查舌下神经时应观察舌静止状态时的位置,有无萎缩,肌束震颤,伸舌是否居中。瘫痪时舌肌肉萎缩,伸舌时舌尖偏向瘫侧,两侧舌下神经损害时,舌不能伸出。

【姿势】

不同年龄段姿势有各自的特色,正常足月新生儿仰卧位时,颈部肌肉肌张力低,颈部与床间无空隙,当颈伸肌张力增强时有空隙,且不能平躺;早产儿因枕部相对较大且突出而有空隙。胎儿在28周前无肌张力,以后肌张力逐渐增高,其规律是由足至头侧方向逐渐增加。生后屈肌张力占优势,并由头至足侧方向发展,各胎龄儿肌张力与反射变化见表28-1。

表 28 - 1 各胎龄心肌张力与反射变化

项目(出生2 d后检查)	28 周	32 周	34 周	37 周	39 周
姿势	肌张力低下,四肢完全伸直	完全伸直,下肢稍紧张	下肢屈曲,上肢伸直(蛙式)	有时完全屈曲,有时蛙式	完全屈曲,屈肌张力很高
被动肌张力					
足跟至耳	无阻力	无阻力	阻力轻微	阻力明显	足不能触耳
腘窝角	180°	150°	120°	90°	<90°
足背屈角		40~50°		40~50°	<40°
前臂弹回	无	无	无至极慢	慢	迅速
围巾征	毫无阻力	毫无阻力	阻力极低	阻力明显	难以完成
主动肌张力					
伸颈肌	无	轻微	中等	很好	很好
颈屈肌	无	无	无	轻微	中等
反射					
吸吮反射	微弱,与吞咽不协调	存在,与吞咽开始协调	有力	很好	很好
觅食反射	无或弱	不完全	较完全	完全	完全
握持反射	中等	能抓紧将上臂拉起	能抓紧将上臂拉起	能拉起婴儿	能拉起婴儿
拥抱反射	无或弱	不完全	较完全	完全	完全
下肢交边伸直	无	无或弱	屈腿	屈-伸	屈-伸-内收
踏步反射	无	无	轻微	中等,依赖足趾	很好,足跟
垂直翻正反射	无	无	轻微	良好	良好
瞳孔反应	无	有	有	有	有
头转向光	无	出现	出现	明显出现	明显出现

胎龄小于 32 周者四肢伸直,胎龄大于 36 周者四肢屈曲。正常足月儿四肢完全屈曲,双手松松握拳,拇指外展,和其他手指分开,当其安静或睡眠时能自发性伸展闭合。若手紧握拳,拇指内收,不能自行张开,则为异常,可能是痉挛的先兆。观察新生儿两侧肢体是否对称,当其头保持在躯干中线轴位上时,两侧上、下肢姿势应相似。当头向一侧时可引出姿势性不对称的强直性颈反射,即下颌所指向的肢体伸直,两对侧肢体屈曲。若两侧姿势不对称,提示神经系统损伤。

1. **坐位** 新生儿至 3 个月正常为全前倾。3~4 个月半前倾,4~5 个月拱背坐,6~7

个月直腰坐,8~9个月扭身坐。

2. **俯卧位** 新生儿头低臀高位,3个月可肘支撑,抬头胸部可离开床面,5个月可手支撑,6~7个月俯爬,8~9个月膝爬。

3. **立位** 新生儿期阳性支持反射,双下肢可扶站,3~5个月时双下肢屈曲,5~6个月站立,6~7个月立位扶站跳跃,9~10个月扶站,10~12个月独站。

4. **步行** 1岁~1岁半会行走。

5. **步态** 脑性瘫痪或脊髓疾病所致的不完全截瘫者,步态呈剪刀步,尖足,不能奔跑或用足跟行走,称为痉挛性步态。脑瘫偏瘫者则为划圈步态。小脑疾病所致的运动性共济失调,行走时步距宽,称为醉酒步态,又称共济失调步态。行走时步距宽,腰椎前凸,腹部隆起,身体左右摇摆前行,称为鸭步,常见于肌营养不良、多发性肌炎、先天性肌病与脊髓前角细胞疾病,系因骨盆带与腹肌萎缩无力所致。跨阈步态多见于多发性神经炎或周围神经损伤所致腓骨肌群瘫痪,而腓骨肌萎缩症亦可致此步态。患者下肢迟缓无力且足下垂,步行时为使尖足离地而必须抬高腿。

【运动系统】

1. **肌力** 指肌肉收缩能力。若肌力减弱或丧失,称为瘫痪。检查时观察肢体活动是否有力,两侧是否对称。此外还可以用抵抗、阻力法测定各部位之肌力。临床上将肌力分为6级,0级为完全瘫痪;1级为肌肉轻微收缩而无肢体运动;2级有关节主动运动,但不能克服引力;3级仅能将肢体抬离床面,不能抵抗阻力;4级能抵抗阻力及地心引力,但较正常弱;5级为正常肌力。事实上,儿童肌力比较难评价,仅可进行功能性肌肉检查,只能通过一些途径粗略估计肌力。

昏迷患者四肢均可无自主运动,甚至四肢肌肉松弛,使偏瘫症状被掩盖,而偏瘫症状是昏迷鉴别诊断与定位的重要指征,此时可用下列方法检查与判断。①压迫眶上神经处(眶上缘内侧),如为偏瘫侧,压迫后无反应;如为健侧,则可见疼痛表情或肢体活动。②偏瘫侧因有中枢性面瘫,呼吸时面颊随呼吸扇动,或见患侧口角下垂,鼻唇沟变浅。③病灶侧瞳孔可能散大,对侧可为瘫痪侧。④两眼向病灶侧凝视,对侧可能为偏瘫侧。⑤偏瘫侧肢体肌张力更低,提起上肢,突然撒手时,上肢迅速下落。⑥仰卧位时,偏瘫侧下肢呈外旋位。椎体束系统任何部位受损,临床上便出现肢体瘫痪。

根据损伤部位不同,一般可分为上运动神经元瘫痪与下运动神经元瘫痪。

2. **肌容积** 为观察有无肌萎缩及肥大,要暴露检查部位。测量两侧肢体相同部位周径进行对比。正常人两侧肢体也有发育不对称,但其差异比较轻微,不能诊断肌萎缩。下运动神经元损害时肌萎缩明显。上运动神经元损害时可有废用性肌萎缩。进行性肌营养不良可有假性肥大,以腓肠肌与比目鱼肌多见。

3. **肌张力** 指安静状态下肌肉的紧张度。可通过被动运动了解肌张力。小婴儿可被动活动上肢、下肢及足踝了解关节活动度,肌张力高时活动范围下,肌张力低时活动范围大。

表28-2 上下运动神经元瘫痪鉴别

项目	上运动神经元瘫痪 （中枢性瘫痪、痉挛性瘫痪）	下运动神经元瘫痪 （周围性瘫痪、迟缓性瘫痪）
损害部位	皮质运动区或锥体束	脊髓前角细胞、脑神经运动核及其纤维
瘫痪程度	以肢体为主（单瘫、偏瘫、截瘫）	以肌群为主（周围型或阶段型）
瘫痪程度	不完全	完全
肌张力	增强	减退或消失
深反射	亢进	减退或消失
病理反射	有	无
肌萎缩	无或轻微	明显
伴随运动	有	无
肌束性颤动	无	于颅神经核或前角细胞损伤时出现
电变性反应	无	有
植物神经症状	轻	显著

（1）内收肌角：婴儿平卧，腿伸直，轻轻尽可能拉开双腿，注意角度，左右腿不对称应注明，在表格中已标明不同月龄的内收肌角度大小，1～3个月40°～80°，4～6个月70°～110°，7～9个月100°～140°，10～12个月130°～150°。

（2）腘窝角：平卧位，骨盆不能抬起，屈曲下肢胸膝位，固定膝关节在腹部两侧，然后举起小腿测量腘窝的角度，此检查受胎儿在宫内位置的影响。如果这些操作显示下肢极端过度伸展持续生后头几个月，可能为臀位产甚至于经过外倒转或自然倒转后。表格也显示不同月龄的腘窝角角度的不同，1～3月80°～100°，4～6月90°～120°，7～9月110°～160°，10～12月150°～170°。

（3）足跟耳试验，小儿仰卧位，牵拉足部，向同侧耳部尽量牵拉，骨盆不离开桌面，观察足跟和髋骨关节的连线与桌面的角度。

（4）足背屈角：检查者扶住婴儿腿伸直，使足背屈向小腿，用手掌压足底，足背和小腿前侧形成的角度为足背屈角，左右分开做同样操作。操作时首先用慢的中度压力形成最小的足背屈角，称"慢角"，然后快的突然背屈形成"快角"，正常情况下，两种角度是相等的。如快、慢角之间差＞10°，提示有异常加剧的伸展反射。

（5）围巾征：使婴儿颈部和头保持在正中位以免上肢肌张力不对称。将婴儿手拉向对侧肩部，观察肘关节和中线关系。肘和中线关系有三种位置：①肘未达中线；②肘超过中线；③运动过度即臂围颈部像围巾，提示肩部肌肉几乎无抵抗，为被动肌张力差的表现。

3. 共济运动 机体任意动作的完成都必须有一定的肌群参加，如主动肌、对抗肌、协同肌和固定肌等，这些肌群的协调一致主要靠小脑的功能，前庭神经、视神经、深感觉、锥体外系等均一起参与，以调节运动的协调和平衡，此时动作才能准确无误，若协调动作的障碍称为共济失调。检查法：生后几个月内小婴儿无法查共济运动，对较大婴儿可通过观察伸手拿玩具或物品时有无意向震颤。或将小儿拇指放入其口中，小儿会出现吸吮手指的动作，再将手指从口中拔出，小儿会将手指再次放入口中继续吸吮，观察手指能否准确放入口中，有无震颤，此试验称为"拇指－口试验"。检查小儿时，可先观察日常细小动作，如吃饭、穿衣、脱衣、解扣子、拿东西、行走等运动是否协调，不协调时运动开始的速度可能很缓慢，运动范围及用力程度可过大，方向可发生偏斜。

能配合检查的儿童可做以下检查。

（1）闭目难立（Romberg）征：患者双足并拢站立，两手向前平伸，闭眼后倾斜欲倒为异常，小脑疾患时闭眼均站立不稳易向病侧倾斜。

（2）指鼻试验指患儿将前臂外旋、伸直，以示指触自己的鼻尖，先慢后快，先睁眼后闭眼，反复上述运动；无论睁眼与闭眼均不能准确指触鼻尖，且手指多发生震颤者为阳性。

（3）对指试验：让患儿以拇指顺序与示指、中指、环指和小指做对指动作，然后再顺序与小指、环指、中指和示指对指。如此快速反复来回对指活动三次，不能快速灵活地完成此动作者为阳性。

（4）轮替动作：嘱被检查者用一侧手掌和手背反复交替、快速地拍击另侧手背，或在床面或桌面上连续、快速地做拍击动作。共济失调患者动作笨拙、缓慢、节律不均。一侧快速动作障碍则提示该侧小脑半球有病变。

（5）跟－膝－胫试验：取仰卧位，上举一侧下肢，用足跟触及对侧膝盖，再沿胫骨前缘下移，小脑损害抬腿触膝时出现辨距不良和意向性震颤，下移时摇晃不稳；感觉性共济失调闭眼时足跟难寻到膝盖。

（6）起坐试验检查方法：患者仰卧，嘱其两手置于胸前并尽力使躯干向前抬起，正常表现为躯干抬起两下肢向下压，若躯干抬起两下肢也抬起而不下压，出现臀部和躯干联合屈曲，即为起坐试验阳性；起坐试验阳性多见于小脑病变。当小脑病变时，由于各组肌肉或各个运动间的协调功能丧失，使运动分解而出现协调不能。

（7）反击征：嘱患儿握拳，上肢在肩关节处内收并用力屈曲前臂于胸前。检查者将其臂向相反方向用力拉，然后突然放手。若患者前臂此时继续用力屈曲，则其手可反击自己的胸部，即为反击征阳性。

【反射】

正常小儿的反射有两种，一种是终生存在的反射；另一种是婴幼儿时期暂时性反射。此外还有病理反射。

1. 暂时性反射

（1）吸吮反射：出生后即出现，4个月左右消失，其临床意义，如生后即消失或明显减弱，提示脑缺氧；外伤或感染引起脑干损害或肌肉神经异常，1岁后仍存在提示大脑皮层功能障碍。

（2）握持反射：生后出现，3～4个月消失，其临床意义，如缺失提示周围神经疾病或大脑损伤,若不对称,一侧缺如,则可能为下运动神经元疾病,若6个月以上仍存在,则提示大脑病变。

(3)拥抱反射:生后出现,5~6个月消失,其临床意义,如生后短暂消失,提示大脑损伤。若一侧缺如,提示臂丛损伤,轻度偏瘫,锁骨或肱骨骨折,若长期存在提示大脑病变。

(4)翻正反射:出生即出现,4周时消失,颈部翻正反射持续存在,提示为弥漫性皮层功能不全。垂直翻正反射不对称则为偏瘫,新生儿期缺失,则提示截瘫或双侧偏瘫。

(5)强直性颈反射:生后出现,5~6个月消失;过早消失则提示脑性瘫痪或肌张力不全,6个月后仍存在则提示大脑病变。

(6)踏步反射:生后出现,2~4周消失,临床意义为持续不对称提示神经损伤,长期存在提示大脑病变,生后缺失,提示双侧偏瘫。

(7)侧弯反射:生后出现,3个月左右消失,若持续存在则提示弥漫性神经病变。

(8)耻骨上伸展反射:生后出现,6周左右消失,临床意义为脊髓障碍、末梢神经损伤、偏瘫时该反射减弱或消失,延迟存在提示脑损伤。

(9)抬躯反射:5~8个月出现,2岁消失,过早消失或持续缺失,提示脑发育不全,四肢瘫或神经肌肉疾病。

(10)降落伞反射:6~9个月出现,终生存在,如果9个月以后仍未引出提示可能存在脑损伤或脑性瘫痪。

2. 生理反射

(1)浅反射:

1)角膜反射:使小儿向一侧看,检查者用棉花细絮轻触角膜,正常时两眼同时出现闭眼动作。若一只眼没有闭眼动作,检查另一眼时两眼有反应,说明没有引起反应的一侧三叉神经麻痹,若分别刺激双侧角膜,只有一侧眼不闭合,说明面神经麻痹。

2)咽反射:用压舌板刺激咽后壁,正常时出现咳嗽或呕吐动作。

3)腹壁反射:被检者仰卧,下肢稍屈曲,使腹壁松弛,然后用棉签迅速由外向内轻划上,中,下腹部的皮肤. 正常反应是受刺激部位的腹壁肌收缩。上部反射消失见于胸髓7~8节受损,中部反射消失见于胸髓9~10节病损,下部反射消失见于胸髓11~12节病损,单侧反射消失见于单侧锥体束病损,双侧反射消失见于昏迷,急性腹膜炎或腹壁过于松弛者。

4)提睾反射:用钝针或木签轻划大腿内侧皮肤,引起同侧睾丸上提为阳性,反射中枢在腰髓1~2节,男孩4~6个月以后才比较明显,正常时可有轻度不对称。

5)跖反射:轻划足底外侧缘,1岁半以内的小儿出现蹈指的伸或者屈的动作,2岁以后表现为趾跖屈,此为正常反应,反射中枢在腰5骶1~2节。如刺激足底没有出现任何形式的跖反射,应考虑为反射弧异常。2岁以后出现蹈指伸,其他趾扇形分开,称Babinski征阳性,提示锥体系损害。

6)肛门反射:刺激肛门周围皮肤,引起肛门括约肌收缩,中枢在骶髓4~5节。

（2）深反射：

1）下颌反射：检查者右手执叩诊锤，用左手示指轻按患儿下颌正中部，使其口半张开，以叩诊锤轻叩左手示指，出现闭口动作。正常时此反射很微弱或不能引出。双侧锥体病变时，此反射增强。

2）肱二头肌反射：屈肘90°，检查者以手托往前臂，拇指压在二头肌肌腱上，用叩诊锤叩此拇指，引起前臂屈曲。

3）肱三头肌反射：前臂半屈曲，叩三头肌腱，引起前臂伸直的动作。

4）膝腱反射：坐位或卧位，膝自然屈曲，用叩诊锤敲击髌韧带，引起小腿前踢为阳性。小婴儿检查膝腱反射时，应将头面部置于正中位，否则可能使膝腱反射不对称，头面部一侧的腱反射亢进，枕部一侧反射抑制。

5）跟腱反射：仰卧位，髋关节稍屈曲并外旋，膝关节亦稍屈曲，检查者用左手轻托足底，使足稍背屈，然后轻叩跟腱，正常反应是足跖屈，反射中枢在骶髓1～2节。

3. **病理反射**　指疾病时出现的各异常反射，主要于锥体束病变时出现，常伴有腱反射亢进与浅反射消失，主要包括 Babinski 征、Oppenheim 征、Gordon 征、Schaeffer 征、Rossolimo 征、Hoffman 征；牵张反射亢进现象主要还有踝阵挛及膑阵挛等。脑膜刺激征：脑膜病变或各种病因所引起的颅内压增高，均可因神经根受刺激而致反射性颈背张力增强，包括颈强直、Kernig 征及 Bredzinske 征。

（黄新芳　景淑真　郝义彬）

第二十九章 小儿早期评估

第一节 全身自发运动质量评价(GMs)

【全身运动的概念】

人们在100多年前就知道幼儿神经系统能够内源性产生各种运动模式,并不需要特定的感觉输入引发。20世纪80年代超声观察到头部侧弯是最早出现的胎儿运动,妊娠7周半至8周发生。妊娠9~10周出现复杂的全身运动和惊吓反应,妊娠10~11周出现臂或腿的孤立运动。随后逐渐出现更多的自发性胎儿运动模式。这些内源性产生的胎儿运动模式可持续到出生后2个月。全身运动是最常出现和最复杂的一种自发性运动模式,最早出现于妊娠9周的胎儿,持续至出生后5~6个月,能够十分有效地评估年幼神经系统的功能。全身运动指整个身体参与的运动,臂、腿、颈和躯干以变化运动顺序的方式参与这种全身运动。在运动强度、力量和速度方面具有高低起伏的变化,运动的开始和结束都具有渐进性。沿四肢轴线的旋转和运动方向的轻微改变使整个运动流畅优美并产生一种复杂多变的印象。

由于全身运动在妊娠9~10周已经出现,不会有脑干以上的高级中枢结构的参与,所以产生全身运动的神经结构位于脑干的高级中枢的"中枢模式发生器"(central pattern generator,CPG)。"中枢模式发生器"是一些位于脊髓和脑干的神经元回路,能够产生行走、呼吸、咀嚼和游泳等节律性运动。

【正常全身运动的发育历程】

全身运动按时间的发育历程包括:足月前全身运动(指胎儿和早产儿阶段)、扭转运动(指足月至足月后6~9周龄)、不安运动(足月后6~9周龄至5~6月龄)。

1. **足月前全身运动** 胎儿和早产儿阶段的全身运动没有差异,提示出生后重力作用和个体发育成熟对于全身运动的表现没有影响。早产儿阶段的全身运动偶尔出现大幅度运动,速度通常偏快。

2. **扭动运动** 出现在足月至足月后2月龄内。其特征为小至中等幅度,速度缓慢至中等的运动,运动轨迹在形式上呈现为椭圆体,给人留下扭动的印象。

3. **不安运动** 是一种小幅度中速运动,遍布颈、躯干和四肢,发生在各个方向,运动加速度可变,在清醒婴儿中该运动持续存在(哭闹时除外),通常在足月后9周龄左右出现。早产儿可在矫正年龄足月后6周左右出现不安运动。不安运动出现的频度随年龄而发生改变,一般可以分为以下几种。

(1)连续性不安运动:指不安运动时常出现,间以短时间暂停。不安运动发生在整个身体,尤其在颈、躯干、肩、腕、髋和踝部。不安运动在身体不同部位的表现可能不同,取决于身体姿势尤其是头部位置。

(2)间歇性不安运动:指不安运动之间的暂停时间延长,令人感觉到不安运动在整个观察时期内仅出现一半。

(3)偶发性不安运动:不安运动之间的暂停时间更长。

【异常质量的全身运动】

神经系统受损时全身运动的质量发生改变。全身运动质量很可能受更多颅脑结构(如皮质脊髓束、网状脊髓束等)的调节,如果这些结构受损,就会对全身运动质量产生影响。导致全身运动质量异常。全身运动失去复杂多变的特性。

在足月前全身运动和扭动运动阶段(即早产儿、足月儿和出生后头2个月龄以内)表现"单调性"全身运动、"痉挛–同步性"全身运动、"混乱性"全身运动。在不安运动阶段表现为"异常性"不安运动、"不安运动缺乏"。

1.**"单调性"全身运动** 该异常模式发生在早产、足月阶段和足月后早期。各连续性运动成分的顺序单调,不同身体部位的运动失去了正常全身运动的复杂性。常见于颅脑超声异常的小婴儿中,继续随访到不安运动阶段,可以表现为"正常不安运动""异常不安运动"和"不安运动缺乏"。所以,"单调性"全身运动的预测价值相对较低。

2.**"痉挛–同步性"全身运动** 该异常模式自早产阶段即可出现。运动僵硬,失去正常的流畅性,所有肢体和躯干肌肉几乎同时收缩和放松。如果该模式数周内表现一致,对于发展为痉挛型脑瘫的预后结局有高预测价值。

3.**"混乱性"全身运动** 所有肢体运动幅度大,顺序混乱,失去流畅性。动作突然,不连贯。发生在早产阶段、足月阶段和足月后早期。"混乱性"全身运动相当少见,常在数周后发展为"痉挛—同步性"全身运动。

4.**"异常性"不安运动** 看起来与正常不安运动相似,但在动作幅度、速度及不平稳性方面中度或明显夸大。该异常模式少见,并且预测价值低。

5.**"不安运动缺乏"** 如果在足月后9~20周龄一直未观察到不安运动,称之为"不安运动缺乏"。但可有其他运动。"不安运动缺乏"对于后期中枢神经系统损害,尤其是脑瘫(痉挛型和运动障碍型)具有较高预测价值。如果痉挛–同步性的特征持续存在至3~4个月龄(甚至更长),就不会有正常的不安运动。

【全身运动的记录及评估方法】

1.**如何记录全身运动** 用眼睛直接观察运动时评估运动行为的最简便方法,通过重播录像观察婴儿的自发运动则会大大提高该项评估技术的可靠性。录像也利于资料保存及作为以后的资料参考。

设备采用一般的录像机,评估房间的温度宜舒适,摄录时婴儿仰卧位于暖箱或床上,最好暴露臂和腿。使用小尿布,较小早产婴儿应打开尿布以避免腿部活动受限。摄录时婴儿应处于正确的行为状态,某些特定的行为状态(比如哭闹)、持续打嗝,以及周围人或鲜艳玩具等的干扰不适于进行评估。在出生后头 3 d 内不摄录。

摄录时一般应记录婴儿的脸部以确认婴儿的僵直运动是否源于哭闹,每次全身运动的摄录时间取决于婴儿的年龄大小,采集到大约 3 个全身运动以进行可靠评估,通常需要 30 ~ 60 min 记录早产婴儿,不管其是入睡或清醒。自足月阶段开始,5 ~ 10 min 的最佳状态摄录通常已经足够。

2. **如何进行全身运动质量评估**　通过多次录像,并将摄录到的不同年龄的系列全身运动选取数个序列(大约 3 个全身运动)后复制到新的评估磁带上,可以获得全身运动的个体发育轨迹并对此进行评估。一般不建议对单次全身运动记录进行评估。

个体发育轨迹:

足月前的早产阶段记录 2 ~ 3 次(每次包括至少 3 个全身运动序列)。

足月期或足月后早期记录 1 次。

足月后第 9 ~ 15 周龄记录 1 次。

发现不安运动缺乏应该在不安运动阶段再次记录。

个体发育轨迹反映出个体的正常或异常全身运动是否随年龄增长而改变,可以对个体的神经学发育结局做出预测。各个时间点频繁偏离或早期偏离正常基线,则出现神经损伤的可能性就更大。反映出各特定年龄阶段全身运动的转归(异常加重或改善)。

3. **分析全身运动**　采用视觉 Gestalt 知觉这一科学工具。采用整体视觉 Gestalt 知觉评估全身运动时必须避免过分注意细节,一般应当首先区分正常全身运动和异常全身运动。如果异常,应进一步区分属于何种亚类。有经验的评估者在评估单次全身运动记录仅需 1 ~ 3 min。

【全身运动质量评估时的注意点】

(1)系统性疾病和脑损伤导致的全身运动不同,应该注意区分脑损伤所致的异常全身运动和全身严重感染所致的迟缓性全身运动。

(2)异常全身运动和惊厥的鉴别:"单调性"全身运动表现为连续运动成分的运动顺序的单调,这与"轻微发作"型惊厥的刻板运动有所相似。"痉挛 - 同步性"全身运动与局灶性或全身强直性惊厥发作时的姿势可能 相似。惊厥的特征为动作极其刻板和临床上具有发作性,这可与异常全身运动区分。

【全身运动质量评估对神经学发育结局的早期预测】

1. **脑性瘫痪的早期预测**　运用全身运动质量评估则在产前、产后早期阶段或足月阶段就可能识别出特异的神经学症候,对于"后期是否发展为脑性瘫痪"具有高预测价值。因此,在早期预测脑瘫方面,全身运动质量评估技术是一种可喜的突破。

1997 年 Prechtl 开展了 130 名婴儿研究,对象中包括缺氧缺血性脑损伤儿和颅内出血儿,再次证实了"痉挛 - 同步性"全身运动的重要性。全身运动质量评估表现为连贯一致的"痉挛 – 同步性"的所有 40 名儿童后期都发展为严重的痉挛型脑性瘫痪。

2002 年 Ferrri 等人研究了超声提示有脑损伤的 84 名早产婴儿,结果表明:连贯一致的"痉挛 – 同步性"全身运动出现得越早,则后期的运动损伤越严重。

"不安运动缺乏"是另一种预测"后期是否发展为脑瘫"的早期指示物,98% 从未表现出不安运动的婴儿发展为脑性瘫痪。如果暂时性"痉挛 – 同步性"全身运动继之"不安运动缺乏",则婴儿的神经学发育结局一般为脑瘫,如果继之以正常的不安运动,则婴儿的神经学发育一般为正常。

2. **痉挛型脑瘫(双瘫、四肢瘫和偏瘫)的全身运动表现特点** 连贯一致的"痉挛 – 同步性"全身运动可以预测痉挛型双瘫和四肢瘫。与四肢瘫相比,双瘫儿童的早期"痉挛 – 同步性"全身运动出现较晚,并且持续时间短。此外,通过观察"部分运动",也有助于预测脑瘫类型。

痉挛型偏瘫儿童,Cioni 和 Guzzetta 的研究表明偏瘫儿童的早期也表现为双侧"痉挛 – 同步性"全身运动或单调性全身运动,继之以"不安运动缺乏"。足月新生儿脑梗死导致的"部分运动"不对称,在出生后第 2 个月即可出现,早产儿从足月后第 3 个月开始出现。

3. **不随意运动型脑瘫的全身运动表现特点** "不随意运动型脑瘫"儿在足月后第 2 个月表现出"单调性"全身运动、"环形手臂运动"和手指伸展,特征为运动速度和幅度的单调性,这些异常的手臂和手指运动至少在足月后 5 个月仍存在。

早期的另一个特异性表现为缺乏从 3 个月龄开始的中线位运动,尤其是足 – 足接触。此外,大多数婴儿也不出现手 – 手接触或手 – 口接触。

痉挛型和不随意运动型脑瘫的共同之处是足月后 3 ~ 5 月的不安运动和抗重力运动(即抬腿运动)的缺乏。

"不安运动缺乏"尤其重要。Prechtl 指出产生不安运动的特异性 CPG 最可能是脑干。由于不同脑部损伤导致的 2 种类型的脑瘫都出现"不安运动缺乏",提示完整的皮质脊髓束以及来自基底核和小脑的完整输出纤维对于正常不安运动的产生都非常必要。

【全身运动质量评估和儿童轻微神经功能障碍的关系】

与"不安运动缺乏"相比,"异常性"不安运动对于严重神经学预测较低。Einspineler 对 33 名儿童进行了长达 15 年的随访,研究表明具有"异常性"不安运动的儿童随访至 2 岁时,其 Griffiths 发育分数较低,继续随访至青春期时,其运动测试分数(采用 Bruininks Oseretsky Test of Motor Proficiency)较低,尤其表现在精细动作方面。

Haders – Algra 研究结果提示:3 ~ 4 个月内(不安运动时期)的"轻度异常全身运动"具有预后判断价值,即在 4 ~ 9 岁儿童中发生轻微神经学缺陷、注意缺陷多动性障碍及暴力违抗行为的危险增加。

以上研究结果提示全身运动质量评估和儿童轻微神经功能障碍之间存在一定的关系。

(李尉萌 吴 丽 马艳丽)

第二节　Vojta 姿势反射

Vojta 姿势反射是德国学者 vojta 用于早期诊断脑性瘫痪的七种姿势反射的总称。所谓姿势反射是指婴儿身体的位置在空间发生变化时,婴儿所采取的应答反应及自发动作。其基本中枢位于中脑的红核、黑质及其周围的网状结构,也有锥体外系、小脑及大脑皮质运动区参与,起相互制约及协调作用。vojta 认为,每一个婴儿都具有一定的姿势反应性,姿势反应性异常必然导致姿势和运动异常,即导致脑瘫,故通过姿势反射检查可早期诊断脑瘫。

一、拉起反射

1. 出发姿势　仰卧位、头正中。

2. 诱发　检查者以拇指伸入婴儿手掌,其余四指握住腕部(注意不要触碰手背),将小儿从床上拉起,使躯干与床面成45°角。

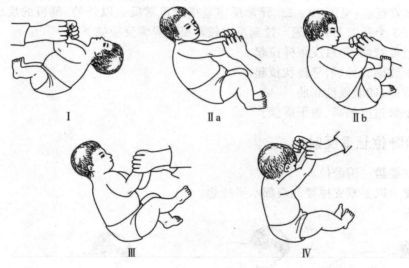

图29-1　拉起反射正常反应

3. 反应

(1)正常反应:见图29-1。

Ⅰ相:头背屈,两下肢呈静止的半屈曲位,稍外展。0~6周。

Ⅱa相:躯干屈曲,头颈位于上部躯干延长线上,两下肢稍向腹部屈曲。7周~3月。

Ⅱb相:躯干进一步屈曲,头颈前前,下颌可抵胸,下肢屈曲,大腿可抵腹。第二屈曲期完成。4~6月。

Ⅲ相:躯干屈曲消失,用坐骨结节支持体重。上肢屈曲,用力将头抬高。两下肢屈曲也消失,呈半伸展位,略抬高。7~9月。

Ⅳ相:躯干以骶椎为轴,上肢用力主动拉起,下肢伸展不动,可用足支撑。9~12月。

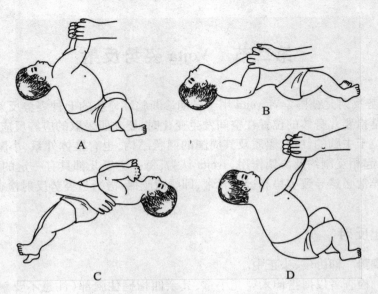

图 29 - 2　拉起反射异常反应

（2）异常反应：见图 29 - 2。异常反应是指除正常反应以外的、刻板的反应，或较正常反应相有 3 个月以上的延迟。拉起反射较常见的异常反应如下。

1）头过度背曲，角弓反张样拉起。

2）两下肢硬直伸展，呈棒状拉起。

3）头背曲、四肢硬性屈曲。

4）两下肢过度抬高、躯干震颤。

二、俯卧位悬垂反射

1. 出发姿势　俯卧位。

2. 诱发　以手掌支撑婴儿腹部水平托起。

3. 反应

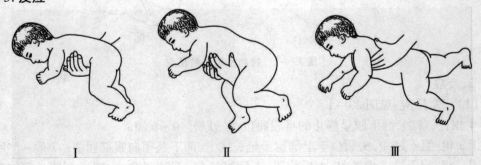

图 29 - 3　俯卧位悬垂反射正常反应

（1）正常反应：见图 29 - 3。

Ⅰ相：头颈、四肢、躯干迟缓屈曲，依重力自然下垂。0～6 周。

Ⅱ相：颈椎对称伸展，躯干四肢稍屈曲。7 周～4/6 月。

Ⅲ相:胸椎、颈椎对称伸展,四肢稍屈曲或伸展(4、5、6个月上、中、下胸椎伸展,7、8个月下肢屈曲近90度,8个月以后下肢伸展)。3/6月~12月。

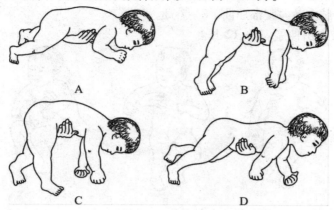

图29-4 俯卧位悬垂反射异常反应

(2)异常反应:见图29-4。

1)两上肢固定屈曲,手握拳。

2)躯干侧屈,头与躯干不对称。

3)两下肢僵直伸展并角弓反张。

4)躯干低紧张,身体呈倒U字。

5)两下肢僵直交叉,尖足。

6)两上肢硬性伸展,手握拳。

三、立位悬垂反射

1. 出发姿势 俯卧位或垂直位。

2. 诱发 检查者在小儿背后,用双手支撑腋下将婴儿垂直提起。注意不要触碰患儿背部。

3. 反应

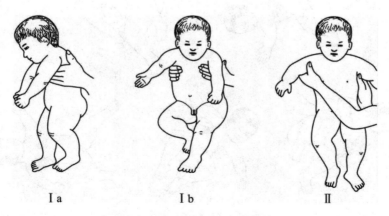

图29-5 立位悬垂反射正常反应

（1）正常反应：见图 29 – 5。

Ⅰa 相：两下肢迟缓屈曲。0~3 月。

Ⅰь 相：两下肢主动向腹部屈曲。3~7 月。

Ⅱ相：两下肢自由伸展。7~12 月。

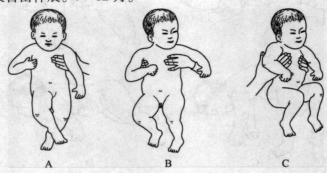

图 29 – 6　立位悬垂反射异常反应

（2）异常反应：见图 29 – 6。

1）下肢内旋，僵直伸展、尖足。

2）两下肢内收、交叉。

3）不对称，一侧伸展一侧屈曲。

四、侧位悬垂反射

1. 出发姿势　俯卧位。

2. 诱发　用两手支撑婴儿躯干迅速提起并向侧方倾斜于水平位（注意先使上侧上肢手指伸开）。

3. 反应

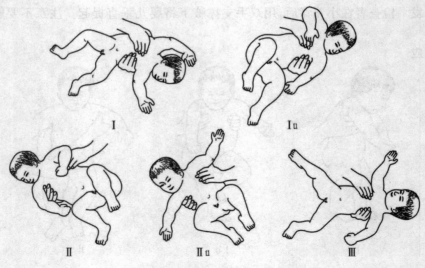

图 29 – 7　侧位悬垂反射正常反应

（1）正常反应：见图29-7。

Ⅰ相：两上肢呈Moro样手指张开，上侧上肢明显。上侧下肢屈曲，下侧下肢伸展。0~10周。

Ⅰü相：Ⅰ、Ⅱ过度相，上肢Moro样，下肢屈曲外展。11周~5月。

Ⅱ相：四肢对称屈曲，手指张开，屈曲期发育完成。4/5~7月。

Ⅱü相：Ⅲ、Ⅳ过度相，上侧上肢外展倾向，下肢迟缓伸展。7/8~9月。

Ⅲ相：上侧上下肢外展伸展。9/10~12月。

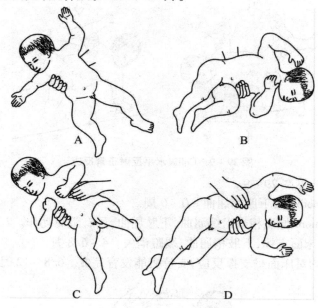

图29-8　侧位悬垂反射异常反应

（2）异常反应：见图29-8。

1）上肢紧张性屈曲、手握拳、肩回缩。

2）两下肢硬直伸展。

3）四肢硬直伸展，一侧手握拳。

4）两上肢Moro样时两下肢硬直伸展。

5）第一相反应中上侧下肢屈曲延迟。

6）躯干四肢张力低下。

7）各、相中均可见强直性把握。

8）两下肢内旋、内收，伸展交叉。手指异常运动，躯干张力低，头下垂（混合型）。

9）持续性Moro反应，下肢强直性伸展，躯干张力低下，头下垂（手足徐动型）。

五、Collis 水平反射

1. **出发姿势**　仰卧位或侧卧位。

2. **诱发**　握住一侧上下肢将婴儿从床上水平提起，注意先使手指张开。

3. 反应

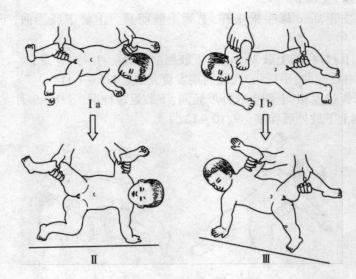

图 29-9 Collis 水平反射正常反应

（1）正常反应：见图 29-9。

Ⅰa 相：上肢 moro 样，下肢稍屈曲。0~6 周。

Ⅰb 相：上肢 moro 伸展相或迟缓屈曲，下肢屈曲，可有蹬踢动作。7 周~3/4 月。

Ⅱ 相：上肢对床面支撑，下肢稍屈曲，踢蹬消失。4~6/8 月。

Ⅲ 相：上下肢均对床面呈支撑反应，支持机能发育完成。6/8~12 月。

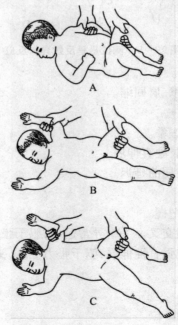

图 29-10 Collis 水平反射异常反应

（2）异常反应：见图 29 - 10。

1）手握拳，上肢硬直伸展，不完全 moro 样。

2）肩回缩，上肢硬直伸展。

3）下肢硬直，尖足。

4）手指、足趾不规则运动。

5）4 个月以后的婴儿，下肢缓慢伸展及屈曲运动（踢蹬）。

六、倒位悬垂反射

1. 出发姿势　三个月以前的婴儿仰卧位，三个月以后俯卧位。

2. 诱发　用两手握住婴儿大腿，急速倒立提起。注意先使手指张开。

3. 反应

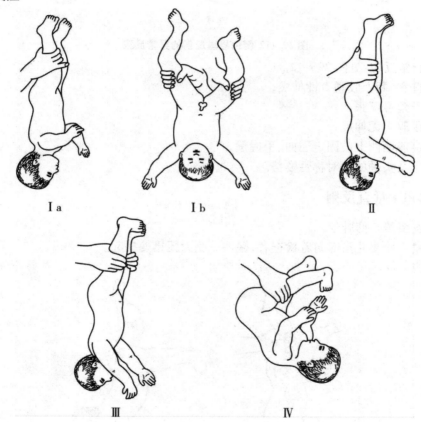

Ⅰa　　　　　　Ⅰb　　　　　　Ⅱ

Ⅲ　　　　　　Ⅳ

图 29 - 11　倒位悬垂反射正常反应

（1）正常反应：见图 29 - 11。

Ⅰa 相：上肢 moro 样，头颈无伸展。0 ~ 6 周。

Ⅰь 相：两上肢 90°外展伸展，颈椎伸展，骨盆屈曲残存。7 周 ~ 3 月。

Ⅱ 相：两上肢 135°伸展，胸腰椎伸展，骨盆屈曲消失。3/4 ~ 5/6 月。

Ⅲ 相：两上肢 180°伸展，可着床，腰骶椎也伸展。6/7 ~ 12 月。

Ⅳ相:相的延长,婴儿主动抓握检查者。9/10~12月。

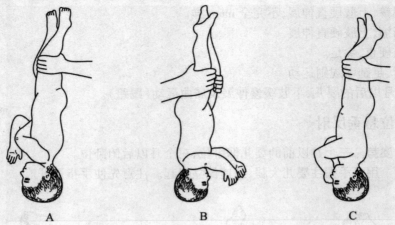

图29-12 倒位悬垂反射的异常反应

(2)异常反应:见图29-12。

1)手握拳,两上肢硬直性伸展,

2)躯干角弓反张,

3)头颈躯干无伸展,

4)一侧或两侧上肢固定屈曲、手握拳,

5)躯干及头颈的非对称性姿势。

七、Collis 垂直反射

1.出发姿势 仰卧位。

2.诱发 使婴儿头部向着检查者,握住一侧大腿迅速提起。

3.反应

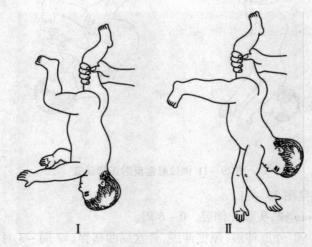

图29-13 Collis 垂直反射的正常反应

(1)正常反应:见图29-13。

Ⅰ相:自由侧下肢股、膝、足各关节90°屈曲。0~6月。

Ⅱ相:自由侧下肢股关节屈曲,膝关节伸展。6/7~12月。

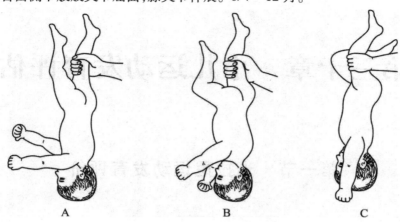

图29-14　Collis 垂直反射的异常反应

(2)异常反应:见图29-14。

1)自由侧下肢硬直性伸展、尖足。

2)自由侧下肢固定屈曲。

3)自由侧下肢的伸展倾向,即先伸展后屈曲。新生儿至2个月的婴儿,下肢伸展后立即屈曲为正常,屈曲缓慢为异常。

4)第Ⅰ相屈曲无力,第Ⅱ相出现延迟。

Vojta 姿势反射实际上也是一种婴儿反射,随着月龄增长及神经系统发育,有明显消长规律;该反射在婴儿出生以后就已存在,但很不完善,随着中脑及大脑皮层的不断发育成熟及立直反射和平衡反射的出现,姿势反射才逐渐完善起来。因此,通过姿势反射检查,可以判定婴儿的姿势反应年龄(月龄)。发育良好者可超过生活年龄,发育迟缓者可落后于生活年龄。

中枢协调障碍(ZKS)的诊断,主要是靠姿势反射进行。在七种反射中如果有1~3种反射异常,可诊断为极轻度 ZKS,有4~5种为轻度,有6~7种为中度,有7种并有肌张力异常为重度。如果不进行干预,将来成为典型脑瘫的比例分别为7%、22%、80%、100%。

因此,对中度和重度 ZKS 要立即按脑瘫给予治疗,对极轻度和轻度 ZKS,必须随诊观察,如好转可不处置,如加重也要按脑瘫处置。

Vojta 姿势反射检查法不仅适用于 ZKS 的早期诊断,而且也适用于脑瘫患儿轻重度及治疗效果的评价,还可用于超常儿及迟缓儿的早期发现。

(吴　丽　李尉萌　马艳丽)

第三十章　小儿运动发育评估

第一节　米拉尼运动发育评价

【概述】

米拉尼等人认为运动功能与潜在的反射之间有着相互影响的关系,因此将运动功能与反射相比较进行检查、评价将会具有特殊的意义,于是制订了米拉尼运动发育评价(Milani－Comparetti)表。检查表分上、下两部分,分别对上半部的自发动作和下半部的诱发反应进行评价。

【评估内容】

1. **自发动作**　是运动能力的基础,是指躯干对重力的控制能力和头、四肢、躯干对重力控制的发育。因此要对抬头、保持坐位、坐起、站立、走路等动作进行评价。

2. **诱发反应**　是自发动作的基础,可分为调整反应、降落伞反应和倾斜反应三种。影响以上三种反应发育的是原始反射。

【评估方法】

(一)自发动作

1. **躯干保持垂直时头的状态**　出生后一个月,头就获得了控制能力。

2. **俯卧位头的状态**　出生后 1 个月以前只能将脸朝向左侧或右侧,从一个半月左右逐渐地可以抬头,完成抗重力下将头后伸的动作。

3. **仰卧位头的状态**　从出生后 5 个月左右头可以抬起,完成抗重力下头的前屈动作。

4. **从仰卧位将小儿拉起时头的状态**　出生后的第 4 月以前轻轻地牵拉小儿手臂,使其从仰卧位坐起时头不能随着躯干抬起而是垂在后方。从 4 个月左右开始头部可以与躯干保持着正常位置,5 个月时当牵拉上肢,头立即向前屈,肩肘也出现牵拉动作的反应,主动地向前坐起。

5. **坐位时躯干的状态**　不满 1 个月时脊柱呈圆形曲线,4 个月时从第三腰椎以上脊柱伸展。6 个月可以用两手支撑保持坐位。7 个月即使不用手支撑也可以保持坐位。8 个月脊柱出现 S 形。

6. 用四肢支撑体重的姿势(膝手卧位) 3 个半月可以用前臂支撑体重,5 个月时肘伸展,用双手支撑体重,7 个月可以做膝手卧位,10 个月可以完成用手和脚着地的高位膝手卧位。

7. 立位状态 两个半月以前通过支持反应,可以完成反射性支持动作,到第 3 个月,由于抗重力功能不充分,下肢不能完成支持动作。以后逐渐提高支持性,到 8 个月可以在前屈姿势下支撑身体,到 10 个月出现腰椎前屈等正常的脊柱弯曲。

8. 从仰卧位起立 在无帮助下完成起立动作,有两种不同的方法。9 个月时从仰卧位变成俯卧位,再换成膝手卧位,然后用手支撑站起。12 个月时从膝手卧位直接双手离地变为坐位。三岁半时躯干部分旋转即可站起。五岁时躯干不旋转也可以站起。

9. 移动动作 2 个月以前由于原始反射,可以看到足的主动蹬踏动作。4 个月可以翻身。8 个月可以爬。12 个月可以走,双上肢高举掌握平衡。15 个月在腰的高度掌握平衡,18 个月左右可以摆动上肢走路,21 个月可以跑。

(二)诱发反应

1. 原始反射

(1)手指抓握反射:小儿于俯卧位,手指接触在检查台上,作为检查的刺激方法,3 个半月以前出现抓握为正常,在膝手卧位出现以前应消失。

(2)非对称性紧张性颈反射:小儿于仰卧位检查,从 1 个月到 4 个月期间呈阳性反应。

(3)莫勒反射:4 个月以前呈阳性反应为正常,4 个月以后如仍不消失,降落伞反应和倾斜反应不能出现。

(4)对称性紧张性颈反射:从 6 个月到 8 个月呈阳性反应为正常。8 个月以后消失,由于此反射的消失,头和上肢即使不屈曲,臀部也可以离开足跟,为小儿爬行创造条件。

(5)足趾抓握反射:9 个月以前出现阳性为正常,9 个月以后消失。

2. 调整反应

(1)头在空间的调整反应:小儿呈俯卧位,头可以抬起,将小儿呈垂直位向一侧倾斜,头仍呈垂直位。一个半月以后出现。

(2)躯干在矢状面的调整反应:医生用手托住小儿上腹部,呈俯卧位,头上抬,髋、膝关节伸展。两个半月以后出现。

(3)旋转的躯干调整反应:小儿仰卧位,医生将其一侧下肢屈曲,并摇摆使骨盆旋转,此时若同侧肩和上肢出现屈曲则为阳性。此反应 4 个月以后出现。如非对称性紧张性颈反射不消失就会影响本反应的出现。由于此反应的出现,小儿就能掌握躯干的旋转和翻身动作。

(4)旋转起坐调整反应:小儿 9 个月时通过躯干的旋转和上肢支撑,完成坐起动作,就是旋转起坐调整反应。

3. 降落伞反应

(1)下方运动:医生抱着小儿肋部,头向下。使小儿突然向下运动,此时其上肢伸展,手指外展、伸展、保护头部则为正常。4个月以后出现。

(2)侧方运动:小儿取坐位,医生轻推一侧肩部,破坏其平衡。如对侧上肢外展,肘、腕关节、手指伸展则为正常。6个月以后出现。

(3)前方运动:取坐位,当身体向前方倾倒时,双侧上肢向前方伸出,肘、腕关节和手指均伸展,则为正常。7个月以后出现。

(4)后方运动:取坐位,向后方推,如出现双侧上肢向后伸常引起躯干的旋转,一侧上肢支撑为正常。9个月出现。

4. 倾斜反应　在可倾斜的台面上取俯卧位、仰卧位、坐位、膝手卧位、立位。医生使台面慢慢倾斜,脊柱出现弯曲,头部、胸部出现调整,一侧上下肢出现平衡反应,另一侧出现保护反应为正常。

【自发动作与诱发反应的相互关系】

图30-1中用粗、细两种箭头和不同的符号清楚地表明了自发动作与反射、反应间的相互关系。

(一)粗箭头线

(1)抓握反射必须消失,前臂支撑体重才能出现。

(2)只有非对称性紧张性颈反射消失,旋转的躯干调整反应才能出现。

(3)上肢的莫勒反射必须消失,降落伞反应和倾斜反应才可能出现。

(4)对称性紧张性颈反射必须消失,才能出现爬行动作。

(5)足趾抓握反射必须消失,才能出现支撑站立。

(二)细箭头线

在矢状面上躯干调整反应抑制了全身的屈曲运动范型,易化了伸展运动范型。

B.旋转的躯干调整反应易化了身体的旋转和翻身运动。

C.俯卧位的倾斜反应出现可以易化肘伸展、两手支撑体重的动作。

D.侧方的平衡反应对两手支撑保持坐位是非常必要的。

E.只有破坏对称性紧张性颈反射的伸展动作范型,才能掌握膝手卧位的动作。

F.掌握独立坐位动作,要有仰卧位和坐位的倾斜反应做基础。

G.取膝手卧位姿势,要有前方平衡反应做保证。

H.只有坐位平衡反应充分,膝手卧位的倾斜反应出现才能爬行。

J.为了站立,后方的平衡反应必须充分。

K.为了步行,膝手卧位必须充分,立位的倾斜反应也是重要的保证。

L和M.步行时两上肢摆动的样子与上肢伸展保护反应的姿势相同。随着立位倾斜反应的发育,手不在举起来,逐渐形成了正确的摆动姿势。

N. 为了能跑,必须充分完成立位的倾斜反应。

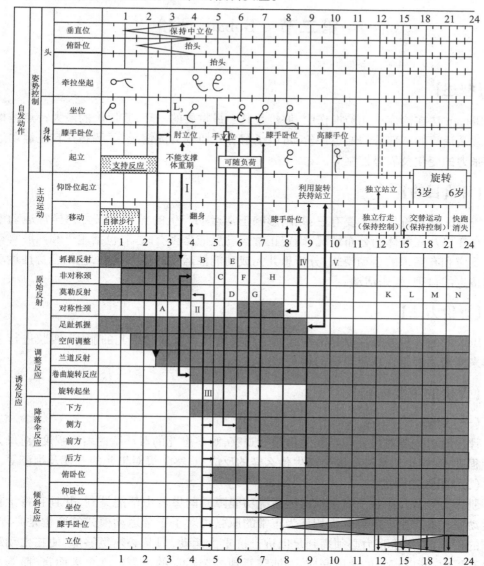

图30-1　自发动作与诱发反应的相互关系

（袁　博　杨凤清　王爱萍）

第二节　Bobath 评价

【概述】

Bobath 法在治疗小儿脑损伤中,评价是其中最重要的一环,其评价的最大特点是检测本身就是治疗的一部分。通过评价,可以了解患儿肌张力的情况,了解患儿自主运动过程中肌张力的变化及姿势控制等。

【评价目的】

Bobath 的评价目的主要有三:判断影响正常运动产生的异常肌张力和异常运动模式是否存在以及在肢体的分布情况;确定正常运动反应是否有缺陷,包括躯干和四肢自动的姿势反应和有意识的运动模式;分析患儿完成功能性运动的能力水平,包括全身性运动任务和特定的自理、娱乐活动。

【评价方法】

Bobath 的评价方法主要是治疗师通过观察患儿和直接对患儿的躯干、四肢进行手法操作来弄清患者存在功能障碍的相关情况。

【评价的主要内容】

(一)观察

评价时首先要对患儿包括其父母进行观察,观察患儿的对环境的敏感程度,对母亲的依赖程度;观察小儿某种刺激会产生什么样的反应;观察父母对患儿的态度及抱姿等。

(二)肌张力评定

肌张力异常几乎在所有中枢神经系统功能障碍的患者中都能见到,并且它将干扰正常运动模式的产生。Bobath 夫妇认为正常的肌张力对于正常运动模式的产生是必须的,所谓的正常,是指肌张力必须高到足以进行抗重力运动,但又必须足够低,使在主动运动时没有阻力,能以正常的速度完成,并能随意地控制运动的速度。就个人而言,肌张力或肌紧张程度也不是不变的,它主要取决于个体所处的具体情况,以及所要完成的任务究竟需要多高的肌张力。然而,在绝大多数情况下,肌张力与所要完成的任务需要的肌张力是匹配的。常见肌紧张的种类主要有:痉挛、强直、迟缓及动摇性。痉挛表现为肌紧张亢进,临床上可见被动伸展时出现抵抗呈折刀现象,腱反射亢进;强直表现为被动使关节屈曲及伸展时,出现明显抵抗,呈齿轮与铅管样;迟缓表现为肌张力低下,临床上可见蛙状肢位、"W"上肢、围巾征、坐位呈对折状态、立位时膝过伸、外翻扁平足等;动摇性表现为安静状态下姿势肌紧张可为正常或减低,在兴奋和欲做目的动作时增强。

(三)姿势控制评定

姿势反应可以看作是运动控制的基础,因为它使人能控制自己的体位以对抗重力。

正常的姿势反应包括调正反应和平衡反应,前者能使头部对躯干的位置、躯干对四肢的位置保持正常,而后者能使人保持或重新获得平衡并保持重心在稳定状态。这些反应有赖于在各种抗重力体位下躯干、骨盆和肩胛带肌肉的控制,以及肢体在各种体位转移重心和承重的能力。

姿势反应还包括功能性活动之前或伴随其出现的肌张力改变和姿势的调节。例如,在完成从椅子上站起这个动作时,正常人会自动地双足着地,躯干前倾离开靠背,然后站起。正常运动时,姿势调节和姿势反应是在自动、非意识状态下发生的。Bobath 夫妇用"姿势控制"这一术语来描述这种自动的、用来控制身体维持姿势和运动的肌肉活动。在评定过程中,我们要从仰卧位、俯卧位、坐位、四爬位、膝立位、立位及移动等各个体位下去评估患儿的姿势控制情况。

(四)异常的姿势运动模式

对异常姿势运动模式的评价,相当重要,如表现为运动发育的延迟,要注意区分是正常动模式还是异常运动模式,即正常运动模式的延迟是促通的对象,而异常运动模式的延迟是抑制的对象,原始的运动模式在正常足月儿出生后出现,认为是正常,但随着小儿的发育,一些原始反射逐渐消失或被统合,如抓握反射、立直反射、不对称颈紧张反射等。因此,评价时要注意小儿的姿势与运动模式是否异常,以决定促通或抑制。

异常的姿势运动模式必然出现异常的肌紧张,异常模式通常取同一模式,其特征是:①定型的;②不对称性的,即左右差的存在,可以是结构上的左右差、肌紧张的左右差及反射与反应的左右差等;③联合反应的出现与恶化。

(五)变形挛缩的原因与危险性

对变形与挛缩的原因及其危险性进行评价,注意现在甚至将来什么原因可以导致变形、挛缩、脱位等,以便在治疗时更好地进行治疗与预防。如痉挛型脑性瘫痪变形与挛缩发生的机制为:肌肉痉挛 - 运动障碍 - 关节短缩与挛缩;不随意运动型:手足徐动 - 关节动摇 - 关节活动过度 - 关节稳定性缺乏 - 脱位或半脱位。了解这些情况以后,可采取一定的方法进行预防和控制。

(郝义彬　杨凤清　王爱萍)

第三节　Peabody 运动发育评价

【概述】

Peabody 运动发育评价是由美国发育评估与干预治疗专家编写的,是目前在国外康复界和儿童早期干预领域中被广泛应用的一个全面的运动功能评估量表,2000 年我国从美国引进,2006 年翻译推广,现在国内广泛使用的是 Peabody 运动发育量表—第 2 版(PDMS - 2)。PDMS - 2 由 6 个分测试组成,包括反射、姿势、移动、实物操作、抓握和视觉 - 运动整合,共 249 项,其中又包括了两个相对独立的部分,可分别对儿童的粗大运动功能和精细运动功能进行评估。该量表适用于评估 0 ~ 72 个月的所有儿童。

【PDMS - 2 的基本原理】

大多数的测试量表都是建立在一系列理论基础之上的,而 PDMS 的创立没有沿袭任何特殊理论。而是采用了发育框架,在当时发育专家最新的工作基础之上,建立了各个分测验及项目,他们认为运动行为是儿童发育成熟与经验之间相互作用结果的体现。随着研究的进展,许多证据都证实了儿童的运动技能可以通过接受有目标的运动干预而得到提高。Block 力陈使用定性和定量两种方法进行评估,定性指的是儿童用正确的运动成分操作一项技能有多好,定量指的是儿童能完成这项技能的多少。而 PDMS - 2 的优点则是结合是使用了定性和定量的标准。

【测试内容】

Peabody 运动发育量表包括两部分:粗大运动评价量表、精细运动评价量表。

(一)粗大运动评估量表

粗大运动评估量表共包括 151 项,4 个部分,分别为反射、姿势、移动和实物操作。

1. **反射** 含 8 项的反射分测验,评估小儿对环境事件自动反应能力。由于反射通常在小儿 12 个月大之前就被整合了,因此这个分测试只用于从出生到 11 个月的小儿。

2. **姿势** 含 30 项的姿势分测验,评估小儿维持其身体控制在重心之内的能力和保持平衡的能力。

3. **移动** 含 89 项的移动分测验,评估小儿移动能力,评估动作包括爬、走、跑、单脚跳、向前跳等能力。

4. **实物操作** 含 24 项的实物操作分测验,评估小儿控球能力。评估动作如接、抛、踢等。因为小儿到 11 个月之后才有这些技能,因此本分测试只适用于 12 个月以上的小儿。

评估过程中应注意:①粗大运动评价量表评价结果分值转换只包括 3 个组成部分,小儿 0 ~ 11 个月,由反射、姿势、移动 3 个分测试组成(无实物操作),12 个月后由姿势、移动和实物操作 3 个分测试组成(无反射)。②由于脑瘫患儿通常表现出不成熟的反射发展能力,因此尽管在反射单元的标准样本中不包括大于 11 个月的正常儿童,但仍应测试脑瘫患儿的反射能区,即使因为他的年龄而使他得不到一个标准分,但是还是需要改善他们的一些反应能力(如翻正反应,保护性侧方前方反应等)。

(二)精细运动评估量表

精细运动评估量表共 98 项,2 个部分,分别为抓握和视觉 - 运动整合。

1. **抓握** 含 26 项的抓握分测验,评估小儿用手能力,由用一手抓住物体开始发展至控制性使用双手手指的动作。

2. **视觉 - 运动整合** 含 72 项的视觉 - 运动整合分测验,评估小儿应用视知觉技能来执行复杂的手眼协调任务的能力,如推积木、模仿绘画等。

【评分标准】

按照 3 个评分标准进行测评。2 分:被测试儿童能够全部完成特定的动。1 分:有明确的意愿去做,但未能完成动作。0分:根本就没有完成动作的意识,也没有迹象表明这个动作正在发展出来。

【测试结果】

测试的结果主要有原始分、相当年龄、百分位、标准分、发育商等。原始分是儿童在一个分测验中所得分的总和;相当年龄(运动年龄)是该患儿通过某项目的能力是此相当年龄的儿童一般可以通过的. 便于与家长沟通;百分位代表等于或者低于某个特定分数的人群所占的百分率;标准分是由原始分转换而来 ,可用于不同的分测验之间进行比较;发育商包括粗大运动商(GMQ)、精细运动商(FMQ)和总运动商(TMQ),粗大运动商由三个分测验标准分推导出来,从出生到11月由反射、姿势和移动三个分测验组成,12个月或更大由姿势、移动和实物操作三个分测验组成,粗大运动商反映的是被测试儿童运用大肌肉系统应对环境变化的能力,非移动状态下维持姿势稳定的能力,从一处到另一处的移动能力,以及接球、扔球和踢球的能力;精细运动商由两个分测验标准分推导出来,抓握和视觉-运动整合,反映的是被测试儿童运用手指、手以及在一定程度运用上臂来抓握物体、搭积木、画图和操作物体的能力;总运动商:由粗大运动商和精细运动商两部分组成,是评价被测儿童总体运动能力最好的指标。见图29-1。

测试条件及其他问题如下。

(1)在安静、舒适、没有干扰的环境中进行。

(2)在儿童身体状态、精神状态可的情况下进行评估,否则可更换测试时间。

(3)测试时保持室内合适的温度,儿童身着衣物尽量不超过3件,以免影响测试结果。

(4)让儿童在测试中保持轻松自如,并且专注于测试的项目(必要时可安排一名家长陪同)。

(5)测试者和家长不要用言语或手势来评价儿童测试中的正确性,影响测试的准确性。

(6)当儿童不能很快完成一项任务时,可先进行下一项目,不应让儿童在测试中产生挫折感。

(7)测试中如遇特殊情况,应及时进行记录,如儿童在测试中注意力不集中,哭闹不配合,可考虑更换时间重新测试,脑性瘫痪中的偏瘫儿童测试时应注明患侧。

(8)测试者应熟练掌握测试项目内容,在熟练实际应用之前,可请有测评经验的人观看你的评测过程及时给予帮助。

【Peabody 运动发育量表在儿童康复医学的应用】

此量表可用于评估儿童相对于同龄儿的运动能力,评价儿童粗大运动和精细运动是否有差异,可以作为康复疗效评估标准,从个人技能的定性和定量两方面都做出评估,同时还可以作为科学研究的工具。

PDMS 2   简图/总结表

peabody运动发育量表 第二版

被测儿童姓名：_Blake Adamson_   女□   男☒

第1部分 确认信息

	年	月	日
测试日期			
出生日期	2000	1	10
生理年龄	1996	1	2
早产日期矫正	4	0	2
矫正年龄			
月龄		48	

测试者姓名 _Blake Adamson_

测试者职务 _作业治疗师_

第2部分 记录分数

PDMS-2	原始分	相当年龄	百分分位	标准分	
反射	15	10	37	__	__
姿势	41	33	5	__	__
移动	81	16	1	__	__
实物操作	22	26	5	__	__
抓握	44	34	5	__	__
视觉-运动整合	80	18	1	__	__

	GMQ	PMQ	TMQ
标准分和	19	8	21
发育商	64	64	60
百分位	≤1	≤1	≤1

第3部分 分数简图

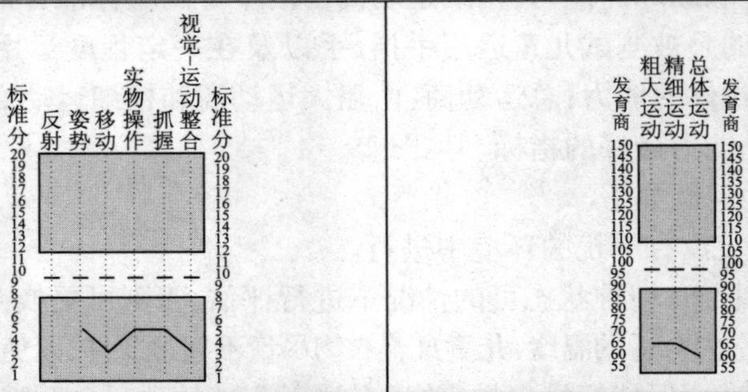

第4部分 项目完成情况图

分测验	50%常模样本达到掌握标准的月龄																					
	0	1	2	3	4	5	6	7	8	9	10	11	12	13	14	15-16	17-18	19-20	21-22	23-24	25-26	27-28	29-30

粗大运动

| 反射 (0-11个月) | | 1_ | | 2_ | | | 3_ 4√ 5√ 6√ | 7√ | 8_ | | | | | | | | | | | | | | |

姿势 / 移动 / 实物操作(12-72个月)

精细运动

抓握 / 视觉-运动整合

图30-2 Peabody运动发育量表

（任麦青　马帅统　杨凤清）

262

第四节　Alberta 婴儿运动量表

婴儿运动量表(alberta infant montor scale,aIMS)是由加拿大 Alberta 大学 Martha　C. Piper 博士和 Johanna Darrah 治疗师于 1994 年创制。创制的初衷是为了满足对日趋增长的高危婴儿群体进行监测,以便早期发现粗大运动发育异常并给予尽早干预。该量表适用于 0～18 个月或从出生到独立行走这段时期的婴儿。

【AIMS 的基本原理】

AIMS 是一个通过观察来评估婴儿运动发育的工具,它避免了评估者对婴儿摆弄的操作所造成的误差。它适用于 0～18 个月龄或从出生到独立行走这段时期的婴儿。该量表对每一项技能从负重、姿势及抗重力运动三个方面特征进行分析和评估,从而尽早地识别出运动发育不成熟或运动模式异常的婴儿。量表包括 58 个项目,分为俯卧位、仰卧位、坐位及站立位四个亚单元,对每个项目依据“观察到”或“未观察到”评分,计算出 AIMS 的原始分,然后,通过与常模比较得出婴儿在同龄儿中所处的百分位。由此判断婴儿运动发育水平。

【测试内容】

测试项目共计 58 项,包括:俯卧位分量表:21 个评估项目;仰卧位分量表:9 个评估项目;坐位分量表:12 个评估项目;立位分量表:16 个评估项目。见图 30－3。

【测试方法】

AIMS 评估时不应有检查者的辅助,而应鼓励婴儿自发地展现其能够完成的运动技能。传统的发育检查指标有原始反射、肌张力及翻正反射等,常常需要对婴儿进行比较强的操作,并将婴儿摆放至特定的、非自然的测试体位,如垂直或水平悬空位。这种常有侵犯性的测试方法会使婴儿受到惊吓,并使其不开心,这样就会降低观察到良好反应的可能性。相反,当一个治疗师观察一个婴儿的自主运动时,如果不接触或操纵他,那么就可以很好地观察和评估这个婴儿的运动,而不是单纯地去评估反射、反应、肌张力这些运动成分的单项检查。

通过对自主运动的观察,使治疗师可以识别出婴儿已获得的运动技能,并对婴儿的运动能力提供更客观的信息。传统的运动、发育评估过多地强调收集运动的异常成分,如引发出不对称性紧张性颈反射或踝阵挛。事实上,比收集异常反射更具挑战性的是训练如何观察婴儿的自主运动,以及分析在有不对称性紧张性颈反射存在时完成的特定技能。独立的运动成分检查过度强调了负面表现,而观察婴儿的自主运动可以了解正面和负面整合的结果。

观察性评估方法也会提升婴儿的社会舒适度。对于 1 岁以内的婴儿,对陌生人的焦

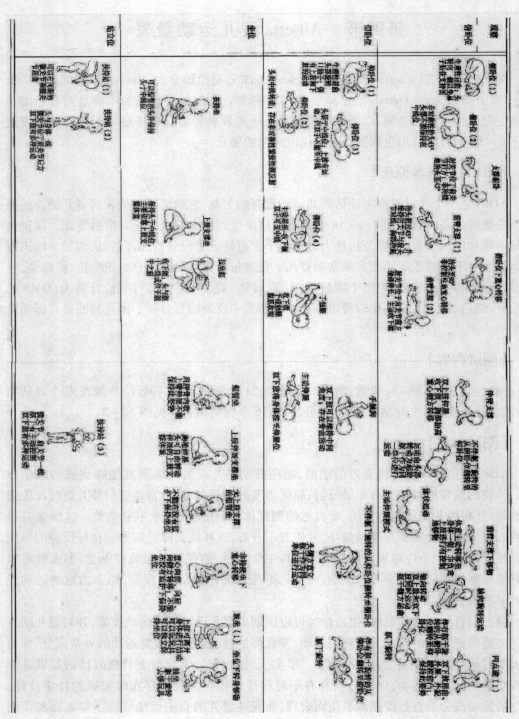

A

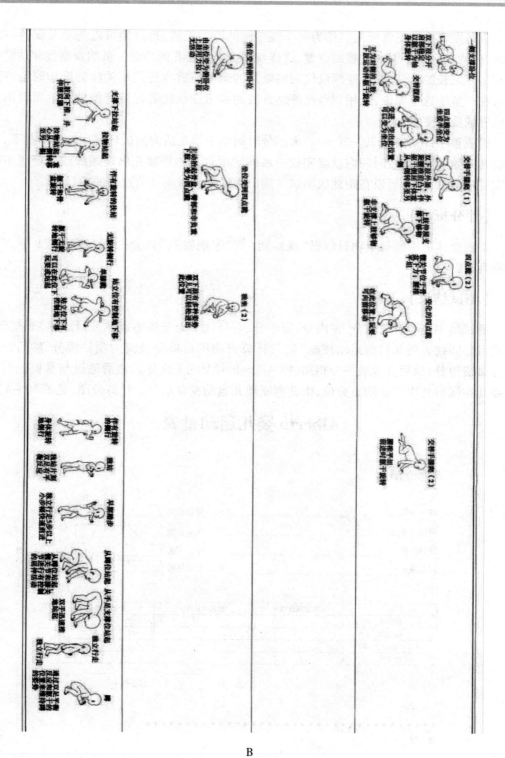

B

图 30 - 3　Alberta 婴儿运动量表

虑反应是发育中的正常反应。作为一个观察性的评估工具，治疗师可以与婴儿保持一定的距离，待在一个不引人注意的位置，这样就不会引起婴儿的焦虑。虽然观察性评估常常受到婴儿家长的欢迎，但治疗师仅仅观察婴儿的运动而放弃传统所关注的操作时会感到不自在。鉴于这个原因，运用观察性评估方法的能力往往比通过特定操控技术而引出一个反射或反应更难。

完成整个评估需要 20~30 min，大部分时间用于婴儿适应测试环境。正常情况下，一旦婴儿开始运动，在短时间内就能完成一系列的项目。如果婴儿出现烦躁或不舒服不能一次完成测试，那么可以在距此次测试一周以内的任何时间评估遗留的项目。

【评分标准】

对四个体位中的每个项目依据"观察到"或"未观察到"评分，"观察到"得 1 分，"未观察到"得 0 分。

【测试结果】

测试结果主要有窗前分、窗内分、原始分、百分比。介于最不成熟和最成熟"观察到"的项目之间代表婴儿目前运动技能"窗"，计算窗前项目得分及窗内项目得分，然后计算各分量表得分，最后分量表得分相加，即 AIMS 的原始分（总分），然后通过与常模比较得出婴儿在同龄儿中所处的百分位，由此判断婴儿运动发育水平。计算分图，见图 30-4。

Alberta 婴儿运动量表

记录手册

姓　名	_____	评估日期	年　月　日
编　号	_____	出生日期	
评估者	_____	年　龄	
评估地点	_____	校正年龄	

	窗前项目得分	窗内项目得分	分量表得分
俯卧位			
仰卧位			
坐位			
站立位			

总　分 _____　　百分位 _____

. . . .
建　议

A

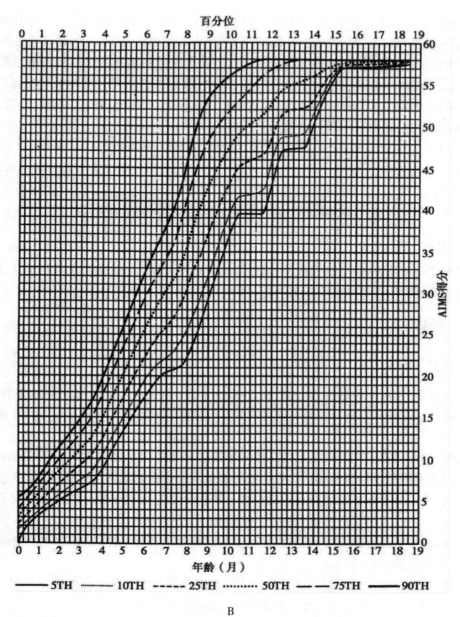

B

图 30 - 4　Alberta 婴儿运动量表计分图

【AIMS 在儿童康复医学的应用】

AIM 不仅评估运动技能是否获得,而且对每一项技能从负重、姿势及抗重力运动三方面特征进行分析和评估,从而可以尽早地识别出运动发育不成熟或运动模式异常的婴儿。AIMS 可以敏感地反映出正常婴儿在较短时间内所发生的运动发育微小变化,用于精确地评估婴儿运动发育成熟水平及在干预治疗后的变化。AIMS 能够精确地展现运动技能在质量上的成熟改变,这正是干预希望体现的效果。这一点应不包括脑瘫的疗效评估,因其运动模式常难以恢复正常。AIMS 不仅关注运动技能的发育速度,它更具有优势的是观察运动技能的缺失或异常的成分,因此,对干预方案的制订,尤其是干预要点的选择提供了有价值的参考信息。AIMS 的这个特点对于缺乏经验的治疗师来说可能是非常有指导意义的。AIMS 可以识别出所有类型的运动发育迟缓婴儿,包括表现为运动发育不成熟及有异常运动模式的严重运动发育迟缓的婴儿。但是,AIMS 仅仅可以识别出测试时是否存在运动发育迟缓,其长期预测价值尚未明确。

(任麦青　马帅统　杨凤清)

第五节　粗大运动功能分级系统

粗大运动功能分级系统(GMFCS)是 Palisano 等于 1997 年根据脑瘫儿童运动功能随年龄变化的规律而设计的一套分级系统,较为客观的反映脑瘫儿童粗大运动的发育情况。

一、年龄

【小于 2 岁】

Ⅰ级:孩子可以坐位转换,还能坐在地板上用双手玩东西。孩子能用手和膝盖爬行,能拉着物体站起来并且扶着家具走几步。18 个月到 2 岁的孩子可以不用任何辅助设施独立行走。

Ⅱ级:孩子可以坐在地板上但是需要用手支撑来维持身体的平衡。孩子能贴着地面匍匐爬行或者用双手和膝盖爬行。他们有可能拉着物体站起来并且扶着家具走几步。

Ⅲ级:孩子需要在下背部有支撑的情况下维持坐姿。还能够翻身及用腹部贴着地面爬行。

Ⅳ级:孩子可以控制头部,但坐在地板上的时候躯干需要支撑。他们可以从俯卧翻成仰卧,也可能从仰卧翻成俯卧。

Ⅴ级:生理上的损伤限制了孩子对自主运动的控制能力。孩子在俯卧位和坐位时不能维持头部和躯干的抗重力姿势。只能在大人的帮助下翻身。

【2～4 岁】

Ⅰ级:孩子可以坐在地板上双手玩东西。他们可以在没有大人帮助下完成地板上坐位和站立位的姿势转换,孩子把行走作为首选移动方式,并不需要任何助步器械的帮助。

Ⅱ级:孩子可以坐在地板上,但当双手拿物体的时候可能控制不了平衡。他们可以在没有大人帮助的情况下自如地坐位转换。可以拉着物体站在稳定的地方。可以用手和膝交替爬行,可以扶着家具慢慢移动,他们首选的移动方式是使用助步器行走。

Ⅲ级:孩子可以用"W"状的姿势独自维持坐姿(坐在屈曲内旋的臀部和膝之间),并可能需要在大人帮助下维持其他坐姿。腹爬或者手膝并用爬行是他们首选的自身移动的方式(但是常常不会双腿协调交替运动)。他们能拉着物体爬起来站在稳定的地方并做短距离的移动。如果有助步器或者大人帮助掌握方向和转弯,他们可能可以在房间里短距离行走。

Ⅳ级:这一级的孩子能坐在椅子上,但他们需要依靠特制的椅子来控制躯干,从而解放双手。他们可以在大人的帮助下,或者在有稳定的平面供其用手推或拉的时候坐进椅子或离开椅子。顶多能在大人的监督下用助步器走一段很短的距离,但他们很难转身,也很难在不平的平面上维持身体平衡。这些孩子在公众场所不能独自行走。能在动力轮椅的帮助下自己活动。

Ⅴ级:生理上的损伤限制了这些孩子对随意运动的控制,以及维持身体和头部抗重力姿势的能力。他们各方面的运动功能都受到限制。特殊器械和辅助技术并不能完全补偿孩子在坐和站能力上的功能限制。这些第五级的孩子没有办法独立行动,需要转运。部分孩子能使用进一步改造后的电动轮椅进行活动。

【4~6岁】

Ⅰ级:孩子可以在没有双手帮助的情况下坐上、离开或者坐在椅子上。可以在没有任何物体支撑的情况下从地板上或者从椅子上站起来,他们可以在室内、室外走动,还能爬楼梯,正在发展跑和跳的能力。

Ⅱ级:孩子可以在双手玩东西的时候在椅子上坐稳,可以从地板上或者椅子上站起来,但是经常需要一个稳定的平面供他们的双手拉着或者推着。可以在室内没有任何助行器的帮助下行走,在室外的水平地面上也可以走上一小段距离。他们可以扶着扶手爬楼梯,但是不能跑和跳。

Ⅲ级:孩子可以坐在一般的椅子上,但是需要骨盆或躯干部位的支撑才能解放双手。孩子在坐上和离开椅子的时候需要一个稳定的平面供他们双手拉着或者推着。他们能够在助行器的帮助下在水平地面上行走,在成人的帮助下可以上楼梯。但是在长距离行走时或者在室外不平的地面上无法独自行走。

Ⅳ级:孩子可以坐在椅子上,但是需要特别的椅子来控制躯干平衡从而尽量地解放双手。他们坐上或者离开椅子的时候,必须有大人的帮助,或在双手拉着或推着一个稳定平面的情况下才能完成。孩子顶多能够在助行器的帮助和成人的监视下走上一小段距离,但是他们很难转身,也很难在不平的地面上维持平衡。他们不能在公共场合自己行走,应用电动轮椅的话能可以自己活动。

Ⅴ级:生理上的损伤限制了孩子对自主运动的控制,也限制了他们维持头部和躯干抗重力姿势的能力。这些孩子各方面的运动功能都受到了限制。即便使用了特殊器械和辅助技术,也不能完全补偿他们在坐和站的功能上受到的限制。这一级的孩子完全不能独立活动,部分孩子通过使用进一步改造过的电动轮椅可能进行自主活动。

【6～2 岁】

Ⅰ级:孩子可以没有任何限制地在室内和室外行走并且可以爬楼梯。他们能表现出跑和跳等粗大运动能力,但是他们的速度、平衡和协调能力都有所下降。

Ⅱ级:孩子可以在室内和户外行走,能够抓着扶手爬楼梯,但是在不平的地面或者斜坡上行走就会受到限制,在人群中或者狭窄的地方行走也受到限制。他们最多能勉强达到跑和跳的水平。

Ⅲ级:孩子可以使用助行器在室内和室外的水平地面上行走,可能可以扶着扶手爬楼梯。根据上肢功能的不同,在较长距离的旅行或者户外不平的地形上时,有的孩子可以自己推着轮椅走,有的则需要被运送。

Ⅳ级:这些孩子可能继续维持他们在 6 岁以前获得的运动能力,也有的孩子在家、学校和公共场合可能更加依赖轮椅。这些孩子使用电动轮椅就可以自己活动。

Ⅴ级:生理上的损伤限制了孩子对自主运动的控制,也限制了他们维持头部和躯干的抗重力姿势能力。这些孩子各方面的运动功能都受到了限制。即使使用了特殊器械和辅助技术,也不能完全补偿他们在坐和站的功能上受到的限制。第五级的孩子完全不能独立活动,部分孩子通过使用进一步改造过的电动轮椅可能进行自主活动。

二、粗大运动功能分级系统各级之间区别

1. Ⅰ级和Ⅱ级之间的区别 与Ⅰ级的孩子比较,Ⅱ级的孩子在自如完成以下动作的时候会受到限制:动作转换、在户外和社区行走;在开始行走的时候需要使用辅助设备;活动的质量以及完成粗大运动技能的能力,如跑和跳等。

2. Ⅱ级和Ⅲ级之间的区别 区别主要表现在达到某些运动功能的程度不同,Ⅲ级的孩子需要辅助运动器械来行走,而且常常需要使用矫形器,而Ⅱ级的孩子在 4 岁以后就不需要使用辅助运动器械了。

3. Ⅲ级和Ⅳ级之间的区别 即使允许他们广泛使用辅助技术,在坐位能力和活动能力方面还是存在着区别。Ⅲ级的孩子可以独坐,能够在地上独立移动,并且可以使用辅助运动器械行走;而Ⅳ级的孩子虽然可以坐(通常需要支撑),但是独立活动能力是非常有限的,他们更有可能被转运或者使用动力轮椅。

4. Ⅳ级和Ⅴ级之间的区别 Ⅴ级的孩子缺乏独立活动的能力,连最基本的抗重力姿势也不能控制。只有在孩子学会如何使用电动轮椅的情况下他们才能够进行自身的移动。

(任麦青　马帅统　杨凤清)

第六节 脑瘫粗大运动功能评估

【量表基本知识】

粗大运动功能评估量表(GMFM)是 Russell 等人于 1989 年编制出版,主要用于测量脑瘫儿童的粗大运动功能状况随时间或由于干预而出现的运动功能改变。现已成为国际上公认的脑瘫粗大运动功能测试工具。GMFM 量表主要用于评估脑瘫儿童粗大运动功能,具有正常运动功能的儿童在 5 岁以内能完成所有项目。

【量表的结构】

共 88 项 4 分制(0、1、2、3),分为五个功能区,不同年龄完成的功能区不同,所得分不同,有总分和实际得分两个结果分。它将肌力、肌张力、关节活动度的分级均在功能运动中体现,看患儿的整体情况而不强求完成动作的质量如何。国际通用 66 项 ~88 项,见表 30-1。

【功能区】

A 区(共 17 项 51 分):卧位与翻身。
B 区(共 20 项 60 分):坐位。
C 区(共 14 项 42 分):爬与跪。
D 区(共 13 项 39 分):站立位。
E 区(共 24 项 72 分):走、跑、跳。

【评分标准】

0 分:动作没有迹象。
1 分:动作出现,仅完成 10% 以下。
2 分:动作仅完成 10% ~90%。
3 分:全部完成。

【测试的要求】

应该按照项目顺序进行测试,即使下个项目完成也不能就此认为上一个项目就能完成,每个项目最多做三次尝试,任何项目都可以语言指导和示范,孩子的依从性和情绪会影响测试结果,对于孩子能通过而拒绝做的动作可以留到测试最后完成,孩子没有尝试去完成的动作均计为 0 分,任何跳过的项目均应计为 0 分。

【推荐测试间隔时间】

对于小于 1 岁的孩子,至少三个月一次,最好每个月一次;1~3 岁的孩子,三个月一次;3~6 岁的孩子及接受康复治疗的孩子,三个月一次;随访观察者,半年一次;6 岁以上孩子可以一年一次。

表 30 - 1　中文版 GMFM 量表　　　　　　　病案号：

姓名		性别		年龄	
诊断					

评分标准　　　满分 264 分

完成不能做	0 分
开始做(完成不到 10%)	1 分
大部分完成(完成 10% ~ 90%)	2 分
全部完成	3 分

			得　分		
一	卧位和翻身　　　　合计		年月日	年月日	年月日
1	仰卧位,头正中位,在保持四肢对称的状态下回旋头部				
2	仰卧位,手能拿到正中位,两手手指接触				
3	仰卧位,抬头 45°				
4	仰卧位,右髋、膝关节屈曲,完全屈曲				
5	仰卧位,左髋、膝关节屈曲,完全屈曲				
6	仰卧位,右上肢越过中线伸向对侧的玩具				
7	仰卧位,左上肢越过中线伸向对侧的玩具				
8	仰卧位,向右侧翻身成为俯卧位				
9	仰卧位,向左侧翻身成为俯卧位				
10	俯卧位,头部直立				
11	俯卧位,前臂支撑身体,头部竖直位,肘伸展,胸部也离床				
12	前臂支撑的俯卧位,用右侧前臂负荷体重,左侧上肢向前完全伸展				
13	前臂支撑的俯卧位,用左侧前臂负荷体重,右侧上肢向前完全伸展				
14	俯卧位,向右侧翻身成为仰卧位				
15	俯卧位,向左侧翻身成为仰卧位				
16	俯卧位,应用手、足向右侧回旋 90°				
17	俯卧位,应用手、足向左侧回旋 90°				

二	坐位　　　　　　　　合计			
18	仰卧位,握住小儿的手,控制头部的基础上,用自己的手牵拉成为坐位			
19	仰卧位,向右侧翻身后坐起			
20	仰卧位,向左侧翻身后坐起			
21	垫子上坐位,检查者支撑其胸部,头部抬起成直立位,保持 3 s			
22	垫子上坐位,检查者支撑其胸部,头部抬起成直立位,保持 10 s			
23	垫子上坐位,用上肢支撑,保持 5 s			
24	垫子上坐位,不用上肢支撑保持坐位 3 s			
25	垫子上坐位,在前方放一个小玩具,小儿前倾身体触摸玩具,不用上肢支撑返回到原来的坐位			
26	垫子上坐位,触摸在其右后方 45°处的玩具后,再回到开始体位			
27	垫子上坐位,触摸在其左后方 45°处的玩具后,再回到开始体位			
28	右侧侧坐位,不用上肢支撑保持 5 s			
29	左侧侧坐位,不用上肢支撑保持 5 s			
30	垫子上坐位,有控制地降低身体成为俯卧位			
31	在垫子上足伸向前方的坐位,身体向右侧回旋成为四点支撑位			
32	在垫子上足伸向前方的坐位,身体向左侧回旋成为四点支撑位			
33	垫子上坐位,不用上肢协助身体回旋 90°			
34	凳子上坐位,无须上肢或下肢支撑可保持 10 s			
35	从立位,坐于小凳子上			
36	从地板上,坐于小凳子上			
37	从地上,坐于大凳子上			
三	爬和膝坐位　　　　　　　合计			
38	俯卧位,向前方腹爬 1.8 m			
39	四点支撑位,用手和膝支撑体重保持 10 s			
40	四点支撑位,无须上肢支撑地转换为坐位			
41	俯卧位,成为四点支撑位、用手和膝支撑体重			
42	四点支撑位,右上肢伸向前方,手的位置高于肩的高度			
43	四点支撑位,左上肢伸向前方,手的位置高于肩的高度			
44	四点支撑位,向前方交替性四爬或弹跳样爬行 1.8 m			
45	四点支撑位,向前方交替性四爬 1.8 m			

46	四点支撑位,用手与膝或手与足以四爬的方式爬上4层台阶			
47	四点支撑位,用手与膝或手与足以四爬的方式后退下4层台阶			
48	垫子上坐位,应用上肢转换为膝立位,然后无须上肢支撑可保持膝立位10 s			
49	膝立位,先用上肢协助转换为右侧单膝立位,然后不用上肢保持支撑10 s			
50	膝立位,先用上肢协助转换为左侧单膝立位,然后不用上肢保持支撑10 s			
51	膝立位,不用上肢支撑向前方行走10步			
四	立位 合计			
52	从地板上,抓握大椅子站起			
53	立位,不用上肢支撑保持3 s			
54	立位,一只手扶持大椅子抬起右足,保持3 s			
55	立位,一只手扶持大椅子抬起左足,保持3 s			
56	立位,无上肢支撑的情况下保持立位20 s			
57	立位,抬起左足,无上肢支撑保持10 s			
58	立位,抬起右足,无上肢支撑保持10 s			
59	小凳子上坐位,不用上肢的协助站起			
60	膝立位,成为右侧单膝立位后不用上肢协助站立			
61	膝立位,成为左侧单膝立位后不用上肢协助站立			
62	立位,不应用上肢,有控制地下蹲后坐于地上			
63	立位,成为蹲位,不应用上肢			
64	立位,不应用上肢支撑,从地板上拾起物品后再站起			
五	步行、跑和跳 合计			
65	立位、两手扶持大长凳,向右侧横走5步			
66	立位、两手扶持大长凳,向左侧横走5步			
67	立位、牵小儿两只手,向前方走10步			
68	立位、牵小儿一只手,向前方走10步			
69	立位,向前方走10步			
70	立位,向前方走10步,停止,转180°,返回原地			
71	立位,向后方走10步			
72	立位,两手拿大的物品向前方走10步			
73	立位,在间隔7.6 m的两条平行线之间,连续向前走10步			
74	立位,沿2 cm宽的直线,连续向前走10步			

续表

75	立位,右足在前,跨越相当于膝的高度的棒		
76	立位,左足在前,跨越相当于膝的高度的棒		
77	立位,跑4.6 m,停止,返回		
78	立位,用后脚踢球		
79	立位,用左脚踢球		
80	立位,两足同时向上方跳 30 cm		
81	立位,两足同时向前方跳 30 cm		
82	右足单足站立,在直径为 60 cm 的圆中用右足单跳 10 次		
83	左足单足站立,在直径为 60 cm 的圆中用左足单跳 10 次		
84	扶持一侧栏杆站立,手扶持栏杆两足交替地上 4 层台阶		
85	扶持一侧栏杆站立,手扶持栏杆两足交替地下 4 层台阶		
86	立位,两只脚交替上 4 层台阶		
87	立位,两只脚交替下 4 层台阶		
88	站在 15 cm 高的台阶上,两足同时跳下		
	总计		

检查者签名:

(李亚飞 郭留全 郭素云)

第七节 手功能分级系统

手功能分级系统(MACS)是针对脑瘫儿童在日常生活中操作物品能力进行分级的系统,旨在反映儿童在家庭、学校和社会中最典型的日常能力表现,通过分级评定在日常活动中的双手参与能力。MACS 参照 GMFCS 的分级方法,同样有 5 个级别,Ⅰ级为最高、最好,适用于 4~18 岁儿童,见表 30-2。

表 30-2 MACS 评定

级别	各级别能力
Ⅰ	能轻易成功地操作物品
Ⅱ	能操作大多数物品,但在完成质量和(或)速度方面受到一定影响
Ⅲ	操作物品困难:需要帮助准备和(或)调整活动
Ⅳ	在调整的情况下,可以操作有限的简单物品
Ⅴ	不能操作物品,进行简单活动的能力严重受限

(李亚飞 郭留全 郭素云)

第三十一章　日常生活能力评价

　　日常生活活动是指人们为独立生活而每天必须反复进行的最基本的,具有共同性的身体动作群,即衣、食、住、行、个人卫生等活动的基本动作和技巧。日常生活活动能力对每个人都是至关重要的,虽然对于一般人来说,这种能力是极普通的,然而对于残疾人来说,往往是难以完成的高级技巧动作。残损的程度愈大,对日常生活活动能力的影响愈严重。康复训练的目的是改善残疾人的日常生活活动能力。为此必须首先了解患者的功能状况,即进行日常生活活动能力评定。

【日常生活活动能力评定】

　　用科学的方法,尽可能准确地了解并概括残疾人日常生活的各项基本功能的状况,即明确他们是如何进行日常生活的,能完成多少日常生活,哪些项目不能完成,功能障碍的程度如何,因此日常生活能力的测定,是功能评估和康复诊断及康复护理的重要组成部分,是确立康复目标,制定康复计划,评估康复疗效的依据,是康复医疗中不可缺少的重要步骤。

　　残疾儿童日常生活活动能力训练的目的是使患儿在家庭和社会上能独立的生活和学习,能自己进食、穿脱衣服、处理大小便,然后再经过就业前的培训达到从事简单劳动。

　　日常生活活动能力测定内容较多,残疾儿童因受年龄及运动功能的限制,我们主要从10个方面来评定日常生活活动能力(表31-1)。

【评分标准】

　　满分100分,每项2分,共50项。能独立完成每项2分;能独立完成但时间长,每项1.5分;能完成但需辅助,每项1分;两项中完成一项,每项1分;不能完成,每项0分。

【日常生活动作指数分级】

　　>70分:轻度功能障碍,日常生活能力可基本自理。

　　41~69分:中度功能障碍,日常生活在协助下可自理。

　　≤40分:重度功能障碍,日常生活需全部协助。

表 31-1　日常生活活动能力评定内容

姓名： 性别： 年龄： 病案号： 诊断：		得分				
评定项目		独立完成（2分）	独立完成但时间长（1.5分）	能完成但需要辅助（1分）	即使辅助也难完成（0.5分）	不能完成（0分）
（一）个人卫生	洗脸					
	洗手					
	刷牙					
	梳头					
	使用手绢					
	洗脚					
（二）进食动作	奶瓶吸吮					
	用手进食					
	用吸管吸吮					
	用勺叉进食					
	端碗					
	用茶杯饮水					
	水果削皮					
（三）更衣动作	脱上衣					
	脱裤子					
	穿上衣					
	穿裤子					
	穿脱袜子					
	穿脱鞋					
	系鞋带、扣子、拉锁					
（四）排便动作	能控制大小便					
	小便自处理					
	大便自处理					
（五）器具使用	电器插销使用					
	电器开关使用					
	开、关水龙头					
	剪刀的使用					

姓名：		性别： 年龄：	病案号： 诊断：				
		评定项目	得分				
			独立完成 （2分）	独立完成 但时间长 （1.5分）	能完成但 需要辅助 （1分）	即使辅助 也难完成 （0.5分）	不能完成 （0分）
（六） 认知 交流 （7 岁前）		大小便会示意					
		会招手打招呼					
		能简单回答问题					
		能表达意愿					
（七） 认知 交流 （7 岁后）		书写					
		与人交谈					
		翻书页					
		注意力集中					
（八） 床上 运动 翻身		仰卧位 ←→ 俯卧位					
		仰卧位 ←→ 坐位					
		坐位 ←→ 跪位					
		独立 ←→ 独坐					
		爬					
		物品料理					
（九） 移动 动作		床 ←→ 轮椅、步行器					
		轮椅 ←→ 椅子、便器					
		操作手闸					
		坐在轮椅上开、关门					
		驱动轮椅前进					
		驱动轮椅后退					
（十） 步行 动作		扶站					
		扶物或步行器行走					
		独站					
		单脚站					
		独行 5m					
		蹲起					
		能上下台阶					
		独行 5 m 以上					
总分							

【测量方法】

直接观察法:由测试者亲自观察患儿进行日常生活能力的具体情况,评估其实际生活能力。测定时,由测定者向患者发出动作指令,让患者实际去操作,对于能直接观察的动作,不要只是采取询问的方式去了解完成的程度,而需要竭力遵从客观现实,避免主观臆断,以防止家属夸大或缩小患儿的活动能力。

间接评估:是指对于一些不能直接观察的动作,而需通过询问的方式进行了解的评估方法。譬如通过询问来了解患儿能否控制大小便。

提供评定日常生活活动的基本条件及环境,以便能够直接观察到患儿活动的具体情况。

对日常生活活动能力测定后的结果,即对患儿日常生活基本功能的评估,必须做出客观的记录,要简明、可靠。为了解评估进展的情况,必须在记录中注明测定日期及测定者的姓名。

进行日常生活活动能力评估的时间为:每个月 1 次。

(郭素云　卢　帅　李亚飞)

第三十二章　语言障碍的评定

语言功能的评定是通过与患者交谈和对其进行各项检查,对其结果给予评分。对语言障碍的性质、类型、原因做出诊断。并对其严重程度及恢复的可能性做出估计,制订治疗方案、训练程序等。

第一节　构音障碍的评定

构音障碍评定,是以普通话语音为标准语音结合构音类似运动,对患儿的各语言水平进行系统的评定。应用中国康复治疗中心构音障碍评定法进行评定,主要包括两大项:构音器官检查和构音检查。

【构音器官检查】

范围包括呼吸状态、喉、腭咽、硬腭、舌、面部、口、下颌和反射等项目。

1. **肺的功能**　呼吸不规则、呼吸调节困难会引起发音困难,因而导致语言障碍。对于肺与发音有关的检查项目有测定最长呼气时间、每分钟呼吸次数;了解呼吸类型,是胸式、腹式还是混合型;是否有快吸气、慢呼气的表现,同时要检查胸腹部发育情况、口鼻呼吸分离状况及随意性呼吸的情况。

2. **喉的功能**

(1)测定最长发声时间。

(2)检查发音的音质、音调、音量:有无气息声(breath)、无力声(asthenia)、费力声(strained)和粗糙声(rough)。

3. **面部检查**　面部是否左右对称,是否有麻痹、痉挛、口角下垂、面部下垂、流涎、抽搐、怪相和用口呼吸等现象,并要记载有问题是哪一侧。

4. **口部肌肉**　检查有无噘嘴、咂唇、龇牙等现象,同时要检查唇活动时的力度。在令小儿露齿、叩齿、合唇、吹蜡、吹口哨、咬上下唇、咳嗽时了解口部肌肉的情况。

5. **舌**　检查有无舌外伸及舌活动时的灵活度。检查方法是让患儿用自己的舌去舔唇左、右侧和舔唇上、下侧,在做此活动时观察舌活动的灵活程度。

6. **下颌**　检查下颌有无异常下拉和异常上抬的现象。

7. 腭咽机制　检查软腭在发音时所抬举的高度;腭垂的情况;可用吹气球的方法检查是否有鼻漏气的现象。

8. 反射

(1)下颌反射:检查者用右手拿叩诊锤,用左手示指轻轻按压患儿的下颌正中部,使其口半张开,以叩诊锤轻叩自己的左手示指,患儿出现闭口的动作。正常时此反射很微弱或不能引出,双侧锥体束病变时此反射增强。

(2)呕吐反射:用压舌板或棉棒只刺激一侧的软腭和舌根部,若见咽部肌肉收缩、舌根部上举,即出现呕吐样反应就为阳性。

(3)咽反射:嘱患者张口,用压舌板轻触左侧及右侧咽后壁,正常应有作呕反应,有舌咽或迷走神经损害时,患侧咽反射迟钝或消失。

【脑神经检查】

(1)三叉神经(Ⅴ):颜面知觉、咀嚼肌张力、角膜反射、下颌反射。

(2)面神经(Ⅶ):

1)颜面运动:包括皱眉、鼓腮等动作。

2)口轮匝肌反射:令患儿张口、闭口时检查口轮匝肌的力量,如果有中枢性损伤或疾病则力量基本不变,周围性损伤或疾病则力量明显降低。

(3)舌咽神经、迷走神经(Ⅸ、Ⅹ):当舌咽、迷走神经损害时可有吞咽困难、声音嘶哑,说话时有鼻音等症状,检查时发现咽后壁的感觉迟钝或消失。

(4)舌下神经(Ⅻ):观察舌在静止状态下的位置,有无萎缩、有无肌肉的震颤。另外要观察舌运动的情况,如舌伸出时是否居中,并使舌向上、下、左、右活动观察其活动情况。

【进食功能检查】

进食功能与说话的关系十分密切,脑性瘫痪儿童的进食功能发育常较正常儿童延迟,并常伴有下颌、口唇、舌、软腭的运动异常,因此需对进食的各个功能进行观察和评定。

【全身姿势与运动功能检查】

因为全身姿势与运动功能的正常与否可影响发声及语言的形成,所以进行语言功能评价的第一步必须对患儿的姿势与运动状态做出评定,要注意因全身姿势与运动对发音的影响,包括头部的控制情况、有无角弓反张、有无不随意运动、做主动运动或兴奋时肌肉紧张度的改变情况等。

可通过对手的运动功能的检查来发现随意运动等情况,观察手的粗大动作与精细动作完成的情况,特别是精细动作,如对指动作、捏小球、拼画板、拿勺等;观察手的模仿动作,如再见、拍手、接东西等。

【构音功能的评定】

(1)语言的理解能力评定:通过对动作、事物分类、语言、文字等的理解能力评定。

（2）语言表达能力评定：

1）判定某种程度的表达能力、发音功能检查与评定。

2）检查声音的大小、高低、音质、流畅度、从意欲发音到发音所需要的时间、发音持续时间、发音吸气情况，以及随意性发音停顿检查等。

【构音功能检查】

构音功能检查是以普通话语音为标准音，结合构音类似运动对语言进行系统评价的方法。

（1）检查用具：手电筒、单词卡片（50张）、记录表、小镜子、卫生纸、吸管、录音机。

（2）检查范围：包括会话、单词检查、音节复述检查、文章检查、构音类似运动检查。

1）对会话的观察：主要观察患儿是否能说、发音，发音时声音质量，对口语的理解能力。

2）应用词语检查：在患儿读单词时听其读音的情况。我国常用的词语如下。踢足球、穿衣、背心、布鞋、草帽、人头、围巾、脸盆、热水瓶、牙刷、茶杯、火车、碗筷、小草、大蒜、衣柜、沙发、手电筒、自行车、照相、天安门、耳朵、台灯、缝纫机、电冰箱、书架、太阳、月亮、钟表、母鸡、歌唱、女孩、熊猫、白菜、皮带、短裤、划船、下雨、摩托车、擦桌子、知了、绿色、黄瓜、牛奶、西红柿、菠萝、扫地、开车、圆圈、解放军。

3）应用文章检查：让患儿阅读如下文章，了解阅读中的问题，如"冬天到，冬天到，北风吹，雪花飘，小朋友们不怕冷，排起队来做早操，伸伸臂，弯弯腰，锻炼锻炼身体好。"

【观察的项目】

（1）部位：哪一部位存在运动障碍。

（2）形态：是否异常或有异常运动。

（3）程度：判定异常程度。

（4）性质：判定是中枢性、周围性或失调性。

（5）运动速度：是否有运动低下。

（6）运动范围是否受限、协调运动不佳。

（7）运动的力量相关肌肉肌力是否降低。

（8）运动的精巧性：正确性、圆滑性，可通过协调运动和连续运动判断。

最后将前面单词、音节文章构音类似运动检查结果分别记录，并结合构音器官检查结果加以分析，确定构音异常的类型和基础。

【其他相关的检查】

（1）发声空气力学检查（喉发声检查）。

（2）CT、MRI检查。

（3）听力检查。

【常见的构音异常】

(1)省略:将布鞋"bu xie"说成为物鞋"u xie",省略了"b"。

(2)置换:将苹果"ping guo"说成停果"ting guo",用"t"置换了"P"。

(3)歪曲:将大读成类似"大"中的"d"的声音,但并不能确定为置换的发音。

(4)口唇化:将相当数量的辅音发成"b、P、f"的音。

(5)齿背化:将相当数量的辅音发成"z、c、s"的音。

(6)硬腭化:将相当数量的辅音发成"zh、ch、sh"和"j、p、x"的音。

(7)齿龈化:将相当数量的辅音发成"d、t、n"的音。

(8)送气音化:将布鞋"bu xie"说成为铺鞋"pu xie",将"bu"发成"pu",将多数不送气音发成送气音。

(9)不送气化:将大蒜"da suan"说成为踏蒜"ta suan",将大"da"发成踏"ta"音。

(10)边音化:将相当数量的音发成"l"的音。

(11)鼻音化:将"pa"发成那"na"的音。

(12)无声音化:发音时部分或全部音只见有构音器官活动但无声音。

(13)摩擦不充分:发"fa"音时摩擦不充分而不能形成清晰的摩擦音。

(14)软腭化:齿背音、前硬腭音发成"g、k"的音。

(张继华　袁　博　曾凡森)

第二节　语言发育迟缓的评定

【语言发育评定】

语言发育迟缓检查,可以应用CRRC(中国康复研究中心)语言发育迟缓检查法。此检查法是根据日本的 S - S(sign - significate relations)语言发育迟缓检查法的模式。依据汉语的特点研制的一个较系统的检查方法。

【人际交往评定】

(1)打招呼、寒暄等。

(2)视线接触。

(3)注意力。

(4)对问题的反应。

(5)感情起伏状态。

(6)交友状态。

(7)对周围人的反应。

【听觉、视觉、触觉功能的评定】

评定项目	内容
听觉	对声音的反应、语音的辨别能力、听觉检查
视觉	辨别事物、字形;视知觉发育检查
触觉	触摸物体、分析形状质量
智力检查	比内智力测试、瑞文智力测试、韦氏智力测试
病史	现病史、既往史、孕产史、个人发育史、家庭史、训练史等
母子关系	母子亲子关系质量和儿童对自我的知觉之间有显著的联系

【语言发育迟缓检查】

(一)内容

1. **符号形式与内容指示关系**　见表32 - 1。

2. **基础性过程**　见表32 - 2。

3. **交流态度**

表32 - 1　符号形式与指示内容关系及年龄阶段

阶段	内容	年龄
第一阶段	对事物、事态理解困难	
第二阶段	事物的基础概念	
2 - 1	功能性动作	
2 - 2	匹配	
2 - 3	选择	
第三阶段	事物的符号	
3 - 1	手势符号(相关符号)	
3 - 2	言语符号	1.5 ~ 2 岁
	幼儿语言(相关符号)	
	成人语言(任意性符号)	
第四阶段	词句、主要句子成分	
2 ~ 2.5 岁	4 - 1	两词句(主谓 + 动宾)
2.5 ~ 3.5 岁	4 - 2	三词句(主谓宾)
第五阶段	词句、语法规则	
3.5 ~ 5 岁	5 - 1	语序、(规则)主动语态
5 - 2	被动语态	5 ~ 6.5 岁

表32-2 基础性过程检查(操作性课题)与年龄阶段对照表

年龄	镶嵌图像	积木	描画	抛小球及适应性
5岁以上				
3岁6月~4岁11月			△□	
3岁~3岁5月	10种图形 10/10+		+○	
2岁~2岁5月	10种图形 7/10+	隧道		
1岁9月~1岁11月	6种图形 3/6-4/6	排列	|—	
1岁6月~1岁11月	3种图形 3/3+	堆积	+	
1岁~1岁2个月				部分儿童+

(二)评定结果分析

检查结束后,要对检查结果与各种信息,如人际交流、各种(听、视、嗅)感觉、个人史、家族史、环境因素、辅助检查结果等进行综合评定、诊断。

1.**评定总结** 将S-S检查结果的阶段与实际年龄言语水平阶段进行比较,如低于相当阶段,可诊断为语言发育迟缓。

2.**分类**

(1)按交流态度分为两群:Ⅰ群:交流态度良好;Ⅱ群:交流态度不良。

(2)按言语符号与指示内容的关系分为啊A、B、C群,根据对言语符号与指示内容的相关检查和操作性课题(基础性过程)的完成情况比较,将A和C群又分为6个亚群,运用于实际年龄3岁以上儿童。

1)A群:言语符号尚未掌握,符号与指示内容关系的检查在3-1阶段以下,不能理解口语中的名称。

A群a:操作性课题与符号形式与指示内容的相关检查均落后于实际年龄。

A群b:操作性课题好于符号形式与指示内容的相关检查。

2)B群:无亚群,但应具备以下条件和言语表达困难:①实足年龄在4岁以上;②词句理解在4-1阶段以上;③一般可以用数词表达;④言语模仿不可,或有波动性;⑤上述②~④的状态持续1年以上;⑥无明显运动功能障碍。

3)C群:语言发育落后于实际年龄,言语符号与指示内容检查在3-2阶段以上。

C群a:动作性课题和言语符号与指示内容相关的理解表达全面落后,动作性课题=言语符号理解=表达。

C群b:动作性课题>言语符号的理解=表达。

C群c:言语符号的理解>表达=动作性课题。

C群d:言语符号表达尚可,但理解不好,此亚群多见于孤独症或有孤独倾向的儿童。

(三)填写语言迟缓检查报告

语言迟缓检查报告见图32-1。

语言治疗评价记录

姓名　　　性别　　　年龄　　　床号　　　住院号　　　评价日期

[主诉]						岁
[临床诊断]						9
						8
[诊断]　　正常　　　语方发育迟缓						7
构音：						6
符合阶段　　　—						5
						4
[方针]						3
						2
						1
	实际年龄	动作性课题	言语理解	符号表达		
				检查者：		

图 32 - 1　语言迟缓检查报告

（张继华　袁　博　曾凡森）

第三十三章　智力障碍的评定

智力障碍是18岁以前在智力功能以及适应性行为两个方面有显著限制,表现在概念、社会和实践性适应技能方面的落后。

【智力障碍分组】

一般依据IQ、适应性行为缺陷将智力低下分为轻度、中度、重度和极重度四级。

(一)轻度智力低下

轻度智力低下精神病学中又称愚笨。IQ为50~70,适应性行为轻度缺陷。早年发育较正常儿略迟缓,且不像正常儿那样活泼,对周围事物缺乏兴趣。做事或循规蹈矩,或动作粗暴。言语发育略迟,抽象性词汇掌握少。分析能力差,认识问题肤浅。学习成绩较一般儿童差,能背诵课文,但不能正确运用,算术应用题完成困难。通过特殊教育可获得实践技巧和实用的阅读及广告牌能力。长大后可做一般性家务劳动和简单的具体工作。遇事缺乏主见,依赖性强,不善于应付外界的变化,易受他人的影响和支配。能在指导下适应社会。

(二)中度智力低下

又称愚鲁。IQ为35~49,适应性行为中度缺陷。整个发育较正常儿迟缓。语言功能发育不全,吐词不清,词汇贫乏,只能进行简单的具体思维,抽象概念不易建立。对周围环境辨别能力差,只能认识事物的表面和片断现象。阅读和计算方面不能取得进步。经过长期教育和训练,可以学会简单的人际交流、基本卫生习惯、安全习惯和简单的手工技巧。

(三)重度智力低下

又称痴愚。IQ为20~34,适应性行为重度缺陷。早年各方面发育迟缓。发音含糊,言语极少,自我表达能力极差。抽象概念缺乏,理解能力低下。情感幼稚。动作十分笨拙。有一定的防卫能力,能躲避明显的危险。经过系统的习惯训练,可养成简单的生活和卫生习惯,但生活需要他人照顾。长大以后,可在监督之下做些固定和最简单的体力劳动。

(四)极重度智力低下

又称白痴。IQ低于20,适应性行为极度缺陷。对周围一切不理解。缺乏语言功能,最多会喊"爸""妈"等,但并不能真正辨认爸妈,常为无意识的嚎叫。缺乏自我保护的本能,不知躲避明显的危险。情感反应原始。感觉和知觉明显减退。运动功能显著障碍,手脚不灵活或终生不能行走。常有多种残疾和癫痫反复发作。个人生活不能处理,多数早年夭折。幸存者对手脚的技巧训练可以有反应。

【智力的评定】

(一)常用的智力量表

(1)斯坦福－比奈智力量表。

(2)韦克斯勒儿童智力量表。

(3)韦克斯勒学前儿童智力量表。

(4)考夫曼儿童成套评估测验。

(5)联合型瑞文测验。

(二)运用智力量表的注意事项

(1)任何智力测验工具都有测验的标准误(SEM),因此,应当将测验中得到的IQ分数视为一个范围。例如韦克斯勒智力量表(第三版)全量表IQ的SEM为3.2,这就意味着如果一个儿童通过该量表测得IQ为70,那么其实际IQ应当为67~73(一个SEM范围,66%的可能),或者64~76(2个SEM范围,95%的可能)。因此在评估时,应当非常谨慎,尤其是对于测验分数处在边缘状态(IQ为70)的对象,更应当综合多方面的情况,最后做出诊断的结论;同时,在划分智力障碍与正常的分界时应当将标准误考虑在内,所以,可以将智力障碍的操作定义的临界分数定为75。

(2)通常认为,一个心理测量工具对于均数左右2~3个标准差(SD)以内的评价效果最好。我们现在所使用的智力测验工具,如韦克斯勒儿童智力量表的确可以用于智力障碍的诊断,但韦克斯勒在编制量表时并未打算将量表用于远离均数的人群,事实上,目前还没有一种智力测验工具是专门用来评价极端分数的人群。因此,在解释测验分数时要注意,越是偏离均数的极端值,其出现误差的可能性也就越大。

(3)选择不同的测量工具可能会带来不同的诊断结果。例如,从理论上来说,用韦克斯勒智力量表进行测验,IQ分数在70以下的大约为2.28%;而斯坦福－比奈智力量表中,IQ分数为70以下的则超过3%。根据全国人口普查的结果,到2000年底,我国大陆地区共有人口126 583万人,按照上述两个智力测验工具推估的智力障碍人数相差超过900万人。

【适应行为的评定】

美国智力障碍学会(2002)对于适应行为的界定是:适应行为是指人们习得的用于适应日常生活的概念性、社会性以及实用性的技能。在这里,概念性机能包括语言、读写、金钱概念和自我定向,社会性机能主要包括人际、责任、自尊、遵循规则、避免受骗等,实用技能主要包括日常生活、日常生活的操作活动、职业技能以及对环境的自我管理。

适应行为的局限包括以下几种可能。①不知道如何操作一个技能(习得缺陷)。②不知道何时使用所学的技能(操作缺陷)。③其他动机因素影响了技能的表现(操作缺陷）。

（一）评定适应行为的量表

婴儿－初中生社会生活能力量表,包括 132 项,6 个行为领域:独立生活能力 10 分、运动能力 9 分、作业 10 分、交往 10 分、参加集体活动 10 分和自我管理 8 分。社会商数（SQ）＝SA／CA×100（SA:social age;CA:chronological age）,其局限点如下。

（1）对 7 岁以下的儿童和中度以下的智障者实用价值差,可选用巴尔萨泽适应行为量表。

（2）通过访问和调查所获得的资料比智力测试灵敏度低。目前有人认为"适应社会的能力"不确切,认为其指的是个体参与社会职能的满意程度,主要表现在以下方面:语言发育,生活自理,家居情况,社会交往技巧,社区参与,自律能力,保证健康和安全的能力,学业水平,就业（工作）情况,至少有两项有缺陷才认为是适应行为能力的缺陷。

目前国内常用的评定量表有儿童适应行为评定量表（1994）、儿童适应行为量表（1996）。

根据美国智力障碍学会（2002）的定义,所谓适应行为的"显著限制",是指在标准化的适应行为量表的评定中,在总分得分低于平均分（M）两个标准差（SD）以上。

（二）使用适应行为量表的注意事项

（1）同智力测验一样,适应行为评定量表也有其标准误,如果儿童在适应行为测验中的得分低于平均分 1 个标准差,有必要补充使用另一套测验,以帮助判断。

（2）适应行为所涵盖的内容很广,任何一个测验工具都无法测得全部领域,不同的量表所测的重点可能有所不同。

（3）适应行为量表不可能充分反映个体全部的适应行为水平,对于个体的诊断还要补充其他相关信息。

（4）适应行为的评定结果与智力功能评定结果对于智力障碍的评定有同等重要的作用。

【其他的评定】

基于智力量表和社会适应行为量表的局限,对智力障碍的评定还需要借助一些临床评定的信息。比如,个体来自于非主流文化,早期的信息不够充分,个体伴有其他障碍,无法使用通常使用的量表加以评定等。所需要的临床信息所涉及的面比较广,主要有以下几方面。

（一）个体的生理条件和健康状况。

个体如果存在感觉、运动或沟通上的障碍,便会对智力及适应行为的评定造成影响。通过对个体的生理条件和健康状况加以评定,可以分辨出哪些因素影响了评定结果。

（二）个体的经验和机遇。

对个体来说,某些能力的掌握是需要具备适当的机遇或条件的,条件不成熟必然影响个体能力的获得与表现。

　　此外,相关的背景、环境、社会文化等对于个体的表现都会有直接或间接的影响,在评定中应加以考虑。

　　总之,智力障碍儿童的评定要结合智力、社会适应能力及临床评定的信息来综合考虑。确定智力障碍儿童属于何种等级是一件十分严肃的工作,因为这将关系到儿童受教育的权利、职业选择、成家立业等多方面的问题,绝不能轻率从事。正式的评定必须由专业人员承担,同时要重视临床材料的收集。

（李尉萌　袁　博　马艳丽）

第三十四章　孤独症谱系障碍及相关发育障碍儿童评估

一、心理教育量表

心理教育量表(psycho – educational profile,PEP)是由美国 E·Schopler 和 R·J·Reichler 编制的心理教育量表,适用于孤独症及相关发育障碍儿童的个别化评估与矫治,提供有关目前患儿发育水平的信息,指出患儿偏离正常发展的特征和程度,为进一步制定个别化教育方案提供科学依据。

【PEP 量表的具体内容】

PEP 量表包含两个分量表,一为功能发展量表,一是病理学量表,测试项目由一套玩具及游戏活动组成,在测试的同时,对患儿的各种反应按一定的评分标准做记录。

功能发展量表包含 95 个项目,七个功能领域:模仿、知觉、精细动作、粗大动作、手眼协调、认知表现、口语认知。

1. **模仿**　包含 10 个项目,用于评估孩子在口语及动作方面的模仿能力。模仿在人类社会学习及交往中起着不可估量的作用,但却是 ASD 儿童的薄弱环节。模仿的项目涉及了对动作、声音及语言的模仿。

2. **知觉**　由 11 个项目组成,用于评估视觉和听觉两种感知觉发展水平。正常学习需要各种感觉信息的协调,而 ASD 儿童的特点却是注意力极为短暂,对外界各种刺激筛选能力差,存在感觉超敏现象,亦易引起情绪反应,从而干扰学习。

3. **动作技能**　包含精细动作 10 项,例如穿珠子、用剪刀剪东西等;粗大动作 11 项,如接球、踢球、行走、上阶梯、单脚站立、双脚跳等。所有项目均为孩子在最初几年应掌握的一些基本技能,这些技能的发育也是更高级功能的基础。另外,此领域的项目由于不需要语言,也比较能吸引患儿的兴趣。

4. **手眼协调**　包含 14 个项目,如在线内着色、临摹图形、堆积木、抄写汉字等,此方面的能力是掌握书写、绘画的基础功能。

5. **认知表现**　包含 20 个项目,如认知身体部位,辨认形状、颜色、大小、拼图等,侧重对语言的理解而表现出的认知能力,不需要任何直接的口语回答。

6. **口语认知**　包含 19 个项目,与认知的表现项目有一定的交叉,二者都需要语言理解,但它更侧重口语表达,如数数、心算、命名图片等。ASD 儿童在认知表现及口语认知方面都存在障碍。

病理量表包含五个领域:情感,人际关系,游戏及物品喜好,感觉模式和语言,项目涉及保持目光接触、适当考察测试材料、显示正常的嗅觉兴趣、使用与其年龄相适应的语言、非结构化时间的使用等。病理量表的项目并不显示发展的变化,正常儿童 1 岁半可以在这些病理项目上有轻微的反应,但却不像是孤独症或其他发展障碍儿童那样有严重的反应形式。病理量表是为诊断目的而设计的,它可以提供患儿障碍行为的严重程度的信息,并识别异常行为所属的具体领域。

【《心理教育评定量表中文修订版第三版》(C – PEP – 3)的特点】

测验材料丰富(如泡泡瓶、拼图、万花筒、手偶、胶泥等),儿童容易对材料发生兴趣,并在短时内主动参与测验。

C – PEP – 3 的项目由一套玩具材料及游戏活动所组成,在指导语及被试反应所需要的语言方面,该量表都降低到最低限度。

测试过程的灵活性和评估的精确性,解决了孤独症儿童"不可测"的问题。无速度要求,无时间限制,实施不必以固定成组的顺序呈现。项目的指导语可根据儿童的特殊需要采用不同层次的说明。口头说明;用手势传达任务;示范;手把手操作。附加补充项目(测试手册第二部分),可根据需要进一步衡量较低的技能,或较高的技能。

发展量表的测验结果客观、准确。测验是由受试者本人对测验材料(项目)做出反应,依据评分标准记分。项目客观、评分客观、结果解释(常模)客观。

病理行为的评定量表是由评定者对受测者的行为进行自然观察,依据评定标准进行评价,在这种意义上又称为他评量表。

C – PEP – 3 兼具有测验和评定量表的双重特性。

C – PEP – 3 不同于一般的智力量表,它能全面展示受测者当前在七个功能领域的发展水平,提供一个描述发展的侧面图,显示 ASD 儿童不均衡的发展和学习模式。

C – PEP – 3 病理测验还能指明受测者失调和干扰行为的严重程度及其具体领域,用以制订行为矫正方案。

记分有独特的"中间反应"级别;"中间反应"项目可以直接转化为有效的个别化教育计划的目标;"中间反应"级别对于把握年龄较低、发展较差的儿童的能力颇有助益,体现了维果茨基的"最近发展区"的理念;以它来组织教学的话,孩子容易体验到成功的喜悦,从而减少因不断受挫而带来的沮丧及完全拒绝的反应。

【C – PEP – 3 评分与记录】

C – PEP – 3 功能量表采用三级评分,即 P(通过)、E(中间反应)和 F(不通过)。

P:孩子能成功地完成任务而不需主试演示。

E：孩子对完成任务似乎有所领会，但不能表现出功能行为（不会做），或不全会，或需主试示范才能部分完成。

F：孩子不能完成任务的任何一方面，或者即使在反复示范之后，被试仍不试图去完成。

C－PEP－3 功能量表的记录在记分册上进行，每通过一题记 1 分，再将统计出的各领域的得分转画到侧面图上，用一短横线标出；将所有领域的得分总和标记在发展评分的相应数值上；

中间反应不计分，将各领域的中间反应项目的项目数加上通过的项目数，在对应的合计数上用圆圈标出各个功能领域的中间反应得分数，并用虚线连接起来。

各领域通过的项目分数则用实线连起来，便可显示儿童目前可能的发展区域。

C－PEP－3 病理行为表采用三级评分，即 A（适当）、M（轻度）和 S（严重）

A：孩子的行为是与其年龄相适应的。

M：孩子的行为明显不适应，但很可能在比他年龄小的儿童身上看到这些行为，而在该患儿的年龄已不该有的反应。

S：孩子的行为在强烈程度、性质、特点上明显地表现出不同与特异。虽然这一评分等级的反应，有可能与年龄较小的孩子所显示的反应相似，但这些反应必须是奇特的、极端的。

病理项目在记录时，不仅要记录行为的等级程度，还有记录下具体的行为表现。

将各病理领域出现的不适当行为按不同等级加以分类统计，再转画于病理量表的侧面图上，圆心开始涂相应的环数，轻度用阴影表示，重度用黑色表示，从图中可以显示患儿的病理领域和程度。

二、孤独症（自闭症）儿童行为评定量表（ABC 量表）

"孤独症行为评定量表"又可简称为 ABC 量表。全部量表包括 57 个题目，每项选择依次从 0 ~ 4 分为五等，其中 0 分表示该事件不发生，4 分则表示这个事件在该儿童身上表现特别明显，其余类推。当总分累加达到 53 分为临界，大于 67 分则可以诊断为孤独症。见表 34 － 1。

表 34 － 1　儿童 ABC 量表

---

1. 喜欢长时间自身旋转

2. 学会做一件简单的事，但很快就忘记

3. 经常没有接触环境或进行交往的要求

4. 往往不能接受简单的指令（如坐下、过来等）

5. 不会玩玩具（如没完没了地转动、乱扔、揉等）

6. 视觉辨别能力差（如对一种物体的特征、大小、颜色、位置等辨别能力差）

7. 无交往性微笑（即不会与人点头、招呼、微笑）

---

8. 代词运用颠倒或混乱(你、我分不清)

9. 长时间总拿着某种东西

10. 似乎不在听人说话,以至让人怀疑他有听力问题

11. 说话不合音调、无节奏

12. 长时间摇摆身体

13. 要去拿什么东西,但又不是身体所能达到的地方(即对自身与物体的距离估计不足)

14. 对环境和日常生活规律的改变产生强烈反应

15. 当与其他人在一起时,呼唤他的名字,他没有反应

16. 经常做出前冲、旋转、脚尖行走、手指轻掐轻弹等动作

17. 对其他人的面部表情或感情没有反应

18. 说话时很少用"是"或"我"等词

19. 有某一方面的特殊能力,似乎与智力低下不相符合

20. 不能执行简单的含有介词语句的指令(如把球放在盒子上或放在盒子里)

21. 有时对很大的声音不产生吃惊反应(可能让人想到他是聋子)

22. 经常拍打手

23. 大发脾气或经常发点脾气

24. 主动回避与别人的眼光接触

25. 拒绝别人的接触或拥抱

26. 有时对很痛苦的刺激,如摔伤、割破或注射不引起反应

27. 身体表现很僵硬、很难抱住

28. 当抱看他时,感到他的肌肉松弛(即他不紧贴抱他的人)

29. 以姿势、手势表示所渴望得到的东西(而不倾向于语言表示)

30. 常用脚尖走路

31. 用咬人、撞人、踢人等行为伤害他人

32. 不断地重复短句

33. 游戏时不模仿其他儿童

34. 当强光直接照射眼睛时常常不眨眼

35. 以撞头、咬手等行为自伤

36. 想要什么东西不能等待(一想要什么,就马上要得到)

37. 不能指出 5 个以上物体的名称

38. 不能发展任何友谊(不会和小朋友来往、交朋友)

39. 有许多声音的时候,常常捂着耳朵

40. 经常旋转碰撞物体

41. 在训练大小便方面有困难(不会控制大小便)

42. 一天只能提出 5 个以内的要求

43. 经常受到惊吓或非常焦虑不安

44. 在正常光线下斜眼、闭眼、皱眉

45. 不是经常被帮助的话,不会自己给自己穿衣

46. 一遍遍重复一些声音或词

47. 瞪着眼看人,好像要看穿似的

48. 重复别人的问话或回答

49. 经常不能意识所处的环境,并且可能对危险的环境不在意

50. 特别喜欢摆弄、着迷于单调的东西或游戏、活动等(如来回地走或跑,没完 没了地蹦、跳、拍、敲)

51. 对周围东西喜欢嗅、摸或尝

52. 对生人常无视觉反应(对来人不看)。

53. 纠缠在一些复杂的仪式行为上,就像缠在魔圈里(如走路要走一定的路线,饭前或做什么事前一定要把什么东西摆在什么位置,或做什么动作,否则就不睡不吃)

54. 经常毁坏东西(如玩具、家里的一切用具很快就给弄坏了)

55. 在 2 岁半以前就发现孩子发育延迟

56. 在日常生活中至少用 15 个但不超过 30 个短句进行交流(不到 15 句也打"√")

57. 长时间凝视一个地方(呆呆地看着某处)

注:要求评定者与儿童至少共同生活 3~6 周,填写者为与儿童生活至少半年以上的教师。评分时,对每一项做"是"与"否"的判断。"是"评记"√"符号,"否"不记号。把"是"的项目合计累分,总分≥31 分为自闭症筛查界限分;总分 >53 分作为自闭症诊断界限分。

三、儿童孤独症评定量表(CARS 量表)

1980 年,斯考普勒等人发表了自己编制的儿童期自闭症评定量表,经过 1988 年的一次修订之后,该量表目前已被广泛应用于自闭症儿童的诊断中。

CARS 包含 15 个分量表,分别是:人际关系、模仿、情感反应、身体使用、与非生命物体的关系、对环境变化的适应性、视觉反应性、听觉反应性、近处感觉反应、焦虑反应、言语沟通、非言语沟通、活动水平、智力功能和总体印象。每个分量表由正常到极不正常分为四级(分别记为 1 分、2 分、3 分和 4 分),受测者获得哪个等级分数,由他的行为特征决定。CARS 的得分范围在 15~60 分之间。如果受测者的分数低于 30,就表明他没有自闭症;如果分数在 30~36 之间,表明有自闭症倾向;如果分数≥37,就可确定为有自闭症。各分量表的评分者信度系数介于 0.55~0.93 之间;全量表的评分者信度系数的均为 0.71。内部一致性系数为 0.94。在效度方面,该量表与精神病医生的临床诊断之间的相关为 0.84,与心理医生的判断之间的相关为 0.80。另外,大量的实际应用的情况表明,CARS 是筛查自闭症的有效工具。测试时间 10 min。适用于学龄前儿童。该量表编制于 20 世纪 80 年代初,从 15 个主要方面对孤独症儿童进行评估,主要适用于医生或儿童心理测验专职人员的他评量表。应用时最好能结合儿童孤独症家长评定量表共同使用。见

表34 – 2。

表34 – 2 儿童孤独症评定量表（CARS）

一、人际关系

与年龄相当：与年龄相符的害羞、自卫及表示不同意 … 1分

轻度异常：缺乏一些眼光接触，不愿意，回避，过分害羞，对检查者反应有轻度缺陷 … 2分

中度异常：回避人，要使劲打扰他才能得到反应 … 3分

严重异常：强烈地回避，儿童对检查者很少反应，只有检查者强烈地干扰，才能产生反应 … 4分

二、模仿（词和动作）

与年龄相当：与年龄相符的模仿 … 1分

轻度异常：大部分时间都模仿，有时激动，有时延缓 … 2分

中度异常：在检查者极大的要求下有时模仿 … 3分

重度异常：很少用语言或运动模仿他人 … 4分

三、情感反应

与年龄相当：与年龄、情境相适应的情感反应，以及兴趣，通过面部表情姿势的变化来表达 … 1分

轻度异常：对不同的情感刺激有些缺乏相应的反应，情感可能受限或过分 … 2分

中度异常：不适当的情感的示意，反应相当受限或过分，或往往与刺激无关 … 3分

严重异常：极刻板的情感反应，对检查者坚持改变的情境很少产生适当的反应 … 4分

四、身体使用

与年龄相当：与年龄相适应的利用和意识 … 1分

轻度异常：躯体运用方面有点特殊，如某些刻板运动，笨拙，缺乏协调性 … 2分

中度异常：有中度特殊的手指或身体姿势功能失调的征象，摇动旋转，手指摆动，脚尖走 … 3分

重度异常：如上述所描述的严重而广泛地发生 … 4分

五、与非生命物体的关系

与年龄相当：适合年龄的兴趣运用和探索 … 1分

轻度异常：轻度的对东西缺乏或不适当地使用物体，像婴儿一样咬东西，猛敲东西，或者迷恋于物体发出的吱吱叫声或不停地开灯、关灯 … 2分

中度异常：对多数物体缺乏兴趣或表现有些特别，如重复转动某件物体，反复用手指尖捏起东西，旋转轮子或对某部分着迷 … 3分

严重异常：严重的对物体不适当的兴趣、使用和探究，如上边发生的情况频繁的发生，很难使儿童分心 … 4分

六、对环境变化的适应

与年龄相当：对改变产生与年龄相适应的反应 … 1分

轻度异常：对环境改变产生某些反应，倾向维持某一物体活动或坚持相同的反应形式 … 2分

中度异常：对环境改变出现烦躁、沮丧的征象，当干扰他时很难被吸引过来。 … 3分

严重异常：对改变产生严重的反应，假如坚持把环境的变化强加给他，儿童可能逃跑。 … 4分

七、视觉反应

与年龄相当:适合年龄的视觉反应,与其他感觉系统是整合方式　　　　　　　　　　　1分

轻度异常:有时必须提醒儿童去注意物体,有时全神贯注于"镜像",有的回避眼光接触,有的凝视空间,有的着迷于灯光　　　　　　　　　　　　　　　　　　　　　　　　　2分

中度异常:经常要提醒他们正在干什么,喜欢观看光亮的物体,即使强迫他,也只有很少的眼光接触,盯着看人,或凝视空间　　　　　　　　　　　　　　　　　　　　　　　　3分

重度异常:对物体和人的广泛严重的视觉回避,着迷于使用"余光"　　　　　　　　　4分

八、听觉反应

与年龄相当:适合年龄的听觉反应　　　　　　　　　　　　　　　　　　　　　　　1分

轻度异常:对听觉刺激或某些特殊声音缺乏一些反应,反应可能延迟,有时必须重复声音刺激,有时对大的声音敏感,或对此声音分心　　　　　　　　　　　　　　　　　　　　2分

中度异常:对听觉不构成反应,或必须重复数次刺激才产生反应,或对某些声音敏感(如很容易受惊,捂上耳朵等)　　　　　　　　　　　　　　　　　　　　　　　　　　　3分

重度异常:对声音全面回避,对声音类型不加注意或极度敏感　　　　　　　　　　　4分

九、近处感觉反应

与年龄相当:对疼痛产生适当强度的反应,正常触觉和嗅觉　　　　　　　　　　　　1分

轻度异常:对疼痛或轻度触碰,气味,味道等有点缺乏适当的反应,有时出现一些婴儿吸吮物体的表现　　　　　　　　　　　　　　　　　　　　　　　　　　　　　　　　　2分

中度异常:对疼痛或意外伤害缺乏反应,比较集中于触觉、嗅觉、味觉　　　　　　　3分

严重异常:过度集中于触觉的探究感觉而不是功能的作用(吸吮、舔或磨擦),完全忽视疼痛或过分地做出反应　　　　　　　　　　　　　　　　　　　　　　　　　　　　　　4分

十、焦虑反应

与年龄相当:对情境产生与年龄相适应的反应,并且反应无延长　　　　　　　　　　1分

轻度异常:轻度焦虑反应　　　　　　　　　　　　　　　　　　　　　　　　　　　2分

中度异常:中度焦虑反应　　　　　　　　　　　　　　　　　　　　　　　　　　　3分

严重异常:严重的焦虑反应,可能在会见的一段时间内不能坐下,或很害怕,或退缩等　4分

十一、语言交流

与年龄相当:适合年龄的语言　　　　　　　　　　　　　　　　　　　　　　　　　1分

轻度异常:语言迟钝,多数语言有意义,但有一点模仿语言　　　　　　　　　　　　2分

中度异常:缺乏语言或有意义的语言与不适当的语言相混淆(模仿言语或莫名其妙的话)　3分

严重异常:严重的不正常言语,实质上缺乏可理解的语言或运用特殊的离奇的语言　　4分

十二、非语言交流

与年龄相当:与年龄相符的非语言性交流　　　　　　　　　　　　　　　　　　　　1分

轻度异常:非语言交流迟钝,交往仅为简单的或含糊的反应,如指出或去取他想要的东西　　　　　　　　　　　　　　　　　　　　　　　　　　　　　　　　　　　　　2分

中度异常:缺乏非语言交往,儿童不会利用或对非语言的交往做出反应　　　　　　　3分

续表

严重异常:特别古怪的和不可理解的非语言的交往	4分

十三、活动水平

与年龄相当:正常活动水平,不多动亦不少动	1分
轻度异常:轻度不安静或有轻度活动缓慢,但一般可控制	2分
中度异常:活动相当多,并且控制其活动量有困难,或者活动相当少或运动缓慢,检查者很频繁地控制或以极大努力才能得到反应	3分
严重异常:极不正常的活动水平,要么是不停,要么是冷淡的,很难得到儿童对任何事件的反应,不断地需要大人控制	4分

十四、智力功能

与年龄相当:正常智力功能,无迟钝	1分
轻度异常:轻度智力低下,技能低下表现在各个领域	2分
中度异常:中度智力低下,某些技能明显迟钝,其他的接近年龄水平。	3分
严重异常:智力功能严重障碍,某些技能表现迟钝,另外一些在年龄水平以上或不寻常	4分

十五、总的印象

与年龄相当:不是孤独症	1分
轻度异常:轻微的或轻度孤独症	2分
中度异常:中度孤独症征象	3分
严重异常:非常多的孤独症征象	4分

注:CARS量表供专业人员评定用。当总分大于30分可考虑为孤独症,30~36分为轻/中度孤独症,大于36分并且5项以上达3分或大于3分时为重度孤独症。

(杨亚丽 卢 帅 韩 亮)

第三十五章　儿童多动症评估

【概述】

多动症是注意缺陷与多动障碍(ADHD)的俗称,目前多动症儿童的病因尚不清楚,生化及影像学检查对本病的诊断缺乏特异性。ADHA 的诊断主要靠临床症状,为方便临床诊断,心理学家及精神科医生根据多动症儿童的临床表现制订了各种量表,提高了对本病的认识,达到减少误诊及漏诊的目的。

【不同年龄的多动表现】

1. **新生儿期**　有神经不稳定的表现,易兴奋、急哭、睡眠障碍、易惊醒、惊跳、夜哭,要抱着睡或嗜睡。

2. **婴儿期**　抱在怀里乱动、不安宁、好哭、容易激怒、发脾气,孩子的母亲常抱怨孩子难带。

3. **幼儿期**　此时多动特别明显,走路不稳,狂奔乱跑,一刻不停,易摔跤;注意障碍此时已经出现,不听大人的话,难管教,注意力难以集中,东张西望,心神不宁,睡眠不安,喂食困难,乱丢玩具,虐待小动物,遗尿等。

4. **学龄前期**　症状逐渐明显,在幼儿园有多动表现,不守规则,不能静坐,注意力不集中,不听课,学习困难,随意走动,不服管,和其他小朋友不能友好相处,不肯午睡,常被老师惩罚。

5. **小学期**　从大量的临床经验看,小学时期是儿童一生中多动症表现最明显,最突出的年龄期。上小学后,正常儿童应能在课堂静坐,注意力集中听课,遵守学校的纪律,完成作业,和小朋友和睦相处,生活有规律。这些都需要较强的控制力才能做到。而多动症儿童恰恰是自制力薄弱,对上学后的突然变化难以适应,而出现多动症的各种表现,上课坐不住,小动作多,甚至起立走动作怪声,插嘴,话多,兴奋,注意力不集中,不能专心听课,扰乱邻近同学,吵架,发脾气,乱拿东西或沉闷不乐,做白日梦,不合群,干扰集体行动,惹人,倔强,焦虑不安,有时表现孤僻,作业难以完成,学习困难,成绩日趋下降。

6. **少年期**　多动症在少年期12~16岁多动症状有所好转,但学习不好,成绩下降,与同学相处欠佳,厌学,易被坏人利用引诱,染上恶习,破坏犯罪;有的性格压抑,加上家长和老师的压力过大出现学习上自卑,社交性自卑,家庭间情感不和,甚至发生出走、厌世、自尽等极端行为。

7. **成年期**　多动症在成年期因心理自然成熟,轻症者多动症状有所好转,但较重者注意力不集中依然多少存在,情绪较不稳定,易冲动,甚至有攻击行为,性格倔强,与人相处不够协调,自制力差,陷入赌博、酗酒等,有的喜欢吹牛,工作马虎,易与人争执或打斗,缺乏理想,朝三暮四,事业上难有进展。

【多动症筛查及诊断量表】

表 35 - 1 儿童多动症筛查量表(父母填)

注意缺陷(INATT)		从不或者很少	有时	经常	非常常见
		(从不)	(轻度)	(中度)	(严重)
1	学校工作中不能注意细节或者犯一些不小心引起的错误。	0	1	2	3
2	在完成任务或者玩耍的活动中难以保持注意	0	1	2	3
3	当直接和他/她说话时,似乎没在听	0	1	2	3
4	不能始终如一地遵守指令并且不能完成学校工作、家务或者职责	0	1	2	3
5	组织任务或活动困难	0	1	2	3
6	避免需要持续心理努力的任务(例如:学校工作、家庭作业)	0	1	2	3
7	丢失任务或活动中心必需的东西(例如:玩具、学校作业、铅笔或者书)	0	1	2	3
8	容易分心	0	1	2	3
9	在日常活动中健忘	0	1	2	3

多动/冲动(HYP/IMP)	很少	有时	经常	非常常见
	(从不)	(轻度)	(中度)	(严重)
手或者脚动个不停或者在椅子上感到不安	0	1	2	3
在教室内或者其他需要坐在椅子上的场合中离开座位	0	1	2	3
在不适合的场合中,到处跑或者过度攀爬	0	1	2	3
难以安静地玩耍或者参加休闲活动	0	1	2	3
"准备活动"或者经常行动好像"被马达驱动"	0	1	2	3
过度说话	0	1	2	3
问题还没有问完前就抢先回答	0	1	2	3
难以等待轮替	0	1	2	3
打扰或者侵犯他人	0	1	2	3

注:如果上述注意缺陷 9 条总的平均分(注意力集中总分/9)或多动/冲动 9 条总的平均分(多动/冲动总分/9)<1

分为注意力集中良好,1-1.5分为可疑,≥1.5分注意力不够集中,建议进一步咨询专家。

表35-2　儿童多动症行为诊断量表

---

1. 坐立不安,活动过多
2. 上课时随便讲话或叫喊
3. 上课时小动作多
4. 注意力不集中,容易分心
5. 兴奋激动,容易冲动,与人争吵
6. 经常惹人或干扰他人活动
7. 作业不认真,不能集中思想,边做边玩
8. 做事不能有始有终
9. 情绪改变快
10. 集体活动时好占上风,争先恐后,不守纪律
11. 学习成绩差或时好时坏
12. 不爱惜东西,经常弄坏学习用品
13. 说谎、骂人或打架
14. 随便拿父母的钱,或在外有偷窃行为
15. 逃学或旷课
16. 要求必须立即满足

　　计分方法:按是否经常出现或症状的严重程度分别以3(很多)、2(较多)、1(稍有)、0(无)计分。总分<5,基本可排除多动症;总分5~15,有较轻的多动倾向;总分15~30,有明显的多动症;总分>30,有严重的多动症。多动症行为量表可对疑有多动症的儿童做预测,测查结果有重要的参考作用。

（王小飞　袁　博　吴　丽）

第三十六章　儿童抽动症评估

【概述】

抽动障碍(Tic disorders)是起病于儿童或青少年时期,以不自主的、反复的、快速的一个或多个部位的运动抽动和/或发声抽动为主要特征的一组综合征。包括短暂性抽动障碍、慢性运动或发声抽动障碍、发声与多种运动联合抽动障碍(抽动秽语综合征、Tourette综合征)。三者之间病情严重程度及预后相差很大,但又有连续性,不能绝对地划分。因此如何评估抽动儿童病情的严重度,判定治疗手段的效果及推测预后,需要实用可靠的量化方法。为解决这一问题,美国耶鲁大学儿童研究中心经研究后,创制了

耶鲁抽动症整体严重度量表(YGTSS),并应用于临床。

【诊断】

(一)运动抽动

1. **简单运动抽动**　如舔唇、眨眼、点头、皱鼻、摇头、耸肩、弹指等交替发生。

2. **复杂运动抽动**　一般是表现为较完整的或较缓慢的抽动,如眼球的转动、面部的抽动等导致的面部表情,如突然伸手拍人、打自己身体或者是肌张力障碍姿势,如旋转、挺身或者弯曲腰腹部。

(二)声音抽动

1. **简单的声音抽动**　一般会表现为快速的无意义的单调重复,如不断地清嗓子、咳嗽及发出不自主的尖叫声。

2. **复杂的声音抽动**　会出现一些有意义的短句,或者更复杂的句子,也有重复的、刻板的完整语句,甚至是污言秽语。

(三)其他行为障碍

1. **强迫行为和强迫观念**　一般会出现的很晚,干扰儿童的正常生活。一般表现为强迫检查,强迫计数,强迫清洗等。

2. **注意缺陷**　注意缺陷的患者一般占50%,还有30%~40%的患儿会出现情绪不稳、学习困难、攻击行为等。发作时尖叫、威胁、攻击他人,少数的患儿出现不正常的性行为等。

【鉴别】

1. **抽动秽语综合征**　本症常为多组肌肉抽动,在同一时间内的不自主性动作多种多样,并伴有不自主的喉鸣或骂语(秽语),故抽动的多发性及其伴随的秽语为本症的特征。

2. 注意缺陷多动障碍　多动与抽动症的肌肉抽动完全不同,且伴有注意缺陷和冲动性,鉴别不难。

3. 癫痫　某些类型的癫痫如颞叶癫痫可出现咂嘴等动作;肌阵挛性癫痫有局部肌肉抽搐发作的表现,但癫痫时往往呈发作性,而抽动症则抽动的现象较频繁。癫痫发作一般不受意志控制,而抽动症可用意志控制短暂的时间。癫痫多有意识障碍,脑电图有特殊改变,而抽动症无这种改变。

4. 舞蹈病　此为风湿病变累及锥体外系所致,可有四肢和面部的不自主的无意识运动,除此之外,可有体温、血沉、C 反应蛋白及 ASO 等的变化,发病前有链球菌的感染,这些有助于与抽动症的鉴别。

表36－1　耶鲁综合抽动严重程度量表(YGTSS)

项目	评分标准	运动性抽动		发声性抽动		总分	
	0 分:无抽动	前	后	前	后	前	后
抽动类型	1 分:单一抽动						
	2 分:不同形式抽动 2 ~ 5 种						
	3 分:不同形式抽动 >5 种						
	4 分:多种抽动伴 1 种系列抽动						
	5 分:多种抽动伴 2 种或更多系列抽动						
	0 分:无抽动						
	1 分:极少发生(不是每天发生)						
抽动频度	2 分:偶尔发生但不持续						
	3 分:频繁,每天都发生,间歇期 <3 h						
	4 分:经常(醒后每小时都发生)						
	5 分:持续性(间歇不超过 5 ~ 10 min)						
	0 分:无抽动						
	1 分:不易察觉的轻微抽动						
抽动强度	2 分:比正常动作稍强的抽动						
	3 分:明显,但不超过正常最大程度						
	4 分:强度明显超过正常范围						
	5 分:抽动极强,引人注目甚至自伤						
	0 分:无抽动						
	1 分:有可疑抽动						
复杂程度	2 分:轻度抽动						
	3 分:中度(动作复杂或呈系列抽动)						
	4 分:十分复杂,极易察觉						
	5 分:长程复杂抽动						
	0 分:无影响						
	1 分:轻微但不影响正常行为						
干扰程度	2 分:偶尔打断正常活动						
	3 分:经常打断正常活动或语言						
	4 分:频繁打断正常行为、语言和人际交往						
	5 分:严重影响行为、语言和人际交往						
总分	——						

0~9分,无影响:自尊心、家庭生活、社交、学校学习或工作不受影响;10~19分,极轻度:抽动在自尊方面、家庭生活、社交、学校学习或工作上带来一点困难(偶尔的忐忑不安、担心未来,由于抽搐、家庭紧张空气有所增加;朋友或熟人有时用一种焦急的方式注视和谈论抽动);20~29分,轻度:抽动在自尊方面、家庭生活、社交、学校学习或工作上带来少量的困难;20~39分,中度:抽动在自尊方面、家庭生活、社交、学校学习或工作上带来明显的困难(焦虑发作,家庭里周期性的苦恼和烦乱,经常被人嘲弄或回避社交,由于抽动,影响学习或工作);40~49分,明显:抽动在自尊方面、家庭生活、社交、学校学习或工作上带来相当的困难;大于50分,严重:抽动在自尊方面、家庭生活、社交、学校学习或工作上带来极大的困难(带有自杀念头的严重抑郁症、断绝社交、回避社交、离开学校或工作)。

(班会会　王小飞　袁　博)

第三十七章　儿童气质评估

气质是人们与生俱有的一种个性心理特征,是一种先天的、典型的、稳定的心理特征,是个性发展的基础,主要表现在心理活动的强度、速度、稳定性、灵活性和指向性上。

儿童的气质研究距今已经有近六十年了。20世纪六十年代,美国的两位发展心理学家亚历山大托马斯(A. Thomas)和史黛拉切斯(S. Chese)通过对纽约数百位儿童长期的跟踪观察和研究,提出了气质的九个维度。他们研究发现,从婴儿出生不久后就可以观察到这些气质表现了。而且随着孩子的成长这些表现维持着相当的稳定性。

气质共有以下九个维度。

(1)活动水平,即儿童每天活动时间与不活动时间的比例。

(2)节奏性(规律性),儿童活动的可预料性和不可预料性。

(3)接近和退缩,指儿童对于新刺激的反应性质,是接近还是退缩。

(4)适应性,对新的情境或改变的情境儿童是怎样做出反应的? 如反应是错的,要花多大力气改正? 这是考察儿童的神经系统灵活性的一个指标。

(5)反应阈限,指外界的刺激要达到多大程度才引起儿童可观察到的反应。

(6)反应强度,指儿童在反应中要耗费多大的力量。

(7)心境的性质,指儿童表现欢乐、高兴、友好和不愉快、哭泣、不友好的行为比例如何。

(8)分心性,指儿童要用多大的力量才能改变其正在从事的某项活动。

(9)注意广度和持久性,指儿童从事某项活动的时间长短,能顾及的事情的多少。

根据一定的气质理论及9个气质维度的得分情况,可将儿童的气质分为以下5个类型。

1. 平易型(随和型、容易抚育型)　生物活动有规律,对新刺激(如陌生人、物、境)的反应是积极接近,对环境的改变适应较快。情绪反应温和、心境积极、看到生人常微笑。醒后很愉快、不哭吵、能接受新事物。

这类儿童约占40%,他们在吃、睡等生理活动中有规律,对新环境也能够很快地适应,容易接受新食物或陌生人。对父母的教养也能够积极反应,因而在整个儿童期都能够受到父母的极大关怀和注意。

2. 麻烦型(困难型、抚育困难)　生物活动无规律,成人难以掌握他们的饥饿和大小便规律。对新刺激反应消极、退缩、回避,环境改变后不能适应或适应较慢,情绪反应强烈且常为消极反应。醒后未睁眼就哭吵,遇到困难后大声哭叫,心境消极。

这类儿童仅占10% ~15%,他们在1岁以内表现出爱哭、不易安抚的特点。并且在父母喂其食物时常常烦躁不安,睡眠也不规律,对新刺激大多表现得畏缩,很难接受环境的变化。2、3岁时,他们也表现得不太快乐,在游戏中也不愉快。家人一般要花费很大的力气才能让他高兴起来,而由于家人的抚爱经常得不到孩子的积极回应,家人和孩子间的亲子关系往往不太密切。

3. 启动缓慢型(缓动型) 对新刺激的反应不强烈且常为消极反应(如回避),活动水平低,反复接触后方可慢慢适应。与麻烦型不同的是,这些儿童无论是积极反应还是消极反应都很温和,生活规律仅有轻度紊乱,心境消极。

启动缓慢型最少,一般不足10%。他们通常表现得很安静,适应新事物比较缓慢,如果陌生人坚持和他积极接触,他们也会逐渐接纳对方。一般在没有压力的情况下,他们也会对新事物慢慢地产生兴趣,慢慢地活跃起来。启动缓慢型的孩子虽然不多,但是由于这类孩子非常有特点,很多人都能识别出来。顾名思义,启动缓慢型的孩子大都表现出比别的孩子"慢一拍"的特点。

4. 中间型 介于三者之间。约占35%。根据其特点分为中间偏平易型及中间偏麻烦型。

气质本身没有好坏之分,关键是孩子的气质和他所处的环境是否能够和谐配合。

(袁 博 王小飞 吴 丽)

第三十八章　0~6岁儿童神经心理发育评估

【概述】

《0~6岁小儿神经、心理发育诊断量表》是首都儿科研究所生长发育研究室研制的，是与全国12个省、市密切合作，在收集15053例婴幼儿神经、心理发育宝贵资料的基础上，历时10年完成的。它不仅摸清了我国各地区婴幼儿神经、精神发育的基本情况，而且首次获得了适合我国国情的有系统、有代表性的婴幼儿神经、心理发育常模。

【测试内容】

本量表不仅可以用发育商来评价孩子的智能发育速率，也可用智龄来表明其发育水平，为智能超常或发育迟缓提供了可靠的早期诊断依据。

五大智能

婴幼儿的智能主要表现为粗大运动、精细运动、适应能力、语言、社交行为等五个方面的能力。

1. **粗大运动**　粗大运动主要指头颈部、躯干和四肢幅度较大的动作，比如抬头、翻身、坐、爬、站、走、跳、独脚站、上下楼梯、四肢活动和姿势反应、躯体平衡等各种运动能力。婴幼儿动作的发展与心理的发展有密切关系，早期动作的发展在某种程度上标志着心理发展的水平，同时动作的发展可以促进整个心理的发展。

2. **精细运动**　精细运动主要是指手的动作，以及随之而来的手眼配合能力。比如抓握、摇动、摆弄、拇示指对捏、握笔乱画、搭积木、穿扣眼、模仿画竖道、折纸、用筷子、画人像等。这些动作为书写、绘画和劳作的技巧和技能的发展奠定了基础。精细运动的发展和婴幼儿整个神经、心理的发展也是密切相关的。从某个角度说，粗大运动和精细运动的发展有着特殊的意义，因为行为成熟的程序，是从粗大运动和精细运动的逐步成熟开始的。

3. **适应能力**　适应能力主要指婴幼儿对外界刺激的分析和综合能力。如对物体和环境的精细感觉，解决实际问题时运用运动器官的能力，对外界不同情景建立新的调节能力等等。由此可见，适应能力是在视觉、听觉、粗大运动和精细运动发展的基础上所形成的综合判断能力，通过它可直接观察出婴幼儿的智慧。比如听声音有反应和找到声源，玩具失落后会找，积木从一只手换到另一只手，伸手拿远处的玩具，有意识地摇铃，对敲积木，从杯子中取出物或寻找盒内东西，盖瓶子盖，积木搭高和搭桥，能一页一页地翻书，知道主要的颜色和简单的数目，能理解各种简单的几何图形，用拼板拼出圆形、方形、椭圆形和长方形,能指点出画的物体少画了什么等。

4. 语言能力 语言是人类所特有的心理活动。比如,孩子彼此之间交谈,听音乐、歌曲,读故事、歌谣,写字、画图画等,这些听、说、读、写都是不同形式的语言活动,语言对儿童的心理发展有着十分重要的作用。它不仅可以促进孩子间的交往,扩大知识面,而且可以调节自身的心理活动,使自己的行动有一定的目的和方向,同时还可促进孩子认识能力的发展。语言可以帮助儿童记忆,可以促进儿童思维,还可以增强儿童的想象。总之,言语活动可以促进儿童心理活动的迅速发展。

5. 社交行为 社交行为是指孩子对现实社会文化的个人反应。其行为模式也是由内在成长因素所决定的,有一定的发展程序。孩子大小便的控制是适应外界要求所形成的,但是最终能否控制,还得取决于神经功能的成熟程度。

社交行为主要指以下几个方面的能力。

(1)社会交往能力:如逗引时有反应,见人会笑,能认识亲人,认生,懂得家长的面部表情等等。

(2)生活自理能力:如开口表达个人要求,穿衣服时知道配合,会脱袜子,会穿鞋,会扣扣子和解扣子,会穿上衣等。

(3)适应外界要求的能力:如会控制大小便,有简单的是非观念,见食物兴奋,能自己吃饼干等等。

(4)懂得社会常识:如懂得常见物和人的名称,会说常见物的用途,懂得桌子等用具是用什么材料做的,认识各种颜色等等。

【操作方法】

1. 计算实足年龄 实足年龄以月为单位,首先计算出实足年龄,即几岁几月零几天,再把岁和天数均换算为月,以月龄为单位。

2. 以先易后难为原则 先查动手的项目,如精细运动、适应能力,再查语音、社交,最后查粗大运动,量表中有 R 的项目表示该测查项目可以询问家长。

3. 记录结果 通过的项目用"○"表示,不通过的项目用×表示。

4. 测验结果 不管主测月龄的项目是否通过,向前测两个年龄组的项目要通过,向后测两个年龄组的项目不通过。

5. 计分方法

(1)1 岁以内:每个领域有一个项目为 1 分,有两个项目各为 0.5 分。

(2)1～3 岁:每个领域有一个项目为 3 分,有两个项目各为 1.5 分。

(3)3～7 岁:每个领域有一个项目为 6 分,有两个项目各为 3 分。

先找出基础得分,按领域计算,把连续通过的项目读至最高分,再把不通过的项目抛开不计算,把后边得分的项目逐项加上,即为该领域的分数。智商和发育商的计算按以下公式:

智龄 = 五个领域分数之和 ÷5

发育商 = (智龄/实际月龄) ×100

【注意事项】

（1）测试环境要安静,光线明亮,年龄小的儿童允许一位家长陪伴。

（2）严格按指导语进行操作,不要家长插话,防止暗示、启发、诱导。

（3）熟记项目名称,掌握操作方法及操作标准。

（4）检查者的位置要正确,桌面要干净,测查箱内的用具不要让儿童看到,用一件取一件,用毕放回。

（5）向家长解释时要注意技巧,尤其对发育落后的儿童更要慎重。

（王小飞　袁　博　吴　丽）

第三十九章 儿童韦氏智力测试评估

【概述】

儿童韦氏智力测试(WISC),是国际公认通用的智力测验,许多国家都有修订本,由 D. Wechsler 所编。我国林传鼎和张厚粲于 1986 年做了修订,称为 WISC – RC,龚耀先和蔡太生于 1993 年做了修订,称为 C – WISC。儿童韦氏智力测试,分为学龄前和学龄期,分别适用于 4~6 岁、6~16 岁儿童。

【WISC – RC 的基本内容】

言语分量表包括:常识、类同、算术、词汇、理解、背数。

操作分量表包括:填图、排列、积木、拼图、译码、迷津。

1. 常识测验

内容与功能:由 30 个常识问题构成,包括历史、天文、地理、文学和自然等内容。主要测量知识广度和远事记忆。

实施方法:指出特定事物之事实,连续 5 项失败(得 0 分)终止。

评分标准:每正确回答一项记 1 分,个别项目记 0.5 分,最高 30 分。

2. 填图测验

内容与功能:由 26 幅有缺失的图画构成,要求找出(说出或指出)缺失部分的名称。主要测量视觉辨认能力,对物体要素的认知能力,扫视后迅速抓住缺点的能力。

实施方法:7 岁以下从第 1 项开始,8~16 岁从第五题作起,每项时限 20 s。

评分标准:每一正确回答记 1 分;要求部位正确,性质解释正确,最高 26 分。

3. 类同测验

内容与功能:由 17 对表示物、方向或行为的词组成,要求找出两者的共同性。主要测量抽象概括能力,语文概念形成和逻辑思维能力。

实施方法:所有受试均从第 1 项开始,连续 3 项得 0 分终止。

评分标准:每 1 项按 0、1、2 三级计分,最高分 34 分。

4. 排列测验

内容与功能:调整散乱的图片,使之成为有意义的故事,共 12 组图片。主要测量逻辑,联想,情景认知能力,视觉组织及想象力。

实施方法:有时间限制,连续 3 题不通过停止。

5. 算术测验

内容与功能:由 19 项有关加减乘除的心算题组成。主要测量数的概念、心算能力、注意集中、解决问题的能力。

实施方法:连续 3 项得 0 分终止。注意时限,记录时间,读完题开始计时,只能用心算。

评分标准:每一正确答案记 1 分,最高分 19 分。

6. 积木测验

内容与功能:用两色立方体木块复制平面图案,共 11 项,主要测量理解空间关系,视觉分析综合能力,空间想象能力。

实施方法:6~7 岁从第 1 项开始,8~16 岁从第 3 题开始,连续 2 项得 0 分停止。

评分标准:每项正确记 4 分,7~11 项有时间加分。最高 62 分。

7. 词汇测验

内容与功能:由 32 个双字词组成,要求解释词义。主要测量语义提取及理解能力、语言表达能力和认知功能。

实施方法:7 岁以上儿童从第 4 项开始,主试每读一词,要求儿童加以解释,连续 5 项得 0 分停止。

评分标准:每词按回答质量分别记 0、1 或 2 分,最高 64 分。

8. 理解测验

内容与功能:由 17 项有关社会活动、自然、人际关系和一些现象的理由等问题组成。主要测量运用实际知识,判断能力及利用过去经验来推理解答能力。

实施方法:所有受试均从第 1 项开始,逐一提问。连续 4 项得 0 分终止。

评分标准:按 0、1、2 三级记分,最高分 34 分。

9. 拼图

内容与功能:将物体碎片复原,共 4 项。主要测量想象力、视觉组织能力,抓住事物线索的能力、视觉运动协调能力。

实施方法:4 项全做,按规定位置摆放碎片,1~2 题告诉名称(女孩、马),3~4 题不告名称(汽车、脸),有一例子。

评分标准:按接点数记分,每个接点记 1 分,完全正确的再按时间加分,最高 33 分。

10. 译码测验

内容与功能:要求给图形配以响应符号(甲式,8 岁以下儿童用)或数字(1~9)配上相应的符号(8 岁及以上用),主要测短时记忆能力、视觉—运动协调、心理操作速度。

实施方法:在 120 s 内,以最快的速度,按顺序填写相应的符号,时间到停止。

评分标准:每正确填写一个符号记 1 分,最高分甲:53 分,乙:93 分。

11. 背数测验

内容与功能:分顺背和倒背两式,顺背有 8 个数字串,倒背 7 个数字串。主要测量即刻记忆或短时记忆,注意力,倒背还测量工作记忆。

实施方法:所有受试者均第 1 项第一试开始,每项有两试,两试均失败停止,每秒一数,速度均匀,不能分组。

评分标准:按按通过的项目数记分,顺背最高 16 分,倒背 14 分。

12. 迷津测验

材料:一个例题,9 个正式测题。

方法:要求受试从迷津中心人像开始,不穿越墙壁,用铅笔找到出口。

功能:测验计划能力,空间推理及视觉组织能力。

【常模形式及测验分数的转换】

(一)分数转换

1. 量表分换算公式 量表分 $= 10 + (X - M)/SD \times 3$

2. 智商换算公式 智商$(IQ) = 100 + (X - M)/SD \times 15$

(二)常模形式

1. 量表分

(1)均数为 10,标准差为 3。

(2)按年龄。

(3)分数范围:0~19。

2. 智商

(1)均数为 100,标准差为 15。

(2)相对有效范围:55~145,超出此范围,存在高分低估,低分高估现象。

(3)分三种形式:①言语智商(VIQ):常识、类同、算术、词汇、理解(背数 - 备用)。②操作智商(PIQ):填图、排列、积木、拼图、译码(迷津 - 备用)。③全智商(FIQ):10 分测验。

【WISC - CR 分数统计和转换】

(1)将每个分测验的项目得分相加得到该分测的粗分。

(2)根据粗分和年龄查年龄等值量表分换算表,得各分测验的量表分。

(3) 5 个言语分测验的量表分相加得言语量表分,5 个操作分测验的量表分相加得操作量表分,将 言语量表分和操作量表相加得总量表分。

(4)查量表分等值智商转换表(各年龄组共用),可得 VIQ、PIQ 和 FIQ。

(5)缺做一个分测验可用备选分测验代替或作加权处理,缺两个以按简式处理。

(6)实足年龄的计算:准确到几岁、几月、几天。

(7)填图、排列、积木、拼图、译码、算术、备用测验迷津有时间限制,以反应速度及正确性作为评分依据;常识、类同、词汇、理解没有明显时间限制。

【人群的智商分布】

智力测验在换算智商时,有这样一个基本假设:人群的智力水平呈正态分布,同时假定人群的平均智力水平为 100,标准差为 15(或 16)。基于这个基本假设,在测得某个体的 IQ 后,就能根据正态分布规律知道他智力水平在同龄人群所处位置(百分位)。

【智力发育迟滞】

1. 诊断标准 年龄 <18 岁,IQ <70,适应行为受损。

2. 智力发育迟滞的特点

(1)轻度:能教育者。0~5 岁难与正常儿童区分;能读完六年级;成年后能达到低水平的生活自理。

（2）中度：能训练者。0～5岁对社会习俗认识很差，生活自理可因训练而获益；学习到二年级以后难以升级；成年后可从事一些非技术性简单劳动，缺乏完全独立生活能力。

（3）重度：往往具有某种躯体畸形及神经障碍，以癫痫多见。即使经过训练也很难达到自理，经过长期训练可学会基本的卫生习惯。

（4）极重度：具明显躯体畸形。

【测验中的行为观察及回答质量分】

（一）行为观察

在测验的实施过程中，我们不仅仅在于得到一个分数，而更为重要的是为了对被试的智力做出客观的全面评价，因此，要想做到这一点，测验过程中对被试进行行为观察很重要，有经验的测验者很注意这一点。早就有人提出，非智力因素可以影响智测结果，如对测验的态度（愿意、不愿意）；对自己的期望（认为自己能力差，做不好）；测验动机（如有的人为生第二胎）；情绪（不良情绪时→IQ下降）；个性等。

表 39-1　行为和态度观察表

一、对主检者及检查情境的态度

　　1.合作—不合作

　　2.被动—进攻

　　3.紧张—放松

　　4.放弃—不放弃

二、对自己的态度

　　5.自信—无自信

　　6.批评自己工作—接受自己工作

三、工作习惯

　　7.快—慢

　　8.深思熟虑—冲动

　　9.自言自语—默思

　　10.粗心大意—干净利落

四、行为

　　11.沉着—多动

五、对失败的反应

　　12.承认失败—不承认失败

　　13.失败后努力工作—失败后容易放弃

　　14.失败后沉着——失败后焦急

　　15.为失败辩护—不为失败辩护

六、对表扬的反应

　　16.对表扬很雅致—表扬后尴尬

　　17.表扬后更努力—表扬后退却

七、言谈和语言

　　18.言谈贫乏—言谈好

19. 清晰的语言—不清晰的语言

20. 反应直截了当—回答含糊

21. 自发的迂回—只讲所论及的

22. 离奇古怪语言—有指向性语言

八、视觉—运动

23. 反应时间慢—反应快

24. 尝试错误—细心有计划

25. 熟练运动—动作笨拙

九、运动

26. 动作不协调—动作很协调

十、总的测验结果

27. 可靠—不可靠

28. 有效—无效

(二)回答质量分析

测验的分数是对受试智力高低量上的描述。在临床中,我们发现:同样是"0"分或"满分",但回答的质量存在有差异。如回答问题不中肯、拐弯抹角或是文不对题,在词汇、分类、领悟测验可见到。有些脑损害患者、精神分裂症患者、智力低下患者、诈病者可能出现难的做得出,容易的反而做不出;出现荒谬、幼稚性的回答或妄想性的回答等。而对有些高智力的人,对某些问题的回答可能很有新意,甚至有独到见解,在手册上可能找不到现存的答案,对这些回答要做好记录。

(王小飞 袁 博 吴 丽)

第四十章 神经电生理诊断

第一节 肌电图

肌电图(EMG)是应用电子学仪器记录肌肉静止或收缩时的电活动,及应用电刺激检查神经、肌肉兴奋及传导功能的方法。通过此检查可以确定周围神经、神经元、神经肌肉接头及肌肉本身的功能状态。通过测定运动单位电位的时限、波幅,安静情况下有无自发的电活动,以及肌肉大力收缩的波形及波幅,可区别神经源性损害和肌源性损害,诊断脊髓前角急、慢性损害(如脊髓前角灰质炎、运动神经元疾病),神经根及周围神经病变(如肌电图检查可以协助确定神经损伤的部位、程度、范围和预后)。另外对神经嵌压性病变、神经炎、遗传代谢障碍神经病、各种肌肉病也有诊断价值。此外,肌电图还用于在各种疾病的治疗过程中追踪疾病的恢复过程及疗效。利用计算机技术,可做肌电图的自动分析,如解析肌电图、单纤维肌电图以及巨肌电图等,提高诊断的阳性率。肌电图检查多用针电极及应用电刺激技术,检查过程中有一定的痛苦及损伤,因此除非必要,不可滥用此项检查。另外,检查时要求肌肉能完全放松或做不同程度地用力,因而要求受检者充分合作。对于某些检查,检查前要停药,如新斯地明类药物应于检查前 16 h 停用。

肌电图实际使用的描记方法有两种:一种是表面导出法,即把电极贴附在皮肤上导出电位的方法;另一种是针电极法,即把针电极刺入肌肉导出局部电位的方法。用后一种方法能分别记录肌肉每次的动作电位,而根据从每秒数次到二、三十次的肌肉动作电位情况,发现频率的异常。平常所用的针电极称为同心电极,它是把细针状电极穿过注射针的中心,两者绝缘固定制成的。检查时将电极插入肌肉,通过放大系统将肌肉在静息和收缩状态的生物电流放大,再由阴极射线示波器显示出来。肌肉在正常静息状态下,细胞膜内为负电位,膜外为正电位;肌肉收缩时,细胞膜通透性增加,大量正离子转移到细胞内,使细胞膜内、外与静息时呈相反的电位状态。于是收缩与未收缩肌纤维间产生电位差,并沿肌纤维扩散,这种扩散的负电位称为动作电位。

一个运动神经原及其突触支配的肌纤维为一个运动单位。突触支配的肌纤维数目差异极大,少到 3 ~ 5 条,多达 1 600 条。当电极插入肌肉瞬间,可产生短暂的动作电位的爆发,称为插入电位。其后,肌肉在松弛状态下不产生电位变化,示波器上呈平线状,称为电静息。当肌肉轻度收缩时,肌电图上出现单个运动单位的动作电位,这是脊髓前角 α 细胞所支配的肌纤维收缩时的综合电位活动,其时限为 2 ~ 15 ms,振幅 100 ~ 2 000 μV。动作电位波里可为单向或多相,4相以下为正常,5相波超过10%时为异常。在肌肉用力收缩时,参加活动的运动单位增多,此时运动单位的动作电位互相重叠而难以分辨,称为干扰相。用两根针电极插入同一肌肉,两者距离大于一个运动单位的横断面直径时,则每个电极记录的动作电位仅10%~20%同时出现,这种同时出现的电位称为同步电位。但在一些小肌肉(手的骨间肌、伸指短肌等)电位易于扩散到整个肌肉,同步电位就会超过20%。神经损伤后,插入电位的时限明显延长,可达数秒甚或数分钟,且出现连续排放的正相峰形电位。这种情况见于损伤后8~14 d,也见于神经再生期。肌肉放松时,肌电图上本应表现为电静息,但神经损伤后却出现多种自发电位:

1. **纤颤电位** 常是一种无节律的双相棘波,时限为0.2~3 ms,振幅5~500 μV,多在神经损伤18~21 d后出现。若神经损害不恢复,肌肉变性后纤颤电位也随之消失,称为"病理性电静息"。

2. **正尖波** 为一正相关形主峰向下的双相波,仅见于失神经支配的肌肉。时限5~100 ms,振幅50~4 000 μV。早于纤颤电位发生,约在伤后1~2周即可见到。

3. **束颤电位** 是一种时限2~20 ms、振幅100~4 000 μV的近似于正常运动单位动作电位的自发电位。只有同纤颤电位同时发生才有病理意义。当脊髓前角细胞病变或慢性周围神经损伤后,未受损害的运动单位的触实代偿性增生,长入病变部分的肌纤维,导致其电位时限和振幅均明显增加,形成巨大的多相电位。

肌电图不单能诊断神经损害的程度,估计预后,还可鉴别肌肉萎缩是神经源性或肌源性,抑或废用性萎缩。后者在用力收缩时,除运动单位动作电位振幅减小、多相电位轻度增多,此外呈正常肌电图表现。这点不单对治疗有意义,还是劳动力鉴定时的重要参考资料。

(杨 艳 杨 傲 张 颖)

第二节 脑电图

【概述】

脑电活动是大脑皮层锥体细胞及其垂直树突的突触后电位的总和,并由丘脑中线部位的非特异性核起调节作用来完成的。神经元的电位是中枢神经系统生理活动的基础,因此可反映其功能和病理的变化。通过精密的电子仪器,从头皮上将脑部的电位变化加以放大并记录下来的一种方法,即脑电图,是目前最敏感的监测脑功能的方法。

临床脑电图学就是根据记录曲线变化的波率、波幅、波形、位相、数量、对称性、反应性、规律性、出现方式及脑波在时间、空间上的分布等主要成分,进行分类、计算与对比分析,做出正常或异常脑电图的诊断,为临床诊治疾病和科研工作提供客观依据。随着科学技术的发展,在常规脑电图的基础上,近年又发展了深部脑电图、定量脑电图、磁带记录脑电图监测、闭路电视脑电图和录像监测等,提高了脑电图的临床应用价值和范围。进行脑电图检查前,患者应避免服用镇静剂、兴奋剂及抗癫痫药物,检查前一天应洗头去除油污。检查前应进食,以免低血糖影响脑电活动。脑电图对癫痫、颅内占位性病变、颅脑损伤、脑血管病变、颅内炎症、血管紧张性头痛、不明原因的晕厥等可提供重要诊断线索。若脑电图描记结果与临床表现不符时,可采用过度换气、自然睡眠、药物剥夺睡眠、光声刺激、静注戊四氮等方法诱发,即所谓诱发试验。

【脑电图的原理】

1. 脑电图的产生与记录　脑电图一般通过头皮表面电极获得。头皮电位产生的机理一般认为是:安静时,锥体细胞的顶树突——胞体轴心的整个细胞处于极化状态;当一个冲动传入细胞一端时,则引起该端反极化,此时细胞两端的电位差可产生一个双极电场系统,电流自一端流向另一端。由于胞浆和细胞外液都含有电解质,故电流同时也会在细胞外通过。利用头皮电极即可记录到这种电流活动。事实上头皮上脑电图的电位变化是许多这样的双极电场综合而成的。脑电图并非反映某一神经细胞的电活动,而是记录电极所代表的大脑某区域许多神经细胞群电活动的总和。

脑电图各主要成分的产生可归纳为以下几点:①慢活动是皮层内许多锥体细胞同时产生的突触后电位的总和;②α节律可能是由非特异性丘脑核的兴奋性和抑制性突触后电位变化所产生;③快活动是由网状结构而来的冲动使丘脑非特异性核的节律性放电消除,并使皮层电位成为去同步化而产生。

2. 脑电图的基本成分　脑电图的波形很不规则,其频率变化范围每秒约在 1~30 次之间,通常将此频率变化分为 4 个波段:δ 波频率为 0.5~3 次/s,波幅为 20~200 Mμ,正常成人只有在深睡时才可记录到这种波;θ 波频率为 4~7 次/s,波幅约为 100~150 Mμ,成人在困倦时常可记录到此波;θ 和 δ 波统称慢波,清醒的正常人身上一般记录不到 δ 波和 θ 波;α 波频率为每秒 8~13 次,波幅为 20~100 Mμ,α 波是正常成人脑电波的基本节律,在清醒并闭眼时出现;β 波频率为每秒 14~30 次,波幅为 5~20 Mμ,安静闭目时只在额区出现,睁眼或进行思考时出现的范围较广,β 波的出现一般表示大脑皮层处于兴奋状态。正常儿童的脑电图与成人不同,新生儿以低幅慢波为主,随着年龄增大,脑电波频率逐渐增加。

【脑电图诊断】

(一)正常脑电图

清醒安静、闭目、无任何外界刺激及药物影响时,正常成人脑电图是由 α 波、β 波、低波幅少量 θ 波及极少量低波幅 δ 波组成,波形整齐,两侧基本对称、同步。

1. α 波　频率 8~13 Hz,波幅 10~100 Mμ。以枕区最明显,以下依次为顶、中央、颞、额区,呈纺锤状出现。两侧波幅差 <50%(枕区),α 指数差 <20%。全头 α 波频率差 <2 Hz,两侧对应区为 <0.5 Hz。睁眼或声、温度、疼痛等刺激和精神活动时 α 波受抑制。

2. β 波　频率 14~30 Hz,波幅 5~30 μV。以额、中央区明显,其次为颞区。多呈不规则和左右不同步出现,不受光线抑制。精神活动、兴奋和睁眼时增多。

3. θ 波　频率 4~7 Hz,波幅 20~40 μV。主要见于额区,中央、颞、顶区亦见少量,散在出现,指数 < 10%。睡眠时可出现较多数量 θ 波。

4. δ 波　频率 0.5 ~ 3 Hz,波幅 20 μV 以下。散在见于额区,指数 < 5%。深度睡眠时增多。

(二)异常脑电图

凡偏离正常范围的脑电图即可谓之异常。异常脑电图仅说明一种脑功能状态,只有结合临床,比较和观察患者在检查前后的临床征象后,才有明确的诊断意义。异常脑电图目前尚无统一的标准,其基本特征如下:

(1)基本节律的频率、波幅、波形、分布、对称性、稳定性和反应性异常。

(2)各频带(α、β、θ、δ 波)的波幅、波幅间的相互关系及分布异常。

(3)生理反应消失或出现异常反应。

(4)慢活动(θ、δ 波)增多。

(5)出现病理波,即在正常生理条件下不应该出现的波。

1)棘波、尖波、棘 – 慢综合波、尖 – 慢综合波、多棘 – 慢综合波:最常见于癫痫,但亦可见于肿瘤、外伤、炎症及变性疾病等。

2)三相波:最常见于代谢性脑病,如肝、肾衰竭及各种原因的缺氧。

3)扁平波:或称等电位波,常见于大脑严重损害或各种原因引起的深昏迷患者。

4)手套波型:可见于大脑深部肿瘤、血管病变、帕金森综合征及精神病等。

(6)出现方式的异常:①爆发性出现,即任何波形的爆发均为异常。②周期性发放。

(三)成人异常脑电图分类

1. 界线性脑电图(边缘状态)　①不同导联 α 波频率差超过 2 Hz。②大脑半球两侧α 波幅差超过 30%(枕区除外)。③额区有数量较多 20 ~ 50 μV 的 β 波。④额区低幅 θ波数量稍多,但不超出 25%,θ 波波幅稍高于 α 波。

2. 轻度异常脑电图　①α 波频率差超过 24.5 Hz。波幅不对称,两侧波幅差超过30%,枕区超过 50%。②生理反应不明显或不对称。③α 波频率减慢至 8 Hz,波幅达100 μV 以上且调节不佳。④β 波增多,波幅达 50 ~ 100 μV。⑤额区或颞区中幅 θ 波达20%,低幅 δ 波达 10%。⑥过度换气诱发出 70 μV 以上的 θ 波或 25 μV 以上的 δ 波。

3. 中度异常脑电图　①α 波频率减慢为 7 ~ 8 Hz,枕区原有 α 波消失或一侧减少消失。②额、颞区有阵发性波幅较高的 α 活动。③中波幅 θ 活动数量达 50%。④出现少量棘波、尖波、棘或尖 – 慢综合波等。⑤过度换气诱发出高幅 δ 波。

4. 重度异常脑电图　①高波幅 θ 或 δ 波为主要节律,α 波消失或仅存少量 8 Hz α 波散在。②自发或诱发长程或反复出现高幅棘波、尖波、棘或尖 – 慢综合波等。③高度失律、爆发性抑制、周期性发放等。④持续性广泛性扁平电位。

(四)禁忌证

1. 脑电图适应证

(1)中枢神经系统疾病,特别是发作性疾病。

(2)癫痫手术治疗的术前定位。

(3)围生期异常的新生儿监测。

(4)脑外伤及大脑手术后监测。

（5）危重患者监测。

（6）睡眠障碍。

（7）脑死亡的辅助检查。

2. 脑电图禁忌证　颅脑外伤及颅脑手术后头皮破裂伤,或手术切口未愈合时。

【方法】

1. 准备　脑电图检查前清洗头发,前 1 日停用镇静催眠药。检查前向患者解释:脑电图检查无痛苦;检查时应保持心情平静;尽量保持身体各部位的静止不动;如何做好"睁闭眼"试验、过度换气及闪光刺激。

2. 电极　头皮电极以盘状电极效果最好。针电极因其在头皮下的部位不准确,阻抗高,引起患者痛苦,国际上已不再应用。在特殊情况下必须应用针电极时必须用一次性针电极以避免感染。柱状电极因其不易固定已很少使用。

3. 电极位置　国际通用 10 – 20 系统 19 个记录电极及 2 个参考电极。应用皮尺测量基线长度后按比例安置电极才能称之为 10 – 20 系统(图 40 – 1),否则只能称为近似10～20系统。

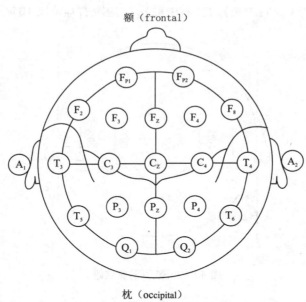

图 40 – 1　10 – 20 系统

先用皮尺测量两条基线,一基线为鼻额缝至枕外隆凸的前后连线,另一为双耳前窝的左右连线。两者在头顶的交点为 Cz(中央中线)电极的位置(图 40 – 2)。从鼻额缝向后10% 为 Fpz(额极中线)电极,从 Fpz 向后 20% 为 Fz(额中线),以后依次每 20% 为一个电极位置,从 Fz 向后依次为 Cz(中央中线),Pz(顶中线)及 Oz(枕中线),Oz 与枕外隆凸间的距离应为 10% 。

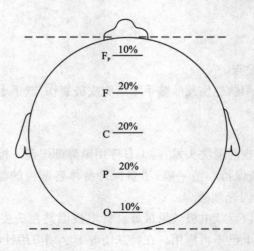

图 40 - 2　鼻额缝至枕外粗隆各电极

另一基线为双耳前窝连线(图 40 - 3)从左向右距左耳前窝 10% 为 T_3(左中颞)电极,以后向右每 20% 放置一个电极,依次为 C_3(左中央),Cz 应与鼻额缝枕外隆凸连线 Cz 相重合,Cz 向右 20% 为 C_4(右中央),T_4(右中颞),T_4 应距右耳前窝 10%。

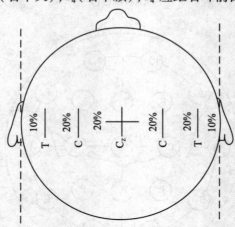

图 40 - 3　双耳前窝连线

从 Fpz 通过 T_3 至 Oz 连线为左颞平面,距 Fpz 向左 10% 为 Fp_1(右额极),从 Fp_1 每向后 20% 放置电极 1 个。依次为 F_7(左前颞)、T_3、T_5(左后颞)及 O_1,其中 T_3 为此线与双耳前窝连线的交点,O_1 应距 Oz 10%。右侧与此相同从前到后为 Fp_2(右额极),F_8(右前颞),T_4(右中颞)O_2(右枕)。

从 Fp_1 至 O_1 及 Fp_2 至 O_2 各做一连线,为矢状旁平面(图 40 -4),从 Fp_1 向后各 20% 分别放置电极 1 个,左侧为 F_3(左额)、C_3(左中央)及 P_3(左顶),P_3 应距 O_1 20%。右侧与此相同,电极为 F_4(右额)、C_4(右中央)及 P_4(右顶)。

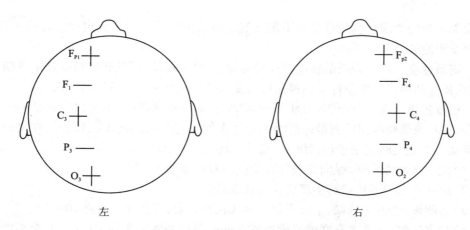

左　　　　　　　　　　　　　右

图40 – 4　双侧矢状旁平面电极位置

双侧参考电极置于左右耳垂(A_1,A_2),新生儿和婴儿可置于双侧乳突(M_1,M_2)。测量时应用标志笔在头皮上点出电极位置。测量后用70%乙醇或丙酮充分去脂后用导电胶将盘状电极一一粘于正确位置上。长期监测脑电图除用导电胶外,加用火胶固定电极。电极安放完毕测头皮电极间阻抗,应 <5 kΩ,而且各电极阻抗应基本匹配。特殊电极:必要时可以加特殊电极,如蝶骨电极用于癫痫或疑为癫痫的患者,硬膜外电极及深部植入电极用于癫痫患者手术前或手术中定位。

4. 导联　每一个放大器有两个输入端。有两种基本导联。

(1)参考导联:记录电极进入输入1,参考电极进入输入2。在16导脑电图仪具体安置如下。

$Fp_1 – A_1$,$Fp_2 – A_2$,$F_3 – A_1$,$F_4 – A_2$,$C_3 – A_1$,$C_4 – A_2$,$P_3 – A_1$,$P_4 – A_2$,$O_1 – A_1$,$O_2 – A_2$,$F_7 – A_1$,$F_8 – A_2$,$T_3 – A_1$,$T_4 – A_2$,$T_5 – A_1$,$T_6 – A_2$。

(2)双极导联:一对记录电极分别进入放大器的输入1和输入2。常规应用两种导联。

1)纵向双极异联:$Fp_1 – F_3$,$Fp_2 – F_4$,$F_3 – C_3$,$F_4 – C_4$,$C_3 – P_3$,$C_4 – P_4$,$P_3 – O_1$,$P_4 – O_2$,$Fp_1 – F_7$,$Fp_2 – F_8$,$F_7 – T_3$,$F_8 – T_4$,$T_3 – T_5$,$T_4 – T_6$,$T_5 – O_1$,$T_6 – O_2$。

2)横向双极导联:$Fp_1 – Fp_2$,$F_7 – F_3$,$F_3 – Fz$,$Fz – F_4$、$F_4 – F_8$,$A_1 – T_3$,$T_3 – C_3$,$C_3 – Cz$,$Cz – C_4$,$C_4 – T_4$,$T_4 – A_2$,$T_5 – P_3$,$P_3 – Pz$,$Pz – P_4$,$P_4 – T_6$,$O_1 – O_2$。

此外可根据临床需要增添顺时针环状导联,逆时针环状导联,横向三角导联,小三角导联等。

5. 放大器　有4项主要功能。

(1)敏感性:输入电压和波幅之比,单位为 μV/mm。国际通用敏感性为 10 μV/mm 或 7 μV/mm。

(2)时间常数:输入电压通过放大器后衰减63%所需的时间。国际通用0.3 s。

(3)高频滤波:又称低通滤波。国际通用75 Hz,即 >75 Hz 的频率通过放大器后明显衰减。改变放大器参数来消除伪迹是错误的,因其可以导致波形、波幅失真。

(4)交流滤波:仅使50 Hz 或60 Hz 电流(视输入电源周期数而定)明显衰减。国际脑电图及临床神经生理学会规定尽量不用交流滤波。但目前国内受脑电图室设备的限制，可以用交流滤波。

6. 记录速度　用记录纸的脑电图仪纸速应为 30 mm/s。用荧光屏扫描显示的脑电图仪，在具备自动测量频率条件下扫描速度可变，仍以每 30 mm 相当 1 s 为宜。

7. 检查程序　常规脑电图记录时间不应少于 30 min，睡眠监测至少应包括一个完整的睡眠周期，录像脑电图监测最好监测到与过去发作完全相同的 1 次发作。在描记中患者任何动作均应及时记录于记录纸上，尤其出现发作时更应详细记录。

（1）应包括参考导联、纵向双极导联及横向双极导联。

（2）应在参考导联中进行生理反应及诱发试验。

（3）睁闭眼：在参考导联，基线平稳时做 3 次睁闭眼，每次 3 s，间隔 10 s。

（4）过度换气：在参考导联做过度换气 3 min，每分钟呼吸 15～20 次。儿童不能合作者可令其吹置于嘴前的羽毛或纸片。过度换气后至少描记 3 min，如有异常应描记到异常消失。

（5）闪光刺激：将 10 万烛光的白炽闪光灯置于患者眼睛前 20～30 cm，患者闭目。用不同频率闪光刺激，每个频率刺激 10 s，间隔 10 s。常用频率为 1 Hz、3 Hz、9 Hz、12 Hz、15 Hz、18 Hz、20 Hz、25 Hz、30 Hz、40 Hz 及 50 Hz。

（6）每次描记前应做 10 s 仪器校准，各放大器输入 50 μV 电压，观察其阻尼及敏感性以及生物校准，各道均将 O_1 进入输入 1、A_1 进入输入 2，描记 10 s，观察频率响应。仪器校准及生物校准各道完全一致，才能进行患者描记，否则应先进行仪器调试。

患者描记完毕再做 10 s 仪器标准。

8. 脑电图报告　应采用描写式报告。

（1）α 节律：应描写存在部位、频率范围、波幅及两侧对称性；是否在全部安静描记中为主要频率。

（2）β 波：应描写存在部位、频率范围、波幅及两侧对称性，单个散在还是成节律，并应估计在全部描记中所占的比例。

（3）θ 波及 δ 波：应分别描写存在部位、频率范围、波幅及两侧对称性，单个散在还是成节律，并应估计在全部描记中所占的比例。

（4）睁闭眼：描写睁眼后脑电图的变化，是否出现异常波及其部位以及闭目后恢复情况。

（5）过度换气：描写过度换气后脑电图的变化及其出现时间，持续时间。过度换气后恢复至过度换气前背景的时间。如出现异常波应描写波形及部位以及出现方式，即单个散在还是成节律。

（6）闪光刺激：描写闪光中及闪光后脑电图变化。如有节律同化应注明出现部位及刺激频率。如有异常波应描写波形、部位及出现方式。

（7）睡眠：除描写背景活动外，应描写睡眠现象（顶尖波、睡眠纺锤、K 复合波）的出现部位，两侧是否对称。还应叙述睡眠纺锤的频率、波幅及每次出现的持续时间。还应对睡眠分期做描述。如睡眠中出现异常波，应描写其出现于哪一期，出现部位及出现方式。

脑电图易受各种因素的影响而出现伪差，所以在描记中应时刻注意识别和排除。

9. 常见的伪差

（1）来源于受检者的伪差肌波、眨眼、眼球动作、血管波、心电图、呼吸动作、躯体动作、出汗、不自主动作、假牙咬合电位等。

（2）来源于电极的伪差电极阻值过高、电极阻值不同、电极接触不良、电极距离不等、电极短路、电极导联夹断线、电极夹连接不良、导联线与输入插口接触不良、微音器效应等。

（3）脑电图仪器功能失常，包括接地不良、放大器内部元件故障及标准电压讯号失常（机械性阻尼、电路阻尼）、前放器电源供应失常等。

（4）外界电干扰主要为电磁波干扰及静电感应。常来自脑电图室附近的超短波仪、高频振荡器、X线机和大功率的其他电气器械的电磁波干扰，没有屏蔽的各类交流电源线，室内其他电子仪器同时使用，地线不合格，受检者穿着化纤衣服产生静电感应等。如出现伪差要随时排除及在描记中做出标记。为减少伪差，脑电图室应设有屏蔽。

（杨　艳　杨　傲　张　颖）

第三节　动态脑电图

动态脑电图检查，又名脑电 Holter。

【概述】

动态脑电图亦称 24 h 动态脑电监护系统（即 Holter）。它有随身携带的记录器，可连续监测人体 24 h 的脑电变化，并将采集的信息分析处理回放打印。动态脑电监护系统是临床脑电图的重要组成部分，它是普通脑电图、脑地形图不能比拟的动态监测手段。

【适应证】

动态脑电图检查适应证如下。

（1）监测正常人群中异常脑电图活动情况，及早发现潜在病灶。

（2）用于可疑癫痫的确诊和癫痫鉴别及分型。

（3）用于昏迷患者、危重患者的实时脑电监测。

（4）癫痫患者术中监测。

（5）各种脑器质性病变严重程度及危险性估计。

（6）药物观察。

（7）溶栓监测。

（8）麻醉的监护。

（9）TIA、晕厥等不明原因，进行病因诊断。

【禁忌证】

对有高热惊厥者，最好在症状停止 10 d 后进行脑电图检查。

【准备】

(1)检查前将头洗干净,不要涂抹油性物质。

(2)脑电图检查室要安静舒适。

(3)将要求、检查目的和注意事项给患者解释清楚,让患者能充分理解和合作,并严格按操作者的指令去做。

(4)对于年龄太小或不能合作者,必要时给予水合氯醛口服或灌肠。

【方法】

动态脑电图由五大部分组成,即携带式数字记录器、导联线和监测电极、打印机、主机、高分辨彩色显示器。按照脑电图10-20系统(国际)位置放置电极,采用16导、18导等单极或双极脑电记录,通过大容量或超大容量"闪光卡"存储器记录盒上的数字钟显示时间,患者或家属根据时间详细记录检查者24 h内各项活动如睡眠时间及发作情况。计算机将高精度采集的24 h脑电信息同步进行脑电图回放,准确自动测量脑波的时程、波幅、频率、节律并经多种脑电功率谱的分析、确认、打印出来供临床参考。

动态脑电图与常规脑电图之间的联系。动态脑电图是脑电图的一个重要分支,二者都是记录大脑生物电活动情况的。它们之间无本质的区别,只有以下几点差异。

(1)导联组合不能随意交换:无论是常规脑电图还是动态脑电图均按照脑电图国际10-20系统放置电极,但相比之下动态脑电图导联变换不如常规EEG随意性大,一般动态脑电图以时间/事件为记录目的,多采用24 h导联不变的记录方式。

(2)记录脑电信息量不等:常规EEG仅记录20~30 min的包括额、中央、顶、枕和颞五个部位的脑电活动,而动态脑电图可记录24 h脑电活动,信息量相当于普通脑电图的46~71倍。

(3)记录状况不同:常规EEG通常在静息状态下描记,而动态脑电图可记录静息、活动,以及立、卧、坐等不同体位不同状态下的随意脑电图变化情况。

动态脑电图也有其不足之处:①存在着电极接触不良、电压不稳引起的伪差。②存在咬牙、吞咽、咳嗽、肢体活动引起的生理伪差。③易受机体状态和药物的影响。④受采集脑电图时间段的限制。

【注意事项】

(1)检查前一天洗头,并按医嘱要求做相应准备。

(2)带机记录期间,不能洗浴,不要按记录器上的按钮,按时填写好检查期的生活日记。

(3)安放电极板要轻柔、准确,使之密切置于皮肤上,这是做好脑电图的关键。

(4)按预定时间来院取下记录器。

(张继华　张　颖　王小飞)

第四节　诱发电位

【概述】

施加一个刺激(声、光或体感刺激)所引起的人脑的微弱电变化。又称诱发反应、事件相关电位。

诱发电位(evoked potentials,EPs),也称诱发反应(evoked response),是指给予神经系统(从感受器到大脑皮层)特定的刺激,或使大脑对刺激(正性或负性)的信息进行加工,在该系统和脑的相应部位产生的可以检出的、与刺激有相对固定时间间隔(锁时关系)和特定位相的生物电反应。

【应具备特征】

(1)必须在特定的部位才能检测出来。

(2)都有其特定的波形和电位分布。

(3)诱发电位的潜伏期与刺激之间有较严格的锁时关系,在给予刺激时几乎立即或在一定时间内瞬时出现。

不同感官的诱发电位是不同的,刺激特性的差异也反映在诱发电位的波形结构上。

【视觉诱发电位】

通常由 8 个可重复的成分组成。这些成分比较稳定、可靠,在个体间也有明显的共同特性。双生子的视觉诱发电位图式更相近。视觉刺激的亮度、频率和运动对视觉诱发反应有特定的影响。增加刺激强度会缩短潜伏期(主要是 500 ms 以后的成分)、增高其幅度。不同波长光刺激所引起的诱发电位的波形也不同。色觉正常的被试者对视觉刺激的亮度差别和色调差别分别具有不同图式的诱发电位;色盲被试者仅对亮度差别有特定图式反应,而对色调差别就没有特定图式反应。

【听觉诱发电位】

一个短声引起的听觉诱发电位是由 15 个成分组成的波群。依各成分潜伏期的长短可分成早、中、晚 3 组。潜伏期在 8 ms 以内的 6 个成分(命名为 Ⅰ ~ Ⅵ)为早成分组,是耳蜗和脑干听觉核的激活反应;潜伏期在 10 ~ 50 ms 的为中潜伏期成分组(命名为 No、Po、Na、Pa、Nb……),代表丘脑听觉有关部位和大脑皮层的激活,可能还夹杂着头皮肌肉反射电活动的干扰;长潜伏期成分(命名为 P1、N1、P2、N2……)发生于刺激 50 ms 以后,通常称为晚成分。运用言语声引起的诱发电位具有左右半球不对称的性质。

【机体觉诱发电位】

其早成分代表传入信号到达大脑皮层顶区的准确时间。这个负相波在新生儿是一个大的时程长的 N1 波。从新生儿开始到 8 岁逐渐变化为与成年人接近的图式。这个早成分负波在相同年龄个体中可以重复,可作为婴儿脑发育的一个重要指标。在盲人身上,躯体诱发反应潜伏期比正常人短,正常人的晚成分潜伏期为 150 ms,而盲人平均提早 20 ms。

事件相关慢电位。有心理因素参与的诱发电位。它包括晚成分、随因电位和运动相关电位。晚成分主要包括 200~500 ms 内的正负电位,通常依其主要成分的极性和潜伏期而定名。例如潜伏期在 300 ms 左右的正波定名为 P3 或 P300,称晚正波。晚成分与信息过程有关,因而又有"信息相关电位"之称。与晚成分相关的心理因素有信号意义、信息施加、朝向、抑制、选择认知和觉察等。晚成分在颅顶和额区的记录比较明显,它与刺激的感官特性无关而是一种脑活动事件。晚成分的最大幅度通常在顶叶,在特定条件下,例如在要求被试改变预置计划的条件下,也可在前额区记到。因为晚电位不是均一的成分而是包括若干个正负波,因而其发源地依作业的不同而不同。学习时的晚成分大多分布于脑的后区,而新异刺激,在负的朝向波之后的正电位成分在额区。可以设想,晚成分的不同区域分布可能反映皮层和皮层下部位对新异刺激和信息过程的不同功能。

晚成分的实质性增加与刺激携带的信息量有关,即可用一些心理活动来解释,如做出决定、认知评价、样品匹配、觉醒降低、无常刺激、预置改变以及选择性注意等。另外,晚成分常由新异、稀少或未预期的刺激引起,这与所谓朝向反应概念相关,因此晚成分不是一个单一的现象,而是包含着多个成分,每一成分或许与感知行为的不同方面相关。

随因电位(CP)发生于脑电基线上的两个相继刺激,即预告信号和行动信号之间的慢电位变化,由 W. G. 沃尔特发现。其中最显著的是随因负变化(CNV)。CNV 出现的具体条件是在给被试执行某一任务的命令刺激(S2,行动信号)之前,先给一个预告信号(S1,条件刺激),两刺激相距 1~2 s。自第一刺激施加后 200 ms,持续到第二刺激的动作反应结束,皮层出现一个负相慢电位变化即 CNV。它的波幅大约在 10~50 Mμ,是一种可靠的诱发电位慢变化。一般认为 CNV 与预期、意动、动力、学习和注意有关。研究还发现,电位幅度的大小与预期该反应所需的力的大小成正比;幅度变化还与预期应答 S2 的运动速度成比例。当反应动作可以结束 S2,并可以逃避电击时 CNV 电信显著提高。这些结果显示,动力状态和反应意图对 CNV 的发展都是很重要的。注意与 CNV 的发展密切相关。CNV 的幅度常因一些外加刺激而减弱,如谈话、阅读、无关的音调及基础音乐等。这些结果都可能解释为对 CNV 的分心效应和支持有关 CNV 发展的注意假设。CNV 在精神病学中是一个有价值的参考诊断手段。焦虑性患者的 CNV 发展缓慢,幅度小而不稳定。强迫观念患者的 CNV 幅度高,不容易回复到基线。精神分裂症患者的 CNV 持续时程较长,幅度也较小。

【运动相关电位】

自主运动之前和随后的脑的慢电位变化。运动相关电位可分为 4 个成分:①N1,缓慢上升的负电位,通常称为准备电位(BP)或预备电位(RP);②P1,不恒定的小正波;③N2,快相负电位;④P2,大而慢的正波。预备电位与随因电位相似,但是,它们与不同的心理生理机制相关,在幅度、形态和分布上都不相同。

【时间程序】

一般说来,诱发电位可以分为两个主要的时间程序,原发反应(早反应)和原发后反应(晚反应)。

原发反应的最早部分是通过特异丘脑皮层通路到达皮层第一感觉区的。在刺激后50~100 ms 到达的晚反应是通过内髓板外通道的神经元排放的,其通路包括网状结构和非特异丘脑核群。晚反应广泛地分布于皮层双侧而且受意识水平改变的影响。

一、脑干听觉诱发电位

(一)脑干听觉诱发电位原理

脑干听觉诱发电位(BAEP)是一项脑干受损较为敏感的客观指标,是由声刺激引起的神经冲动在脑干听觉传导通路上的电活动,能客观敏感地反映中枢神经系统的功能,BAEP 记录的是听觉传导通路中的神经电位活动,反映耳蜗至脑干相关结构的功能状况,凡是累及听通道的任何病变或损伤都会影响 BAEP。往往脑干轻微受损而临床无症状和体征时,BAEP 已有改变。

听觉传导通路主要由 3 级神经元组成。第 1 级神经元为双极细胞,其胞体位于耳蜗内的蜗(螺旋)神经节内。周围支至内耳的螺旋器(Corti 器);而中枢支组成蜗神经,入脑桥终于蜗神经核。第 2 级神经元的细胞体在蜗神经核内。它们发出的纤维一部分形成斜方体越到对侧向上行,另一部分在同侧上行。上行纤维组成外侧丘系,其大部分纤维止于内侧膝状体。第 3 级神经元的细胞体在内侧膝状体内。其轴突组成听辐射,经内囊枕部至颞横回(是大脑皮层的中枢部分,相当于人的头部两侧太阳穴上方,大脑的这部分叫颞叶,颞叶中间的一条横的凸起叫颞横回,是听觉神经细胞的密集处,它对外界声音起着精确的分析综合作用)。

(二)检查实施方法

通常让儿童口服水合氯醛使患儿入睡,在患儿用药入睡后约需 30~45 min 进行测试。当患儿入睡后,分别于耳后、前额、头顶中心皮肤放置电极,同时注意不要伤害和惊醒患儿,然后戴上耳机。耳内给出不同的短纯音和短声,通过电极将记录听神经对这些声音的反应,并以图形的形式显示在计算机屏幕上。包括镇静过程在内,此过程约需 2 h。

BAEP 是耳机发放短声刺激后 10 ms 内记录到的 6~7 个阳性波。这些波存在多位点复合性起源可能性,但也可简单地认为Ⅰ波是听神经动作电位,Ⅱ波起源于耳蜗神经核,Ⅲ波来自脑桥上橄榄复合核与斜方体,Ⅳ波与Ⅴ波分别代表外侧丘系和中脑下丘核,Ⅵ波与Ⅶ波是丘脑内膝状体和听放射的动作电位波形。因此,Ⅰ、Ⅱ波实际代表听觉传入通路的周围性波群,其后各波代表中枢段动作电位。Ⅰ波~Ⅴ波等前 5 个波最稳定,其中波Ⅴ波幅最高,可作为辨认 BAEP 各波的标志。正常情况下,Ⅱ波与Ⅰ波,或Ⅵ波与Ⅶ波常融合形成复合波形。

Ⅰ波潜伏期代表听觉通路的周围性传导时间,而波Ⅰ波~Ⅴ波波间潜伏期(IPL)系脑干段听觉中枢性传导时间,也代表脑干功能的完整性。脑干听觉传导通路与脑干其他结构的发育基本一致,故 BAEP 检测不仅可反映脑干听觉功能的发育而且在一定程度上可反映出整个脑干功能的发育状态。有资料显示缺血缺氧性脑病患儿 BAEP 异常率为64.3%,语言发育障碍儿童 BAEP 异常率为 56.6%,高胆红素血症患儿 BAEP 异常率为

52.6%,脑瘫患儿 BAEP 异常率为 52.4%。

引导不出 BAEP,可以考虑为听神经近耳蜗段的严重损伤;Ⅰ波或Ⅰ波、Ⅱ波之后各波消失,可考虑听神经颅内段或脑干严重病损。BAEP 各波绝对潜伏期(PL)均延长而且双侧对称,如Ⅰ波~Ⅴ波潜伏期(IPL)不长,则可能为传导性耳聋直至听神经近耳蜗段病损;倘若Ⅰ波~Ⅴ波 IPL 延长,则可能提示脑干听通路受累。

引导不出Ⅰ波,但其后各波尚存而且 PL 延长,可用下述方法做出临床判断:第一,如果Ⅲ波~Ⅴ波 IPL 正常,则病损可能发生在脑干听觉传导通路下段或神经;第二,测量Ⅱ波之前的负波峰至Ⅴ波峰或负峰之间的传导时间,可帮助分辨蜗性病变和蜗后病变;第三,Ⅰ波、Ⅲ波引不出来时可观察Ⅴ波的 PL。校正后的 VPL 波如果仍超过正常值上限,则揭示蜗后病变。

左右耳的 PL 和 IPL 的耳间潜伏期差(ILD),PL 和 IPL 的 ILD 值如果超过 0.4 ms 就有临床意义,该参量的变化提示蜗后病变。Ⅰ波~Ⅴ波 IPL 延长或波Ⅰ波~Ⅴ波 IPL 的 ILD 延长,该参量的变化提示蜗后病变。可进步分析Ⅰ波~Ⅲ波或Ⅲ波~Ⅴ波 IPL,Ⅰ波~Ⅲ波 IPL 延长提示病变可能累及同侧听神经至脑干段;Ⅲ波~Ⅴ波 IPL 延长提示病损可能影响到脑干内的听觉传递通路。如果Ⅰ波~Ⅴ波 IPL 的 ILD 显著,病损可能在Ⅰ波~Ⅴ波 IPL 较长的一侧。

Ⅴ波/Ⅰ波幅比异常,在听力正常前提下,该比值<0.5,可考虑为上部脑干受累。当然,如果选择性波Ⅴ缺失,则上部脑干受累的金标准。Ⅲ波~Ⅴ波/Ⅰ波~Ⅲ波 IPL 比值,该比值>1.0 时,为Ⅲ波~Ⅴ波 IPL 相对延长的结果。如果听力学正常,则该参量的异常提示早期的脑干病损(脑桥到中脑下段)。

(三)临床意义

(1)检查不合作患者的听力:如癔病、诈病等。

(2)判断婴幼儿的听力及脑发育情况:如小儿是否因听力因素所致不会说话,观察脑瘫、新生儿高胆红素血症对听力的影响等。

(3)早期明确脑干功能损害:如椎-基底动脉供血不足所致的眩晕。

(4)耳毒药与外周神经损伤。

(5)后颅窝肿瘤:如小脑桥脑角肿瘤、脑干髓内肿瘤。

(6)脱髓鞘疾病:多发性硬化等。

(7)脑干血管病:脑干出血、脑干梗塞。

(8)遗传变性病:以中枢神经为主运动神经元病等。

(9)神经系统病征:耳鸣、面神经麻痹等。

(10)昏迷与脑死亡。

(11)急性颅脑外伤的监护和预后判断。

(12)监测昏迷和确定脑死亡及手术中监测。

(13)进行耳蜗电图检查前要在耳科清洁外耳道。

二、视觉诱发电位

视觉诱发电位(VEP)是了解从视网膜到视觉皮层,即整个视觉通路功能完整性检测。通过特定的棋盘格翻转模式分别刺激左、右眼在视觉皮层记录诱发电位(P100)。依据 P100 潜伏期和波幅分析通路损害在视网膜、视交叉前或视交叉后的水平,对损害程度、治疗效果及预后做出客观评估。

根据对视网膜的刺激的形式不同,将 VEP 分为闪光 VEP(F – VEP)和图形 VEP(P – VEP)。检查视网膜神经节细胞、视神经和中枢视路的病变,如继发于脱髓鞘疾病的视神经炎、多发性硬化、肿瘤压迫、视神经外伤等;采用半视野刺激,可检查同侧偏盲患者;P – VEP 能客观评估视力,可用于鉴别伪盲,判断婴幼儿视力水平,诊断弱视和监测弱视治疗效果。

视觉诱发电位(VEP)就其刺激方式可分为非图形刺激(闪光刺激)和图形刺激两大类,目前多采用后者,特别是黑白棋盘格、条栅模式图像。其黑白成分以一定速率相互替代转换构成有效刺激,诱发出电活动称为模式翻转视觉诱发电位(PRVEP)。随视觉刺激在头皮枕部记录的 VEP 主要代表视野中央 6°～12°的视觉冲动,经外侧膝状体投射到枕叶距状裂后部与枕后极的电活动。

适应证:视神经炎、其他视神经异常疾病、多发性硬化、前视觉通路的压迫性病变、诈病或癔病等。

视觉诱发电位用于检测视网膜神经节细胞、视神经及中枢视通道的病变,如视神经炎、多发性硬化、肿瘤压迫,以及其他有视神经病变的疾病;图形 VEP 可用于客观测定视敏度。

(一)准备

(1)自然瞳孔。

(2)有屈光不正者需矫正之。

(3)嘱患者在检查过程中,放松全身肌肉,注意力集中。

(4)进行单眼 VEP 检查,需严格遮盖对侧眼。

(二)方法

1. **刺激**　受检者取坐位或斜坡卧位,在屏蔽室内进行。单眼刺激时非检查眼需用黑色眼罩遮光。

电极放置:作用电极放在枕外隆凸上 2～3 cm 处(Oz),在进行双眼半视野刺激时,还需要在 Oz 左右(即脑电图 10 – 20 系统的 O_1、O_2 位置)放置电极,参考电极置前额部,地线接耳垂。导联连接使作用电极为正时波形向上。

刺激方式:分闪光刺激和图形刺激两类,闪光刺激与 ERG 检查相同,图形刺激为大小可变的方格或条状明暗图形。

影响反应大小的主要参数和刺激的空间频率(单位视角方格或条状光栅的数目、单位:周/度),刺激的重复率(单位时间图形变化的次数)以及图形的明暗对比度。

放大器频率可选用 0.1～200 Hz,灵敏度 2～5 μV,记录时程 200 ms,叠加次数 64～128 次,叠加时须用自动排斥伪迹方式工作。

2. **记录**　记录电极置枕外隆凸上 5 cm 的中线 Oz 和由此点向外左右旁开 5 cm 分别为 01、02。参考电极置于前额 Fz,滤波器带通 1～100 Hz,分析时间 400 ms,平均叠加 200 次,重复两轮。

(三)主要波形及命名

全视野模式翻转视觉诱发电位主要波形成分为 N_{75}、P_{100}、N_{145},以各自波的平均峰潜伏期和极性而定,称为 NPN 复合波。以上 3 个波来自皮质的不同部位,P_{100} 被认为是来自第一视区(17区)或中枢区的动作电位。由于 N_{75} 难以辨认，N_{145} 潜伏期及波幅变异较大，而 P_{100} 负性波峰最明显和稳定，因此，临床将 P_{100} 作为最重要的分析内容。正常 P_{100} 潜伏期(PL)102.3 ±5 ms，两眼 PL 差 1.3 ±2.0 ms，波幅 10.1 ±4.2 mv，时程 63 ±8.7。O_1 和 O_2 记录的波形与 Oz 相似且基本对称，但波幅较低(图 40 −5)。

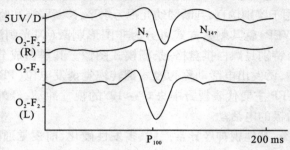

图 40 −5　右眼全视野视觉诱发电位

半视野刺激从中线和刺激野同侧枕部记录到的是 NPN 复合波及代表成分 P_{100}，从对侧记录到的波幅低，变异性大或呈极性相反的 PNP 波型。半视野刺激适用于评价视交叉和视交叉后的功能，可用于鉴别偏盲性损害。

各实验室应根据使用诱发电位机的型号及使用手法，采集各年龄组的数据经统计学处理制定出本实验室脑诱发电位不同年龄、性别等正常范围数据值。

(四)VEP 异常标准

VEP 通常在 200 ms 过程内有 3 ~5 个波，其中有临床诊断意义的为 100 ms 左右的正波。一般报告左、右眼的潜伏期和波幅并互相比较。闪光 VEP(FVEP)的潜伏期和波幅在不同个体变化较大，且重复性差，而参数恒定的图形 VEP(PVEP)其波形和潜伏期则相对稳定。PVEP 的波幅差也可反映双眼视锐度的差别。正常人双眼 PVEP 的潜伏期可有小的变化，但这种潜伏期变化在视神经炎和脱髓鞘疾病时特别敏感，在视神经炎患者双眼可明显延长也可在正常范围内。正常人绝对值及其范围各实验室须根据各自仪器和选择参数测出。

视觉诱发电位主要分析范围有 P_{100} 潜伏期、振幅、两眼之间的 P_{100} 潜伏期差、P_{100} 头部分布等。其标准如下。

(1)P_{100} 潜伏期绝对值延长，大于正常 $\bar{x}$ ±2.5 或两眼间差值增大是表明 VEP 异常的可靠而敏感的指标。提示视觉径路传导障碍，常见脱髓鞘疾病。

(2)P_{100} 波完全消失。

(3)波幅异常减低。

(4)P_{100} 头部分布异常，即左右枕部的记录明显不对称或非交叉性不对称。

(五)VEP 的临床应用

视神经病变：视觉诱发电位的潜伏期与视神经纤维的传导速度的快慢有关。VEP 异常的表现有 P_{100} 潜伏期延长，波幅降低，异常率可达 89%。即使视力恢复正常，VEP 仍可持续异常。临床上多见视神经炎、视乳头炎、缺血性视神经病、中毒性视神经病、视神经受压等。但视觉诱发电位不能用于病因诊断。与视网膜病鉴别需靠视网膜电图。

多发性硬化：视觉诱发电位是多发性硬化（MS）的敏感指标，异常率高达 84% ～ 96%，且可发现潜在的病灶。这是因为视神经是 MS 最易侵犯的部位。VEP 表现为 P_{100} PL 延长，两眼间潜伏期差值过大。

视交叉压迫病变：临床上多见肿瘤压迫，如垂体瘤、颅咽管瘤等。模式刺激对发现视交叉压迫病变特别有效，表现为 VEP 峰间期延长，半视野刺激时双颞侧 VEP 消失是视交叉病变的可靠指标。

视交叉后病变：半视野刺激，并记录 O_1、O_2、O_{z3} 个导联的 VEP。异常诊断标准为：①相应半个视野刺激的 VEP 消失。②半视野刺激同侧化现象逆转。15% ～ 25% 视交叉后病变不能检出，与纹状区范围较大，两侧不对称，左侧较大及黄斑皮质代表区较大有关，为提高阳性率可应用周边视野刺激的记录方法。

癫痫：对癫痫 VEP 的研究虽有不同看法，但光敏性癫痫具有 VEP 异常是无可怀疑的，主要特征为 VEP 潜伏期延长，波幅低，另外据一项研究统计癫痫患者中约 21.9% 的患者有 VEP 异常。

艾滋病：艾滋病（AIDS）患者 VEP 有变化。尸体解剖和临床资料表明 AIDS 患者常存在视神经损害。表现为 P_{100} 潜伏期延长，EEG 有弥漫性慢波。但 VEP 异常率较低，为 1.3% ～ 18%。

其他疾病：糖尿病周围神经病可致 VEP 异常，P_{100} 潜伏期延长，其程度与病程长短有关，呈可逆性，提示亚临床视神经损害可能是糖尿病的病理组成之一。Parkinson 病组 VEP 潜伏期较正常对照组延长，可能原因是视网膜丛间层细胞多巴胺含量减少所致。目前还对注意缺损障碍、老年性痴呆、慢性酒精中毒的患者进行 VEP 研究。

注意事项：仪器测试条件的标准化、患者的配合直接影响 VEP 的结果。有时需用半侧刺激野，以达到诊断目的。进行单眼 VEP 时，不受检眼的遮光必须严格，否则易得出错误结论。检查时要求患者注视光球中央或屏幕中心的"＋"字标记，避免眼球运动和眨眼。

三、稳态听觉诱发电位

稳态听觉诱发电位是由多个频率持续的即稳态的声音刺激信号诱发而产生的通过头皮记录到的电位反应。稳态听觉诱发电位是由调制声信号引起的，反应相位与刺激相位具有稳定关系的听觉诱发反应，由于其频率成分稳定而被称为"稳态诱发反应"。

多频稳态听觉诱发反应－刺激声。这是一种新近出现的类似于 40 Hz 听觉相关电位的客观听力检查方法，但比 40 Hz 听觉相关电位更优越。它可以一次性地对多个频率的听力状况做出判断。而且，通过事先编制好的电脑程序，还可以将客观检查的结果转换成纯音听力图。幼儿听力检查难、验配助听器难的问题很可能随着多频稳态听觉反应检查方法的普及而最终得到解决。

利用多频稳态诱发反应（MFSSR）测试聋儿的残余听力比听性脑干反应（ABR）更是优势。

多频稳态检查具有五大临床应用优势。

（1）客观性：具有客观指标，客观判断的特点。

（2）频率特性：ASSR 所用的调制信号是持续的，可避免由短声（click）刺激导致的频率失真,故能较准地反映相应载波频率的特性,从而得出相应频率的听阈。

(3)最大声输出强度高:通常 ASSR 测试信号可输出 120 dBHL 的声刺激,这对于重度听力损失患者测定残余听力十分必要。

(4)不受睡眠和镇静药物的影响:ASSR 是叠加在 EEG 波上的很小的诱发电位,因为睡眠时 EEG 波形稳定,可增加信噪比,使得 ASSR 容易检出。

(5)快速简便,能在非常短的时间内自动测出双耳稳态的听力,这代表了当前最先进科技。

多频稳态听觉诱发电位和脑干、声阻抗、耳声发射及电测听的综合应用,必将使听力检测结果更客观、准确,为临床治疗提供翔实而完善的资料,确保了诊断的正确性。可以得到比听性脑干诱发电位更为直观的听力听阈检查结果。适用于新生儿筛查、助听器选配和法医鉴定等临床应用。

(张继华　张　颖　王小飞)

第五节　神经电图

一、H 反射

H 反射测定的是感觉和运动纤维往返传导的速度,也是周围神经病变的参考指标之一。

(一)原理

电刺激胫神经直接引起其支配腓肠肌的诱发电位成为 M 波(直接刺激运动神经纤维的反应),此后经过一段潜伏期又出现第二个诱发电位称 H 波(刺激 Ia 类传入纤维,冲动进入脊髓后逆向激发运动神经的兴奋产生的反射性肌肉收缩)。H 反射为低阈值反射,因为 Ia 传入纤维是最粗也是兴奋性最高的纤维,故用弱电流刺激胫后神经,先出现 H 波,刺激量逐渐增强 H 波波幅逐渐增大,达一定水平后再增加刺激量,H 波波幅开始减低而 M 波逐渐增大,达超强刺激时 H 波消失,M 波波幅达到最高。

(二)适应证

H 反射测定适用于:周围神经损伤、周围神经炎、肌肉疾病。

(三)禁忌证

无特殊禁忌证。

(四)准备

(1)检查前要向患者说明目的和检查方法,以充分取得患者的合作。

(2)仪器设备准备使用肌电图仪,选择输出的方法持续时间为 0.1~0.2 ms、刺激频率 1~2 Hz、超强刺激。分别使用环状表面电极进行刺激和记录。

(五)方法

(1)方法采用 10~20 V 的低电压,2~3 Hz 的刺激频率,刺激胫神经,并在腓肠肌上记录。

（2）判定标准 H 反射的潜伏期为 30～40 ms。

（3）刺激电极置腘部胫神经上，记录电极置腓肠肌内侧头肌腹，无关电极置于肌腱，地线置刺激电极与记录电极之间。

（4）患者取俯卧位，足踝下放一枕头使腓肠肌轻度牵张，H 波易出现。电刺激时限为 0.5～1 ms，每次刺激间隔为 2 s。

（六）注意事项

（1）测试前全面了解患者的症状和体征，以确定检查部位。

（2）要对某一肢体至少检查病损的 2 根神经的功能状态，以确定有无其他神经受累。

（3）测定时，保持电极固定，防止压迫性移动所致距离改变引起的误差。

（七）临床意义

H 反射是脊髓的单突触反射，它可代表脊髓前角运动神经元的兴奋性，上运动神经元病变时，H 反射亢进，潜伏期缩短、波峰增高、H/M 比值升高，这是上运动神经元病变时诊断的重要电生理指标之一。酒精中毒、糖尿病等周围神经病变潜伏期会延长。

二、F 波

F 波是经过运动纤维近端的传导又由前角细胞兴奋后返回的电位。一个超强刺激作用于一条神经，可引出一个较晚出现的肌肉反应。在肌肉动作电位 M 波之后的一个小的肌肉动作电位，称 F 波。当刺激点向近端移动，M 波的潜伏期逐渐延长，而 F 波的潜伏期逐渐缩短。提示 F 波的兴奋是先离开肌肉记录电极而朝向脊髓，然后再由前角细胞回返到远端记录电极。测定兴奋波在运动神经元的纤维上往返传导的速度。

（一）适应证

F 反射测定用于测定神经近心端传导速度，诊断各类周围神经疾病。

（二）准备

（1）向患者介绍目的、方法和注意事项，以取得合作。

（2）备好各种物品。

（三）方法

记录电极放置在小指展肌（尺神经）、拇短展肌（正中神经）或上、下肢其他肌肉（胫前肌、腓肠肌等）表面电极分别在近心端神经干走行的浅表部位刺激，刺激强度较引出运动反应为大（超强刺激），在 M 波后出现 F 波，测出其最短时间的 F 波的潜伏期。

测定 F 波的潜伏期可以计算出近端的传导速度，以便与远端的传导进行比较。中枢段潜伏期为 F 波与 M 波潜伏期之差，代表由刺激点到脊髓以及返回到刺激点的传导时间，在神经细胞中传递时间为 1 ms，再除以 2 得到中枢段走行的时间。因此中枢段的传导速度见下公式：

$$FwCV = \frac{D(m/s)}{(F - M - 1)/2}$$

F（F 波潜伏期），M（M 波潜伏期），临床常用正中神经和尺神经腕和肘刺激，腓神经的踝和膝部刺激。D 即表面距离，上肢由刺激点到 C_7 棘突，其间经过腕部和锁骨中点，下肢由刺激点经膝和股骨大转子到 T_{12} 棘突。

F 比值（F Ratio）指 F 波潜伏期与 M 波潜伏期之比。

$$F\ Ratio = \frac{(F - M - 1)/2}{M}$$

(四)结果判定

正常人尺神经腕部刺激时为 53.7 – 66.7 m/s,平均为 61.7 m/s,肘部为 52.3 ± 72.3 m/s,平均为 62.3 m/s。

(五)注意事项

(1)测试前全面了解患者的症状和体征,以确定检查部位。

(2)对于某一肢体,至少检查病损的 2 根神经的功能状态,以确定有无其他神经受累。

(3)测定神经传导速度时,保持电极固定,防止压迫性移动所致距离改变引起的误差。

(4)刺激强度要达到超限刺激,避免记录 H 波。

(5)记录 F 波潜伏期时需选择最短者,放大器灵敏度应调节适宜。

(六)临床意义

异常结果提示脑神经、脊神经、神经丛、神经索、神经干和末梢神经损害。列举如下。①遗传性周围神经病。②外伤性嵌压性周围神经病。③炎症性周围神经病。④代谢性周围神经病。⑤中毒性周围神经病。⑥缺血性、血管炎性或周围血管阻塞性神经病。⑦恶性病性周围神经病。⑧周围神经肿瘤等。

(张继华 张 颖 王小飞)

第六节 表面肌电图评估

【概述】

表面肌电图(sEMG),又称动态肌电图或运动肌电,是通过表面肌电仪从肌肉表面引导和记录到在肌肉活动时神经肌肉系统生物电变化的一维时间序列的电信号,并经计算机处理为具有对肌肉功能状态特异和敏感的依赖性的时、频变化值。这种生物电信号与肌肉的活动情况和功能状态存在着不同程度的关联性,因而能在一定程度上反映神经肌肉的活动。信号的振幅和频率等特征取决于关节肌肉活动水平、肌肉功能状态等生理性因素,以及探测电极的位置、大小和方向等测量性因素的共同作用。肌肉活动产生的肌电信号通过电极,经差分放大器、转换器,把放大的信号转化为数字信号,最后通过分析软件对所获得的数据进行分析处理。

【原理】

sEMG 的信号来源是运动单位动作电位(MUAP)。大量的运动单位同时兴奋,电位募集,电流通过人体组织到达皮肤,再通过记录电极、前置放大器后显示。产生 MUAP 的肌纤维距记录电极的距离越远,动作电位越小,对振幅的贡献就越小。通常从肌电图机上获得的 sEMG 信号是一种原始的一维时间序列信号,表现为一种类似噪声的准随机信号,它是由神经肌肉系统活动的生物电信号和各种噪声信号组成,其中噪声信号主要来自检测仪器、环境电磁干扰、界面运动干扰及信号的不稳定性,干扰范围介于 0 ~ 60 Hz 低频部分。

sEMG 检测技术安全、简便、无创及无须刺入皮肤就可获得肌肉活动的信息,同时具有检查时无疼痛、无刺激、无不良反应等特点,比较容易操作和被检测者接受。针电极肌电图将电极插入肌肉内,可很好地研究深层肌肉的运动学和神经生理学活动,但其所能测试的范围远比 sEMG 小得多。重复检查时针电极在重复插入肌肉组织过程中很难保持一致的定位。研究表明 sEMG 具有较好的重测信度,sEMG 不仅可以在静止状态下测定肌肉的活动,可以在运动过程中持续采集肌电信号以观察肌肉活动的变化,还可区别肌肉不同部位的不同功能。骨骼肌的运动是在神经系统控制下完成的,因此检测获得的肌电信号可以反映出神经系统功能状态。

【sEMG 的常用分析方法】

1. **原始的 sEMG 信号** 未经处理的、叠加的 MUAP 被放大后的视觉显示形式,其波幅特点是在正、负极间振荡,密集程度和高度随时间变化。原始 sEMG 信号作为最简单的形式可显示肌电活动的发生和静息期情况,在不考虑波幅的情况下可分析肌电活动的起始和结束关系。此外,在分析不同肌肉活动时间及肌肉活动的潜伏期等方面有参考价值。

2. **时域分析** 将 sEMG 信号看作时间的函数,用来刻画时间序列信号的振幅特征,主要分析指 标包括积分肌电值(iEMG)、平均振幅(MA)和均方根值(RMS)。由于 iEMG 和 RMS 均可在时间维度上反映 sEMG 信号振幅的变化特征,因此常被用于实时地、无损伤地反映肌肉活动状态,具有较好的实时性。

(1)积分肌电值:iEMG 是指对所得 sEMG 信号进行整流滤波后单位时间内曲线下面积的总和,它可以反映肌电信号随时间进行的强弱,其值的高低反映运动时参与肌肉收缩的肌纤维数目的多少和每个运动单位的放电大小。该指标主要体现肌肉在单位时间内的收缩特性。肌肉收缩时,iEMG 与肌力之间存在着线性关系。当肌肉收缩的力量增强时,参加工作的运动单位数量增多并且每个运动单位的放电增加,因此 iEMG 随之增加,反之亦然。

(2)平均振幅:MA 反映肌肉电信号的强度与参与的运动单位数目及放电频率同步化程度有关。有人认为,耐力项目的运动员其牵张反射 sEMG 的平均振幅大于力量项目的运动员,可用于对肌肉耐力的评价。

(3)均方根值:RMS 是反映放电的有效值,其大小决定于肌电幅值的变化,一般认为与运动单位募集和兴奋节律的同步化有关,其峰值表示波幅或收缩强度的大小,主要取决于肌肉负荷性因素和肌肉本身生理、生化过程之间的内在联系。RMS 值被认为是时域中最可靠的参数,用于估计产生力的大小。

3. **频域分析** 是指对 sEMG 信号进行快速傅立叶变换(FFT)后,获得 sEMG 信号的频谱或功率谱,能较好地在频率维度上反映 sEMG 的信号变化特征。常用指标主要为平均功率频率(MPF)和中位频率(MF)。

(1)平均功率频率:MPF 表示的是过功率谱曲线重心的频率,其高低与外周运动单位动作电位的传导速度、参与活动的运动单位类型以及其同步化程度有关。

(2)中位频率:MF 是指骨骼肌收缩过程中肌纤维放电频率的中间值,在正常情况下人体不同部位骨骼肌之间的 MF 值高低差异较大,主要受肌肉组织中的快肌纤维和慢肌纤维的组成比例的影响,即快肌纤维兴奋主要表现高频放电,慢肌纤维则以低频电位活动为主。sEMG 的 FFT 频谱曲线并非呈典型的正态分布,因而从统计学角度而言,使用 MF 刻画 sEMG 的频谱特征的变化要优于 MPF。但在具体实践中人们发现,在反映肌肉的活动状态和功能状态上 MPF 更具敏感性。但频域分析也存在一定的缺陷,FFT 需要有肌电信号在全时域的信息综合分析,信号在某一时刻的变化将影响整个频谱特性,FFT 要求信号是平稳的表面肌电信号,尤其是动力性收缩时,是典型的非平稳性和非线性的随机信号,因此使傅里叶转换实时分析肌电信号受到一定的限制。

4. 其他分析方法   对于 sEMG 的分析还可使用参数模型分析法、人工神经网络分析法对信号特征进行分析,其中包括维格纳分布和小波变换;利用混沌理论和分形理论等非线性理论研究表面肌电信号的本质特性等。

【适应证】

肌力肌张力评估、下腰痛评估、吞咽困难评估、术前术后功能评估、脑瘫评估、脊柱侧弯评估、斜颈评估。

【禁忌证】

无特殊禁忌证。

【表面肌电的影响因素】

1. 测试局部的组织特性   包括皮肤及皮下脂肪的厚薄、温度、生理变化等都会影响肌电信号。

2. 串扰   既有相邻肌肉组织对测试部位肌电信号的串扰,也有可能来自其他设备的干扰,如 ECG,尤其在测试上肢肩部肌肉时,ECG 的波峰信号常可以干扰 EMG 的记录。

3. 测试电极位置放置的不同   每次测试电极位置在肌腹上的位置都不可能完全一致,或者电极在不同测试对象同一肌肉肌腹表面的放置位置也不可能完全一样,因此得到的肌电信号结果也不可能具有绝对可比性。

4. 外部杂音   来自外界的电磁环境中的杂音,一种无变化的电信号,它常使肌电图基线增宽或干扰肌电信号的记录。

5. 电极和内部的放大器   电极的质量和内部放大器的杂音干扰也会对肌电信号产生影响,也会使基线增宽。

【sEMG 在儿童神经康复评价和治疗的应用】

1. sEMG 在儿童神经康复中应用的特点   由于儿童神经康复的对象(儿童)是个特殊

群体,在实践操作中有很多制约因素,诸如配合能力差、反抗性强、接受新事物能力差、对陌生环境恐惧不安、认知能力低下导致理解力差等,因此选择适合的方法对其进行评估与治疗尤为关键。经过临床实践,sEMG 在儿童神经康复中应用具有以下特点:客观评定儿童神经系统疾病中神经肌肉的功能状态,精确了解每块肌肉的瘫痪程度;利用肌电生物反馈进行肌肉松弛性反馈训练,适用肌张力高的患儿;亦可进行肌肉兴奋性反馈训练,适用于肌力低的患儿;根据 sEMG 信号的变化可分析康复功能训练过程中肌肉疲劳的具体情况,制订有针对性的康复训练策略和适当的康复训练强度,达到最佳治疗效果;康复治疗可在 sEMG 信号连续检测下进行,有利于异常运动模式的校正和正常运动程序的重新固化;在 sEMG 的监测下,医生和患者能及时知晓训练的进步情况,最大限度调动患儿及家长治疗的积极性和主观能动性;无刺激和副作用,患儿无痛,真正实现在愉悦中康复。

2. sEMG 在儿童神经康复中的应用现状

(1)sEMG 在小儿脑瘫诊治中的应用:脑瘫(:CP)是自受孕开始至婴儿期非进行性脑损伤和发育缺陷所导致的综合征,主要表现为运动障碍及姿势异常。常并发智力障碍、癫痫、感知觉障碍、交流障碍、行为及其他异常。国内外 sEMG 在小儿脑瘫的辅助诊断、评价与治疗中的研究已有较多报道。Leunkeu 等利用 sEMG 研究 12 例脑瘫患儿股四头肌在等长收缩过程中肌肉疲劳状况,sEMG 结果表明股四头肌疲劳与肌肉的痉挛状态和收缩程度有关。Pierce 等利用 sEMG 研究粗大运动功能分级的两组脑瘫患儿膝关节被动屈 曲时 sEM G 与膝关节屈肌和伸肌痉挛的关系。Bloom 等利用 sEMG 对 11 例 6 ～ 16 岁脑瘫或非进行性脑损伤患儿给予每天至少 5 h、为期 1 个月的肌电生物反馈疗法,用以改善上肢功能,结果完成实验的 10 例儿童上肢功能明显改善,表明每天较长时间的表面肌电反馈疗法可以改善脑瘫儿童的上肢功能水平。许晶莉等对痉挛型脑瘫患儿痉挛肌进行 sEMG 评估并利用肌电反馈疗法进行治疗的研究证明,痉挛型双瘫患儿的肱二头肌、股四头肌存在 sEMG 信号的异常,痉挛型双瘫患儿的 sEMG 信号与健康儿童相比存在显著性差异,sEMG 对脑瘫患儿的神经肌肉系统功能状态的评价具有实用价值,肌电反馈疗法可明显增强痉挛型双瘫患儿肌力,sEMG 对肌力的评估是一种行之有效的方法。陈先辉等研究带电刺激的肌电反馈疗法对 66 例痉挛型双瘫患儿足背屈功能康治疗,结果表明带电刺激的肌电反馈疗法对痉挛型双瘫患儿足背屈功能康复具有满意疗效。近来 sEMG 在小儿脑瘫诊治中的应用正处于不断的扩展中,其中较为成熟的有步态分析和平衡功能判定。步态分析中可应用 sEMG 配合能同步记录运动迹线的仪器(如摄像机、电子测角计等)测定步行过程中下肢主要肌群的功能状态,并可进行膝关节、踝关节角度评估,以提供有价值的信息。表面肌电图作为步态分析(GA)的重要手段之一,和运动力学分析及能耗评测、时间、距离参数评测等一起构成完整的步态分析系统,可以对受试者的步行功能作出全面、准确的评定,不仅用于成人,也可用于儿童。脑瘫患儿因其脑组织发育障碍及由此引起的运动系统的改变,导致平衡功能出现异常。目前临床上平衡功能的评定主要用观察法、量表法,其缺点为受评估人员主观因素影响较大,并且不能提供相对量化的指标。应用 sEMG 可以检测坐位及站立时双侧腰背部及下肢诸肌群的波幅和时长,还可以同步监测运动肌肉间的协调性,可以客观地、量化地反映平衡反应模式。吕静等应用表面肌电分析系统,对 21 例痉挛型脑瘫患儿的坐位平衡功能进行评估证实,脑瘫患儿粗大运动功能评估结果与表面肌电图时域的 RMS 平均值及 iEMG 平均值变化显著相关,表面肌电可以简单、客观、量化地反映脑瘫患儿坐位平衡能力,相比优于以往使用量表定性评价的方法。

(2)sEMG 在其他儿童神经康复疾病诊治中的应用:在儿童神经康复的其他领域中利用 sEMG 对疾病进行诊断与治疗报道相对较少,但已被很多学者关注。Sanger 利用 sEMG 对肌张力增高儿童的肌张力进行评估,研究结果表明应用 sEMG 评价痉挛状况是一种有效的方法,临床医师利用表面肌电仪能客观地评估痉挛状况,为制定合理康复策略提供依据。Kelly 等利用 sEMG 研究口吃儿童口面部肌肉活动状况,根据口面部肌群在收缩中 sEMG 频率的改变判断是否患有口吃。国内学者杨志仙等利用 sEMG 进行的不典型儿童良性部分性癫痫中癫痫性负性肌阵挛的临床和神经电生理研究表明 EEG 的棘波与 sEMG 的短暂肌电静息具有锁时关系。

综上所述,sEMG 已应用于儿童神经康复中神经肌肉系统的评估、辅助诊断、康复治疗与疗效评估。国外 sEMG 在儿童神经系统疾病的应用研究已比较成熟,我国尚属起步阶段,但 sEMG 已经成为小儿神经电生理检查的重要组成部分,儿童康复中应用 sEMG 评估疗效与指导治疗具有重要的意义。

(张继华　张　颖　王小飞)

第四十一章　头颅 CT 及 MRI 的诊断

头部 CT 扫描、头部 MRI 检查、脑电图检查、肌电图检查等表明对于脑瘫的治疗越早小孩恢复得越好,因为脑组织在一岁以内尚未发育成熟,还处在迅速生长阶段,而脑瘫造成的脑损伤也处于初级阶段,异常姿势和运动还未固定化,所以这一时期的可塑性大,代偿恢复能力强,在这一时期治疗往往能达到事半功倍的效果。头颅 CT 是脑组织形态学变化的影像学反映,脑瘫患儿头颅 CT 检查常有异常,其 CT 表现因脑瘫的类型、不同致病原因及合并症而不同。下面将具体介绍头颅 CT、MRI 检查对小儿脑瘫诊断的意义。

一、头颅 CT 检查

【头颅 CT 的异常率】

小儿脑瘫头颅 CT 异常率有多高,国内各家报道不一。安徽医科大学第一附属医院儿科刘德云等对本院 83 例脑瘫患儿进行头颅检查,异常率为 51.9%;杨欣伟等观察 66 例脑瘫患儿头颅 CT 结果,发现其异常率为 74.2%;郑州大学第三附属医院张小安等对 1112 例脑瘫患儿进行头颅 CT 检查,异常率为 79.1%;傅燕娜等对 407 例脑瘫患儿进行头颅 CT 检查,发现其异常率为 82.5%;张有年等对 1120 例脑瘫患儿进行头颅 CT 检查,异常率高达 90%。

【头颅 CT 异常的主要表现】

分为非脑畸形表现及脑畸形表现。非脑畸形表现主要有脑萎缩,脑室扩大,脑沟增宽、增深,脑软化灶、脑积水,空洞形成等。脑畸形多由于胚胎期神经系统发育异常及神经元移行异常所致,主要有脑裂畸形、巨脑回畸形、灰质异位及脑穿通畸形等。

【不同致病原因头颅 CT 的不同表现】

有窒息史者 CT 异常主要表现为脑萎缩,皮质、皮质下软化灶及脑室旁脑白质软化灶、侧脑室扩大。脑室旁白质软化灶是早产儿及其相关合并症导致的缺血缺氧损伤的典型表现。母亲患妊娠中毒症者,患儿常可见到脑的中间部异常,如胼胝体缺损。产伤所致者可出现一侧低密度区,也可伴脑室扩大或出现硬膜下积液表现。新生儿早期颅内感染者主要表现为脑积水和硬膜下积液。

【不同类型脑瘫头颅 CT 的不同表现】

(1)痉挛型脑瘫头颅 CT 的异常率最高,主要表现为脑萎缩或皮质、皮质下软化灶,其病变部位、大小与临床肢体瘫痪基本一致。

（2）徐动型表现为第三脑室扩大，基底核区病变。

（3）共济失调型表现以第四脑室扩大及小脑低吸收区为主，并可见小脑萎缩及蛛网膜囊肿。

（4）低张型表现为侧脑室扩大、脑积水及胼胝体发育不全，而出现侧脑室大，预示将来可变成痉挛型。

（5）混合型其表现多种多样，大多较严重，常在侧脑室扩大基础上伴第三脑室扩大、脑萎缩、脑积水或实质内脑软化灶等。

【不同肢体功能障碍头颅 CT 的不同表现】

痉挛型双瘫者，可见到对称性侧脑室扩大。痉挛型偏瘫者，可见对侧侧脑室扩张及低密度影，四肢瘫表现为脑发育畸形、基底核病变、脑软化、脑积水、空洞样改变等（图 41-1）。

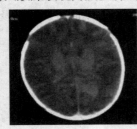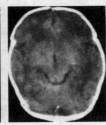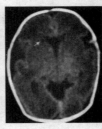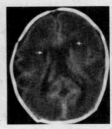

图 41-1　头颅 CT 表现

二、头颅 MRI 检查

头颅磁共振成像（MRI）是头部的一种断层成像技术，它利用磁共振现象从人体中获得电磁信号，并重建出头部、脑组织的影像信息。头部 MRI 检查对脑瘫患者出现的脑室四周白质软化症有很高的诊断价值（图 41-2）。

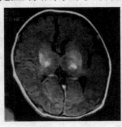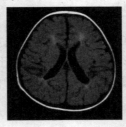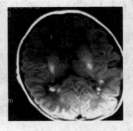

图 41-2　头颅 MRI 表现

脑瘫儿早期头颅 MRI 的影像学改变表现为：脑室四周白质囊腔形成，程度不同的脑室扩大和脑室壁不规则，髓鞘形成延迟等。晚期脑瘫儿 MRI 影像改变表现为脑室四周白质内 T2 高信号，脑白质容量减少，脑室扩大且室壁不规则，胼胝体变薄，脑沟、脑池异常改变，脑沟可接近或达到侧脑室边沿。因 MRI 成像技术具有多方向切层，多参数成像，能更精确显示病变部位、范围、大小及性质特征，同时能够克服 CT 检查中伪影的产生，显示清楚一些 CT 检查不能显示清楚的部位。头颅 MRI 可以为临床诊治脑瘫提供更加详尽正确的资料。

　　张邵军对 110 例脑瘫患儿进行头颅 CT 检查,其异常率为 59.1%,对头颅 CT 检查正常的 45 例脑瘫患儿再进行头颅的 MRI 检查,发现异常者为 23 例。方安安等对 137 例脑瘫患儿进行头颅 CT 检查,异常 87 例,异常率为 63.5%,在 CT 正常的 50 例中对 30 例加做了头颅 MRI 检查,异常 12 例。并且他们还发现脑瘫年龄与 CT、MRI 形态学改变具有相关性:1 岁内阳性率为 82.4%,1~3 岁阳性率为 75%,3 岁以后的阳性率为 65%,随年龄增长,CT、MRI 检测阳性率降低,CT、MRI 检查阳性率与年龄呈反比。在 CT、MRI 检查未发现异常病变的 38 例中,有 4 例脑瘫患儿程度严重,且伴有听力、语言障碍、癫痫、智力低下。2 例脑瘫患儿为双重性偏瘫,而 CT、MRI 检查表现为单侧病变。说明脑的形态学改变并不完全与脑功能改变一致。分析其原因可能是:①随年龄增长,部分脑瘫患儿脑组织被代偿,但脑功能未改善,尤其是病变部位中枢神经递质仍异常。②CT、MRI 不能显示相应皮层功能区的损害。③随年龄增长、病程延长,患儿异常姿势固定化,长期失去运动功能、继发病愈加严重、心理障碍等因素加重临床症状。

（曾凡森　卢　帅　郭全留）

第四篇

小儿康复治疗技术

第四十二章　物理因子疗法

第一节　电疗法

利用电能作用于人体,用以防治疾病的方法称为电疗法。

人体内除有 60% 的大量水分,还有很多能导电的电解质和非导电的电解质。因此,人的机体实际上是一个既有电阻性质又有电容性质的复杂导体。这是电疗的基础。电能作用于人体引起体内的理化反应,并通过神经—体液作用影响组织和器官的功能,达到消除病因、调节功能、提高代谢、增强免疫、促进病损组织修复和再生的目的。

机体对不同性质的电流反应不一,治疗机理亦不相同。同一种电流使用方法和剂量大小不同时,引起人体反应亦不相同。另外人体的不同器官、组织和机体的不同功能状态及病理改变,对电流的反应也不尽相同。低中频电流在康复医学中起着重要的治疗和功能评定作用。

医用电疗方法很多,有直流电疗法、直流电离子导入疗法、电水浴疗法、低频脉冲电疗法(感应电疗法)、神经肌肉电刺激疗法、间动电疗法、经皮电刺激疗法、功能性电刺激疗法、中频电疗法(等幅中频正弦电疗法、调制中频正弦电疗法、干扰电疗法)、高频电疗法、长波电疗法、中波电疗法、短波电疗法、超短波电疗法、分米波电疗法、毫米波电疗法、微波电疗法、静电疗法。

现主要介绍直流电离子导入疗法、神经肌肉电刺激疗法、功能性电刺激疗法、调制中频正弦电疗法。

【直流电药物离子导入疗法】

借助直流电将药物离子通过皮肤,黏膜或伤口导入体内进行治疗的方法,称直流电药物离子导入疗法。

治疗原理:根据电学上"同性相斥"的原理,直流电可使电解质溶液中的阳离子从阳极导入体内。阴离子从阴极导入体内。药物离子主要经皮肤汗腺口,毛孔进入皮内或经黏膜上皮细胞间隙进入黏膜组织。直流电直接导入的离子主要堆积在表皮内形成"离子堆",以后通过渗透渐渐进入淋巴和血液。

1. 离子导入的优点

(1)导入的药物在局限表浅组织浓度较高,作用持续时间长,疗效持久。

（2）导入体内的是有治疗作用的药物成分。

（3）兼有反射治疗作用及直流电和药物的综合作用。

2. 离子导入的缺点　导入药量少、进入浅、对全身影响小、较缓慢等。

3. 治疗方法　采用直流电疗机、薄铅片或导电橡胶电极，外包厚 1 cm 的吸水衬垫，用温水浸湿后以对置、并置或电水浴的方法置于病变或相应部位，电流强度以衬垫面积 $0.03 \sim 0.1 \ mA/cm^2$ 计。衬垫法可用滤纸或纱布浸药物溶剂后置衬垫上，此外还可用电水浴法、体腔法及创面、穴位导入法等。每次治疗 15 ~ 25 min，每日或隔日一次，10 ~ 20 次为一疗程。

4. 临床应用

（1）适应证：较广泛，主要有周围性神经炎、神经损伤、神经痛、肌无力、慢性溃疡、伤口和窦道、疤痕粘连、结膜炎、角膜炎、骨折、血栓性静脉炎等。

（2）禁忌证：急性湿疹、心力衰竭、出血倾向、对直流电和药物过敏者。

【神经肌肉电刺激疗法】

以低频脉冲电流刺激神经肌肉进行治疗以恢复其功能的方法称神经肌肉电刺激疗法或称电体操疗法。

失神经肌肉的电刺激疗法如下。

失神经支配肌包括部分失神经及完全失神经支配肌肉。要使失神经肌肉能充分收缩，而又尽可能地不引起皮肤疼痛及肌肉疲劳，同时避免使非病变的拮抗肌肉产生收缩，最好根据电诊断的结果选择适当的脉冲电流。一般部分失神经支配的治疗常用的条件，持续时间 10 ~ 150 ms，间歇时间 1 000 ~ 2 000 ms；完全失神经支配的治疗持续时间为 150 ~ 600 ms，间歇时间 3 000 ~ 6 000 ms。

1. 治疗原理　对变性的肌肉进行电刺激可促进局部血循环，引起肌肉节律性收缩，从而延缓病肌萎缩；防止肌肉大量失水和发生电解质、酶系统等代谢紊乱；抑制肌肉纤维化，防止其硬化和痉挛；促进神经再生和神经传导功能的恢复。

2. 治疗技术　失神经支配后第一个月，肌萎缩最快，故确诊后应尽早开始，一般为损伤后第 2 ~ 3 周末，失神经后数月仍应坚持治疗，以防肌纤维化发生。治疗方法多用运动点刺激法，其中双极刺激法多用于较大肌肉的刺激，单点刺激法多用于肌肉过小或需要刺激整个肌群时，用阴极刺激病肌，并置于被刺激肌的远端，电流强度以能引起病肌的明显收缩为准。每日治疗 1 ~ 6 次，直到神经支配恢复，再改为主动训练。

3. 临床应用

（1）适应证：儿童脑性瘫痪、小儿偏瘫综合征、脊髓外伤引起的痉挛性瘫等。

（2）禁忌证：肌萎缩侧索硬化症，多发性硬化进展期。

【功能性电刺激疗法】

功能性电刺激是用电刺激作用于丧失功能的器官或肢体，以其产生的即时效应来代替或纠正器官和肢体的功能的一种方法。

1. 治疗原理　功能性电刺激的应用已涉及临床各个领域，如人工心脏起搏器就是通过电刺激来补偿病窦综合征等患者所丧失的心搏功能;刺激膈神经以调整呼吸功能;刺激膀胱有关肌肉以改善排尿功能。在康复治疗中神经肌肉功能性电刺激具有十分重要的意义,为纠正偏瘫患者的垂足应用最多。当脑血管意外或其他原因导致上运动神经元损害时,下运动神经元是完好的,不仅通路存在,而且有应激功能,但他失去了来自上运动神经元的运动信号——神经冲动,就不能产生正常的随意肌的收缩运动。这时如给予恰当形式、适量的电刺激,就可以产生相应的肌肉收缩,以补偿所丧失的肢体运动,如足背屈和伸趾等。电刺激在刺激运动肌肉神经的同时,也刺激传入神经,经脊髓投射到高级中枢,促进功能重建,对患者的心理状态及生命活动、社会活动等具有重大影响。

2. 治疗方法　最常用的是偏瘫患者的垂足刺激器。使用时系在患者腰部,刺激电极置腓神经处,触发开关设在鞋底足跟部,当患者足跟离地时,开关接通,位于鞋跟部的触发刺激盒发出低频脉冲电流,通过刺激电极刺激腓神经,使足背屈,直到患者足跟再次着地,开关断开,刺激才停止,下次迈步时又重复上述过程。由于皮肤的电阻大,使用表面电极时所需电流强度也大,而植入电极免除了皮肤电阻的影响,其所需的电流强度可减少到表面电极的1/10,甚至1/100,且又可对所需肌肉进行选择性刺激。所以当脑卒中、脑外伤后病变影响到有关步态的多组肌群时,为得到完美的步态就需多通道刺激器。随着计算机技术的发展和长久植入电池的产生,使得用手术植入的神经电刺激器具有临床使用的可能性。

3. 临床应用

(1)适应证:用于偏瘫、脑性瘫痪、截瘫时的下肢运动障碍,马尾或其他脊髓损伤引起的排尿功能障碍、呼吸功能障碍、特发性脊柱侧弯等疾病。

(2)禁忌证:带有心脏起搏器者。

【中频电疗法】

应用频率为 $1 \sim 100$ Hz 的电流治疗疾病的方法称中频电疗法(medium freqvency - electrotherapy)。

1. 中频电流的特点

(1)双相无电解作用:避免了对皮肤的化学刺激,操作起来较安全。

(2)对神经肌肉组织有兴奋作用:中频电流综合多个脉冲周期的连续作用可引起能够传播的兴奋,对感应电不能引起兴奋的变形神经肌肉,中频电流仍有可能引起兴奋。

(3)克服组织电阻、作用更深:中频电流可克服组织电阻,作用到人体较深层组织。

(4)对感觉神经的作用:对感觉神经刺激小,无疼痛。

(5)促进血循环的作用:中频电作用下局部血流速度及血流量均有增加,循环改善。

2. 治疗作用及临床应用　临床常用的有干扰电疗法、正弦调制中频电疗法、等幅中频电疗法。

(1)干扰电疗法:是将两种不同的频率(4 000 ± 100 Hz)的正弦电流,交叉输入人体,在人体内电流交叉处形成干扰场,在组织深部产生低频调制(差频变化 0 ~ 100 Hz)的中频电流,以治疗疾病的一种方法。有镇痛、促进局部血液循环和对运动神经、骨骼肌的刺激作用。可用于关节和软组织损伤、周围神经麻痹、肌萎缩等。

(2)正弦调制中频电疗法:使用的是一种低频调制的中频电流。其频率为 2 000 ~

5 000 Hz,调制频率 10 ~ 150 Hz,调制深度 0 ~ 100%。有镇痛,促进血液循环、淋巴回流、炎症吸收,调整神经,刺激神经肌肉等作用。应用基本同干扰电疗法,更适宜于儿童脑性瘫痪,脑血管疾病所致的痉挛性和混合性轻瘫,以及药物离子导入等。

（3）等幅中频电疗法:应用 1 000 ~ 5 000 Hz(常用 2 000 Hz)的等幅中频正弦电流治疗疾病的一种方法。有镇痛、止痒、消炎消肿、软化疤痕、松解粘连以及促进毛发生长等作用。可用于肌腱粘连,关节僵硬、疤痕增生、粘连等。

3. **禁忌证** 急性炎症、出血倾向、局部有金属、严重心脏病等。

（班会会　卢　帅　袁　博）

第二节　光疗法

以人工光源或日光辐射能量治疗疾病的方法称为光疗法(light therapy)。光疗法所采用的人工光源有红外线、可见光、紫外线、激光四种。

光谱是电磁波谱的一部分,光波的频率比无线电波的频率更高。光的实质是一种带能量的粒子流,既具有波动性,又具有微粒性,分为可见光谱和不可见光谱。可见光谱由红、橙、黄、绿、青、蓝、紫七种颜色组成,不可见光谱由红外线和紫外线组成。

光疗法因所用的光线波长不同分为红外线疗法、可见光疗法和紫外线疗法;从光的相关性又分为非相干光和相干光疗法;按所用光线来源可分为自然光和人工光源。自70年代以来出现了光化学疗法、光敏诊治癌症的方法和用紫蓝光治疗新生儿黄疸的新方法,还有学者用紫外线进行穴位照射治疗。因此,光疗法对治疗疾病和预防保健都有其重要的医疗价值。

【红外线疗法】

红外线在电磁波谱中的位置介于无线电波与可见光之间。在光谱中位于红光之外,波长长于红光,是不可见光,主要生物学效应为温热效应,有人称之为热射线。用红外线进行治疗称红外线疗法(infrared therapy)。

红外线在光谱中所占的范围最大,0.4 mm ~ 760 nm。以 1.5 μm 为界,红外线可分为两部分,大于 1.5 μm 者为长波红外线(远红外线),小于 1.5 μm 者为短波红外线(近红外线)。因人体热辐射在远红外范围,波长为 12 ~ 9 μm,人体对远红外线的吸收比近红外线为强。远红外的生理和治疗作用比近红外强,故近 20 年来,医用红外线已发展到远红外区,波长达 15 μm。

1. **治疗作用**　人体吸收红外线能量后转变为热能,其温热作用较浅,只达皮下组织,而通过加热后的血液传递或热传导,亦可使肌肉温度上升,或通过反射作用到内脏器官。

热可加速化学反应,使血管扩张、血流加速,有明显改善局部血液循环的作用;可加快代谢产物和病理产物的消除,促进局部渗出物的吸收,有消肿、消炎作用;可降低感觉神经的兴奋性,使肌张力下降,肌肉松弛,故有镇痛作用;可使内脏平滑肌松弛,胃肠蠕动减弱;

能改善免疫功能,增强吞噬细胞功能和血管壁的通透性,使细胞活动旺盛,代谢加强,细胞的再生和修复过程加快。

2.**治疗方法**　红外线治疗采用红外线灯或白炽灯。红外线灯为不发光辐射器,辐射长波红外线。白炽灯为发光辐射器,主要辐射短波红外线和可见光。台式灯为 150～200 w,落地灯为 300～500 w,光浴箱用于躯干或下肢,为 6～12 个 60～100 w 白炽灯泡。

红外线照射的距离以患者有舒适的温热感为准约 30～50 cm,每次照射 15～30 min,每日一次,15～20 次为一疗程。另外照射时可配合应用中西药物涂布,也可配合体针治疗,为温针疗法。

红外线照射时操作者和患者要戴墨镜或以蘸水棉花敷贴患者眼睑进行保护,以免损伤角膜,晶体和视网膜。

3.**临床应用**

(1)适应证:扭挫伤、炎症的吸收期、各种类型关节炎和关节病、神经炎、神经病、外周神经麻痹、面神经麻痹、慢性支气管炎、肠炎、伤口浸润、愈合迟缓、慢性溃疡、术后粘连、瘢痕等。

(2)禁忌证:肿瘤、高热、急性扭挫伤 24 h 内、出血倾向。温热感觉障碍者慎用。

【蓝紫光疗法】

可见光波长为 760～400 nm,其中蓝光波长 490～450 nm,紫光波长 450～400 nm,以紫蓝光治疗疾病的方法称为蓝紫光疗法(blue light therapy)。

1.**治疗作用**　紫蓝光照射于皮肤黏膜后进入体内,血液中的胆红素能吸收 500～400 nm 的光,其中对 460～420 nm 的蓝紫光吸收最强。胆红素在光和氧的作用下变为无毒胆绿素、无毒的光氧化产物。无毒的光氧化产物为水溶性的光氧化胆红素,能经胆汁排出,在由尿和粪排出体外,使高胆红素血症婴儿血液中的胆红素浓度下降。

2.**治疗方法**　以 6～8 支 20 W 白光荧光灯或蓝光荧光灯在婴儿床上方一面照射或上下两面照射,间断或连续照射,在 1～3 d 内总照射时间为:白光 24～72 h 或蓝光 24～48 h。照射时应保护婴儿眼睛。

3.**临床应用**　新生儿高胆红素血症。

【紫外线疗法】

紫外线是不可见光线,在光谱中位于紫光之外。利用紫外线防治疾病的方法称为紫外线疗法(ultra‑violet thenmpy)。因紫外线主要产生化学反应,有人称之为光化学射线,化学光线。紫外线的波长为 400～180 nm,分为三段,400～320 nm 为长波紫外线,320～280 nm 为中波紫外线,280～180 nm 为短波紫外线。日光疗法利用日光的自然紫外线进行治疗,仅含有长波和中波紫外线;一般的紫外线疗法则以人工紫外线灯作为光源进行治疗。

紫外线照射于人体皮肤后一部分被反射,一部分被表皮吸收,角质层最大吸收 270～250 nm 的波段,棘细胞层最大吸收 300～270 nm 的波段。紫外线被吸收后在人体内可引起组织内的组氨酸变为组织胺;血管内皮细胞发生变性反应,形成血管活性肽或延迟血管活性肽的灭活;减弱溶酶体膜的稳定性,释放出溶酶体酶引起蛋白分解;前列腺素合成、活性增加。最后导致血管扩张,毛细血管渗透性增加,皮肤充血、发红,轻度水肿。紫外线剂量足够大时可在皮肤上形成边界清晰、颜色均匀的红斑。一次大量照射或多次小量照射后数天,照射野出现边界清晰、颜色均匀的褐色色素沉着,持续数日至数月,并伴有皮肤脱屑或片状脱皮。

人体对紫外线的敏感度和紫外线红斑的强弱程度因年龄、性别、肤色、部位,以及是否用致敏药物、是否用局部温热治疗而异。小儿不易发生红斑反应,敏感性低,容易误给大剂量,剂量过大可引起激惹反应,甚至出现水泡、烧伤,故小儿应严格掌握治疗剂量。

1. 治疗作用

(1)杀菌作用:260~253 nm 紫外线的杀菌作用最强,其照射于细菌的 DNA 后产生光聚合作用,破坏 DNA 复制、转录的功能,使细菌代谢、生长、繁殖的能力受抑制而死亡。

(2)消炎作用:紫外线红斑区微血管扩张,血流量增加,血流动力学改善,血管通透性增强,促进营养物质及氧的交换,代谢产物和病理产物排除,局部 pH 值趋于碱性,吞噬细胞吞噬能力增强,补体、调理素、凝集素增加,防御机能提高。在炎症的浸润期可使炎症局部逆转,在化脓期则加速脓肿成熟、破溃排脓、创口清洁而愈合。

(3)镇痛作用:紫外线照射可降低感觉神经兴奋性,使痛阈上升,感觉时值延长,疼痛得以缓解。

(4)细胞生长:小剂量紫外线可刺激细胞分解产生生物活性物质——类组织胺物质,它可加速细胞的分裂增殖,促进肉芽组织和上皮的生长,加速伤口愈合。

(5)调节机体免疫功能:紫外线照射对人体细胞免疫功能有激活作用,可使吞噬细胞数量增多,吞噬能力增强。亦可增强人体体液免疫功能,使补体、凝集素、调理素增加。

(6)脱敏作用:多次小量紫外线照射可使组织中产生少量组织胺,组织胺进入血液中刺激细胞产生组织胺酶,组织胺酶可分解过敏时血中过量的组织胺。

(7)促进维生素 D_3 的形成:人体皮肤内的 7-脱氢胆固醇经紫外线照射后成为胆钙化醇,再经肝和肾的羟化而成为维生素 D_3,进而促进肠道对钙磷的吸收,促进肾小管对钙磷的重吸收,促进骨盐沉着,保持血磷以及血中钙与磷的相对平衡,防治佝偻病。

(8)光致敏作用:紫外线照射与呋喃香豆精类药和煤焦油制剂合用。可产生光加成反应或光动力学反应加剧紫外线对 DNA 合成和细胞丝状分裂的抑制,用以治疗银屑病。

2. 治疗方法　多采用高压汞灯、低压汞灯、低压汞荧光灯(黑光灯)。高压汞灯和低压汞灯可进行体表照射;高压汞灯的水冷式体腔灯头和低压汞灯加上石英导子后可进行耳、鼻、口、咽、阴道、直肠和伤口、窦道的照射;黑光灯用于光敏治疗。

(1)治疗剂量:紫外线的照射剂量以"生物剂量(BD)"表示,是指紫外线灯在一定距离内垂直照射皮肤引起最弱红斑所需要的时间,即最小红斑量(MED)。不同人体,疾病的不同阶段对紫外线的敏感度不同,故治疗前先测定失物剂量,一般于照射后 6~8 h 观察皮肤反应,确定阈红斑量。

紫外线治疗的剂量按照照射野皮肤红斑反应的强度分为 6 级。

Ⅰ级:亚红斑量,<1 MED,皮肤无红斑反应。

Ⅱ级:阈红斑量,1 MED,皮肤出现刚可见的红斑。

Ⅲ级:弱红斑量,1~3 MED,皮肤出现弱红斑。

Ⅳ级:中红斑量,3～5 MED,皮肤出现清晰可见的红斑,伴有轻度肿痛。

Ⅴ级:强红斑量,6～8 MED,皮肤出现强红斑,伴有明显肿痛、脱皮。

Ⅵ级:超红斑量,>9～10 MED,皮肤出现极强红斑,并有肿痛,形成水泡,大片脱皮。

(2)照射方法:

1)全身照射:小儿分两区,成人分四区照射,应用亚红斑量,从1/4～1/2 MED开始,每次增1/4～1/2 MED,逐渐递增至3～5 MED,15～20次为一疗程。

2)局部照射:脱敏,促进肉芽及上皮生长,防治佝偻病等应用亚红斑量。消炎、镇痛、杀菌应用中至强红斑量。严重感染时往往应用中心加量照射,穴位照射可应用弱或中红斑量。局部照射3～6次为一疗程。

3)体腔或窦道照射:通常以石英导子插入腔道内进行照射。黏膜对紫外线的敏感度低于皮肤,故照射剂量可大于皮肤,5～10次为一疗程。

4)光敏治疗:应用呋喃香豆类药时多口服8-甲氧基补骨脂素(8-MOP),口服药物后2 h以黑光灯进行照射,或外用8-MOP的0.15%异丙醇溶液于病患区皮损后半小时照射紫外线。照射前先按测定MED的方法测定MPO(最小光毒量),72 h后看反应,确定MPD,一般治疗从1 MPD开始,每周照射2次,每次增加1/4～1/2 MPD,维持Ⅰ～Ⅱ级红斑,20～30次为一疗程。

照射期间应避免日晒,注意保护眼睛,非照射部位也要严密遮盖,以免超面积超量照射,疗程中注意检查皮肤、眼、血液。

3.临床应用

(1)适应证:皮肤及皮下急性化脓性感染、急性神经痛、急性关节炎、感染或愈合不良的伤口、佝偻病、软骨病、变态反应性疾病、支气管哮喘、荨麻疹。

(2)禁忌证:恶性肿瘤,心、肝、肾功能衰竭,出血倾向,活动性肺结核,急性湿疹,光过敏性疾病,应用光敏药物(光敏治疗除外)。

【激光疗法】

应用受激辐射发出的光,作用于人体进行治疗的方法,称为激光疗法(laser therapy)。

处于高能级的电子,在外来光的诱发下,回到低能级同时发出光的现象称为受激辐射。这种受激辐射光放大所发出的光就是激光。

激光具有一般光的反射、折射、干涉等物理特性;又具有发散角小、方向性强、能量密度高、亮度大、光谱纯、单色性好、相干性好等特点,因而在生物学和医学上具有重要的用途。

1.治疗原理　激光生物效应的强弱与激光的性能和生物组织的性质有关。以受照处的激光功率、受照射的面积和照射时间三因素决定照射激光造成的损伤。激光对活组织的生物学作用主要表现在光化学作用、热作用、压力作用、电磁场作用、低能量激光刺激作用、激光光敏作用六个方面。

(1)光化学作用:生物大分子吸收激光光子能量受激活,产生受激原子、分子和自由基,引起体内一系列化学反应称光化学反应。光化学反应可导致酶、氨基酸、蛋白、核酸等降低活性或失活,光化学变性一般是不可逆的。

(2)热作用:激光作用于组织产生热效应,可使组织温度升高、蛋白变性、凝固、碳化、气化等理化作用。

（3）压力作用：激光本身的辐射所形成的压强为一次压力。当生物组织吸收强激光时，即瞬间高热和急剧升温时，组织沸腾气体而体积增大，即称为瞬间压力或二次压力，发生在组织深处，危险性较大。

（4）电磁场作用：激光本身就是一种电磁波，当聚焦激光的功率为 $109 \sim 1\,016\ w/cm^2$ 时，作用于组织可引起强热作用、弹性作用，以及电机械和电子作用。

（5）低能量激光刺激作用：可改善血液循环而具消炎、镇痛作用，刺激穴位而具激光、穴位刺激双重作用，可增强酶活性，刺激神经反射区的神经末梢而具调节神经功能和免疫功能的作用。

（6）激光光敏作用：所用的光敏剂为卟啉族染料，血卟啉（HPD）对机体无毒性作用，但在血液中达到一定浓度时，聚集于肿瘤细胞内，在一定波长照射下，可被激活，由低能态转为高能态，由高能态回低能态时能发出荧光，用于定位诊断。血卟啉与氧结合后发生光动力学反应而产生对细胞有毒的单线态氧而损伤肿瘤细胞的线粒体、粗面内质网、细胞膜、核膜、溶酶体膜等细胞器和血管上皮细胞，从而杀死肿瘤细胞。

2. 治疗方法

（1）低能量激光：多采用氦氖激光原光束，或经聚焦、散焦，做局部照射或穴位照射。

（2）中能量激光：多采用二氧化碳激光散焦照射。

（3）高能量激光：多采用二氧化碳激光、掺钕钇铝石榴石激光、氩离子激光、半导体高能量激光原子束或聚焦照射。

3. 临床应用

（1）低能量激光：用于消炎、镇痛和作为激光光针。适用于治疗局部炎症，皮肤、黏膜溃疡，窦道，瘘管，脱发，变态反应性鼻炎，面肌痉挛，小儿麻痹症，周围神经炎，三叉神经痛，高血压，婴儿腹泻等，激光光针麻醉适用于拔牙和施行小型颌面外科手术。

（2）中能量激光：用于治疗扭挫伤、关节炎、喉炎、支气管炎、神经痛、神经性皮炎、皮肤瘙痒症等。

（3）高能量激光：输出功率大，对组织作用深而均匀，用于治疗皮肤赘生物、手术切割、烧灼、止血、切除扁桃体，还可通过内窥镜治疗胃、直肠、支气管、肺、膀胱等部位的肿瘤。

4. 注意事项

（1）激光束不能直射眼睛。

（2）仪器最好有稳定装置以免电压波动损坏激光器或影响输出功率。

（3）治疗过程中请患者勿移动体位和直观光束。

（卢　帅　李亚飞　袁　博）

第三节　磁疗法

利用磁场治疗疾病的方法称磁疗法。磁疗延用 2\,000 余年，根据史书记载多用于消肿、止痛和镇静。70 年代以来,对磁性材料、磁疗器械、治疗技术和临床应用研究较多,促进了磁疗的发展,临床也取得了较好的疗效。磁疗是现代理疗常用的方法。

【治疗作用】

1. **镇痛作用**　磁场可抑制神经的生物电活动,降低末梢神经的兴奋性,阻滞感觉神经的传导,提高痛阈,并可加强血液循环,缓解因缺氧、缺血、水肿和致痛物质积聚所引起的疼痛,还可提高某些致痛物质水解酶的活性,使致痛物质分解转化而达到镇痛。

2. **消肿作用**　磁场可改善血液循环,加速红细胞在血管中的运动,解除毛细血管静脉端的淤滞,促进出血和渗出的吸收,使组织的胶体渗透压正常化,因而消除水肿。

3. **消炎作用**　磁场可改善组织的血液循环,使血管通透性增高,促进炎性产物的排除,并能提高机体免疫功能,增强吞噬细胞的吞噬功能,改变组织的强化过程,提高组织的pH 值,对致病菌有抑制作用,有利于浅层组织炎症的消散。

4. **镇静作用**　磁场可加强大脑皮层的抑制过程,改善睡眠,调整植物神经功能,缓解肌痉挛。

5. **治癌作用**　曾有报道,强磁场对某些肿瘤细胞有抑制增殖的作用。

【治疗方法】

临床将治疗剂量分为三级:
弱剂量:<0.1 T,用于头、颈、胸部及年幼、体弱者。
中剂量:0.1～0.3 T,用于四肢、背、腰、腹部。
强剂量:>0.3 T,用于肌肉丰满部位、肿瘤。

1. **静磁场法**　磁场强度固定不变,多采用磁片法。目前常用材料是稀土永磁材料,以钐钴和饰钴合金为多。可直接敷贴于体表病变部位和穴位,或将磁片安于背心、乳罩、裤子、腰带、护膝、鞋、帽、枕头、表带、项链等生活用品上间接敷贴,或持续敷贴。亦可将磁块安装于床、椅上进行治疗。有时采用直流电恒定磁疗机治疗。

2. **动磁场法**　磁场的强度或方向随时间变化。常用磁场强度为 0.2～0.3 T,局部治疗时间 20～30min,每日一次,10～20 次一疗程。

(1)交变磁场法:磁场的强度与方向均随时间而改变。采用电磁感应治疗机、异名极旋磁机。

(2)脉动磁场法:磁场的强度随时间而变化。采用脉动磁疗机、直流脉冲感应磁疗机、同名极旋磁机、磁按摩机。

(3)电磁法:以低频中频电流与静磁场联合治疗。治疗时以磁片为电极,通以低频脉冲电流、音频电流、调制中频电流,贴在皮肤上直接治疗。

3. **磁针法**　将针与磁联合治疗。治疗时将皮内针或耳针刺入穴位,然后将磁片贴在针抵上,再将两片磁片夹持针抵,或同时通以低频脉冲电流治疗。

4. **磁处理水疗法**　又称磁化水疗法,一般饮用水经磁化器处理后即为磁化水。清晨空腹饮 500～1 000 mL,日用量 2 000～3 000 mL。磁化水备制后当日饮用,时间长则无治疗作用。

【临床应用】

1.**适应证** 软组织扭挫伤,皮下或深部血肿,关节炎,腱鞘炎,肋软骨炎,神经炎,面神经麻痹,周围神经损伤,婴幼儿腹泻,胃肠功能紊乱,浅表性毛细血管瘤,泌尿系结石等。

2.**禁忌证** 高热,出血倾向,严重心、肺及肾脏疼痛,极度虚弱,皮肤破溃。

3.**不良反应** 较少见。个别患者在大剂量治疗后出现恶心、头痛、嗜睡、心慌、局部过敏反应,停疗后即消失。

(杨 傲 张 颖 郭全留)

第四节 水疗法

利用水的温度、静压、浮力和所含成分,以不同方式作用于人体以治疗疾病的方法称为水疗法(hydrotherapy)。

水在通常情况下呈液体状态,可以与身体表面各部分密切接触,是传递刺激最方便的一种物质。水具有较大的热容量,且导热性高,比热大,易于散失和吸收热量,对机体可有温热和寒冷刺激。水具有静压力和浮力,并可通过人工加压的方式使其产生冲击力,有较好的机械作用。水还可以溶解各种物质,发挥其化学作用,如进行各种人工矿泉水、汽水、药水浴等。

【治疗原理】

1.**水具有清洁作用** 清洁全身皮肤后感染的机会大为减少,并可增强外用药物及紫外线照射的治疗作用。

2.**温热作用** 温水浴或热水浴能使皮肤充血,促进血液循环、使血管扩张,肌肉、韧带的紧张度降低,缓解痉挛,减轻疼痛,有利于肢体进行运动,改善功能。

3.**水的浮力作用** 全身或局部浸入水中时可减轻重量,在大气中运动困难的肢体在水中借助水的浮力作用可以容易地活动,又因水有阻力,在水中只能作缓慢的活动,对功能障碍的肢体进行运动训练。

4.**促进新陈代谢** 有利于代谢产物排出体外。

5.**药物作用** 水中加入适量药物,除温热作用外,还有药物的作用,具有物理和化学的双重作用。

【临床应用】

水疗是古老的物理疗法,现代水疗法发展很快,常用的有以下几种。

1.**水中运动疗法** 在水池中进行运动训练的治疗方法称为水中运动疗法。

(1)治疗作用:兼有水浴和运动疗法作用。

(2)治疗方法:水中运动池的底部倾斜,一端浅,另一端深,池中设有治疗床、椅、双杠、肋木及软木泡沫塑料、充气橡皮圈等漂浮物。浴水温度冬季 40 ~ 42 ℃,夏季 38 ~

40 ℃。患者在水中可躺或坐在治疗床(椅)上,或抓住栏杆进行辅助运动、支托运动或抗阻运动。也可借助双杠进行水中步行训练、水中平衡训练。还可以协调性训练。每次治疗 5～30 min,疗后休息 20～30 min,每日或隔日治疗一次,15～20 次为一疗程。

(3)临床应用:

1)适应证:脑血管意外偏瘫恢复期,脑性瘫痪,颅脑外伤,下胸段及腰段的不完全性脊髓损伤,肌营养不良,骨折后遗症,骨性关节炎,类风湿性关节炎等。

2)禁忌证:皮肤传染性疾病,心功能衰竭,血压过高或过低,癫痫。大小便失禁者慎用或只能短时间治疗。

2.药物浴疗法　在浴水中加入药物以治疗疾病的方法称为药物浴疗法。其所加入的药物种类据治疗疾病的需要而定。

(1)治疗作用:兼有水浴和药物的作用。溶于浴水中的药物成分通过皮肤产生治疗作用,同时药物在空气中的蒸汽成分通过呼吸道进入人体也产生治疗作用。如高张盐溶液对皮肤刺激可使血管扩张,改善皮肤血液循环和代谢;碳酸氢钠溶解的温热作用强,可使机体吸收较多的热量,并有溶解皮脂、改善代谢物的作用;中药煎剂滤液,如活血化瘀类中药煎剂滤液可改善循环;清热解毒类可消炎杀菌。

(2)治疗方法:有全身浴、半身浴、局部浴、坐浴。全身浴时患者取半卧位,安静浸于浴水中,使头、颈、胸部露出水面,水温高时额部需冷敷,每次治疗 10～20 min,每日一次,15～20 次为一疗程。半身浴、局部浴、坐浴的水温可稍高,治疗时间和疗程可稍长。其所加入药物药量如下。盐水浴:普通盆浴中加 1～2 kg 食盐;苏打浴:普通盆浴中加入 75～100 g 碳酸氢钠;中药浴:可依病情加入适量中药煎剂滤液。

(3)临床应用:适应证和禁忌证与水中运动疗法相同,此外可用于多发性神经炎、多发性关节炎、肌痛、皮肤病等。

水疗法还有气泡浴疗法、涡流浴疗法、哈波特槽浴疗法、步行浴疗法等,其临床应用与水中运动疗法相似,在此不再赘述。

(杨　傲　张　颖　郭全留)

第五节　中药熏蒸治疗

中药熏蒸疗法又称为中药蒸煮疗法、中药气浴疗法、药透疗法、热雾疗法等。在一些少数民族地区,被称为"烘雅"。中药熏蒸是以热药蒸汽为治疗因子的化学、物理综合疗法。这种治疗方法自先秦就有记载,后世不乏其术。到清代,中药熏蒸趋于成熟。新中国成立后,随着科学技术的日新月异,中药熏蒸无论是理论还是实践均亦有相应发展,逐渐泛用于休闲保健、康复疗养和临床治疗疾病的诸多方面。

【治疗原理】

1.热效应的物理刺激作用

(1)皮肤在热效应的刺激下,疏通腠理,舒经活络,放松肌肉,消除疲劳。

（2）毛细血管扩张,行气活血,促进血液循环和淋巴循环,改善周围组织的营养状况,同时排废、排毒,使得机体气血畅通,代谢平衡,改善亚健康。

（3）热效应温通解凝,能促进血瘀和水肿的消散。

（4）热是致病因子"风、寒、湿"的克星,能有效排除体内的"风、寒、湿"邪,对因"风、寒、湿"邪引起的疾病,热疗能起到非常明显的效果。

（5）肾,女性的卵巢、子宫,是喜温恶寒的器官,热效应作用下,这些器官的血液循环加快,活性增强,调节并维持这些器官功能的正常发挥。

2. 局部性药理效应　在患部的直接熏蒸,药蒸汽通过皮肤的渗透、转运、吸收,直达病灶,药效高度聚集,在病灶处清热解毒、散寒消肿、祛风燥湿、杀虫止痒、舒筋活络、行气止痛。通过患部皮肤吸收,高浓度的药物直达病灶,这是中药熏蒸相对内服药最为突出的优势,因为人体的有些组织,如肌组织、结缔组织、筋骨膜类组织,由于本身的结构,导致血液中的药物穿越脂膜的透过率很低,从而使得治疗效果不理想。比如妇科炎症,可使用洗液和栓塞药物;关节疼痛可使用膏药,目的就是解决高浓度的药物直达病灶的问题。

3. 整体性药理效应　整体性药理效应分为穴位经络效应和血液循环效应。

（1）穴位经络效应:中药雾化气体中所含的芳香化浊、辛香走窜的药物离子作用于皮肤、腧穴后,在穴位经络效应和穴位的信息效应影响下,通过神经体液装置和经络系统,调节高级神经中枢、内分泌、免疫系统,从而达到迅速调整人体脏腑气血和免疫功能。

（2）血液循环效应:药物通过皮肤吸收后,一部分药物进入毛细血管,药物通过血液循环稳态扩散至全身,调节全身状况。

【治疗方法】

1. 传统熏蒸法　把药放在器具里（不锈钢的、瓷的、砂的）,加水煮沸,找好合适的姿势,把要蒸熏的部位放在器具上用蒸汽熏蒸,注意避免烫伤,熏蒸时间为20 min到半小时,最后关火。

2. 时尚熏蒸法　采用中药熏蒸机,全自动人性化设计。把中药包放在中药煮蒸器中煎煮,使用者坐在或躺在熏蒸机里面蒸汽浴 30 min 即可。熏蒸治疗与音乐治疗相结合,使治疗效果更加显著。

【临床应用】

1. 适应证

（1）脊柱和四肢等各种软组织损伤、颈椎病、颈腰椎间盘突出症、椎管狭窄症;肩周炎、骨质疏松症、骨质增生症、风湿性、类风湿性关节炎,急慢性腰、腿痛;各类骨折、脱位后功能恢复。

（2）脊柱和四肢有明确的疼痛症状和功能障碍。

（3）有胃病不能口服止痛药物者。

（4）脑瘫患者。

2. 禁忌证

（1）重症高血压、心脏病、急性脑血管意外、急慢性心功能不全、重度贫血、动脉硬化症等。

(2)饭前、饭后半小时内,饥饿,过度疲劳。

(3)妇女妊娠及月经期。

(4)急性传染病。

(5)有开放性创口、感染性病灶、年龄过大或体质特别虚弱的人。

(6)对药物过敏者。

3. 注意事项

(1)某些患者在药浴过程中可能发生头晕等不适,应当停止熏蒸,卧床休息。

(2)冬季熏蒸后走出室外应注意保暖。

(3)治疗时间不宜超过半小时。

(4)老人和儿童应有专人陪护。

4. 中药熏蒸疗程　每次 30 min,每日一次,10 次为一个疗程,完成一个疗程休息 3 d 再进行第二个疗程。

(张　颖　宋毅鹏　杨　傲)

第六节　蜡　疗

蜡疗是一种利用加热的蜡敷在患部,或将患部浸入蜡液中的理疗方法。

【治疗原理】

蜡热容量大,导热率低,能阻止热的传导;散热慢,气体和水分不易消失。蜡疗时,其保温时间长达 1 h 以上。蜡具有可塑性,能密贴于体表,还可加入一些其他药物协同进行治疗。此外蜡中的有效成分,还有促进创面的上皮再生的作用。现代蜡疗技术是把中药与蜡疗有机地结合在一起,可加强细胞膜通透性,减轻组织水肿,产生柔和的机械压迫作用,使皮肤柔软并富有弹性,能改善皮肤营养,加速上皮的生长,有利于创面溃疡和骨折的愈合,还具有镇痛、解痉的作用。

【治疗作用】

1. 温热作用　由于石蜡具有热容量大、导热系数低、保热时间长等特点,蜡疗区局部皮肤毛细血管扩张,充血明显,热透入可达皮下 0.2～1.0 cm,局部汗腺分泌增加,致使局部大量出汗。由于蜡疗具有较强而持久的热透入作用,故有利于血肿的吸收,加速水肿消退,并能增强单核吞噬细胞系统的吞噬功能,提高新陈代谢,故其也具有消炎作用。通过温热的局部效应,可达到促进血液循环、消炎、镇痛的作用,还可以增加胶原纤维组织的可延伸性,软化瘢痕和粘连的结缔组织,有利于对挛缩关节进行功能锻炼,增加关节活动范围,还能使皮肤增加弹性和柔韧性,防止皮肤松弛和形成皱纹。蜡疗时,患者皮肤会略有灼热感,但不久即代之以舒适的温热感觉,这种温热感觉可延续至蜡疗结束后数小时。机体的全身反应很轻微,仅限于心率轻度加快,出汗,略感疲乏软弱。而对于敏感性皮肤、体弱、神经质的患者,或大面积蜡疗时,偶可引起一系列不良反应,如皮肤过敏或虚脱。

2. 机械作用　由于石蜡具有良好的可塑性及黏稠性,能与皮肤紧密接触。在冷却过程中,其体积缩小,对皮肤及皮下组织可产生柔和的机械压迫作用,既可防止组织内淋巴液和血液渗出,又能促进渗出物的吸收,消除肿胀。

3. 化学作用　石蜡中的化学成分能刺激上皮组织生长,有利于皮肤表浅溃疡和创伤的愈合。

【临床应用】

1. 适应证

(1) 运动系统疾病:如肌纤维组织炎、肌痉挛、软组织(肌肉、肌腱、韧带、筋膜)扭挫伤、挤压伤等。风湿性关节炎、骨关节炎、肩周炎、腱鞘炎、滑膜炎、滑囊炎等,外伤性关节炎、关节功能障碍施行运动疗法之前等。

(2) 各种慢性炎症:如慢性附件炎,慢性结肠炎,经久不愈的创面、溃疡等。

(3) 外伤或术后组织器官粘连、疤痕:蜡疗可促进上皮组织生长,软化疤痕组织,并恢复皮肤弹性。

(4) 骨折:近年来,骨折患者多采用手术疗法,如术后早期适当应用蜡疗能加快血液回流,对骨折的愈合有促进作用。

(5) 软组织损伤:软组织损伤临床上较常见,慢性损伤,如腰肌劳损、肩周炎等一些肌肉韧带的慢性损伤更为多见,如治疗不及时可导致肌萎缩、挛缩、退变和粘连,并可反复发作。通过蜡疗,可使局部肌肉松弛,血液循环和淋巴回流增加,减轻肿胀,消除疼痛,治愈率可达100%。

(6) 周围神经疾病、神经外伤及其后遗症:神经炎、神经痛、神经营养不良、神经性皮炎等。

(7) 周围血管病:治疗闭塞性动脉炎、静脉炎、雷诺征等。

(8) 皮肤感染:疖、痈、湿疹等。

(9) 关节炎:蜡疗通过扩张局部毛细血管,增加其通透性,促进局部渗出的吸收,消除肌痉挛和增加软组织的伸展性,达到恢复关节功能的目的。

2. 禁忌证

(1) 严重心脏病、过度饥饿、劳累状态不宜做蜡疗。

(2) 高热、化脓、厌氧菌感染、恶性肿瘤、结核、心功能衰竭、肾衰竭、出血性疾病、皮肤病、周围循环障碍、严重水肿部位、经深部放射性治疗的患者及1岁以下婴儿禁用蜡疗。

(3) 皮肤感觉障碍、感染及开放伤口处慎用蜡疗。如需蜡疗,皮肤感觉障碍得适当降低蜡温,避免烫伤;对于开放性伤口,应注意对创面、直接蜡及其他材料、用具的消毒,严格无菌操作,治疗后接触创面的应弃去,不宜反复使用。

(4) 如治疗部位皮肤近期应用过擦剂,可能提高皮肤敏感性。

蜡疗操作简单,效果明显,患者治疗无痛苦及不良反应。经长期的临床应用,解决了一些靠功能锻炼及其他治疗无法解决的难题,是康复治疗的一种好方法。

(张　颖　宋毅鹏　杨　傲)

第七节 中药塌渍疗法

中药塌渍是把中药与醋混合后加热敷于患处以达到通经活络、活血化瘀、消肿止痛为目的治疗方法。

【治疗原理】

1.热效应的物理刺激作用

（1）皮肤在热效应的刺激下，疏通腠理、舒经活络、放松肌肉、消除疲劳。

（2）毛细血管扩张，行气活血，促进血液循环和淋巴循环，改善周围组织的营养状况，同时排废、排毒，使得机体气血畅通，代谢平衡，改善亚健康。

（3）热效应温通解凝，能促进血瘀和水肿的消散。

（4）热是致病因子"风、寒、湿"的克星，能有效排除体内的"风、寒、湿"邪，对因"风、寒、湿"邪引起的疾病，热疗能起到非常明显的效果。

2.局部性药理效应 在患部直接塌渍，药物成分通过皮肤的渗透、转运、吸收，直达病灶，药效高度聚集，在病灶处清热解毒、散寒消肿、祛风燥湿、杀虫止痒、舒筋活络、行气止痛。药物通过皮肤吸收后，一部分药物进入毛细血管，药物通过血液循环扩散至全身，调节全身状况。

【治疗作用】

（1）减轻或消除脘腹疼痛，腰背酸痛，肢体麻木、酸胀等症状。

（2）缓解或消除呕吐、腹痛，以及各种跌打损伤引起的局部瘀血、肿痛。

（3）遵医嘱选择治疗部位，解除或缓解病症的临床症状。

（4）通过运用温通经络、行气活血、消肿散结、祛湿散寒、止痛消肿等法，以达到防病保健、治病强身的目的。

【临床应用】

同蜡疗。

（张　颖　宋毅鹏　杨　傲）

第八节 肌电生物反馈

【治疗原理】

肌电生物反馈疗法（electromyographic biofeedback therapy，EMGBFT）是一种应用肌电生物

反馈仪将人们正常意识不到的肌肉组织生物电活动放大,转换为可以被人们感觉到的视、听等讯号,并把这些讯号通过眼、耳等器官回输给大脑(即反馈),以便人体能依据这些讯号自主地训练,控制肌肉组织生物电活动,达到训练的目的。肌电生物反馈疗法是临床上重要的治疗手段之一,也是目前国内外研究的热点之一。近年来,随着肌电生物反馈较快发展,其主要用于治疗盆底肌肉功能障碍所导致的大、小便失禁、紧张性头痛、心身疾病、老年性高血压、脑卒中后所导致的运动功能障碍和吞咽功能障碍等多种疾,并取得了一定的疗效。

【治疗方法】

1.操作程序

(1)检查治疗仪各开关旋钮是否在适当的位置,能否正常工作。

(2)患者取舒适体位,暴露治疗部位。

(3)肥皂水清洁拟安放电极部位的皮肤,再用75%乙醇脱脂。角质层厚的部位可先用细砂纸轻擦皮肤,再用75%乙醇脱脂。

(4)电极表面涂以导电膏并固定于治疗部位皮肤上。治疗头痛时电极放在额部,治疗肢体瘫痪时将电极放在患肢上。通常将3个电极排成一行,将地极放在两个记录电极中间。将电极导线与治疗仪相连,患者戴耳机。

(5)将治疗仪接通电源,启动后调节旋钮测定肌电基线,显示肌电数值,并发出灯光和声音信号。按治疗要求,由治疗人员或录音带的指导语引导患者学会根据视听反馈信号,通过自我控制调节肌电电压,从而使治疗部位肌肉放松或紧张。一般每次先训练5 min,休息5 min后再训练,反复训练4次,达到每次总共训练10~15 min,肌肉收缩75~100次。

(6)治疗完毕,关闭电源,从患者身上取下电极。

(7)每日治疗训练1~3次,疗程无严格限制。

(8)进行若干次治疗后,可让患者自己默诵指导语,按照在治疗室学会的感受和自我控制技术,在家中不用治疗仪进行自我训练,每次15~20 min,以强化认识和记忆,巩固和提高疗效,最后过渡到完全不用治疗仪进行自我训练治疗。

2.注意事项

(1)治疗前要找出最合适的电极放置部位,治疗后在皮肤上做好电极放置的记号,以便再次治疗时保证疗效。

(2)治疗训练环境应安静,治疗时患者要集中注意力,仔细体会肌肉放松与紧张的感觉,注意视听信号和治疗人员或录音带的指导语。

(3)治疗中指导语的速度、音调、音量要适宜。

【临床应用】

1.适应证
偏头痛、紧张性头痛、失眠、神经症、焦虑症、脑血管意外后遗症、痉挛型脑瘫、脊髓损伤截瘫、高血压病、痉挛型斜颈等。

2.禁忌证
意识认知障碍者。

(宋毅鹏　张　颖　杨　傲)

第九节　脑电仿生电刺激仪(脑循环)

脑电仿生电刺激仪是一种通过直接数字频率合成(DDS)技术合成脑电仿真低频生物电流,通过粘贴于两耳侧乳突、太阳穴或风池穴部位表皮的电极,用仿生物电自颅外无创伤地穿透颅骨屏障刺激小脑顶核区(FN)的电疗设备。此电流刺激可启动颅脑固有神经保护机制,改善脑部血液循环,加速修复脑损伤。脑电仿生电刺激仪又名脑循环治疗仪、脑功能障碍治疗仪。

【临床应用】

1. **适应证**　认知功能障碍、小儿脑瘫、中枢性协调障碍、脑炎后遗症、睡眠障碍、言语障碍、智力低下、遗传代谢病、精神发育迟滞、孤独症等疾病。

2. **禁忌证**　有出血倾向的患者,有颅内感染、颅内肿瘤的患者,癫痫患者。

3. **治疗方法**

(1)操作程序:

1)接通电源,将机器背面的开关调至"1"的状态,即开机。

2)用生理盐水棉球清洁皮肤,粘贴电极片:脑部治疗选择双侧乳突(耳后突起处),肢体一般选择手腕或脚踝上5 cm处相对粘贴两片电极,以构成回路。

3)据液晶屏提示选择通道,按"通道1"或"通道2",即出现该通道参数设置界面。

4)按三角形按键调节参数。按左右指向三角形调节选项,当右指向三角形停留在某项指数前,表示该项可以进行调节。按上下方向三角形调节该项数值高低。

5)选择模式一般为模式1,10 d后脑梗患者选择模式3,脑出血患者急性期禁用,恢复期选择模式1。

6)选择频率一般为181,如患者感觉刺激弱,可调节至136,如患者感觉刺激强,调节至198。

7)选择强度,成人开始时30至50,如感觉刺激不够,可调节至70,以后逐日递增强度,以患者感觉舒适为宜,不超过110。

8)调节好各项参数后,再次按下通道1或2,当界面显示1通道剩余30 min,界面左下角有小格子类似手机充电的状态,一格格递增时即表示开始工作。

9)要在开始后调节参数,按一次"终止"按钮,即可进入调节界面。要停止某通道时,按两次该通道的"终止"按钮。

10)设定时间到后,仪器自动停止工作。关闭电源,撤下电极,终末处置,安装新电极备用。每天治疗1~2次,每次30 min,10 d为一个疗程。

(2)注意事项:

1)本机采用仿生物电流输出、具巨涨落特点,凡出现双侧或单侧感觉强弱有波动变化,属正常现象。

2)本仪器使用的粘贴于体表的电极为一次性使用心电电极,不可反复、交叉使用。

3）电极应选用推荐的产品,以保证粘贴质量和导电性能。电极选用不当,易引起输出时刺痛感增加或强度减弱,降低电疗效果。

4）应注意对线材的保护,尤其在安装、卸下时应避免强扯硬拉。

5）严禁在设备与人体相连时,直接打开或关闭电源。

（展　翔　袁　博　李亚飞）

第十节　经络导平

经络导平治疗仪是将传统的中医针灸原理与现代的生物电子动态平衡理论相结合,利用微电脑控制操作系统,通过皮肤电极输出高压低脉冲电刺激,对病理经络进行强制性疏导平衡,使病理经络的生物电流迅速达到平衡,从而达到治疗疾患的效果。

【临床应用】

1. 适应证

1）神经系统疾病:小儿脑瘫、偏瘫、截瘫,以及小儿麻痹后遗症、周围神经损伤(面瘫、臂丛神经损伤、坐骨神经损伤、胫腓神经损伤)、脑发育不良、精神运动发育迟缓、语言发育迟缓、小儿多动症、孤独症、失眠。

2）运动系统疾病:颈椎病、椎间盘突出、坐骨神经痛、风湿性关节炎及各种疼痛症。

3）消化系统疾病:慢性腹泻、便秘。

2. 禁忌证　有严重心、肝、肾疾病的患者,以及体内安装金属器物者(如心脏起搏器)、孕妇、醉酒者、外伤出血者、癫痫等。

3. 治疗方法

（1）操作程序:

1）接通电源,使用 220 伏交流电源,注意必须使用带可靠接地线的单相三线制插头座。

2）将强度按钮,按到所要治疗部位的档次(1 头面、2 上肢、3 下肢、4 躯干、5 瘫 I、6 瘫 II、7 瘫 III)。

3）将除强度开关以外的所有按钮置于初始的"0"位。

4）根据病情,选择治疗所需的穴位,把用清水湿透的棉垫电极置于找准的穴位上,并固定好。

5）将导线插头按极性需要,分别插入棉垫电极的电极插孔中。

6）开始治疗,首先将"自增回零"按钮置于"0"位,然后将输出按钮按下,并逐渐增大"总调"旋钮,患者自感经穴部有捶击感,渐增大到患者耐受量的80%,使之适应。

7）调整分调旋钮(顺时针为增强.逆时针为减弱),从而达到同极性各路输出平衡。

8）在对实证患者治疗时采用的泻法,3～5 分必须递增刺激电量,新型导平治疗仪设"自增"装置,并有遥控开关,在电流自增到一定程度,患者自感为最大耐受量时,可利用遥控开关停止自增,如患者还需加大电量,可利用遥控开关再将"自增"开关打开。

9)一般急性病患者每次治疗时间为 20~40 min,每日 1 次或 2 次,10 次为 1 疗程;慢性病患者每次治疗时间在 30~60 min 之间,每日 1 次,20 次为 1 疗程。每次治疗结束时,定时器自动报告,这时可按顺序先关总调,再关输出,然后将电极全部取下。

10)清理附件,消毒棉垫,备下次使用。

(2)注意事项:

1)治疗中有极少数人会出现晕针现象,出现这种情况可停止当日治疗,但不影响日后治疗。

2)对高血压病和心脏病较重的患者,不宜做导平治疗,一般心脏病患者不宜在胸前区取穴。

3)对出血性疾病、恶性肿瘤、骨折初期和化脓性炎症局部禁止取穴治疗。

4)高度近视或眼底出血、视网膜剥离患者不能在头部取穴。

5)各种损伤后的急性期局部不宜取穴,可在病灶周围或远端取穴。

6)对极度虚弱的患者,不应用泻法,用补法时电流不宜过强。

7)治疗时,严禁棉垫滑脱,导致金属电极灼伤皮肤。

(展　翔　袁　博　李亚飞)

第十一节　神经肌电促通仪

【适应证】

小儿脑瘫、中枢性协调障碍、外周神经麻痹、臂丛神经损伤、多种脑病后遗症、遗传代谢病等多种疾病(癫痫除外)。

【操作流程】

(1)打开仪器,根据医嘱选择模式。

(2)将电极片用温水浸湿,以不滴水为宜。

(3)严格按照说明书安放好电极片,开始治疗。

【禁忌证】

急性疼痛性疾患者、治疗部位皮肤异常者、恶性肿瘤患者、发高烧的患者、心脏疾病患者(特别是心脏起搏器的使用者)、对温度感觉有障碍者、癫痫者。

【注意事项】

(1)在浴室等湿度高的地方,请不要使用。

(2)所有线要正确切实的连接,不可脱离。

（3）要确认所有旋钮、开关能否正常工作。

（4）置放的部位是否正确。

（5）暂时不用时，除注意上述事项外，还要确认是否能正常安全启动。

（6）治疗部位出汗时，要轻轻抹掉。

（7）要避免同其他治疗器同时并用。

（8）除指定的电极外，其他电极绝对不能使用。

（9）不要超过设定治疗时间。

（10）仪器发生故障身体感觉异常时，立即终止使用。

（11）初次使用者，治疗时间要短，治疗输出要弱，根据身体状况进行。

（12）停电或拉线从插座脱离时，应立即关闭电源，将所有开关及旋钮回复到原来位置。

（13）不要将金属物（项链）等靠近电极。

（展　翔　袁　博　李亚飞）

第十二节　医用智能汽疗机

【适应证及目的】

小儿脑瘫、中枢性协调障碍、手足口病后遗症、外周神经麻痹、多种脑病后遗症的康复等引起的肌张力或肌力异常者。顽固性溃疡。

【禁忌证】

心脏病、心肺功能衰竭、急性感染期、恶性高热禁止使用。

【使用注意事项】

（1）不能使用带腐蚀性的化学药品及油脂、淀粉类的药物。

（2）开机通电前，一定要检查蒸汽炉（药物添加盒）内的槽档板是否平放置在档槽位上，安装仪器第一次使用时应特别注意，因放入的药包容易导致加热管损坏。

（3）开机时，一定要检查与蒸汽炉连接的排水阀是否关好，避免因蒸汽炉漏水导致机器不能正常工作。再检查水源的水龙头是否打开（不宜打开过大，一般开至1/2即可，可根据当地水压调整）。

（4）需要更换药包时，一定要关掉电源并等冷却后再用夹具从蒸汽炉取出。药袋可洗干净以备下次使用。放药包进蒸汽炉内前要捆好，以免加热时药包煮破，药渣进入蒸汽炉内，药渣长时间沉积可导致加热管加热不良或炉内排放管路堵塞。

（5）患者开始汽疗之前仪器应先预热。

（6）本产品建议不应对婴幼儿进行治疗，若临床医生要对其实施治疗，由医师根据实际情况选择。

（7）本产品的设计仅用于单次单人治疗,不能同时治疗二位患者。给儿童治疗时,应先在蒸汽槽内垫上二至三层医用纱布,患儿头部应朝向控制台端,并应躺在海绵熏蒸垫块上,不可直接躺在蒸汽槽内。

（8）在使用仪器做治疗时,设置的工作模式要和打开熏蒸位置相对应。严禁不对应操作,以免发生不良后果。

（9）在患者(接受治疗者)进汽疗舱之前,建议操作师用手背感应蒸汽舱内温度,如其中某点区的温度较其他部位偏差较大或呈现脉冲式蒸汽(忽高忽低),则需停止治疗并检修,以免发生不良后果。

（10）严禁更改线路或使用不符合要求的配件。

（11）治疗结束后的废液、药渣等医疗废物应按照环保部门的要求妥善处理,不可乱排、乱扔。

（12）仪器报废后,不可乱丢弃。应交由医疗机构统一销毁,以免对环境造成污染。

（展　翔　袁　博　李亚飞）

第十三节　听觉统合训练仪

【适应证】

广泛性发育障碍,如儿童孤独性障碍、阿斯伯格综合征,注意力缺陷多动障碍,言语及言语发育障碍,情绪障碍和情感障碍,学习障碍,大脑听觉处理失调。

【禁忌证】

年龄小于2岁者,高频耳聋或戴助听器者,中耳充血及发炎,发热,癫痫及精神分裂症,脑电图异常者,第一周期结束后六个月内。

【注意事项】

（1）接受听力训练前要检查外耳道,排除外耳道炎症,若有盯聍要清除干净,必要时请耳鼻喉科协助。

（2）每次治疗时间为30 min,每天上下午各一次,10 d 为一疗程(也可以中间休息1～2 d),若有发热或其他急性病需暂停治疗。

（3）儿童如果比较兴奋、不能静坐半小时或不配合戴耳机,事先应予以相应的训练和沟通。

（4）治疗前、治疗中及治疗后,尽可能进行纯音听闻测查,以便根据听力图来调节选择所需过滤的音频。如有些患者难以配合做听力图的测试,可酌情予以过滤或不过滤。

（5）训练中要引导患者保持安静,戴上大小合适的耳机,专心聆听;不能说话、看书、吃东西、玩玩具或打瞌睡。

（6）每次治疗音量按要求逐渐增加,前十次双耳音量相同,后十次右耳音量高,左耳音量为右耳的 70%，最高音量不超过 80 dB。家长需认真观察患儿有无反应，并在次日向治疗师报告，必要时进行处理。

（7）听力统合训练期间患儿不宜进行激烈运动和紧张的学习活动，需保证充足的睡眠和营养。

（8）治疗期间及治疗后半年内请勿使用耳机听音乐。

（展　翔　袁　博　李亚飞）

第十四节　肉毒素肌内注射治疗技术

【概述】

近年来，神经阻滞技术由用于降低肌痉挛的疗效显著和快速，在脑瘫康复治疗中越来越受到重视，其中，肉毒杆菌毒素 A（botulinumtoxin A，BTX – A）局部肌肉内注射应用广泛，其疗效已在临床研究中得到证实。

肉毒毒素是肉毒杆菌在生长繁殖中产生的一种外毒素，是已知最毒的微生物毒素之一，属于高分子蛋白的神经毒素，根据抗原不同，可分为 A、B、C、D、E、F、G 7 个型，其中，A、B、E、F 为人中毒型别，C、D 为动物和家禽中毒型别，由于 A 型肉毒毒素容易结晶，极为稳定，容易提纯和精制。1990 年，Koman 等首次将 BTX – A 用于小儿脑瘫的治疗；取得了很好的疗效，目前已经在临床中得到广泛应用。

【药物原理】

BTX – A 是神经毒素、血凝素和非血凝素蛋白的复合体，由一重链和一轻链组成，并由一个二硫键连接，重链具有与周围胆碱能神经元内高度选择性结合的位点，可使整个毒素渗入到突触中，轻链则是锌肽键内切酶，是主要的活性成分，具有毒性作用，能阻断神经末梢钙离子介导的乙酰胆碱释放，最终引起肌肉的化学性去神经支配作用，可麻痹神经肌肉的传导，从而使肌张力降低，肌肉痉挛缓解。局部注射肉毒毒素后起效时间一般为 12 ~ 72 h，此作用可持续 3 ~ 6 月，之后神经末梢产生新的侧枝芽，形成新的运动终板，又恢复了原有特性，再次出现痉挛症状。BTX – A 不影响乙酰胆碱的合成，也不影响它的储存，只选择性作用于外周胆碱能神经末梢，抑制乙酰胆碱释放，而且该毒素不容易通过血脑屏障，故重复注射该药也无明显不良反应。另外，BTX – A 还能抑制外周传入神经末梢神经递质的释放，如谷氨酸盐和 P 物质，也能间接地抑制其他炎性介质的释放（如缓激肽，前列腺素），这种抑制作用降低了疼痛感和外周神经的敏感性，所以 BTX – A 具有一定的抗炎、止痛作用。

【适应证】

BTX – A 适用于痉挛型脑瘫的功能性畸形；手足徐动型脑瘫伴有肌肉痉挛和功能障

碍者;椎旁肌肌张力不平衡所致脊柱侧凸;因疼痛限制着体位变化而难于护理;解除颈肌痉挛辅助完成颈椎固定术等;最佳注射治疗时机 1~5 岁。

【禁忌证及注意事项】

1. 禁忌证　肌张力低下型脑瘫;神经肌肉接头传递障碍性疾病:重症肌无力等;脑瘫儿童的固定畸形;发热期或正在使用氨基糖式类抗生素(庆大霉素等),因为这类药物会加强 BTXA 毒副作用;肝肾疾病,心脏疾病、血液疾病慎用。

2. 注射 BTXA 的不良反应　皮肤过敏,皮疹;严重过敏可危及生命;注射区感到酸胀、疼痛;出现短暂肌无力,很少超过二周;注射部位感染;注射后一段时间内可能出现"加重",是由于肌张力降低导致步行困难,摔跤增多等。这只是短暂现象,孩子会自行调整适应新的肌张力;另外还有其他未知不良反应。

【技术方法】

1. 术前准备　首先将治疗室应用紫外线灯或消毒机彻底消毒,在操作床上铺无菌巾;操作人员均戴口罩,帽子,操作前按七步洗手法进行手卫生,戴无菌手套;辅助人员应戴口罩、帽子,进行手卫生。同时将患者的姓名、性别、年龄、地址、简单病史、服药情况逐一登记,以便治疗后随访和病情观察;注射前详细向患儿家长说明注射目的和可能出现的不良反应获得家长同意并签订知情同意书。

需准备物品:常规注射,另备 5 mL 注射器 1 个、1 mL 注射器数个、棉球数包、创可贴等。

需准备药品:①BTX‐A、生理盐水。②肾上腺素及地塞米松针(预防过敏反应及过敏性休克用)。

配药方法:BTX‐A 的最适剂量与肌肉特定区域、肌肉大小、功能、痉挛程度等因素有关,在儿科应用中尚无统一的剂量标准,目前国内外有 3 种肉毒毒素制剂,分别是 Dysport(英国),Botox(美国),衡力(中国),他们的推荐剂量分别是 20~25 U/kg,8~10 U/kg,3~5 U/kg,对于国产的 BTX‐A 在应用时需要用生理盐水稀释,最常用的浓度为 50~100 U/mL。每次的总量不超过 200 U,上肢不超过 100 U,体积较大的肌群最大量为 3~6 U/kg,体积较小的肌群最大量为 1~2 U/kg,每组肌群每次注射的最大量为 50 U,每点最大剂量为 10 U,每点注射的液体容积不超过 0.5 mL,每点扩散范围为 1~2 cm^2。治疗间隔时间为 3~6 月,根据患儿病情,可再次注射肉毒素。

2. 注射方法

(1)徒手定位法(反向牵张法),反复使患肢过度背屈,选择痉挛肌肉块最高处,用碘伏消毒 3 遍后开始注射,两点间隔 2 cm^2,按 6~10 U/kg 计算总量,按注射点数目平均分配,然后进行肌内注射,每块肌肉注射点 4~6 个,最大注射量不超过 50 U,进针后先抽吸以确保不会注入血管,注射过程中应用棉球或棉签压迫止血,一个部位注射结束后用创可贴贴敷注射点,此方法操作简单、方便。

(2)肌电图引导下定位注射法,根据解剖位置确定所选的肌肉,利用肌电图探针,用肌电图最大转折点(一般在 100 次/s 以上)即为阻滞点,用龙胆紫做标记。经肌电图检查,确定肌内注射点区域,各痉挛区域均选择2~3个位点,每个位点距离2~3 cm,不需麻醉及镇静处理,局部消毒,进针后先抽吸以确保不会注入血管。该方法定位准确,但操作麻烦,费用高,不容易临床推广。

(3)超声引导定位法:在B超室由超声技师选取痉挛肌进行超声定位。患儿仰卧位:定位内收肌群、股四头肌,胫前肌;俯卧位:定位下肢后侧肌群,如股二头肌、腓肠肌、比目鱼肌。在选定的痉挛肌肌腹部位选择注射靶点,测量入皮深度、角度,避开血管,在皮表做注射点标记。注射时患儿需保持与超声定位时同样的体位。经皮超声探测定位可达到深部肌肉组织,无组织创伤、无痛苦,是一种安全有效的方法,减少了患儿被电刺激仪探针反复探测的痛苦。

3. 术后注射肉毒素评估方法　痉挛型脑瘫患儿在进行肉毒素治疗前均应先做出全面、细致的评估,一般评估在注射前、注射后1周、注射后1个月、3个月均应进行评估。

目前国内外多用量表评定来评价BTX-A治疗痉挛型脑瘫的临床疗效,常用的量表有:①粗大运功功能量表(GMFM,该量表主要评价BTX-A治疗后运动功能的改善情况,是评价脑瘫患儿运动功能标准的、有效的测量方法;②Ashworth量表或改良Ashworth量表该量表,主要用来评价改善痉挛的疗效;③运动评价量表(PRS),该量表主要用于评价步态的改善情况;另外还有儿科残疾评定量表、目的达到量表、计算机步态分析系统等进行评价。

【术后处理】

注射完毕后需在观察室停留1 h,观察患儿呼吸、脉搏、心率、血压等生命体征及皮肤有无皮疹等,观察注射部位有无出血和血肿发生;如患儿无不良反应,可返回病房。术后24 h禁止挤压、擦洗、熏蒸、水疗、理疗、按摩、功能训练等。因此肉毒素注射当天不再进行康复治疗,注意休息,第二天方可进行综合的康复治疗。

痉挛型脑瘫儿童在应用BTX-A局部注射治疗已经取得理想效果,而且安全、简单易行,目前应用越来越多,治疗能否取得满意效果的关键因素是BTX-A剂量的选择和靶肌的定位,这需要我们在临床应用中总结经验,进行进一步研究。

（王小飞　吴　丽　曹梦颖）

第十五节　音乐疗法

音乐疗法是以心理治疗的理论和方法为基础。运用音乐特有的生理、心理效应,使求治者在音乐治疗师的共同参与下,通过各种专门设计的音乐行为,经历音乐体验,达到消除心理障碍,恢复或增进心身健康之目的的治疗方法。

【音乐疗法的起源及发展】

远在秦代的《吕氏春秋》中,就提出了音乐能够"和心""适行"的医学美学观。中国现存最早的医学典籍《黄帝内经》记载"天有五音,人有五脏,天有六律,人有六腑。"中国古老的哲学认为宇宙万物是由木、火、土、金、水五种元素组成,其相生又相克称"五行",

而宫、商、角、徵、羽组成了"五音"。五行与五脏的关系为肝属木,心属火,脾属土,肺属金,肾属水。这些记载用中医的理论阐明了"五音""五脏"和气的五种运动方式的内在联系。清代青城子的《志异续编》载:一士人日夜沉睡不醒,偶醒亦两目倦开。名医叶天士诊后,未开一味药,却令家人买来一面小鼓,在病人的床头频频击打。士人闻鼓声后,渐渐清醒而不复倦卧。弟子问其医理,叶天士说,脾困故人疲倦,而鼓声最能醒脾。这给后人留下了古代音乐疗法的生动案例。

国外音乐疗法起步较早,1890 年奥地利医生厉希腾达尔发表了"音乐医生"的观点。音乐的治疗作用正式得到了人们的关注。1944 年和 1946 年,在美国密西根州立大学和堪萨斯大学先后建立了专门的音乐治疗课程来训练专业音乐治疗师。1950 年,美国率先成立了音乐疗法协会(NAMT),标志着音乐治疗学作为一门新兴的学科由此诞生。而国外在音乐疗法上的研究也走在了前列。

中国的音乐治疗起步较晚,1979 年美国音乐治疗博士刘邦瑞教授应邀到中央音乐学院讲学,第一次把欧美音乐治疗学介绍到国内,才拉开了我国音乐治疗学科建设的帷幕。中国从 20 世纪 80 年代开始进行音乐疗法,在不到 30 年的时间,我国的音乐治疗取得了出人意料的发展。如:音乐电疗、疗养院精神院音乐疗法、对心身疾病的音乐治疗临床探索、对老年病的音乐治疗、对儿童智障的音乐疗法等。

【音乐疗法的原理】

音乐治疗的作用机理目前尚未完全明确,但从其作用的特点来看可以分为两种:音乐的心理效应和生理效应。

1. 音乐的心理作用　音乐治疗是一种心理治疗方法,它主要是应用音乐来治疗情绪和行为障碍,使人格健康发展。古人说:乐从心生,就是说音乐的心理作用。Felten 的研究表明:大脑、行动和人体的免疫力之间的相互作用,娱乐的积极的心情会提高人体的健康指数,加强人体的免疫能力。音乐的作用是通过旋律与节拍的变化,焕发出作用于人类精神世界的特有魅力,音乐与医学的本质联系,正在于这种特有的魅力对人类身心的影响和作用,它在调动人们思维的记忆、联想、想象等各种因素时,唤起同感,引起人们共鸣,审美主体的情绪在音乐情态的诱发中,获得释放与宣泄,使积极的情绪强化、消极的情绪排除,甚至可以使原有的消极状态转化为积极状态。

2. 音乐的生理作用　音乐的生理作用可以从音乐的物理特征及它对人体所产生的作用点来加以分析。众所周知,音是由于物体的振动而产生的。音乐是一种由一连串不同性质的谐振组合而产生的特殊的振动。它使人体内固有的振动频率(心率、心律、呼吸、血压、脉搏等)产生物理上的共振。而实际上二者已演化成一种生理共振。众所周知,共振是物体的固有频率与外界产生的频率相吻合时才会发生。在此可把每个人对音乐的态度、欣赏水平、喜恶程度即音乐素质的差异类比于"物体的固有频率"——当音乐产生的音乐振动与人体内的生理振动相吻合时,人体内的各种性质的律动会产生一种音乐上所谓之"共鸣"。所以人们对不同的音乐会产生各种不同的愉悦感受。Sacks 对一位可以弹奏优美钢琴曲的帕金森综合征患者在弹奏钢琴时脑电图进行了研究,其 EEG 结果表明,当她弹奏音乐,甚至于想象音乐的时候,其脑电显示完全正常,对于这样的患者来说,音乐不是奢侈品,而是必需品。大量实验证明,适宜的音乐能提高消化系统植物神经的兴奋点并调节血流量。如果音乐中特殊的振动频率、节奏和强度与体内的生理节奏相适应,即会产生生理共振。随着这种生理共振的产生,皮肤的温度、心跳的速度、肌肉伸缩以及呼吸、循环、消化、内分泌将发生一系列的变化。

总之,音乐作用于医学中,一是能多方面刺激大脑皮层,使病人对外界感觉减弱,二是能唤起病人患者愉快的思想联系和情感,暂时忘却置身的环境;三是音乐对中枢神经有直接抑制作用。心理与生理共同作用,从而达到治病疗疾的目的。

【音乐疗法的方法】

音乐治疗的方法技术也产生了诸多流派,诺多夫罗宾斯音乐治疗法、心理动力取向音乐疗法、临床奥尔夫音乐治疗、柯达依概念的临床应用、达尔克罗兹节奏教学的临床应用、引导想象与音乐治疗法、发展音乐治疗法、音乐治疗和沟通分析、完形音乐治疗法、应用行为矫正的音乐治疗法、音乐电疗等等。现以我国的张鸿郭教授归纳的音乐方法技术为基础总结如下几种方法:聆听法、主动法、即兴法及其他方法,如五行五音疗法、音乐电疗、特殊领域的音乐疗法等。

【常用的儿童音乐疗法】

1. RBT 疗法(rhythm – based therapy) RBT 疗法是以节奏为基础的音乐疗法,帮助残疾儿童重建有节奏的运动方式。例如,有节奏的步行、矫正顿足步以及减轻手足徐动,此时,要在较慢的、节拍明显的音乐伴奏下进行运动治疗,或让患儿唱着节奏明显的歌曲或哼着童谣进行运动,肢体随着歌声的韵律进行有节奏地摆动。在进行 RBT 时,很重要的一点就是音乐治疗师要探索每一位脑瘫儿童所适应、所需要的具体的节奏,这个节奏不但能使他(她)的运动快慢适中,活动协调,不会因太急促而不知所措,也不会因太慢而无所事事,而且这个节奏还是他(她)的生活方式的一个组成部分,外在的音乐节奏与他(她)内在的身心活动节奏相一致、相融合时,这个儿童就会接受这样的节奏,并能自动地以这样的节奏来协调生活,显得比较适宜自在,这一点已为一些有经验的音乐师所证实,所以,关键是要耐心探寻适宜于脑瘫患儿的节奏及相应的音乐。

2. 奥尔夫音乐疗法 奥尔夫音乐疗法的特点是将唱、动、奏三种音乐表现融为一体,形成一种音乐游戏的模式。在特殊儿童音乐教育中,对奥尔夫音乐教学法的运用主要强调手段的丰富性、灵活性、生动性,淡化技巧的深度训练,其中让儿童在音乐伴奏下即兴表演的启发式教学形式十分适合发展水平参差不齐的特殊儿童共同体验音乐。目前,奥尔夫教学体系在我国已经发展得比较成熟,每年在中央音乐学院教育系等地都有奥尔夫学会专家组织的定期培训班,并有相关的理论书籍、音乐光盘及儿童敲打乐出售。

3. 诺道夫 – 罗宾斯创造行音乐疗法(接受式音乐治疗) 诺道夫 – 罗宾斯创造行音乐疗法是美国著名音乐治疗大师罗宾斯等人创立,目前在国际上有很大的影响力。罗宾斯教授主张音乐治疗师应具备根据儿童的表现做针对性的即兴表演和创作音乐作品的能力,其中在他推荐的儿童敲打乐中,在增加了新产品——日本铃木制造的手中琴,目前运用于儿童作业康复收到良好的效果。

4. 体感振动音乐疗法 挪威专家 Olav Skille 从治疗脑瘫儿开始开创了体感振动音乐疗法。他利用体感音乐床进行脑瘫患儿康复理疗,患儿不但表情明显表现出愉悦感,肌肉痉挛很大程度地缓解放松。因此他在国际上第一次提出"体感音乐疗法"的概念。其后,欧、美、日各国和地区相继开展了利用体感音乐疗法对于脑损伤所导致的重度运动障碍患者的康复治疗。主要目的示改善肌肉紧张痉挛、减轻疼痛、改善脑功能等,据报道,用于痉挛性脑瘫患儿,体感振动音乐治疗对骨骼肌的松弛作用优于单用音乐疗法。

【音乐疗法在儿童康复中的运用】

1. 音乐疗法在脑性瘫痪康复中的应用 中医认为,痉挛型脑瘫患儿多先天不足,责之于肝肾,而肝主筋,木乐,以角调为基本,风格悠扬、生机勃勃、生机盎然的旋律,曲调亲切爽朗、舒畅调达,具有"木"之特性,角音入肝,具有柔肝舒筋的作用,故选用五行音乐中的角音作为体感音乐治疗首选音乐,如《姑苏行》《鹧鸪飞》《春风得意》《春之声圆舞曲》《蓝色多瑙河》《江南丝竹乐》《江南好》。

脑瘫患儿往往存在各种运动功能障碍,不同种类的音乐活动能提供孩子们不同身体部位的各种运动,如打击乐器训练粗大及精细运动能力,发声或唱歌可以训练呼吸运动,弦乐器训练精细运动及双手协调功能,而且各种音乐活动的巧妙安排可以训练儿童脑、手、眼等的协调能力。

2. 音乐疗法在孤独症谱系障碍康复中的应用 主要的音乐疗法有音乐聆听、演唱、乐器弹奏、音乐表演、音乐故事等方法。

孤独症患儿的音乐治疗需要循序渐进,第一步,音乐可以直接触及患儿密封的情绪情感。音乐体验的具体感知可以忽视语言表述,从而满足自闭症儿童非言语自我表达的需要。由于自闭症儿童的特殊防御机制,在课程的开始阶段进行一对一的治疗。第二步,患儿逐渐跟音乐建立了关系后,就会注意与音乐相关的人沟通体验。使用乐器是治疗师与患儿建立关系的中介系统,在不经意的乐器指导操作中,自闭症儿童体现出超水平的模仿能力与专注力。第三步,患儿在音乐中找到了自信,从中找到了满意的、可行的表达方法,并把这一积极的行为强化,应用到个人交往中,从而提高了自闭症儿童的社会交往能力。当他们的行为改善达到一个较高的阶段后,适当地加入一些小型团体活动中,逐渐将学习到的技能在团体中展开,简单的互换乐器、握手问好、集体表演等,在集体中患儿的行为会受到约束、也要学习等待等,为他们的个人交往奠定了良好的基础。

3. 音乐疗法在智力低下康复中的应用

(1) 聆听音乐,挑选莫扎特的经典乐曲、节奏鲜明的钢琴曲及儿歌伴奏曲,在音乐背景中做简单、规律的身体动作。

(2) 进行音乐暗示放松训练,比如即兴音乐活动、歌谣应用、音乐与身体动作相结合、音乐提示行为方法、奖惩法、集体治疗的音乐心理剧、即兴演奏法、音乐想象、音乐记忆法、音乐中断与爆发技术、音乐中止、音乐共享、音乐行为塑造法、音乐交互抑制法等。

(3) 奥尔夫音乐疗法的应用,包括身势训练法、音源定位法、音乐空椅、音乐独角戏、音乐角色兑换、空间知觉的音乐训练、引导放松训练、音乐系统脱敏训练、音乐对话、音乐搭档、社会剧中的音乐等。

【中医五行音乐疗法在临床中的应用】

中医五行音乐疗法应属于音乐疗法之中。其理论来自于阴阳五行学说，五行中的五音按照木、火、土、金、水分别对应为宫、商、角、徵、羽。在临床治疗中，以五音调式为基础，结合五行对人体体格的分类，根据五脏的生理节律和特性，分别施乐，从而达到促进人体脏腑功能和气血津液的正常协调，则为五行音乐疗法。

1. **按照五脏对应关系辨证施乐** 五音通过与五脏间的互动与共鸣，导致不同调式的音乐可对人体的五脏产生疏导、调节的作用。"宫动脾、商动肺、角动肝、徵动心、羽动肾"就是五脏与五音相通的反映。在临床运用时，按照上述对应关系进行辨证施乐。脾胃病者选宫调式，如属阳则选《黄庭骄阳－宫调阳》，属阴则选《玉液还丹－宫调阴》，还可选《我的祖国》《珊瑚颂》《望星空》等，可以促使气机转变，以助运化，调和气血，平呕吐，尤对食欲不振、消化不良等症效佳；肺病者选商调式，如《晚霞钟鼓－商调阳》《山丹丹开花红艳艳》等，可调理肺气，使气机顺畅，对肺气肿、咳嗽、胸闷、气喘等均有利；肝病者选角调式，如《玄天暖风－角调阳》《碧叶烟雨－角调阴》《花儿为什么这样红》，可养肝疏肝理气，预防肝气郁结，烦躁易怒，肢体麻木等；心病者选徵调式，如《雨后彩虹－徵调阴》《茉莉花》《化蝶》等，可益气养心，对心气虚、心阳不足患者有利；肾病者选羽调式，如《伏阳朗照－羽调阳》《草原上升起不落的太阳》《送我一支红玫瑰》等，可补肾固精，安神镇定，缓解失眠、健忘、遗精、多梦、潮热盗汗、头晕目眩、肢体寒冷等症。

2. **按照五行生克规律间接调理** 五行之间是相生相克、相互影响的，通过相生相克达到相互滋生、相互制约的目的。这种相生相克关系在五音对应于五脏中也同样地体现。因此，在临床施乐时也可以利用五行的生克规律配曲，对五脏进行间接的调理。如脾胃虚者，可配合以轻松活泼的徵调式，助脾气之升清运化，是取火生土之意；肺气虚者，可配合以浑厚温和、悠扬沉静的宫调式，助长肺气，以土生金；肾气虚者，可配合以铿锵有力、肃劲嘹亮的商调式来促使肾中精气隆盛，以金生水；肝血虚者，可配合以清悠柔和的羽调式滋阴养肝，以水生木；心气虚者，可配合以曲调悠扬、舒畅条达的角调式补益心气，以水生木。这是按相生规律进行配曲。而按照相克规律，在临床运用时，可针对脏腑过亢的状态，配合以相克的调式，达到制约其过亢状态的目的。

3. **按照个体阴阳特质调整平衡** 《灵枢·阴阳二十五人》根据人的体形、性格特征，对季节的适应能力等将体质分为木、火、土、金、水五大类型。这种分类不但揭示了人体的不同生理特征，也为五行音乐疗法的临床运用提供了依据。如对于养生及病后调理而言，土型人，为人和顺可亲，其性情温厚且阴阳调和，可选取典雅、温厚的土乐，以养土温脾；金型人，性格开朗，阳气较盛，音乐中需要配合柔和的水乐、舒畅的木乐，以平金抑阳；水型人，性格内敛，阴气较重，用振奋阳气的火乐配合释放阴气的水乐，可达到温阳抑阴；木型人，大多多愁善感，认知事物的能力强，但阴气偏重，阳气不足，在音乐中配入土乐，有助于调和阴阳；火型人性格乐观开朗，常因阳亢而易急躁，在音乐中配以水乐，可制约火性，平衡阴阳等。通过合理的选乐配乐促进身心健康，达到养生及康复的目的。

4. **按照天人相应规律增强疗效** 人是自然的一部分，人与自然是统一的整体，若人能与自然保持协调平衡，则健康地生存，反之则百病丛生，这便是天人相应的中医学整体观念。

养生治病亦应以此为原则。因此,在施乐时按照自然对人体的影响规律,即天人相应规律进行,则可达到增强疗效的目的。如 15:00 ~ 19:00 时,太阳开始西下,归于西方金气最重的地方,体内的肺气在这个时段是比较旺盛的,这是疗肺的最佳时间,此时施乐,听者随着曲子的旋律调节气息,一呼一吸之间,与自然界里应外合,往往可收到事半功倍的效果。而 7:00 ~ 11:00 这个时间段,太阳在逐渐高升,是气温持续走高的一个过程,人受大自然的影响,体内的肾气也蠢蠢欲动地受着外界的感召,此时施乐,用商音和羽音搭配比较融洽的曲子,可促使肾中精气的隆盛。

　　总而言之,五行音乐疗法这一中医心理学的疗法,既属于音乐治疗的范畴,又属于中医治疗的方法,其理论基础是依据中医学的阴阳五行学说而来,因此,在临床运用中,亦应牢牢把握因人因时制宜,灵活多变的原则,方可达到应有的效果。

(曹梦颖　王小飞　吴　丽)

第四十三章 运动疗法

第一节 Rood 技术

Rood 技术又称多种感觉刺激技术,由美国物理治疗师和作业治疗师 Margaret Rood 创立。Rood 对脑损伤患者康复的主要贡献在于强调选用有控制的感觉刺激,按照个体的发育顺序,通过应用某些动作的作用引出有目的的反应。

【基本理论】

Rood 技术的基本理论包括 4 个主要部分。

(1)适当的感觉刺激可以保持正常的肌张力,并能诱发所需要的肌肉反应。

(2)感觉性运动控制是建立在发育的基础之上,并逐渐发展起来的,因此治疗必须根据患者的个体发育水平,循序渐进地由低级感觉性运动控制向高级感觉性运动控制发展。

(3)完成的动作要有目的。利用患儿对动作有目的的反应,诱导出皮质下中枢的动作模式。

(4)反复的感觉运动反应对动作的掌握是必需的,所用的各种活动不仅应当是有目的的反应,也应当是可重复的。

【基本技术与手法】

1. 利用感觉刺激来诱发肌肉反应 主要包括触觉刺激,温度刺激,牵拉肌肉,轻叩肌腱或肌腹,挤压及特殊感觉刺激等方法。

(1)触觉刺激:包括快速刷擦和轻触摸。快速刷擦是指用软毛刷在治疗部位皮肤上快速来回刷动,也可以在相应肌群的脊髓节段皮区刺激,如 30 s 后无反应,可重复进行。轻触摸是指用手法触摸手指或脚趾间的背侧皮肤、手掌或足底部,以引出受刺激肢体的回缩反应,对这些部位的反复刺激则可引起交叉反射性伸肌反应。

(2)温度刺激:常用冰来刺激。具体方法:将冰放在局部 3~5 s,然后擦干,可以引起与快速刷擦相同的效应。

(3)牵拉肌肉:快速、轻微地牵拉肌肉,可以引起肌肉收缩,这种作用即刻可见。如用力抓握可以牵拉手部肌肉。

(4)轻叩肌腱或肌腹:可产生与快速牵拉相同的效应。

（5）挤压：挤压肌腹可引起与牵拉肌梭相同的牵张效应；用力挤压关节，可引起关节周围的肌肉收缩。因此，搭桥运动、屈肘俯卧位、四点跪位、站立时抬起一个或二个肢体而使患侧肢体负重等，都可以产生类似的效应。

（6）特殊感觉刺激：Rood 技术常选用特殊的感觉刺激来促进或抑制肌肉。听觉和视觉刺激可用来促进或抑制中枢神经系统。治疗者说话的语调和语气可以影响患儿的行为，光线明亮、色彩鲜艳的环境可以产生促进效应。

2. 利用感觉刺激来抑制肌肉反应 主要包括挤压、牵拉及应用个体发育规律促进运动控制。

（1）挤压：轻微的挤压关节可以缓解肌肉痉挛。

（2）牵拉：持续牵拉或将已延长的肌肉保持在该位置数分钟、数天甚至数周，可以抑制或减轻痉挛。

（3）应用个体发育规律促进运动的控制能力：Rood 认为，从人体发育的规律来说，运动控制能力的发育一般是先屈曲、后伸展，先内收、后外展，先尺侧偏斜、后桡侧偏斜，最后才是旋转。在远近端孰先孰后的问题上，应为肢体近端固定、远端活动→远端固定、近端活动→近端固定、远端游离学习技巧性活动。

应用 Rood 技术时，重要的是根据患儿的运动障碍程度及运动控制能力发育阶段，由低级向高级循序渐进发展。

（马帅统　杨凤清）

第二节　Bobath 疗法

【概念】

Bobath 治疗法又称为神经发育学治疗法（neuro – deveiopmental treatments，NDT），它是由英国医学博士、小儿神经病学者 Karel Bobath 及其夫人理学疗法士 Beda Bobath 从 50 年代起密切合作，共同创造的治疗方法。

【Bobath 的基本原理】

是利用反射性抑制肢位抑制异常姿势和运动，促进正确的运动感觉和运动模式。

【Bobath 的基本治疗原则】

（1）异常姿势和运动模式的抑制，特别是对异常紧张性姿势反射的抑制。

（2）正常运动和姿势模式的促通，特别是对精细动作有高度综合能力的立直反射和平衡反射的促通。因此 Bobath 法又称为通过反射抑制和促通而实现的神经发育学治疗法。

【Bobath 的基本手技】

Bobath 基本治疗手法有四种，即反射性抑制手法、反射性促通手法、关键点调节及感觉刺激法。

（一）反射性抑制手法

反射性抑制手法包括反射性抑制伸展姿势手法与反射性抑制屈曲姿势手法两种。

1. 反射性抑制伸展姿势手法

（1）原理：采用屈曲姿势，使处于伸展状态的患儿头部屈曲，对角弓反张、非对称性紧张性颈反射姿势进行抑制，同时促通患儿头部、颈部、躯干前屈，促通上肢内收、旋内，促通髋部及下肢屈曲，纠正脊柱侧弯、躯干短缩、抬头困难及不对称姿势，有利于患儿向正常姿势发展。

（2）适应证：适用于手足徐动型脑瘫与痉挛型脑瘫，头背屈、全身呈明显的伸展姿势，或者呈非对称性紧张性颈反射姿势，严重者呈角弓反张的患儿。

（3）抑制手法：抑制伸展姿势手法是在不同体位下，治疗师采用相应的手法抑制患儿的异常伸展模式。①使患儿呈自然地仰卧状态，训练师跪坐在患儿足下方，用一手先屈曲后头侧的下肢于腹部，然后再屈曲前头侧的下肢于患儿的腹部，使患儿两下肢屈曲后固定在训练师胸前（图 43 － 1，A）。②训练师再用双手握住患儿双手，并内收、内旋后固定于患儿胸前（图 43 － 1，B）。③训练师用一手托起患儿后头部，用另一手固定患儿双手，使患儿呈坐位，坐在训练师的双侧大腿上，这时患儿头前屈，膝关节、髋关节屈曲，形成一个全身屈曲状态（图 43 － 1，C）。④然后训练师将患儿双侧下肢伸展，外展、使股角逐渐扩大。训练师用双脚压在患儿伸展、外展的双腿上，用双手握住患儿拇指，使患儿上肢屈曲、伸展、向上、向下、调节头部位置，使头部调节成直立正中位（图 43 － 1，D）。

以上是反射性抑制全身伸展姿势的基本手法，在抑制伸展姿势的同时，也促进了屈曲的姿势，因而全身伸展或角弓反张的异常姿势得到了纠正，Bobath 称这种抑制伸展的手法，由于头部、颈部躯干前屈，上肢内收、内旋固定于胸前，屈髋、屈膝，恰似球形（图 43 － 1，E），故称为抱球姿势，这种姿势可抑制全身伸展，促进屈曲，保持对称的姿势，利于上肢功能动作的形成。

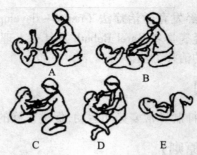

图 43 － 1　反射性抑制伸展姿势手法

2. 反射性抑制屈曲姿势手法

（1）原理：当患儿屈曲姿势处于优势时，使其俯卧，利用其身体的重力，对抗屈曲模式，促进伸展及抗重力肌的发展。

（2）适应证：本手法适用于全身屈曲姿势的脑瘫患者，或者患儿头前屈、脊柱弯曲成拱背状，或受紧张性迷路反射（TLR）影响，臀高头低，脊柱伸展不充分的患者。

（3）抑制手法：抑制屈曲姿势手法是在不同体位下,治疗师采用相应的手法抑制患儿的异常屈曲模式。①使患儿呈俯卧位,双上肢向前方伸展,使头与脊柱形成一条直线,为了加强效果,训练师可用双手按在患儿背部,一手向头部方向,一手向骶尾部方向按压、晃动,使患儿脊柱得到充分伸展(图43-2,A)。②训练师移到患儿身体一侧(以右侧为例),将右手从患儿胸前伸到左上肢处,并握住左上肢,并轻轻拖起,训练师的左手放在患儿臀部上方,起固定作用,这时右手轻轻摇动,左手用力按压,使屈曲的躯干逐渐伸展(图43-2,B)。③当患儿脊柱伸展充分后,训练师移到患儿头上方,使患儿用肘关节支撑,抬高头部,使脊柱充分伸展,促进抗重力肌发育(图43-2,C)。然后用一侧肘支撑,一侧上肢向上伸展,训练师可轻轻上下抖动向上伸展的上肢,两侧交替进行,这种手法,利于脊柱伸展;利于头部调节,更利于抗重力肌的发育。④如果患儿不能抬头,须训练师用一手在固定患儿上臂的同时,用中指支撑患儿下颌,使其抬头,反复进行,使患儿体会抬头的感觉(图43-2,D)。

以上是反射性抑制屈曲姿势的基本手法,使脊柱伸展,是对屈曲姿势的最有力的抑制。为了加强效果,可使患儿仰卧。在腰部或骶尾部放上圆滚,可使躯干得到充分的伸展,因而屈曲的姿势得到了纠正。

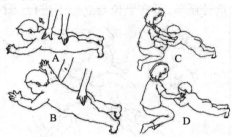

图43-2　反射性抑制屈曲姿势手法

(二)关键点调节法

关键点调节是指训练师在患者身上特定部位进行的调节,使患者痉挛减轻,促进正常姿势和运动的手法。Bobath 把这个特定的部位称为关键点,一般关键点多选在身体的近位端,随着症状的改善,治疗关键点也可以逐渐发展到身体远位段,以下为身体近位端的主要关键点。

1.头部关键点的调节

(1)使头部前屈、全身屈曲。可抑制全身伸展,促进全身屈曲姿势及屈曲运动(图43-3,A)。

(2)使头部背屈、全身伸展。可抑制全身屈曲,促进全身伸展姿势及伸展运动(图43-3,B)。

(3)使头部左右回旋,可破坏与抑制全身屈曲与全身伸展姿势,促进脊柱旋转动作、利于四肢外展,外旋与内收、内旋姿势的形成(图43-3,C)。

如果患儿痉挛严重或者有间歇性痉挛的患者,要避免直接在头部操作,应改在其他部位上进行调节。

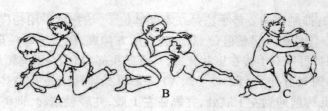

图43-3　头部关键点调节

2. 肩部与上肢关键点的调节

（1）使肩关节前屈、利于全身屈曲姿势的形成，同时抑制头背屈、抑制全身伸展姿势（图43-4，A）。

（2）使肩关节后伸，全身形成伸展姿势，可抑制头前屈及全身屈曲的姿势，促进抗重力伸展（图43-4，B）。一般多利用上肢调节肩关节，而不在头部上进行调节，这样可防止发生痉挛。

（3）使肩关节外展、上肢上举，利于脊柱、髋关节、下肢伸展、抑制全身屈曲姿势（图43-4，C）。

（4）使上肢外展、外旋，向脊柱后方伸展，可抑制屈肌痉挛，特别是颈部肌群与胸肌群，促进手指自发性伸展，这种调节，可在坐位与立位下进行（图43-4，D）。

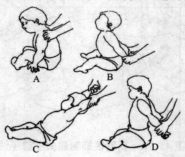

图43-4　肩部与上肢的关键点调节

（5）使前臂外旋后，可利于拇指外展及全手指的伸展。

3. 躯干关键点的调节

（1）使躯干前屈，可抑制全身伸展姿势，使全身成屈曲的姿势，因而可促进全身屈曲姿势及屈曲运动。

（2）使躯干后仰，全身则形成伸展的姿势，抑制了屈曲姿势，促进了脊柱伸展姿势与伸展运动。

4. 骨盆、下肢关键点的调节

（1）屈曲下肢，促进髋关节外展、外旋，踝关节背屈。

（2）使下肢伸展外旋，促进双下肢外展、外旋，开大股角，纠正下肢交叉及剪刀步态。

（3）使足背屈，抑制下肢伸肌痉挛。促进踝关节背屈。

（4）使骨盆后倾，由于上部躯干代偿向前而促进屈曲姿势，立位时骨盆后倾，可促进全身伸展姿势。

（5）使骨盆前倾，坐位时使骨盆前倾可促进躯干伸展，立位时骨盆前倾可使脊柱向前,促进全身伸展姿势。

(三)姿势反射的促通手法

促进姿势反射的手法很多,采用的部位也不相同,以下主要介绍临床上最常用的从头部操作的颈立直反射的促进手法。

1. 原理　利用立直反射,诱发患儿的躯干回旋及肢体运动。

2. 适应证　痉挛型双瘫患者。

3. 促通手法

(1)患者取仰卧位,训练师位于患儿头部上方,左手固定患儿下颌部(以左手为例),右手固定患儿的后头部(图43-5,A)。

(2)训练师双手缓慢上提后头部、使背部抬高离开床面,下颌抵胸,使颈部周围肌群同时收缩并波及肩部及腹部,这时训练师手中的头部有变轻的感觉,继续上提头部,使头部向左侧回旋。当头部向左侧旋转时,肩部、上肢、躯干、髋关节、下肢都顺序向左旋转,形成侧卧位(图43-5,B)。

(3)从侧卧位,继续牵引头部向左侧旋转形成俯卧位(图43-5,C)。

(4)当形成俯卧位后,训练师两手位置不变(一手固定下颌,一手固定后头部),左右旋转头部,小儿用肘关节或手支撑,前胸离开床面,这时训练师继续牵引头部,左右旋转并向前牵拉,诱导出一侧下肢屈曲,向前方移动(图43-5,D)。此手法多用在痉挛性双瘫患者,促进其两下肢交替向前移动。

(5)当患儿用双手支撑后,继续左右旋转躯干,使骨盆从床面上抬起,形成四爬位,继而成膝立位(图43-5,E)。

(6)患儿形成膝立位后,训练师移动患儿侧方,仍用手固定头部,使体重移向一侧膝部(训练师侧),并继续旋转头部向训练师侧,另一侧下肢向前伸出形成单膝立位,继而用力诱导,使体重移动到向前伸出的下肢的足底,并逐渐地支撑体重,训练师继续用双手固定头部,向上牵引,诱导出立位姿势。

以上是从头部操作促进颈立直姿势反射的促进手法,这种反射是无意识的动作,是人类基本运动功能的基础。治疗时可以与口头指示互相配合,调动患儿的主观能动性。此种促进手法,可从头部操作,也可从肩部操作,选择方法要根据患者的实际情况,重要的是以能诱导出正常的姿势反射为准。

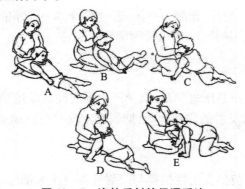

图43-5　姿势反射的促通手法

(四)感觉刺激法

感觉刺激法用于治疗肌张力低、无力或有感觉障碍者,根据叩击作用的目的,分为以下4种方法。

1. 抑制性叩击法 采用抑制性叩击,目的是为了刺激浅表感受器与固有感受器,使颈部、躯干部、四肢的姿势张力增强。通过小范围地反复轻轻叩打,激活痉挛肌的相反肌群,使之产生痉挛拮抗肌的相反抑制。例如肱二头肌痉挛肘关节屈曲时,训练师可一手在肘部下方支撑,另一手叩击患者前臂,激活肱二头肌的拮抗肌,肱三头肌收缩,使肘关节由肱二头肌收缩的屈曲状态转为伸展状态,这是由于叩击激活了肱二头肌的拮抗肌,肱三肌收缩的缘故。

2. 压迫性叩击 压迫性叩击多用在对抗重力、保持姿势、增大姿势张力作用,适用于手足徐动型脑瘫或共济失调型脑瘫,因其不随意运动、活动范围过大、稳定性差而不能维持一定姿势。治疗时患者多取坐位,两手在前方支撑,训练师可在患者后方,从肩部向下给予压迫性叩击,先向下压迫,然后再松开、一压一松反复进行,使肩关节肌肉收缩、维持对称的姿势。压迫性叩击可在各种体位下进行。

3. 交互性叩击 交互性叩击治疗法,是利用相反神经支配刺激建立平衡反射的手法。治疗时训练师用一手轻推身体一定部位,使身体向前、向后、向左、向右失去平衡,然后再用一手轻拉使其又恢复平衡的治疗手法。交互性叩击适用于手足徐动型脑瘫平衡功能障碍的患者。

4. 扫刷叩击 扫刷叩击法沿着想要诱导出运动的方向,在一定肌肉相对应的皮肤上给予扫刷刺激,使这个特定肌群收缩产生运动,使主动肌与拮抗肌发生协同作用。例如在俯卧位时上肢支撑,做抬头训练,当患者抬头时,在下颌处停止轻抹叩击,而当患者低头时则立即用手扫刷下颌,使小儿头部上抬,保持头正中位,促进抗重力肌发育。对上肢屈曲的患者,训练师可用双手在上肢的两侧,从近位端向远位端作扫刷叩击,可使肱三头肌收缩,出现上肢伸展的效果。

(马帅统　杨凤清)

第三节　Vojta 疗法

Vojta 疗法是集诊断、治疗、预防为一体,通过对身体一定部位的压迫刺激来诱导产生全身反射性移动运动的一种疗法,所以又称诱导疗法。

【基本原理】

Vojta 法是利用诱发带的压迫刺激,诱导产生反射性移动运动。通过这种移动运动反复规则地出现,促进正常反射通路和运动,抑制异常反射通路和运动,达到治疗目的。

【治疗方法】

Vojta 治疗手法主要包括反射性俯爬与反射性翻身两大部分,这两种移动运动是系统发生中最基本最原始的全身移动运动形式。Vojta 利用一定的出发姿势和诱发方法,在患儿身体部位的诱发带上给予刺激,诱导出移动运动,按照一定的方向给予刺激,诱发出移动运动,以下分别介绍这两种移动运动。

1. **反射性俯爬**(reflex kerichen,R－K) 反射性俯爬是在患儿俯卧位的姿势下,促进头部回旋上抬,肘支撑,手支撑,膝支撑等机能及爬行移动的训练手法。要求治疗人员必须熟练掌握,应用时才能得心应手。基本手技:R－K(R－K1、R－K2、E－P),以R－K说明。

(1)出发姿势:小儿俯卧位,头、颈、躯干在一条直线上,颜面向一侧回旋30°,头稍前屈,前额抵床,颈部伸展,肩胛部、髋部与床面平行。颜面侧上肢肩关节外旋上举110－135°,肘关节屈曲40°,手在肩的延长线上,手指半张开;后头侧上肢肩关节内收、内旋,位于躯干的一侧,肘关节伸展,前臂稍旋前,手指呈自然张开状态;颜面侧下肢与后头侧下肢髋关节外展、外旋30°,膝关节屈曲40°,踝关节取中间位,足跟在坐骨结节的延长线上(图44－6)。

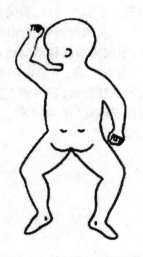

图43－6 反射性俯爬出发姿势

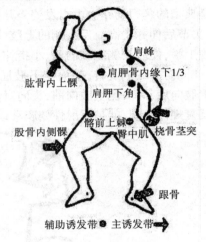

图43－7 反射性俯爬诱发带

(2)诱发带:反射性俯爬的诱发带分为主诱发带和辅助诱发带两部分(图43－7)。

1)主诱发带有4个:①颜面侧上肢肱骨内上髁。②后头侧上肢前臂桡骨茎突上1 cm处。③颜面侧下肢股骨内侧髁。④后头侧下肢跟骨。

2)辅助诱发带有5个:①颜面侧肩胛骨内侧缘下三分之一处。②颜面侧髂前上棘。③后头侧肩峰。④后头侧臀中肌。⑤后头部。

(3)各诱发带的用力方向和主要反应:

1)颜面侧上肢肱骨内上髁:①用力方向:在局部按压的基础上,向肩胛骨的内侧、背侧、尾侧三个方向给予刺激。②反应:使肩胛骨稳定内收,肩关节稳定,肩胛带抬高上肢内收,肘关节屈曲、腕关节背屈,拇指外展、四指分开。

2)后头侧上肢前臂桡骨茎突上1 cm处:①用力方向:用一毛巾固定在此带处或向外侧、背侧、头侧三个方向给予刺激,与上肢外展、前臂移动相对抗。②反应:上肢肩关节旋外、外展,上肢由后向前移动,肘关节伸展,腕关节背屈,四指展开、拇指外展。

3)颜面侧下肢股骨内侧髁:①用力方向:向股骨方向的内侧、背侧(骨盆方向)进行压迫刺激。②反应:膝关节、髋关节背曲,下肢由后向前移动,骨盆抬高,踝关节背屈,足趾展开。

4）后头侧下肢跟骨：①用力方向：向膝关节方向的内侧、腹侧、头侧三个方向给予刺激。②反应：髋关节外旋，下肢伸展，足背曲、足趾屈曲。

5）颜面侧肩胛骨内侧缘下三分之一处：①用力方向：向颜面侧肘关节。②反应：肩胛骨内收、内旋。

6）颜面侧髂前上棘：①用力方向：向上。②反应：髋关节屈曲，下肢屈曲。

7）后头侧肩峰：①用力方向：向上的基础上向对侧胸部带。②反应：保持两侧肩呈水平位。

8）后头部：①用力方向：与头部活动相对抗的方向。②反应：伸展抬头，向对侧回旋前曲。

9）后头侧臀中肌：①用力方向：向颜面侧膝关节或垂直向下。②反应：骨盆抬高。

（4）适应证：主要适用于不会腹爬的患儿。

（5）反射性俯爬移动运动标准反应模式：在主诱发带与辅助诱发带上的压迫刺激，出现的反应是典型的爬行动作。由出发姿势开始，颜面侧上肢由于肩胛内收，肩关节向后移位，因而肩关节后伸并抬高。后头侧的上肢，因斜方肌上部、三角肌与前锯肌作用，肩胛在水平位出现上举，使后头侧上肢向前、小指伸展、拇指外展，形成向前的移动运动。后头侧下肢伸展，使同向令一侧旋转，颜面侧下肢屈髋、屈膝90°，骨盆抬高，下肢向前移动。这种颜面侧上肢向后，后头侧上肢向前，头向对侧旋转，颜面侧下肢屈曲，后头侧下肢伸展的移动运动反复规律出现，就是反射性俯爬移动运动标准的反应模式（图43－8）。

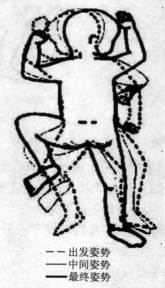

－－出发姿势
——中间姿势
■■■最终姿势

图43－8 反射性俯爬标准反应模式

2. 反射性翻身（reflex umdrehen，R－U） 基本手技：R－U基本手技包括R－U1、R－U2、R－U3、R－U4。以U1和U2为常见，现以R－U1为说明。

（1）出发姿势：仰卧位四肢为自由位（婴儿可颜面侧屈曲后头侧伸展），头偏向后一侧，鼻尖对着乳中线双肩保持水平位。

（2）诱发带：主诱发带，胸部带，乳中线向下的延长线与剑突向其对侧的平行线交叉点稍外侧一点。辅助诱发带：①对侧肩峰；②下颌骨处；③对侧肩胛骨下角（图43－9）。

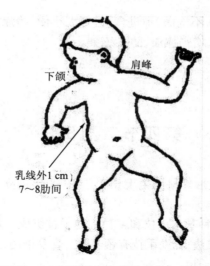

下颌

肩峰

乳线外1 cm
7～8肋间

图43－9 反射性翻身出发姿势与诱发带

（3）诱发反应：肋间肌最大限度的伸展，膈肌伸展，颜面侧腰方肌和后头侧腹外斜肌伸展，颜面侧骨盆回旋抬头，身体向对侧转翻。头向对侧回旋，颈部伸展，诱发正常的吞咽动作，内脏平滑肌的反应，同时增加食欲，增加大小便次数。下肢屈曲，足背曲稍外展，颜面侧下肢由腹部带动同时也向外侧回旋。

（4）反射性翻身移动运动标准反应模式：从出发姿势开始，训练师一手将患者头部向右回旋30°，以右侧为例，一手在右侧胸部主诱发带上向脊柱方向给予压迫刺激，使脊柱向左侧突出，由此使右肋骨部与左髂前上棘间的距离缩短，左肋弓部与右髂前上棘间的距离加大，使腹肌收缩，骨盆向左侧旋转、双下肢屈曲、颜面侧骨盆抬高并向左侧旋转、左下肢伸展、右下肢屈曲。右上肢伸展、肩关节水平内收，越过胸部翻向左侧、头部与躯干一起向左侧旋转成左侧卧位，完成翻身的移动运动（图43－10）。

（5）适应证：R－U1多用于幼小婴儿，不会翻身，腹肌无力，头背曲，下肢内收交叉，尖足者。

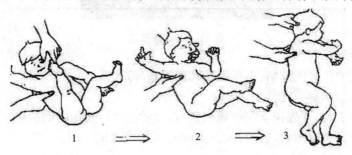

1 ⟹ 2 ⟹ 3

图43－10 反射性翻身标准反应模式

【注意事项】

（1）根据患者情况可选用2~3种合适的手技，每种手技都要左右各做一次，每次3~5 min，每3 h一次，每天3~4次。每2~3个月为一疗程。

（2）对偏瘫者，有时间差，次数差或手法的强弱度差。

(3)治疗前30 ~60 min 不洗澡,不进食,排好大小便,治疗后少量饮水。

(4)治疗期间加强营养,增强体质,防止感染。

（马帅统　杨凤清）

第四节　上田法

上田法是由日本小儿整形外科医生上田正于1988 年创立,为相反神经兴奋抑制法,多用于痉挛型较大患儿。

上田法的治疗手技由5 种基本手技和4 种辅助手技组成。基本手技有颈部法、肩－骨盆法、肩胛带法、上肢法、下肢法;辅助手技有颈部Ⅱ法,骨盆带法,下肢Ⅱ法,上、下对角线法。

【基本手技】

(一)颈部法(N 法)

1.**手法**　以右颈部法为例,治疗师在患儿的头端,左单膝立位坐,右手掌插入小儿右肩的背部,左手平放在小儿的左颜面部,从左向右最大限度地回旋颈部(下颏中央越过肩峰数厘米),同时用右手抬肩(离床30°),保持3 min(图43 –11)。

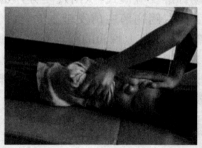

图43 –11　颈部法

2.**注意事项**

(1)从患儿的优势侧开始,不要触及耳郭堵塞耳道。

(2)逐渐加大回旋力度。

(3)颈过伸展者,要先拉下颌使颈椎竖直,重者注意预防颈椎的脱位。

(4)治疗中发生青紫者,应暂停1 ~2 min,恢复后再做。

3.**作用**

(1)颈部、躯干及四肢肌张力的降低。

(2)颈部及躯干非对称性姿势的改善。

(3)躯干及四肢自发运动增加,关节可动范围增大。

(4)胸腹肌活化,呼吸功能得到改善。

(5)口周肌张力降低,口腔机能提高。

4.**适应证**　适用于头部不能左右旋转,只能一侧旋转,或颈部肌肉痉挛的患儿。

（二）肩 - 骨盆法（SP 法）

1. 手法 两人操作,使躯干最大回旋,保持 3 min。逆时针法:头侧治疗师左单膝立位坐,左手置于小儿左肩附近前胸部,肘靠在左膝内侧,右手插入小儿右肩的背部,肘放在自己大腿上,将左肩压向床面,并稍抬右肩。尾侧治疗师右单膝立位坐,右手置于小儿左骨盆背面,左手插入骨盆的右侧部,用两手的力向逆时针方向回旋骨盆,小儿上侧下肢髋及膝关节最好屈曲 90°,下侧下肢(右)伸展。小儿颜面向哪一方向都可(图 43 - 12)。

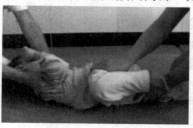

图 43 - 12 肩 - 骨盆法

2. 注意事项

（1）从容易回旋的方向开始操作,逐渐加力,回旋程度因人而异。

（2）开始充分回旋骨盆时,不要勉强使肩着床。

（3）不要强压肩关节的前面,以免造成疼痛。

（4）头侧治疗师控制肩时要使左右肩峰连线与体轴成直角,尾侧治疗师左右手放置位置均应与体轴成直角,防止脊柱前弯及骨盆两侧方倾斜。

3. 作用

（1）降低躯干的肌张力,矫正躯干及骨盆的非对称性。

（2）降低四肢过强的肌肉张力,增加其自发运动。

（3）改善自动和被动关节可动范围,提高下肢的运动机能。

（4）促通颈竖直反应,提高平衡能力及平衡保持能力。

（5）促进胸、腹肌的活动,改善呼吸机能。

4. 适应证 适用于脊柱回旋功能障碍的患儿。

（三）肩胛带法（SG 法）

1. 手法 小儿取俯卧位,左侧治疗时,治疗师在小儿侧方,右单膝立而坐。将小儿肩关节轻度外展并最大程度内旋,左手擎住肘关节(拇指放在肱骨内上髁上,其他四指在下方,向着腕关节方向),轻度屈曲 50°～70°,右手握住腕关节及拇指,使前臂最大旋前位,腕关节最大掌屈,手指屈曲,拇指内收位形成手拳,抵腰部(图 43 - 13)。

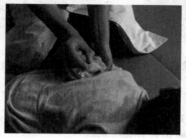

图 43 - 13 肩胛带法

2. 注意事项

（1）治疗者左前臂要与小儿前臂成直线。

（2）逐渐内旋小儿的前臂，不要勉强。

（3）治疗者右手握小儿手拳抵腰，要稳定。

（4）小儿的腕关节不要侧屈或旋前。

3. 作用

（1）降低肩胛带及上肢全体的肌张力。

（2）立即扩大肩胛带及上肢关节的可动域。

（3）短期内提高上肢的运动功能。

（4）降低下肢全体肌肉的张力。

4. 适应证　适用于肩关节活动障碍，上肢肌张力高的患儿。

（四）上肢法（UE 法）

上肢法分三阶段进行，第一阶段：屈曲相保持 3 min；第二阶段：屈曲相与伸展相交互 15～20 次；第三阶段：再保持屈曲相 3 min。

1. 手法　以左上肢法为例。第一阶段：屈曲相，治疗师右单膝立位坐于小儿左侧方，右髋关节外展，稍向外侧伸足，用右手（拇指在上，其他各指在后夹住小儿前臂的末端）将小儿拇指最大程度内收，再屈曲其他各指形成手拳同时将腕关节最大程度掌屈，并使前臂旋前，肘关节屈曲。治疗师左手在肘关节处擎住上臂，抬起肘，轻轻向躯干推压，前臂在上臂的正上方，肩关节为中间位（图43－14）。第二阶段：屈曲相与伸展相交互移行。治疗师松开小儿的手拳，将左手移至小儿的手部，右手伸展小儿的肘，外展、外旋肩关节，使其前臂旋后。左手外展伸展手指，背屈腕关节，特别是充分外展拇指。注意肩关节外展角度 90°～100°，不要单独旋后手指，以免造成疼痛（图43－15）。第三阶段：再保持屈曲相 3 min。治疗师右单膝立，左跪立位。左手握住小儿的手，右手扶住小儿的前臂，保持肩关节外展外旋位，肘伸展位，腕关节背屈位，拇指及其他各指充分外展伸展。再回到屈曲相保持 3 min。

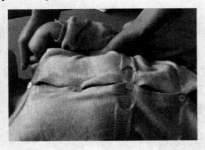

图 43－14　上肢法屈曲相

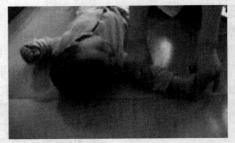

图 43－15　屈曲相与伸展相交互移行

2. 注意事项

（1）患儿前臂内收时，腕关节不屈向桡侧或尺侧。

（2）患儿内收前臂之时，拳也要内收。

（3）肘关节的屈曲不应过分。

3. 作用

（1）降低上肢全体肌肉的张力，特别是肘关节的屈伸肌。

（2）增大自动及被动关节可动域，提高上肢运动功能。

（3）矫正上肢的异常肢位及变形。

4. 适应证　适用于手指不能张开，上肢痉挛的患儿。

（五）下肢法

由三阶段组成。第一阶段：伸展相保持 3 min。第二阶段：伸展相和屈曲相交互运动 15～20 次。第三阶段：再保持伸展相 3 min。

1. 手法　以右下肢为例。第一阶段：伸展相，小儿取仰卧位，用左手拇指和示指对准小儿内外踝擎握住足跟，使小儿髋关节及膝关节轻度屈曲45°，用右手拇、示指握住前足部，向膝的方向推足跟的同时使踇趾深深地屈曲，保持 3 min（图 43－16）。第二阶段：从伸展相向屈曲相的移行，治疗师右手拇指鱼际对准小儿踇趾球部，其他各指握小儿的足背，左手向小儿足跟后方移动，握住足跟，向下牵拉，伸展足底屈肌群，轻度内翻背屈踝关节，然后强度屈曲髋关节及膝关节成屈曲相（图 43－17）。第三阶段：再保持伸展相 3 min。

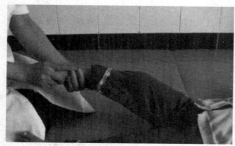

图 43－16　下肢法伸展相

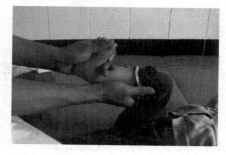

图 43－17　下肢法从伸展相向屈曲相的移行

2. 注意事项

（1）向膝关节方向推足跟要充分，尽量使足底屈肌群弛缓，足底屈的同时，右手向足尖牵拉足。

（2）踝关节处于内收与外展及内、外翻的中间位，使第 3 趾对准小腿前面中线。

（3）右手的中指应放在小儿的踇趾球部防止前足部单独底屈。

（4）踝关节内翻背屈位，不破坏足弓。

（5）对大孩子可使足跟着床，屈曲膝关节，向足尖方向下压膝关节。然后回到伸展相保持 3 min。

3. 作用

（1）降低下肢全体肌肉的张力。

（2）自动及被动的下肢关节可动范围增大。

（3）短期内提高运动机能。

（4）矫正下肢的异常肢位及变形。

4. 适应证　适用于尖足、足内翻、足外翻及扁平足的患儿。

【辅助手技】

1. 颈部Ⅱ法(NⅡ法) 俯卧位使小儿颈椎达到最大伸展,保持 3 min。治疗师在小儿右侧,左单膝立位,坐在小儿右侧。右手擎住小儿的下颌向上推伸展颈,左手握住小儿后头部,控制头不要左右活动,且用手腕轻轻下压制胸椎的上部。

2. 骨盆带法(PG 法) 使髋关节最大程度内旋,保持 3 min。小儿取仰卧位,右下肢法时,治疗师在小儿骨盆右侧右单膝立位坐,用两手握持小儿下肢内、外侧髁,髋关节屈曲90°,慢慢地将股骨向正时针方向回旋,使髋关节达到最大内旋位。

3. 下肢第Ⅱ法(LEⅡ法) 如同下肢法一样同时进行两下肢对称性操作,但要一侧为伸展相,一侧为屈曲相,保持 3 min。也要交互运动数次至 20 次。由两位治疗师同时操作,分别为右膝立位坐和左膝立位坐。

4. 上下肢对角线法 由两位治疗师同时进行操作。右上肢法与左下肢法相配合,或左上肢法与右下肢法相配合。有缩短治疗时间的优点。治疗开始的肢位保持 3 min,交互后再保持开始肢位 3 min(上肢屈曲相,下肢伸展相)。

(马帅统 杨凤清)

第五节 运动控制

运动是生物维系个体生存和种族繁衍的基本功能之一,是生活的一个重要方面。为了认识运动的本质,对人类运动控制的研究已经成为运动学,运动医学和康复医学的热门。

【概念】

运动控制定义为调节或者管理动作所必需机制的能力。根据 Horak 的运动控制理论:正常控制是指中枢神经系统运用现有及以往的信息将神经能转化为动能并使之完成有效的功能活动。在狭义指上运动神经元体系对肢体运动的协调控制,涉及大脑皮质、小脑、脑干网状结构、前庭等。广义还包括下运动神经元病变、骨关节病变和神经–肌肉病变的参与。运动控制的基本要素包括力量、速度、精确和稳定。

【运动控制的方式】

运动控制主要有三种方式,分别为反射性运动、模式化运动和意向性运动。

1. 反射性运动 运动形式固定,反应迅速,不受意识控制。主要在脊髓水平控制完成,包括感受器、感觉传入纤维、脊髓前角运动神经元及其传出纤维。中间神经元在反射性运动中可以有一定的调控作用。临床常见的反射有保护反射和牵张反射。

2. 模式化运动 运动形式固定、有节奏和连续性运动,主观意识控制运动开始与结束,运动由中枢模式调控器(central pattern generator, CPG)调控。除了 CPG 机制外,模式化运动已知与锥体外系和小脑系统的机能相关,出现下意识的横纹肌自动节律性收缩来

"控制"。例如步行就是典型的模式化运动。

3. 意向性运动 整个运动过程均受主观意识控制,可以通过运动学习过程不断提高,并获得运动技巧。

三种运动形式之间没有绝对界限。儿童的运动发育过程是沿着反射性运动－模式化运动－意向性运动的顺序发展。高级运动功能则是从意向性运动开始,通过专项的训练向模式化运动发展,最高境界是进入某种"反射性"运动的状态。例如高水平运动员的基本功就是指特定的模式化运动。高水平钢琴家的击键次数可以高达 10 次/s 以上。这种涉及数十块肌肉协调收缩的高速运动已经超过外周神经向脑高级中枢传递的速度,因此只能以有控制的"反射性运动"才能解释。为此,高水平的康复训练要促使患者从意向性运动向新的模式化运动发展,甚至向有控制的反射性运动发展。

【运动控制障碍与康复治疗】

运动控制障碍特指具有一定的肌力和运动条件,但是无法控制动作的精确性和靶向性的临床现象。上运动神经元病变往往导致下运动神经元失控(过度兴奋或易化),由于肌肉痉挛或过度活跃,肌肉和(或)关节挛缩,肌肉无力或麻痹,骨关节畸形,致使运动功能失衡,或运动控制障碍,影响患者活动。常见运动控制障碍有姿势控制障碍,步行障碍,够物、抓物和操作障碍。

运动控制障碍的病理生理特征可以归纳为两类:①动态畸形,指肌肉痉挛或过度活跃,同时拮抗肌相对软弱无力,肌肉功能失衡,导致关节活动受限或不能。这类畸形在睡眠、麻醉或治疗后可以在短时间内显著减轻。②静态畸形,长期动态畸形后,肌肉、韧带、关节囊等结构发生的挛缩畸形或骨性畸形,从而导致活动障碍。这类畸形不会受外界或内部的干预而在短时间内改善。动态畸形是静态畸形的前提,静态畸形加重了动态畸形的功能障碍。动态畸形的治疗要点是抑制主动肌的过度活动或痉挛,增强拮抗肌肌力,恢复肌力平衡。而静态畸形则是以改善或纠正畸形组织的力学特性为核心。由于治疗原则的差异,在治疗前应该对这些功能障碍的类型有明确的结论。理解运动控制障碍与动态畸形和静态畸形的关系及其相应的治疗措施,是提高康复治疗效果的关键。

康复治疗不是以全部纠正肌肉张力过高为目标,治疗的关键目标是恢复肢体功能活动而不是单纯的肌肉张力。康复治疗中首先要分析造成运动控制障碍的原因,同时为康复提供理想的治疗环境,针对薄弱环节制定训练方案,反复训练,以达到实现控制的目的。其主要的训练技巧有以下几个方面。

(1)在目标导向性行为中采用程序性运动以提升运动技巧。治疗师必须确认患者的注意力是放在目标任务上,而不是运动本身的分解动作上。目标导向性活动应当是功能性的。

(2)在治疗程序中可以将特殊技术,如本体感觉神经肌肉促进技术(PNF)、Bobath 技术、Rood 技术及掺入到目标导向性活动中,以使患者获得长久的功能,并允许患者进行自我修正。

(3)患者主动参与的价值。患者对学过的技能深入了解,将会更好地调整这些技能以满足对不同环境及要求的特殊需求,并采用应答反馈来引导调整过程。上述信息被用来设计需求导向性的训练动作或程序,并激发患者有意识、有目的的学习欲望。因此,关键在于了解患者的特定目标,只有在与那些有要求、有愿望并参与到康复结局设计的患者进行沟通后才能获得。

（4）治疗师对患者情绪状态的感受可能是了解患者治疗过程中运动应答的关键因素。患者感觉安全就会放松，不会带着强烈的情绪反应参与学习。现在的医疗环境强调患者主动运动及自行修正运动程序，许多治疗师认为他们不需要也不应当与患者接触。治疗师通过言语而非身体的接触来纠正患者的运动，是听觉系统取代本体感觉系统的外部反馈过程。声音与身体接触一样，可以安抚患者并给予信心；但语言不能替代有力的接触给身体及情绪带来的信赖感和安全感。治疗师及患者之间的紧密联系和信任往往是通过接触而不是语言交流产生的。信任是治疗成功的关键因素，治疗师通过自己的行动赢得患者的信任。

（5）治疗师除了要能体会患者的痛苦，还应当采取各种治疗技术尽可能地缓解疼痛。这些技术包括手法调整生物力线及关节活动，活动肌筋膜使纤维滑动，以及在运动程序下进行拉伸和压迫等关节转动。一旦治疗师获得患者的信任，就能自如移动患者而不引起抵抗，不会使患者产生恐惧或自我保护的念头。

（马帅统　杨凤清）

第六节　Brunnstrom 治疗技术

【概述】

Brunnstrom 技术是由 70 年代的瑞典物理治疗师 Signe Brunnstrom 创立的一套中枢神经系统损伤后针对运动障碍的治疗方法。Brunnstrom 理论认为，脑损伤后由于高级神经中枢失去对正常运动的控制而出现低级中枢所控制的原始的、低级的运动模式和姿势反射，如共同运动、联合反应、紧张性反射等，这些活动模式是脑损伤功能恢复的正常顺序的一个阶段，因此主张在恢复早期可通过本体和外感受器的刺激诱发这些异常活动或动作，利用这些异常的模式以获得一些运动反应，然后再训练患者从这些共同运动模式中分离出正常模式，向正常、复杂的运动模式发展，最终达到中枢神经系统重新组合的正常运动模式。

应用 Brunnstrom 治疗技术，早期通过健侧抗阻随意运动而使兴奋扩散，以引出患侧联合反应，使较弱肌肉发生收缩，以产生半随意运动。将这种技术应用于功能性活动中，以便反复练习，使控制能力得到增强，动作渐趋完善。为引出运动反应，对于肢体的控制多采用紧张性反射和协同运动，对于躯干的控制多采用矫正反射和平衡反应。为增强治疗作用，还要利用各种感觉刺激。

【设备与用具】

简易的训练器具，如治疗床、平行杠等，不需要专门的设备。

【操作方法】

Brunnstrom 技术主要包括：体位摆放及床上训练，坐位训练，引导联合反应和共同运动,引导分离运动,行走训练,日常生活练习。

1. 体位摆放和床上训练

(1)床上卧位:仰卧位、侧卧位良姿位的摆放技术。

(2)床上训练:①翻身训练。通过转动患者的头(利用紧张性腰反射、非对称性紧张性颈反射)帮助完成翻身活动;②从床坐起训练。通过让患者头转至患侧(利用非对称性紧张性颈反射)和刺激足背屈肌(利用共同运动)协助完成从床坐起活动。

2. 坐位训练

(1)坐位平衡:重点对健侧、患侧躯干肌的控制力进行训练,以提高躯干平衡反应,改善坐位平衡。

(2)诱发平衡反应:治疗师用手向前、后、左、右推动患者,破坏其平衡状态后使患者重新调整重心维持平衡。

(3)前方倾斜及躯干前倾:在治疗师或患者利用健侧帮助下,使躯干前倾和向前方倾斜来诱导躯干平衡能力。

(4)躯干旋转:治疗师站在患者身后,双手分别放在患者两侧肩峰上,嘱患者目视前方,肩向左侧旋转时,头向右侧旋转,左右交替,动作应缓慢。利用躯干－颈－上肢模式,交替产生肩部屈肌、伸肌的共同运动,紧张性颈反射,紧张性腰反射诱发及促进躯干旋转。

(5)头、颈运动:患侧上肢放在治疗台上,治疗师一手放在患侧肩上,另一手放患侧耳后。让患者用耳朵接触肩峰,治疗师用手给予抵抗,当阻力足够大时,可诱发肩上举及耸肩活动。

(6)肩关节活动:在治疗师引导下的肩部运动,以维持肩关节活动度,预防肩痛。

(7)屈髋肌群收缩训练:坐位,治疗师利用躯干前倾和后倾以诱发屈髋肌的反应性收缩。

3. 引导联合反应和共同运动

(1)屈肘:治疗师抵抗健侧上肢屈肘(利用联合反应),让患者面向健侧(非对称性紧张性颈反射),牵拉患侧的近端、轻扣斜方肌、肱二头肌等引起上肢屈肌的共同运动。

(2)伸肘:治疗师抵抗健侧上肢伸展(利用联合反应),让患者的头转向患侧(非对称性紧张性颈反射),轻扣胸大肌、肱三头肌等引起上肢伸肌共同运动。

(3)双侧抗阻划船样动作:治疗师坐在患者对面,相互交叉前臂再握手,做类似划船时推拉双桨的动作,向前推时前臂旋前,向回拉时前臂旋后。治疗师在健侧施加阻力以引导患侧用力(利用健侧肢体和躯干的本体冲动对患者难以进行的推、拉或往复运动进行促进)。

(4)下肢屈/伸共同运动:患者仰卧,健侧下肢伸展,嘱患者健侧下肢做抗阻屈伸动作以此引导患侧下肢的屈曲。

(5)下肢外展/内收共同运动:将患侧肢体置于外展位,嘱健侧下肢内收,在此过程中治疗师施加阻力,引导患侧下肢内收;将双下肢均置于中间位,嘱患者健侧下肢抗阻外展,引导患侧下肢外展。

4. 引导分离运动

(1)肘关节屈/伸分离运动:患者坐位,将肘置于面前的桌子上,然后进行肘关节的屈伸活动;治疗师托住患侧肘关节使上肢水平前伸,要求患者用手触摸对侧肩部再将其回复到上肢伸展位。

（2）手指屈曲/伸展：当手指能够完全屈曲时，练习拇指与手指的相对运动，嘱患者握拳，拇指在四指外，然后拇指向小指方向滑动；也可将四指伸开，用拇指分别沿四指的指尖划向指根；或将四指伸展，然后保持指间关节的伸展，练习独立的屈曲和伸展掌指关节。

（3）下肢屈曲/伸展：患者双杠内站位，练习小幅度的膝关节屈曲和伸展；也可以嘱患者在患腿摆动时练习踝关节的背屈和跖屈。

5. 步行训练

（1）辅助步行：治疗师站在患侧，与患者手交叉握住，另一只手放在患者腋窝，托住患肩，与患者一起步行，同时辅助患者进行重心转移，控制步幅及步行节奏。

（2）独立步行：患者借助拐杖、平衡杠、扶手等进行独立步行训练。

（3）指导步行：患者在步行时，治疗师对完成的动作给予指正；指导患者如何控制重心、起步、步幅及如何纠正膝过伸等。

6. 日常生活练习　生活中利用共同运动完成日常生活活动，包括上肢伸展内收时旋转门把手；用患手梳头；将外衣搭在前臂上；患手握皮包带；患手拿牙刷、抓火柴盒等；书写时用患手固定纸；患手穿衣袖；利用患侧上肢和躯干夹住物体等。

（马帅统　杨凤清）

第七节　PNF 法

PNF 法一般译为本体感觉神经肌肉促进疗法，在康复方面的文献也译为促通疗法·PNF 法是 20 世纪 40 年代由美国内科医生和神经生理学家 Hermankabat 医生发明的，是以人体发育学和神经生理学原理为基础和一种多方面的运动治疗方法，最初用于对各种神经肌肉瘫痪患者的治疗，被证实非常有效，后来证明它可以帮助许多因肌力、运动控制、平衡和耐力有问题的患者，如脊髓损伤，骨关节和周围神经损伤，脑外伤和脑血管意外等。

【基本原理】

PNF 技术是根据人类正常状态下日常生活的功能活动中常见的动作模式创立的。它强调多关节、多肌群参与的整体运动而不是单一肌肉的活动，增强了关节的运动性、稳定性、控制能力及如何完成一复合动作的技巧，同时利用了运动觉、姿势感觉等刺激，增强有关神经肌肉反应和促进相应肌肉收缩的锻炼方法；其特征是肢体和躯干的对角线和螺旋形主动、被动、抗阻力运动，并主张通过手的接触、语言口令、视觉引导来影响运动模式。

【治疗原则】

治疗的原则是按照正常的运动发育顺序，运用适当的感觉信息刺激本体感受器，使某些特定的运动模式中的肌群发生收缩，促进功能性运动。通过刺激人体本体感受器，激活和募集最大数量的运动肌纤维参与活动，促进瘫痪肌收缩，同时通过调整感觉神经的兴奋性改变肌肉的张力，缓解痉挛。

【优点】

(1)固定的手技及运动模式,较易学习和应用。

(2)提高肌力、耐力和协调性,扩大主动肌活动范围。

(3)肌力不平衡、肌力弱及关节活动受限等疗效好。

(4)有主动性动作,可发掘患儿发育的潜力。

(5)通过有目的的活动,促进自理能力和行走功能。

【缺点】

(1)手法较为固定,欠缺灵活性。

(2)部分训练要求患儿的理解和自主动作,不适用于小年龄组患儿。

【基本技术】

1. **手法接触**　治疗师用手法接触患者的皮肤暴露部位,朝着运动方向摆放,手放在同一平面,即患手或足的掌面或背面。PNF技术主要通过本体感受刺激达到促进神经、肌肉的作用,其中治疗师手的握法是促进的关键,通过治疗师的接触刺激皮肤感觉,让患者理解运动的方向。

2. **牵拉**　牵拉刺激可引起肌肉产生牵张反射,在每一动作模式开始时,可采用快速牵拉来施加阻力以提高肌张力;牵张反射一旦产生,即使完全瘫痪的肌肉,也可能在牵拉松弛的肌肉之后产生收缩。牵张反射可用于激发自主运动;增强较弱肌肉的力量和反应速度,牵张反射的平衡对于姿势的控制是也必要的。

3. **牵引**　对关节进行牵拉为牵引,可增加关节间的间隙,使关节面分离,激活关节感受器,刺激关节周围的屈肌肌肉收缩,一般来讲,牵引主要用于关节的屈曲运动。

4. **挤压**　对关节进行挤压,使关节间隙变窄,可激活关节周围伸肌肌肉,利于关节伸展,促进关节稳定性与姿势的反应。患者在立位或坐位姿势下,持续挤压常产生躯干反射性伸展。

5. **最大阻力**　即治疗师所给予患者的阻力,能使患者自身产生运动,且使关节能顺利地通过整个运动范围,阻力的大小应不能阻碍完成整个关节运动范围。在高位脊髓损伤患者,必须严格控制阻力,否则将导致肌张力过高。此外,所加阻力可能的方向应与运动相反。最大阻力可刺激肌肉产生运动,增强肌肉的力量、耐力和协调性,矫正拮抗肌之间的不平衡,肌肉在最大阻力之后完全松弛。

6. **口令交流**　治疗师在适当的时候发出口令,可刺激患者的主动运动,提高动作完成质量。当要求最大运动反应时,可以给予高声命令;鼓励进行平衡运动时,应采用柔声细语,口令应简短明了;常采用的两个词组是"出力""放松"。

7. **时序**　正常的运动发育过程是先出现近端的控制,然后向远端发展,而正常的运动顺序是从远端到近端发生的,所以在治疗过程中,先易化远端肌肉收缩,再易化近端肌肉收缩。

8. **强化**　刺激身体的各个部位均可引出有目的性的协调的运动,称为强化。对某一肢体或颈、躯干用抗阻法进行一定形式的活动时,常可强化其他肢体或颈、躯干肌的收缩,这一作用是建立在反射水平和处于应激的功能上。同样,也可做颈或躯干肌的抗阻活动来强化肢体的活动能力。

9.**视觉刺激** 在完成头、颈、躯干上部动作模式时,视觉可以引导正确运动方向。令患者的眼睛注视肢体运动方向,可以使动作更容易完成,有助于动作的发展与协调。

10.**治疗师体位** 治疗师采用的基本体位是箭步,即前脚与运动方向平行放置,膝关节微屈曲以增加灵活性,后脚与前脚垂直成90°放置,形成稳定的支撑。在这种体位下,保持身体与对角线运动方平行一致,不会干扰患者追踪运动的视线。另外,治疗师应尽可能接近患者,让自己的背部尽可能直立,不致产生过度疲劳或扭伤腰背部。治疗师应学会利用自己的身体来促进运动模式,如利用体重来增加阻力和进行牵伸或挤压。

(马帅统 董宠凯 杨凤清)

第四十四章　作业疗法

【概述】

作业疗法是应用有目的、经过选择的作业活动,参加一定的生产劳动,对身体、发育有功能障碍或者残疾,以致不同程度丧失生活自理能力的患者进行训练,是为了保持、增强患者的参与能力,及帮助患者学习适应环境、创造生活的能力,其着重点在于功能的康复。作业疗法不仅能促进人体身心健康,减轻或纠正病态状况,为未来重返生活作准备,而且可以恢复与加强患者社会性活动的能力,学习一定的生产技能,帮助患者建立一个良好的社会环境,使患者感到生活丰富多彩、幸福愉快,从而增进健康,促进疾病康复。样对患者的身心、对社会都有裨益。

作业治疗用于帮助患者恢复或取得正常、健康、有意义的生活方式和能力,有以下几个特点。

(1)用于治疗的作业是经过选择的、有目的的活动,治疗师要以患者的需要为中心进行作业的选择,而患者作为一个社会上的成员,其需要不仅有个人日常生活的,而且还有家庭生活、社会和职业生活等方面的需要。所谓"有目的的活动"就是与患者所处的环境有关的活动,进行这些活动可改善患者与其所在环境之间的关系。

(2)完成一项作业活动,常需协调、综合地发挥躯体的、心理的、情绪的、认知的等因素作用,故可根据患者训练和治疗的重点目标,并运用作业分析的知识,选择以躯体运动为主的,或以情绪调节为主的,或以认知训练为主的作业。

(3)对残疾人的作业治疗,重视利用各种辅助器械、工具,以补偿功能的不足,用新的方式以器械为帮助完成生活和劳动所必需的作业。

(4)作业治疗着眼于帮助患者恢复或取得正常的、健康的、有意义的生活方式和生活能力,可能的话还要恢复或取得一定的工作能力(不一定恢复原来的职业),而正常的、健康的生活方式有赖于以下各基本因素之间的相互协调和平衡,即①生活自理能力;②对外界环境的适应力和影响力;③工作;④娱乐;⑤社会活动。因此,作业治疗的目标是使患者掌握日常生活技能,能适应各居家(住房、居住环境)条件下的生活,以及适应在新的环境和条件下工作。

换句话说,作业治疗是座桥梁。把患者个人和他的家庭环境及社会连接起来,从患者个人功能的潜力和需要出发,经过作业的训练和治疗,逐步适应家庭和社会环境,通向正常生活方式的彼岸。

【作业活动的分类】

1. 维持日常生活所必需的活动　如穿衣、进食、行走、个人清洁卫生等,这些日常生活作业是生活自理和保持健康所必需的。

2. 能创造价值的工作活动　通过从事这种作业活动,人们可以取得报酬,在经济上自给和抚养家庭;作业的成果又能为社会提供服务或增加精神财富和物质财富,例如各种职业性的工作活动。

3. 消遣性作业活动　业余和闲暇时进行,主要满足个人兴趣,消遣时间,并保持平衡的、劳逸结合的生活方式、如集邮、种花、听音乐、看电视、下棋、打球、游戏等。

【作业治疗项目】

1. 日常生活活动训练　如穿着衣物、使用餐具进食、个人卫生、洗浴、整容、用厕等。训练患者用新的活动方式,方法或应用辅助器具的帮助和使用合适的家用设施,以完成日常生活活动。

2. 职业技巧训练　基本劳动和工作的技巧,如木工作业、车缝作业、机械装配、纺织作业、办公室作业(打字、资料分类归档)等,作业恢复工作前或就业前的训练。

3. 家务活动训练　如烹调、备餐、洗熨衣服、家具布置、居室清洁装饰、家用电器使用、幼儿抚育等作业的训练,并指导患者如何省力、减少家务活动的能量消耗,如何改装家用设备以适应患者的功能水平。

4. 工艺疗法　应用手工艺活动进行治疗,如泥塑、陶器、工艺编织(藤器、竹器、绳器等),具有身心治疗价值,既能改善手的细致功能活动,训练创造性技巧,又可转移对疾病的注意力,改善情绪。

5. 文娱疗法　组织患者参加有选择的文娱活动,改善身心功能,促进健康恢复,常用的文娱项目包括旅行、舞蹈、戏剧表演或欣赏、划船、钓鱼、棋艺音乐表演或欣赏。

6. 游戏疗法　通过有选择的游戏,对残疾儿童进行教育和训练,促进其运动智能和社会－心理能力的发展,常用于智能低下、脑性瘫痪、孤独症谱系障碍和其他肢体残疾的儿童。

7. 工作疗法　简称工疗,组织患者在专人指导下参加适当的工作和生产劳动,以转移患者注意力,调整精神和心理状态及进行社会能力的训练,多用于精神病患者的康复。

8. 书画疗法　中国传统作业疗法,通过书法练习和绘画,改善患者精神和心理状态,抒发情感,用于一般慢性病和抑郁、焦虑等患者。

9. 感知训练　对周围及中枢神经系统损害患者进行触觉、实体觉、运动觉、感觉运动觉的训练。

10. 认知训练　包括注意力、记忆力、理解力、复杂操作能力、解题能力等方面的训练。

11. 园艺疗法　通过种植花草、栽培盆景、园艺设计等作业进行治疗,对身体和精神训练均有好处。

12. 日常生活自助器具的订购和指导作用　对有运动障碍的患者提供订制或购买自助器具的咨询,并指导患者使用这些器具,以方使患者通过使用器具完成日常生活的一些动作,如梳洗,穿着鞋袜、备餐、进食、步行等。

13. **轮椅处方**　为需要轮椅代步的患者写出订购处方,以选择适当类型的轮椅及必要的附件,并进行使用轮椅的训练。

14. **手矫形器和夹板的制作和使用指导**　为手功能障碍的患者提供简单的矫形器(如矫正腕下垂和手指挛缩)或夹板,经过训练,使手保持在功能位下进行一些简单的活动。

15. **家居环境咨询**　根据瘫痪或其他严重功能障碍的情况,为患者提供有关出院后住宅条件的咨询(包括进出通路、房屋建筑布局、设备等),提出必需的装修意见。

16. **就业咨询**　根据患者的技能、专长、身体功能状况、兴趣和就业的可能性,向患者提供有关就业的意见和建议。

17. **职前训练**　在正式从事职业工作前,先进行技能、心理等方面的训练。

18. **卫生教育**　举办专题讲座,向患者进行有关功能障碍的预防和康复的教育,如对关节炎患者讲如何保护关节、如何使活动做得省力等。卫生教育不但面向患者,而且还面向其家人,使能配合做好家庭康复。

以上作业治疗项目由康复医师和作业治疗师根据治疗目标和需要和设备技术的条件进行选择,其中最重要的和常用的项目是:日常生活活动训练、职业技巧训练、工艺活动和日常生活自助器具的订购和指导作用。

【作业疗法的适应证】

作业疗法的适应证是十分广泛的。凡需要改善手的运动功能(特别是日常生活活动和劳动能力)、身体感知觉功能、认知功能和改善情绪心理状态、需要适应住宅、职业、社会生活条件,都适宜用作业疗法进行训练。目前,作业疗法多用于以下几个方面。

1. **内科和老年病方面**　脑血管意外的遗症、关节疾患、老年性认知功能减退。

2. **骨科方面**　骨关节损伤后遗症,手外伤、截肢后、脊髓损伤、周围神经损伤。

3. **儿科方面**　脑性瘫痪、精神发育迟滞、重度身心障碍、学习障碍、孤独症、肢体残疾及类风湿性关节炎。

4. **精神科方面**　精神分裂症康复期,焦虑症、抑郁症、情绪障碍。

第一节　孤独症谱系障碍的作业疗法

【概述】

孤独症谱系障碍主要表现为社会交流和社会互动障碍,狭隘刻板的行为、兴趣或活动。可伴有智力障碍、睡眠障碍、营养不良、癫痫、多动等。

【作业治疗的目的】

改善孤独症谱系障碍社会交流缺陷,促进患儿社会交流;改善患儿狭隘刻板行为;改善感官刺激的超敏或低敏反应;以教育为主,康复治疗是教育的一部分,让患儿能正常上学才是目标。

【作业治疗的方法】

1. **将物体投入容器训练**　教孤独症谱系障碍儿童把小物体准确地投入容器,所使用的小物体和窗口最好是金属制品,既不容易破碎,又会发出声响。这种金属敲击时发出的悦耳的声响会激发他们的兴趣,婴幼儿会不厌其烦地继续干下去。使用的物体要根据婴幼儿投放的情况更换,由大变小。如由原来的罐头盒内投放小锁、小汽车等改为向小瓶子、小碗内投放葡萄干、大米等。父母也可同他们一起做"套圈"游戏,谁套得准就鼓励谁。在投的过程中既训练了手指活动的灵活性,又锻炼了手眼的协调性。

2. **穿珠子训练**　教孤独症谱系障碍儿童用铁丝或较粗的包皮电线做穿珠子、扣子等的游戏。教师或父母要交给他们穿的方法,由模仿教师做、老师帮助做到自己拿起扣子、珠子和线自己做。可锻炼婴幼儿双手协调、手眼协调的灵活性。

3. **翻揭训练**　教师或父母和婴幼儿一起看画册或相册等,鼓励婴幼儿自己用手去翻揭。看画册上的人和物这不是最终目的,其目的在于在翻揭中锻炼婴幼儿的手指力和腕力。因此,不管婴幼儿看不看图画情节,只要他能一个劲地翻下去就行,哪怕是一次翻揭好几页也不要紧,随着手指灵活性的加强,渐渐会做到由厚到薄一页页地翻了。

4. **撕扯搓揉训练**　如拿一些用过的纸、过时的书、画等让孤独症谱系障碍儿童去撕扯,要鼓励他们大胆地去撕,并且撕得越碎越好,因为撕得越碎对婴幼儿手指技巧的要求就越高,说明他们两手的拇指、示指之间的对捏力越强。父母还可拿一些较硬的纸或碎布料让婴幼儿去搓揉或搓卷,这既可锻炼他们手指的灵活性,又可锻炼婴幼儿的腕力。父母在洗衣服时也可让婴幼儿在一边学着用手去搓洗,这同样能起到训练他们手指技巧的作用。

5. **挟物训练**　父母或教师在一个盒子里放上一些小的物体,如豆粒、石子、花生米等,让婴幼儿用镊子或筷子挟出放到地上,挟完后再重新把地上物体的挟回到盒子中去,如此反复。在此过程中被挟出的物体也应由大变小、由少变多。同时父母要尽量训练婴幼儿使用筷子自己挟出饭菜的能力。

6. **拧旋训练**　如拿一些螺丝让婴幼儿拧紧或放松,或者拿一些用过的瓶子让他们拧紧或旋开瓶盖。

7. **拨算盘训练**　拿一个算盘,让婴幼儿用手把算珠拨上拨下,既要一个个地拨,又可同时拨动几个或一排、几排。既可用一只手去拨,又可用两手同时在算盘上拨动。拨动时,算盘珠碰撞时会发出"叭叭"的声音,使他们乐意用手去拨,效果也很好。

8. **插孔训练**　用一较长的有一定厚度的木条,在上面钻上一些在小不同的孔(大的能插上筷子,小的能插上吸管)。让婴幼儿先用筷子、蘸笔管等向大孔中插,继而练习能把吸管插到小孔中去。

9. **揉面训练**　准备一些面粉、水和盆子,和婴幼儿一起在盆中把水和面粉掺合成黏土状。面揉好后,可以里面加一些红色添加剂,指导他们用手做成各种形状的物体,如小狗、小人等。

10. 折纸训练　这是锻炼孤独症谱系障碍儿童手的技巧、手灵活性的很好的办法之一。在刚练习折纸时,孤独症谱系障碍儿童由于手指的软弱无力,手指不听使,动作不灵活,对此教师不要着急,慢慢地教他们一步一步去折。最好是教师折一步,然后再让幼儿模仿折,每次只教一个步骤。当他们每一步都学会,教师可从头至尾把几个步骤连起来折成一件成品。折纸的难易程度要根据幼儿智力残疾的程度以及每个幼儿所完成的情况而定。

11. 画线练习　教幼儿画线的方式多种多样,不拘一格。刚开始幼儿往往不会握笔,教师或父母首先要教会他们正确的拿笔姿势。在此基础上,鼓励幼儿用笔在纸上随便乱画,只要能画上道道就行,克服其害怕写、画的心理,进一步教幼儿画点、线(水平线、垂直线、斜线等)。当幼儿具备了控制手指动作的能力后,再教他们学画图形。方法有以下几种。

(1)在已画好的直线上用与原直线不同颜色的笔去描,如原先是用蓝色笔画的,让幼儿用红色笔在上面描。

(2)让幼儿用不同于原颜色的笔在已画好的虚线(垂直线、水平线)上描。

(3)教师或父母用疏密不同的点画一些幼儿日常生活中经常见到的物体形状,如桃子、苹果、茄子、香蕉等,然后让幼儿用不同于原颜色的笔去连点成物体。

(4)画两条平行线,让幼儿在已画好的限定线内画水平线或垂直线。两条限定线的距离可由窄到宽。

(5)让幼儿听命令与教师或父母交替画线。如教师画一竖线或横线,让幼儿挨着画一条竖线或横线;教师画一竖线,让幼儿画一条水平线,或教师画一条水平线,让幼儿画一条竖线;教师还可以与幼儿双方交叉画线,如教师画一横线,让幼儿画交叉的斜线等。这样画线更带有游戏性,趣味性,幼儿也更愿意与成人合作去画。

12. 画圆形和弧形训练　做法如下。

(1)教师画一个圆,让幼儿用不同于原颜色的笔在已画好的圆上描。

(2)教师用虚线画圆,让幼儿沿虚线画。

(3)教师用点画圆,让幼儿连点成圆。

(4)让幼儿与教师交替画圆。如教师先画一个圆,然后让幼儿也画上一个圆;教师画一个大(小)圆,让幼儿画一个小(大)圆;教师画一个大圆,让幼儿在大圆内画小圆,或者教师画一个小圆,让幼儿在小圆外画大圆,用大圆去套小圆。

当儿童学会画圆后,再教其画弧线。弧线有大有小,初教时可把弧线画得大点,幼儿容易辨认,也容易画,以后慢慢画短、画小。一边教幼儿画弧线,一边用形象的语言加以描述,比如说:"这条像小桥,小桥弯弯,跨河两边。"这样容易调动孤独症谱系障碍儿童画的积极性。

13. 学画图形训练　当幼儿学会了画点、线、圆和弧形以后,即有了一定的绘画基础后,要不失时机地教会他们学画图形。一开始所画图形不要太难,要尽量简单,如画太阳、月亮、饼干、牙刷、茶杯、钢笔、小刀等。以后根据幼儿所画情况适当加大图形的难度,如教画小动物、人、房子、桌子、凳子等。

在教幼儿学画图形时要尽可能地画一些幼儿在日常生活中经常接触到的或用到的物

体。如水果中的苹果、桃、梨、香蕉、西瓜等;蔬菜中的西红柿、黄瓜、茄子、辣椒、南瓜等;家具中的桌子、凳子、椅子、床等;动物中的狗、猫、鸡、鸭、鹅等;衣服中的外套、裤子、鞋子、帽子、袜子、围巾等;炊具中的盆子、碗、勺子、汤匙、筷子、锅、刀等及其他的一些诸如茶杯、茶壶、茶碗、茶盘等。这样,孤独症谱系障碍儿童在画时就容易与其已有的心理表象产生共鸣,所以他们容易去想,乐意去做,并且画起来也形象逼真。同时,这也更进一步强加他们对生活的理解,培养他们生活的热爱。

14. 学写汉字练习　汉字的笔画复杂,其空间配置和结构也很不一致,因此,汉字笔画和结构的不同就为锻炼孤独症谱系障碍儿童手指的技巧提供了不同的内容。每个汉字都是由一定的横、竖、点、撇、捺组成,正如前所述,写"一"和画"1"这本身就是训练手指技巧的很重要内容。同时,由于汉字结构、搭配的不同,要求幼儿写字时运用手指技巧的能力不同,汉字结构复杂的,要求控制手指的精确性更高。

在教幼儿写汉字时,最初可让他们去描红,但描红的模子一开始不可太小,应从大到小、循序渐进。汉字的难易程度、笔画多少也要视幼儿完成的情况而定,也应遵循由简单到复杂的规律。当他们有了一定的写字基础、经验后,进一步指导幼儿把字写到方格即田字格中去。开始教师可自行设计田字格,其规格也是由大到小,最后达到田字格本中的标准。

教师所教汉字最好是幼儿日常生活中经常接触到的简单物体的名称,如"米""瓜"等,并配以适当的物体的图片或实物,充分给予"标记"。另外还可学写100以内的阿拉伯数字和大写"一、二、三、四……十"及自己的名字等。对于一些较难写的汉字可采取分步教学法进行。

15. 剪纸训练　教孤独症谱系障碍儿童用剪刀剪纸也是训练手的技巧、功能的很好方法。使用剪刀重点是拇指和示指的用力配合,而拇指、示指在整个手指抓、握、拿的过程中起重要作用,因此使用剪刀的意义重大。同时,使用剪刀剪纸也是很好的视、动协调的过程,它需要眼与手指动作密切配合,才能剪出所需要的样子来。

在训练孤独症谱系障碍儿童剪纸前,最好先拿一些用塑料做成的玩具剪刀做合、开练习,即先学会使用剪刀的姿势和手指用力的大小等。在此基础上,用钝头(圆头)、刃较厚但能剪纸的剪刀来剪。为安全起见,切不可用过于尖利的剪刀。具体的剪纸方法如下。

(1)拿一厚薄适中的纸让幼儿用剪刀随心所欲、无拘无束地去剪,只要能把纸剪开或剪下来就行。

(2)在纸上画一横线或斜线,让幼儿沿线把纸剪开。这种剪法难度较前加大,幼儿的手指不太听使,剪时往往偏离画线。对此教师或父母不要指责他们,要耐心地教并鼓励他大胆去剪。

(3)老师或父母在纸上画一弧形或圆形,让幼儿沿线剪开。刚开始时,弧形或圆形不要太小,以后慢慢由大变小,循序渐进。

(4)在纸上画一些简单的图形,如勺子、筷子及其他一些小动物的大体轮廓图形或者在废旧画报上找一些简单图形让幼儿剪下来。

16. 拼图形练习　用较硬的纸或纸板,在上面用铅笔或钢笔画人或各种小动物的简单图形,然后分几个大的部分沿线剪开。拿这些被剪开、打乱了的图形让幼儿用双手去拼,以此来锻炼幼儿手指的活动能力和手眼协调能力。

除上述具体方法外,教师或家长还可指导孤独症谱系障碍儿童(单手或双手)弹琴(脚踏风琴、钢琴、电子琴)等,也能起到很好地锻炼孤独症谱系障碍儿童手指灵活性的作用。

(杨凤清　李　盼　李亚飞)

第二节　脑性瘫痪的作业疗法

【概述】

脑性瘫痪是一组持续存在的中枢性运动和姿势发育障碍、活动受限症候群,这种症候群是由于发育中的胎儿或婴幼儿脑部非进行性损伤所致。脑性瘫痪的运动障碍常伴有感觉、知觉、认知、交流和行为障碍,以及癫痫和继发性肌肉、骨骼问题。脑瘫常属于多重残障,患儿除了运动障碍的问题外,还常伴随其他相关缺陷,这些相关缺陷有些是由于脑损伤引起,有些则是由于发育障碍而导致的继发性问题,如视力缺损、听力障碍、言语障碍、智能不足、知觉异常、情绪障碍等。

小儿脑性瘫痪作业疗法是在一定的环境下,以感觉、运动、认知和心理技巧为基础,针对患儿在自理、游戏、上学三方面的功能表现进行训练,以解决生活、学习及社交中所遇到的困难,取得一定程度的独立性和适应性。因此脑瘫作业治疗领域相当广泛,包括姿势控制的发育,手功能的发育,移动,感觉统合,感知与认知,心理和情感,进食和口运动功能,自理和独立性,游戏,书写技巧,家长指导等方面。

【作业治疗的目的】

1. 增大患儿关节活动范围,训练相关肌群,掌握实用性动作

(1)肩关节屈伸训练,利用拉锯、推刨具、磨刀、投篮与传球动作。

(2)肩关节内收、外展训练,利用书法、绘画、舞蹈的手势动作。

(3)腕部活动训练,利用打乒乓球、刷墙、打锤动作。

(4)手指精细动作训练,利用玩游戏机、打字、珠算、弹琴、编织毛衣、镶嵌板块,橡皮泥塑动作。

(5)髋、膝屈伸训练,利用蹬自行车、上下楼梯、爬行动作。

(6)踝关节活动训练,利用脚踏风琴、蹬缝纫机踏板动作。

2. 改善患儿的精神、心理状态

(1)转移注意力,可通过游戏、玩具、看画册、看鸟、养鱼转移患者注意力。

(2)稳定患者,防止过度兴奋,如对手足徐动型患者,可采用节奏感较慢的音乐,避免高声喊叫,避免强烈光线与刺激性色彩,选择有节奏感的作业,如弹琴等重复性作业。

(3)创造性的作业疗法,通过艺术性作业及手工艺作业,如绘画、陶土工艺、插花等作业创造出成果,增强患者的自信心与生活的乐趣。

(4)刺激性作业疗法,如除草、剪枝、裁剪等训练活动,或通过比赛活动,如下棋、打球,增强竞争意识,完成作业动作。

3. 提高患儿社会生活技能

(1)安排集体生活,通过集体的文娱活动,集体游戏、唱歌、跳舞,培养集体观念。

(2)培养时间概念、责任感,通过计数游戏、计数投球等计件活动进行训练。

【作业治疗方法】

(一)促进脑瘫患儿运动发育

1. 头部控制训练　良好的头控有助于追踪运动的物体,以及保持直立体位、保持平衡和与环境保持良好的视觉接触。

(1)有些脑瘫患儿由于受紧张性迷路反射的影响,出现头部后仰,双肩旋前并上抬,整个身体呈过度伸展姿势。要纠正这种异常姿势切忌把手放在患儿枕后向上硬抬起其头部,这样做会适得其反,使痉挛加重,使头部后仰更甚。正确的操作方法是:患儿取仰卧位,操作者用双手托住患儿头部两侧,先使患儿颈部拉伸,再用双手轻轻向上抬起头部,与此同时,训练者用两前臂轻压患儿双肩。反复训练,可使患儿头部的异常姿势得到适当的纠正。

(2)共济失调型的脑瘫患儿的训练:当处于直立位时,头部无法保持在正中位置,其方法是:训练者用双手握住患儿双肩部,两拇指压在患儿胸前,使肩部旋前、肩胛带拉伸,这样可以协助患儿抬头,并使头部保持在正确的位置上。

(3)以屈曲为主的痉挛型患儿的训练:此类患儿往往头前屈,肩甲带拉长,双肩内旋,肘、腕关节屈曲,指关节屈曲。纠正的方法是:操作者双手握住患儿双上臂,使上臂外展,然后把患儿双臂上提并拉到身前,同时将患儿双臂外旋,使手掌向上,这种方法可使患儿抬头、直腰、挺胸。

2. 翻身训练

(1)反射式翻身:将患儿头转向一侧,治疗师一手固定患儿下颌,一手在胸骨中部往下压,同时双手给予推向胸前对侧的力,由躯干带动骨盆翻身。

(2)腿部控制翻身:治疗师双手分别握住患儿双踝,使欲翻向侧的下肢伸展并外展,另一侧下肢屈曲内收,并内旋到对侧。

(3)手臂控制翻身:治疗师握住患儿一侧腕关节,并使这侧上肢先伸展,外展,继而再内收、内旋横跨身体到对侧。

(4)头部控制翻身:治疗双手将患儿头部抬高并前屈,然后向对侧轻轻转动。注意避免颈部扭伤。

3. 坐位保持平衡训练　患儿头部可以保持抬起,并在身体正中位,躯干控制良好,则开始进行坐位保持训练。

(1)坐位保持训练:

1)使患儿髋关节屈曲后再坐下,坐下后用双手将患儿双下肢外展、外旋,并使其躯干前弯,以促进髋关节充分屈曲,最后再将患儿膝关节伸展(用手将下肢压直),此时要不断鼓励患儿独自向前弯腰,以保持坐位。

2)患儿双腿分开,治疗师的双腿分开坐于患儿双膝之上,治疗师双手扶住患儿腰骶使患儿躯干保持正直。这个时候治疗师可以和患儿面对面进行交流从而消除患儿空间心理。

(2)不同坐位姿势的保持:

1)端坐位时的训练患儿坐于床边,双足平放地上,坐稳后,治疗师前后左右推动患儿,使其学会动态中保持平衡。

2)长坐位时的训练配合作业活动,在活动中学会重心转移。

3)椅坐位时的训练患儿坐于高度合适的椅子上,身体前放置高度适中的桌子。患儿双肘在桌子上伸展,治疗师教会患儿身体前倾以防跌倒,学会举手发言,唱歌等。

(3)训练坐位平衡,诱发保护性伸直反应:

1)患儿坐于半圆型晃板上,治疗师立于身后保护其安全,鼓励患儿当身体向左晃动时伸左手向左侧够物,向右晃动时伸右手向右侧够物。

2)患儿骑坐于半圆形晃板上,治疗师立于一侧保护其安全,鼓励患儿当身体向前晃动时伸手向前够物。

4.爬行训练 爬行时直立运动的基础,爬行提高上下肢运动功能的同时还使上下肢运动更协调,运动和姿势更对称。不同阶段的爬行训练方法如下。

(1)手膝跪位保持阶段:患儿手膝跪位,要求双上肢充分伸展,双下肢屈曲,头自然抬起。对于病重的患儿适当帮助。

(2)重心转移的模拟阶段:先训练双上肢交替抬起,待上肢活动协调后,再训练双下肢交替运动,最后四肢交替活动。

(3)辅助爬行训练阶段:治疗师双手控制患儿骨盆,将腰部两侧轻提并推进,或控制患儿踝关节,并在治疗师左右的口令下向前推进,亦可利用爬行训练器进行训练。

(4)独立爬行阶段:患儿刚开始爬行时,可能会以同手同脚的方式爬行,待熟练后就会变成左手右脚交替轻松、自然地方式爬行。

5.上肢功能训练

(1)促进手臂与肩胛带的动作分离:

1)让患儿俯卧于治疗师的膝上,治疗师的手固定住患儿的肩胛带,鼓励其做伸手向前的动作。

2)患儿俯卧于地板上,做双手滚圆棒的动作。

3)患儿在俯卧位下,做双臂伸直、外展、后伸的动作。

4)患儿取侧卧位,做上肢在胸前的滑行性动作。

(2)增加肩胛带的自主控制,提高上肢的稳定性:

1)患儿取俯卧位,用双肘支起上身,做左右、前后的重心转换。

2)患儿俯卧在滚筒上,双手交替支撑,做向前、向后爬行的动作。

3)患儿维持手膝四点支撑姿势于摇板上,治疗师控制摇板,并做缓慢的晃动。

4)患儿俯卧于滚筒上,一手支撑于地面上,并在支撑臂的肩部施以适当的压力,另一手从事某一作业活动。

5)坐或站位下,患儿双手与治疗师的双手共持一根木棒,做对抗性推的动作。

（3）诱发肘关节伸直：

1）肩胛带向前伸，伸肘够物，或手握一硬的圆锥状物体去触碰前方某一目标。

2）患儿手握一端带有磁铁的柱状物，去吸放在桌面上的金属物，动作过程中要求涉及肘关节伸直。

3）对于年幼的患儿，可将其抱坐于腿上，让其伸手去击拍治疗师的手掌。注意不要让他失去姿势控制。

（4）上肢关节挛缩的牵拉训练：

1）肩关节内收、内旋位挛缩的牵拉训练：治疗师一手握住患儿上肢前臂，另一手固定其上臂，将肩关节外展90°，然后以肘关节为轴进行肩关节外旋动作，并在动作终了时保持数秒钟。

2）肘关节屈曲位挛缩的牵拉训练：取坐位，或仰卧位，治疗师一手握住其手掌，另一手握其肘关节使之充分伸展，然后将上肢拉至肩关节伸展位并旋外，保持数秒钟。

3）手屈曲的挛缩的牵拉训练行训练：治疗师一手握住孩子手掌，另一手辅助其肘关节使之充分伸展，然后肩关节拉至前屈90°，随即用握孩子手掌的手将其腕关节背屈90°，在此基础上保持数秒。

（5）上肢负重和手支撑训练：

1）治疗师仰卧位，孩子俯卧其身上，让孩子一手往前伸去触摸治疗师的脸部，另一只手支撑身体上部重量。

2）孩子单手支撑与地面，五指伸展，治疗师辅助其伸展肘关节；对手部屈肌张力过高者，可使用手指分指板辅助。

3）孩子俯卧位，双手掌着地，双上肢支撑身体上部躯干，肩肘关节充分伸展。

（6）诱发双手在中线上的活动：

1）侧卧位，肩前伸，用手玩物，或用手去触碰另一只手及身体的某一部位。

2）仰卧位，保持双手交叉互握状态，或用两手同时触碰胸上方的物体，或双手轮流抓放一物件。

3）双手操控简单的玩具。

（7）上肢移动训练：

1）孩子坐位，治疗师双腿固定其下肢伸直分开外旋，将其上肢上抬，双手放于耳部，手指张开摸自己的耳朵，交替用一手的示指点自己的眼睛、鼻子、嘴巴。

2）孩子坐位或站位，在其身体前后、左右、上下等处放置颜色鲜艳的玩具，引导孩子运动手臂去抓住物体。

（8）手功能训练法：脑瘫患儿常表现为手动作的发育迟缓或不正常。不正常的动作模式往往是几个发育层次的复合，其原因在于患儿的认知和社会心理层次鼓励其尝试做超过其运动能力的活动，而不能完成活动所产生的感觉—运动压力导致其把自己迟缓的动作发育形态叠放在一起。

早期视觉整合和有目的地使用手是脑瘫作业治疗中发展手精细运动功能的基础。治疗师在治疗中，可以通过使用有趣的玩具和自己的脸部来帮助脑瘫患儿练习视觉固定、视觉跟踪和手—眼的协调，并且，经常与患儿保持视觉接触。

以功能较好的手为中心、按照由握到伸、由笨拙到灵巧的发育顺序进行训练。

1)东西的抓握与放下：治疗师诱导孩子手张开，帮助其抓握感觉较强的小玩具。治疗师手拿孩子喜欢的玩具，鼓励其主动伸手来取。孩子的手抓住东西后会越抓越紧，很难放开，治疗师可将其手抬高至头上，使肘关节伸展，腕关节屈曲，利用腱鞘反应促进手的伸展。治疗师用语言提示孩子手张开，让其把手中的东西交到治疗师手上。

2)双手动作的协调性训练：让孩子学习拍手的动作。治疗师和孩子玩"拍大麦"游戏。给孩子一块积木，让其从一手传递到另一手中去玩。让孩子学习拧手帕、绞毛巾。

3)手的精细动作训练：治疗师用弹性绷带将孩子的拇指、示指以外的3个手指约束起来，辅导孩子用拇指和示指按顺序捏起粗细不等的铁钉插入配套的木板孔中，然后再将其一一拔出。进一步引导孩子用拇指、示指对捏，捡黄豆、绿豆、葡萄干等，放入小口瓶子里。

4)各种综合性手部动作训练：手部动作训练的最终目的是可以做综合性、连续性、具有功能性的动作，达到用手做事的目的。

(9)手眼协调性训练：在保持头部空间直立位的基础上进行。选择需要用眼和动手的玩具或游戏。治疗师和孩子一起玩搭积木、插插板、套圈等游戏。较大的孩子可以学习串珠、拧螺丝等。

(二)提高日常生活活动能力训练

1.正确的卧位姿势

(1)张力增高的婴幼儿：床垫侧边、头侧和脚侧的下方放置硬的支撑物，使床看起来像一个吊床这样可以阻止和减少异常姿势。抬高床垫的头侧，用一个卷起来的小毯子放在患儿的下半身的床垫下，这样使他的髋部弯曲，骨盆处于中立位。

(2)张力低的婴幼儿：给患儿一个对称的姿势支撑，如在肩部、骨盆提供足够稳定行，使肩膀、手臂向前，髋部和骨盆处于中立位。患儿的臀部周围放一张卷起来的毯子，沿着两边一直垫到患儿的腋窝处。用一条披肩或软围巾在患儿的肩部围成一个八字形，包绕肩部时应保持一定的压力，沿对角线方向绑到躯干处。

2.脑瘫患儿正确的抱法

(1)抱起方法：目的是容易抱起并预防异常体位，将患儿滚向一侧并扶着他的头，弯腿，抱起他靠近你的身体。

(2)抱姿：用可以纠正异常体位的方式抱着孩子。患儿双上肢放前尽量抱得直一些，头竖直。适用于所有类型的脑瘫患儿。

3.脑瘫患儿进食训练　进食是孩子最先发展的、满足自身需要的能力之一。正常情况下，一个孩子的进食技巧并不需要特别的训练而逐渐增加，他先学会用唇、舌吸吮与吞咽液体，然后，学会撕咬与咀嚼固体食物，用手将食物送到口中，早期的转头与吸吮反射随着学会控制进食活动而消失。脑瘫患儿常有进食困难，其问题可能在于缺少头、躯干、上肢的协调动作与坐位平衡；手口眼协调；手的伸展、抓握；咀嚼、吞咽、吞咽时的口唇、舌及下颌的动作。帮助患儿尽早发展进食技巧特别重要，因为良好的营养是健康与生命的保证。

(1)进食的体位：正确的喂食必须采取正确的姿势，髋关节屈曲，上身前倾，避免头后仰,食物应来自于身体正前方。

(2)帮助控制口部功能:可以通过下颌控制技术以改善患儿吸吮—吞咽反射,吃手中或勺中的食物,或从杯中饮水的能力。

(3)纠正流涎:经常性地用手指敲击或轻口患儿的上唇数次,向左右侧方轻轻牵伸唇部肌肉,帮助患儿的闭嘴活动,并采用针灸疗法改善流涎。

(4)增加唇、舌的力量:在上、下唇处放上甜性食物,要患儿伸舌舔食。也可将黏性食物放在患儿切牙的舌侧和腭后部,让其舔食。先从需要咀嚼的固体食物开始,以帮助改善患儿下颌与口部运动的发展,但应注意的是:如果患儿不能控制住伸舌活动,不宜做此类活动,以免加重伸舌情况。

(5)增加咀嚼能力:为了帮助患儿学习咀嚼,增加咀嚼能力,可放一小块硬性食物于患儿一侧的牙齿之间,用下巴控制技术帮助其口部的闭合。为了激发撕咬动作的出现,可选择细长的厚片食物,患儿撕咬时稍用力往外拉,或在牙齿上磨动食物。

(6)控制伸舌:一般说来,下颌控制技术可有效预防伸舌,但有时并不足够,治疗师可用一根头部浅平,边缘圆钝的勺子对患儿的舌头施以一定的压力,以阻止舌头外伸,使其能更好地使用双唇与舌头。

(7)饮水:饮水与吃饭一样,也是一项涉及全身的活动,身体姿势非常重要。脑瘫的孩子如从普通的杯子中饮水,势必要将其头部后仰,这样的动作会引发非控制性的躯干后伸僵硬而产生呛咳,因此,在训练脑瘫患儿学习饮水时,应采用带缺口的杯子,可以有效地避免这一情况的发生。训练的开始可选用稍稠些的液体,如酸奶、玉米粥、谷物面稀饭等,以减少由于液体流速过快,患儿不能有效控制吞咽动作而产生的呛咳。

(8)自我进食:自我进食除了需要口、唇、舌的控制外,还需要坐位下的头部直立,用餐具舀起或夹起食物,将食物送至口中,因此,在开始自我进食训练之前,就应鼓励患儿玩耍时,将手和玩具递送至口中;坐位下使用双手并保持身体平衡。

4.更衣训练 在为一个痉挛性脑瘫患儿穿衣时,身体处于什么样的位置特别重要,因仰卧位时易使患儿身体僵硬、后挺,增加穿衣的难度,所以,在给此类患儿穿衣时,可采用侧卧位或让患儿趴在治疗师的腿上进行。也可让患儿采取坐位,治疗师位于其身后,或让患儿坐于墙角,以帮助其保持髋部屈曲,身体前倾,而由患儿自己完成穿衣动作。

偏瘫型脑瘫患儿,宜先穿偏瘫侧。将衣物放在患儿能看得见和易取到的地方。如上肢有屈曲痉挛,应先对上肢进行缓慢的牵伸,然后再将其带入衣袖内。遇下肢伸直痉挛时,治疗师可将双手置于患儿的下腰部并轻轻用力,使其上身前倾,髋、腿屈曲,然后,再进行衣物的穿着。

刚开始穿衣训练时,可选择宽松的、易于穿脱的衣物。开始穿衣活动的训练时,应让患儿从完成最后一步的动作做起,以让患儿获得某种成功感,从而提高对穿衣训练的兴趣,然后,逐渐增加所完成动作的步骤。如患儿能完成所有步骤的穿衣动作,要给他足够的时间,避免催促,在他完成得好或努力尝试时要给予鼓励。

对于经常将衣服穿倒或穿错左右鞋的患儿,应在衣服或鞋子上做其能够识别的提醒标记。必要时,可使用辅助用具或对衣物进行改良,如用松紧带代替裤带,尼龙搭扣代替纽扣等以提高患儿在穿衣方面的独立能力。

5. 如厕训练　有皮肤感觉过敏者,需在便器上垫上棉质的的尿布或纸片。正常情况下,直肠控制先于膀胱控制。如果孩子有便秘,必须清楚便秘有没有转成慢性和是否需要去医生处就诊。在训练中,如孩子拒绝合作,要先设法改变其态度与不恰当的行为,然后,定时将孩子放坐在便器上。不论其是否排便,坐在便器上的时间不宜超过十分钟。坐便盆时应该保持髋关节屈曲,下肢分开,上身重心稍向前倾,保持重心平衡。

6. 沐浴训练　不同类型脑瘫患儿的沐浴训练如下。

(1)痉挛型:采取俯卧位,可抑制伸肌高度紧张,易化屈肌。最好选择盆浴,水温适度,避免不适给患儿带来刺激。

(2)不随意运动型:采取坐位,并采用躯干加固定带的方式。

对于平衡和手功能还不错的患儿,可练习自己洗浴。为安全和方便考虑,应在浴盆周围安装扶手,防滑垫等。

7. 书写动作　应注意使用粗大易握的笔,以圆珠笔为好。也可在笔上套胶皮套等便于持握,并设法固定笔记本。对于手足徐动型脑瘫上肢功能障碍者,可用电脑作为交际手段。

8. 梳洗训练　让脑瘫孩子发挥主观能动性,养成良好的卫生习惯。挑选适合孩子使用的梳洗工具,依次学习洗脸,洗、拧毛巾,使用香皂、梳头、开关水龙头。

(三)促进认知功能的作业疗法

1. 感觉刺激

(1)视觉刺激:镜前逗视,模仿治疗师可用不同颜色标记左右袖口,做照镜子训练,可用玩具诱导患儿用双眼注视并跟随。

(2)听觉刺激:玩出声玩具,听音乐等听各种声响,让患儿寻找发生的方向等反复更换声的方向、远近和强度,以不断提高患儿对响的敏感性,以及寻找声源的反应速度。

(3)触觉刺激:身体接触不同材料的物体,可用患儿的手抚摸患儿的脸、头和腹部;用治疗师的手在患儿的手掌、手背及手臂前面及后面抓痒;可取不同质地的物品,如球、毛巾、较硬的积木等让患儿触摸,让患儿分辨软硬、轻重、大小等;使用冰袋、水浴等让患儿分辨冷热。

(4)深感觉输入,做手操、托沙袋、玩哑铃等。

2. 认识身体部位的训练　反复训练患儿辨认身体各部分,描述各部位的功能,玩布娃娃、练习组装人体模型拼板。

3. 空间直觉训练　以患儿身体为准进行辨别前后上下左右等方位的训练,以及辨别东西南北方向的训练。

4. 时间知觉训练　通过有规律的生活帮助训练时间知觉。帮助理解早晨、中午、晚上、今天、明天、昨天、后天、去年、今年、明年、后年等;通过观察一年四季的变化,认识春、夏、秋、冬;知道自己的生日,知道儿童节、国庆节在哪天等。

5. 形状认识

(1)辨别形状:从两种形状开始,采用看触摸和对比的方法,最先进行圆形和三角形的训练。选择颜色、质地相同的实物,如积木、套圈、塑料插片;可以把两种形状的物体放在一起,要求按形状分成两组。

（2）命名形状：在辨别形状的基础上，训练患儿对某种形状的命名。

（3）在活动中训练：给患儿一个圆形卡片和一白纸，让患儿把圆形卡片放在白纸上，用笔描一个圆。会画圆后，在用同样地方法叫患儿画其他形状；把球和积木一起给患儿，让她感觉两者的差异。

6.颜色训练

（1）辨认颜色：从两种颜色开始（红与白或黑与白）让患儿辨认，依次是蓝色、黄色。只要能按指令拿对颜色即可，不必说出名称。

（2）命名颜色：能分辨四种颜色后即可训练患儿对颜色进行命名，说出颜色名称。

（3）联系实物：最常联系衣服、玩具、食物等进行训练。

7.注意力训练

（1）重复数字。

（2）听认字母。

（3）视追踪：看移动光源，训练视线随之移动能力。

（4）声辨认：放钟表声、号角声、电话铃声得录音带。

（5）找出缺失部分：看图片让患儿去发现缺少的部分。

（6）玩具在那里。

（7）辨别相同图形。

8.记忆力训练

（1）视觉记忆训练：认物、认图、取物品、看图说物名称、识字。

（2）听觉记忆训练：

1）广度训练：念一些记忆材料，听完后让其复述。

2）实物记忆训练：根据记忆寻找所需要的玩具。

（李　盼　郭全留　杨　傲）

第四十五章　感觉统合训练

【概念】

感觉统合训练是指将感觉器官传来的感觉信息组合起来,经过脑的统和作用,对身体内外知觉做出反应,使整个机体和谐有效地运作。感觉统合是儿童发育的最重要基础,对其身心发展起着不可代替的作用,是帮助脑瘫等发育障碍患儿实现最佳功能水平的一种有效治疗方法。婴幼儿期是感觉统合发展的最重要时期。

【治疗目的】

(1)通过提供本体感觉等各种感觉刺激信息,提高患儿中枢神经系统整合功能。

(2)提高患儿调节感觉信息能力,克服感觉信息接收和处理问题,最终改善平衡功能和运动稳定性。

(3)有助于对感觉刺激做出适应性反应,提高患儿组织能力、学习能力、运动计划能力、集中注意的能力等。

【治疗原则】

(1)治疗强度、时间、频率个性化,根据患儿的评价结果确定感觉刺激种类及计量;治疗活动的难度必须适合患儿的发育水平。

(2)治疗所用器材可提供多种刺激,组合出不同的治疗活动,且在一个治疗活动中提供视觉、听觉与活动的多种刺激。

(3)能激发患儿兴趣,促使患儿自己主动尝试各种治疗活动。

(4)动态与静态活动、粗大与精细活动相结合,既保存适当体力,又能接受全面刺激。

(5)治疗活动的环境必须安全。

(6)作业治疗师为患儿提供适当的感觉输入并控制感觉输入的量,适时调整;适当使用肢体语言、对话及暗示等辅助方法。

(7)给患儿主动选择治疗活动和参与设计治疗活动的机会,因势利导。

(8)利用治疗活动为患儿提供尝试错误、失败和成功的机会,以改善其大脑整合感觉信息能力,最终提高学习、自理等能力。

【治疗流程】

(一)分析感觉问题

明确患儿在感觉接受调节、感觉辨别、姿势控制,以及动作计划和行为组织功能方面是否存在障碍,逐项描述所存在的感觉统合失调问题,理顺感觉统合失调与行为表现之间的关系。

(二)制订治疗计划

治疗计划制订是感觉统合治疗实施的核心部分,直接关系到治疗效果。需根据评定结果制订治疗计划;根据治疗情况,动态调整治疗计划。

1. 制订原则

(1)个性化原则:从现实角度出发,根据每个患儿的功能水平、存在问题制订有针对性的治疗计划。高估与低估患儿的功能水平都将影响治疗效果。

(2)循序渐进原则:从小运动量、比较容易引起患儿兴趣的项目开始,逐渐增大运动量,提高动作难度。

(3)由量变到质变原则:保证每次治疗的时间、治疗频率及治疗周期,并按要求完成每次的治疗项目。

2. 确定治疗策略　解决什么问题、运用哪些感觉刺激、设计哪些治疗性活动等,必须在实施治疗前做出决策。

3. 治疗计划内容　包括治疗的目标及治疗方案。

(1)确定治疗目标:如减轻感觉防御,减少自我刺激,改善姿势控制和身体认知等,最终改善自理、学习、社交等功能。

(2)制订治疗方案:根据治疗目标确定具体治疗方案,包括治疗目的、活动内容、治疗时间、治疗频度、注意事项等。

(三)实施治疗

严格按照治疗计划实施治疗;配合患儿心理辅导;进行家长咨询,取得家长配合;每次治疗结束后引导患儿进行精细活动及认知学习,并协助整理训练器材;每次治疗都要在快乐的气氛中结束。

(四)治疗效果评定

一般在进行3个月治疗后,需进行再次评定,以了解治疗效果,提出下一步的治疗意见,及时调整治疗方案。

【障碍表现与治疗方法】

(一)感觉统合障碍表现类型

(1)感觉调节障碍。

(2)感觉分析障碍。

(3)感觉迟钝或感觉接收障碍。

(二)触觉障碍与治疗

1. 触觉障碍表现类型　脑瘫患儿触觉障碍分为触觉调节障碍,触觉迟钝和触觉分辨障碍三种类型。

(1)触觉调节障碍:对触觉刺激的反应在反应的过度或反应低下之间变化,常常出现情绪不稳、易激惹,甚至哭泣。可影响觉醒水平、注意力集中程度、社交及运动发育。

(2)触觉迟钝:对触觉刺激的反应低下,渴望得到大量各种各样的触觉刺激,喜欢质地坚硬的物体;对神经发育治疗的反应慢或无反应。肌肉张力低下型脑瘫患儿常见。触觉迟钝及触觉刺激接受能力降低会影响觉醒水平、注意力、学习能力、动作计划能力及身体构象能力的发育。

(3)触觉分辨障碍:不能对触觉信息进行定位,实体觉不佳,两点辨别能力下降,图形觉下降,不能分辨尖或钝的刺激。脑瘫患儿触觉分辨障碍与动作计划障碍密切相关,常加重运动障碍。利用触觉辨识环境的能力差,无法在大脑中呈现环境中物体的正确信息,因而无法堆积木等精细动作,学新动作迟缓,笨手笨脚,也出现学习困难、表情冷漠等问题。

2.治疗方法

(1)触觉调节障碍的治疗方法:

1)允许患儿穿衣治疗,必要时可穿紧身衣。

2)使用器械代替对患儿的直接接触,促进预期的姿势反应出现。

3)让患儿自己控制触觉刺激输入量。

4)治疗时避免轻微接触患儿,应加大力度,用力拍有助于对患儿的控制。

5)使患儿进行有助于组织感觉刺激的活动,如同时应用本体感觉和触觉刺激输入可使触觉经历更易耐受。

(2)触觉迟钝的治疗方法:

1)提供具有唤醒组织功能的触觉与本体感觉刺激,如轻轻触摸和负重。

2)通过改善固定模式或能够提供大量本体感觉输入的弹跳动作降低活动时的肌张力。

3)治疗性活动:①用软毛刷或治疗用的触觉刷刷患儿手心、手臂及腿部,以唤醒其触觉。②用毛巾或软垫将患儿卷起来,让患儿在毛巾中滚动或扭动,协助挤压全身(除头颈部),有助于增加身体各部位触觉刺激强度。③球池。

(3)触觉分辨障碍的治疗方法:

1)让患儿对放在接触点上的手进行定位。

2)对物体质地进行辨别。

3)让患儿有足够的时间注意并对输入的刺激进行反应非常重要。

4)让患儿进出充满米、豆或泡沫的各种触觉箱,促进立位姿势变化。按照设计动作,在各种体位,用涂有颜料,木屑或砂子与颜料的混合物,剃须膏,布丁,泡沫或搅打奶油的手指涂抹。

5)让患儿将护肤液擦到身体各部位或用不同质地的布擦干身体各部位。

6)爬进装有球的大箱子玩耍。

(三)前庭觉障碍与治疗

1.前庭觉障碍类型　脑瘫患儿前庭功能失调表现为前庭觉防御和前庭觉迟钝。

(1)前庭觉防御:可分为对运动的厌恶反应和重力不安全感两种类型。表现为进行功能性活动时肌张力降低,旋转后眼球震颤减弱,抗重力伸展受累,双侧运动协调受累,反馈受累,平衡反应不良,大量前庭刺激输入不引起呕吐等。

1)重力不安全感:害怕在空间移动或升降,当将患儿放在治疗球上时,让患儿站在较大的空间中时让患儿运动时表现明显。

2)对运动的厌恶反应:即使对整个身体进行辅助的情况下,在空间中运动也会出现厌恶反应,乘车时会出现呕吐,也可伴有其他感觉调节障碍。

(2)前庭觉迟钝:对前庭觉刺激传导不通畅,对前庭刺激吸收不足或易丢失,好动,寻求更多的刺激,易跌倒,易分散注意力,不随意运动型患儿比较常见。

2. 治疗方法

(1)前庭觉防御:给患儿提供直线运动与本体感觉输入相结合的经历可改善重力不安全感,治疗须缓慢开始,使患儿可以控制前庭觉输入,抱住患儿胸腹部使其呈俯卧姿势,双臂伸直,做前后左右横向摆,也可将患儿慢慢举起做上下降落摆活动。

(2)前庭觉迟钝:使用悬吊器械比较容易改善前庭觉迟钝,如可以让患儿坐在晃动的横抱筒上运动以促进躯干姿势控制,治疗时应避免加重异常姿势和痉挛。

(四)本体感觉失调和治疗

1. 本体感觉失调表现类型 脑瘫患儿肌张力下降、升高或波动会影响本体感觉,位置觉不良使其不能分辨上肢或手指的位置,痉挛型和共济失调型运动觉障碍较张力障碍型明显,本体感觉失调一般不单独存在。

2. 治疗方法

(1)双手握住悬吊绳,推拉、横抱筒吊或四足位平衡吊缆。可以在各种体位完成坐、跪和站的活动,治疗师帮助患儿完成上肢正确对线。双上肢伸展俯卧于滑板或治疗球上,撞倒搭好软积木或滚球撞倒保龄球。

(2)坐、跪或站在圆筒吊缆上旋转。

(3)俯卧在滑板上或在网缆中拉住悬吊的缆索推动自己的身体。

(3)翻山过岭:将枕头、被子、豆袋、地垫等堆成小山,鼓励患儿从中爬出。

(4)大力士摔:跪位或站位等姿势下玩摔跤游戏。

(5)不倒翁:治疗师与患儿面对面,采用单膝跪,半膝跪或全跪,四点跪或站立姿势,治疗师与患儿双掌对合,十指紧扣慢慢用力互推,引导患儿保持不倒,取得胜利。

(五)动作计划障碍与治疗

1. 动作计划障碍 动作计划是指学习新的技能时,大脑设计、组织并执行不熟悉动作顺序的能力。动作计划障碍与神经运动障碍的鉴别依靠患儿表现出来的运动控制缺陷是由于运动成分缺失还是在异常情况下不能使用这些运动成分。例如,尽管患儿能完成上下车动作,但不能说清楚如何上下车,则可能存在动作计划障碍。相反,一个痉挛型双瘫患儿能描绘出上下车所需全部身体动作,而实际不能独立上下车,可能有特殊的动作执行问题。

偏瘫患儿常存在动作计划障碍,独立走后表现更为明显。传统的感觉统合方法,同时考虑姿势与运动障碍,可有效改善。偏瘫及其他类型轻度脑瘫常需要建立适当的动作顺序和时间安排。这些技能可以在需要与动作目标一致的计时动作活动中得到提高。

2. 治疗方法

(1)花样滑行:

1)作用:俯卧伸展姿势可增加头颈部肌张力,提高姿势控制能力;旋转在滑板上运动能增加前庭觉刺激;游戏活动中有利于动作计划及视动整合的提高。

2)使用方法:患儿俯卧在滑板上,伸展姿势,按指令向指定方向旋转滑行,并按指令停止运动;从斜坡上划下,边划边向指定方向投掷物体;按患儿需要以坐、跪等不同姿势滑行。

(2)一步一盒向前走:

1)有效促进动作计划能力发展,锻炼视觉空间概念,改善平衡及眼脚协调,并能为双足提供丰富感觉刺激。

2)使用方法:将不同质地的物品,如棉花球、豆等分别放于不同盒子内,将 8~10 个盒子排列成一条路线,盒与盒间距离在 10 cm 左右,患儿脱掉鞋袜,沿路线一步一个盒子行走。

(六)视知觉障碍与治疗

1. 表现类型

(1)大脑对视觉信息的解读障碍:大脑视知觉中枢受损或缺乏对空间和物体性质认识者,可发生视觉信息解读障碍,造成视觉信息动作整合、视觉分析技巧、空间感等发育障碍,辨别形状和字形困难,视觉记忆短暂。

(2)眼球运动不自如:扫视、追视差、前庭眼反射不正常,辐辏、散开运动障碍,追踪物体时不能聚焦,阅读困难,学习时动作迟缓等。

(3)前庭功能失调:看移动物体时,无法正确判断周围物体方位与运动方向,从而影响视觉空间定向能力,造成日常生活中经常磕磕碰碰,传球方向错乱等。同时,当身体或头移动时,前庭平衡系统不能有效调整眼外肌和颈肌,双眼不能稳定地随着注视目标移动而调整,因而无法真正注视,如同坐在颠簸的车上看书,难以看清字句,易漏字、写错字等。

视知觉还可与本体感觉、前庭觉、触觉等系统失调合并出现,导致手眼不协调,视觉空间认知困难,注意力不集中。

2. 治疗方法

(1)保龄球:

1)作用:训练注视及追踪能力,并促进手眼协调及视觉空间位置发展。采用不同姿势完成任务能增加本体感觉及姿势控制能力等。

2)使用方法:患儿盘膝而坐,将胶篮口朝向患儿横放在距离患儿 1.5 m 左右的地上;鼓励患儿将各种颜色塑料水果、玩具皮球等滚向胶篮内,并计算成功次数。逐渐增加难度,增加距离和角度,采用半跪或手支撑姿势、边跑边用脚踢。

(2)激光画图:

1)作用:促进眼球随意活动及追踪能力发展。用手指追踪光线,有利于统合本体感觉及视知觉。视觉追踪是抄写能力的主要基础。双手持激光笔过中线活动能促进双侧协调及惯用手的建立。

2)使用方法:在光线较暗的室内,治疗师手持激光笔照在天花板或墙上,慢慢移动,引导患儿追踪光线,并保持头部不动,重复 4~5 次;让患儿用手指追踪光线;让患儿双手持激光笔追踪光线;改变光照线路,从一点突然跳到另一点、三角形、"8"字形、"口"形、"之"字形路线等以增加难度。

(杨 傲 李 盼 王爱萍)

第四十六章　引导式教育疗法

【概述】

引导式教育一词最先是由匈牙利学者 András Peto 提出。20 世纪初,第一次世界大战爆发,战争带来了大量的伤员,为了解决受伤引发的一系列后遗症问题,英国著名骨科专家 Robert Jones 首先开展了对伤员进行职业训练,这一新的发现是现代康复形式的雏形,给 Peto 带来了一定的启示。

近年来 Peto 引导式教育法得到了全面的发展,开展了许多心得治疗方式,如水疗和骑马训练等,特别是日本将骑马训练引入 Peto 引导式教育非常流行。英国和匈牙利等国家,采用引导式教育与幼儿园和中小学国家义务教育大纲的文化课学习相结合的模式,使病残患儿的功能训练和学习教育同步进行,受到国际上的广泛重视。

【引导式教育的基本原理】

Peto 教授认为,病残儿童最主要的问题是学习困难,学习困难使儿童不能发展适应或控制周围环境的能力。脑损伤是客观存在的,但不能因此认为病残儿童是低能儿或存在一系列问题的儿童。病残儿童与正常儿童一样,都是通过同样的方法去学习,存在着智力、情绪、社交、性格和体能等各方面同步发展的要求。而人的大脑有一定的可塑性,因此要克服病残儿童的学习困难,要给他适当的指引和指导,不应改变环境来迁就病残儿童,而是让他们去努力适应环境。

引导式教育不是单纯的康复技巧或治疗方法,而是一个以教与学互动为本,从而达到功能康复的复杂而完整的体系。它主张一个患儿所需要的各种学习训练和教育应由同一个人、在同一个环境中给予,这个人被称为引导员(conductor)。在学习训练时,引导员要全面负责患儿的运动功能、感觉、理解和自助技能等全面的康复训练,以及行为规范和社会化等的特殊教育。

病残儿童的康复需要多方面和复杂的经验,引导式教育就是根据学习的复杂性原则,用循序渐进的方法将各方面的功能串联起来,形成一个复杂、有序的整体。在引导式教育中,要像处理学习问题那样去处理脑瘫儿童的所有问题,教育的目的是以有效的功能替代原有的功能障碍,恢复运动控制达到实用功能康复的目的。

在以往的观点中,脑病残儿童被认为是能力低下的残障者,他们存在着运动、语言、智力和神经行为等的异常。这些异常主要是由于中枢神经系统损伤导致的,也是不可逆的。而 Peto 认为病残的儿童仍是完整的个体,需要一些引导方法来帮助他们学习如何掌握自己的身体功能,从而能像常人一般地生活。要克服这种学习困难就需要专业的引导员和创造最佳的学习环境,节律性口令和音乐、游戏等在这里起到相当重要的作用。引导式教育以循序渐进的方法把语言与动作贯穿起来,融为一组习作课程,应用丰富多彩的引导式内容和手段,调动儿童的兴趣,激发他们的主动学习热情,让他们在整个学习过程中保持轻松愉快的情绪。引导式教育体系中,最重要的就是引导式教育这一概念。所谓引导式教育,就是要通过引导式教育的方式使功能障碍者的异常功能得以改善或恢复正常,也就是将教育这一概念引入到康复医学中,应用教育的概念体系进行康复治疗。

引导式教育这一词汇是全新的,它强调了引导主动性学习这一概念。引导的意思是诱导,引导式教育就是要通过一定的手段诱导出预想和设定的目标,引导功能障碍者学习各种技能动作的一种互动过程。这种技能动作的学习并不是单纯的通过外力的协助使功能障碍者完成某种技能动作,而是要通过功能障碍者的内在因素与外界环境等相互作用,使其主动、相对独立地完成技能动作。引导的方式是以适当的目的为媒介,通过复杂的引导者与功能障碍者的整理互动,诱发功能障碍者本身的神经系统形成组织化和协调性。换言之,引导式教育体系中所说的康复,并不是仅仅促进功能障碍者的功能障碍本身发生变化,而且同时要使人格、个性发生变化,即智能、人际交往等能力得以提高,进而又促进功能障碍的改善。这一目的的达成,必须通过神经系统的传入、传出神经,经过中枢神经的调节来实现。神经系统可以把欲达目的之途径体系化,当一个人欲达一定目的时,首先将这种要求通过传入神经传达到脑,使其在脑中意识化,然后由脑发出指令,再由传出神经达到执行命令的器官,产生特定的功能效应,达到预想目的。

病残儿童的智能和性格的发展会帮助其战胜自己的行动障碍,人际关系、情绪、决心、意志、意识、经验和期望等会影响其整个人生和全部行为,保留在体能方面的表现。引导式教育的目的是使病残患儿在体能、语言、智力及社会交往各个方面得到同步发展。

由于病残儿童行为受到限制,其参加集体活动和社会交流的机会减少,容易形成性格、行为的异常,出现自卑、孤僻、敏感等性格行为问题。为了改善这一状况,引导式教育强调按不同的年龄,将不同的功能障碍的儿童分成小组,强调与其他儿童合作,互相比赛,激发兴趣,以改善他们自卑、孤僻、敏感等性格行为问题,有利于其学习和康复。

【引导式教育的引导过程】

引导式教育将一些复杂的、难以完成基本动作模式,拆解成一系列细小的步骤,这一过程称为习作分析。

借助节律性口令语言,将一系列习作程序组合起来,融入 24 h 日常生活的活动之中,这一连串的习作程序组合称为引导日课。

1. 教育原则以儿童需要为中心 以儿童需要为中心是 Peto 法原则的核心。一切的治疗措施都必须围绕以孩子的迫切需要为依据,首先解决孩子的行走和日常生活能力。但根据每个孩子的功能残疾不同,以及随着孩子生长发育的不同阶段,教育终点要随时变更。

2. 引导诱发和激发儿童学习动机 鼓励和引导孩子主动思考、向往目标、向往成功;利用环境设施、学习实践和小组动力诱发学习动机;以娱乐性、节律性意向激发患儿的兴趣及积极参与意识,最大限度地引导调动患儿自主运动的潜力,激发孩子的学习动力,去迎接挑战,解决他们所面临的实际问题。

3. 整体意识、全面发展 对每个儿童要有全面的了解,根据小组大多数孩子们的期望和需求,制订一些共同的目标,应用相同的方法对孩子进行训练。应坚持全面康复的观点,将病残患儿的语言、智力、情绪、性格、人际关系、意志、日常生活机能、体能和文化课学习等结合起来进行教育训练,并将教育训练与其他各种治疗相结合,积极参与社会,使其各个方面得到全面的发展,这些发展会帮助他们战胜自己的行为障碍。

4. 按性质分组、可选择上课 将功能残疾性质和程度相近的儿童组成小组,使学习的目标、内容和教学方法等更能切合大多数儿童的需要。必要时还可根据智力水平、个体需要选择上课,如上文化课时按智力水平高低分组学习,时分时合,但要保持相对稳定,尽量让每个孩子都能得到最大程度的学习训练。

5. 循序渐进、融会贯通 先从简单的动作开始训练,或将难度较大的动作分解成几个小的动作进行训练,待小的动作熟练后再串联起来训练,使孩子容易获得成功感,增强信心,教育训练与平日的生活流程相结合,合理编排、动静结合、融会贯通,让患儿在丰富多彩的生活环境中,轻松愉快地完成各项习作程序,使生活的每一个时刻都是儿童学习的机会,并鼓励儿童将这种意识延续终生,以提高和巩固康复效果。

6. 极端负责、团队精神 以引导员负责的引导式教育小组(辅助引导员、物理治疗师、语言治疗师、护士和其他工作人员)全面负责小组患儿的生活、学习、功能训练和各种治疗等。引导式教育小组必须有高度的责任感和爱心,要了解和关爱每个孩子的问题和需要,策划目标、设计方法、课程安排和组织实施等,小组成员之间要亲密合作,发挥团队精神,示范和引导小组患儿互相帮助、互相鼓励,发挥团队精神。

【引导式教育的适应证】

1. **脑性瘫痪** 适合于不同年龄的脑性瘫痪,尤其是对 3 岁以上小儿脑瘫更为适宜。

2. **某些先天性神经系统发育不全和心理障碍性疾病** 如智力低下、单纯性运动发育迟缓、语言发育迟缓和孤独症(即自闭症)等。

3. **某些神经系统疾病后遗症和遗传病导致的运动及语言障碍** 如先天愚型、脊髓性肌萎缩、肌萎缩症、关节弯曲症、成人偏瘫、脊髓多发性硬化症等。近年来有报道对帕金森病亦有康复效果。

4. **高危儿的早期干预** 对新生儿缺血缺氧性脑病、早产儿、新生儿窒息和胆红素脑病等高危儿均有很高的早期干预价值。如通过光、声和玩具等引导诱发孩子的运动和认知功能。

虽然病变的性质和神经系统受损情况不同,但上述患儿的学习都会受到环境的影响,因此,应用引导式教育疗法进行训练同样有效。由于病因和学习需要不同,应根据个体需要,在课程设计、教学方法、诱导学习方法和环境设施方面作相应的调整。

引导式教育疗法亦可用于正常儿童的早期教育,因为引导式教育法是以正常小儿神经发育学和教育学为基础发展起来的,因此对早期开发正常婴幼儿的语言、运动、交流、理解和感知等智力水平亦具有很高的指导和实用价值。

【引导式教育的主要特点】

（1）最大限度地引导调动患儿本身自主运动的潜力，以娱乐性、节律性意向性激发患儿的兴趣及参与意识。在训练过程中，引导员主要诱发患儿自主地完成该项动作，尽可能少的给予患儿帮助。强调让病残儿学习正常孩子的基本动作模式，通过主动参与学习和解决因运动功能失调而引起的困难，从而建立积极独立的性格。例如训练患儿下蹲这个动作，以便能自行排便，对于不能下蹲者可给予鼓励，严重患儿才能给予梯背椅辅助，并应用统一口令，让孩子们集体完成下蹲这一动作。

（2）集体训练、个体训练和家庭训练相结合。集体训练不但达到训练功能的目的，而且有助于其性格的发展和社会交际能力的提高，为今后适应社会打下量好的基础。个体训练是为了使每个成员都能跟上小组的平均水平，而家庭训练保持了训练的持续性和稳定性。

（3）引导式教育不但促进儿童的运动功能得以康复，而且还促进了儿童的语言、理解、感知能力和智力水平全面发展。同时强调了整体的观念，即人的身体和思维是不可分割的，并以培育儿童的人格发展为目标。

（4）引导式教育强调的是每日 24 h 的严密训练，患儿每日从起床到入睡，有机地运用各种训练方法与日常活动相结合起来进行疗育。

（5）引导式教育是一种教育与训练相结合的方法，与 Bobath、Vojta 等方法在概念上存在着区别，后者归类于神经生理学方法。引导式教育诱发服务对象是学习动机，鼓励脑瘫患儿积极参与功能障碍康复的项目，因此，引导式教育不仅是运动功能的康复过程，而且也是一种教育过程。

（6）强调所有参与训练程序的人员必须紧密地合作，全面地评估个别服务对象的能力和需要。因此，训练程序成功与否，"团队精神"扮演着举足轻重的角色。

（7）强调以小组形式进行训练，让服务对象学习所需技能，并能避免服务对象过分依赖有关的引导员。

（8）强调整日具有连贯性的训练计划，因此每一分、每一秒对学习者来说都很重要。而设计训练程序时，则采用自然而具实效的模式进行，例如安排服务对象在用餐时间学习自己进食。

（9）强调环境控制的重要性，应用特殊家具和空间的布置，根据需要不断地改变环境，发展孩子在各种情境中解决困难的能力。

（10）强调利用语言和韵律，协助服务对象协助运动功能。

（11）根据运动生理学和神经生物学原理，以教育学、心理学和哲学等为基础，并与幼儿园和中小学教育相结合。

【引导式教育与其他疗法的专业比较】

20 世纪中期，各种康复疗法相继兴起，其中以 Bobath 法、Vojta 法和引导式教育方法最为有名。引导式教育法与同时代的其他方法不同，它实际上是一种综合性教育措施，集康复治疗与教育于一体。三者的具体比较见表 46 - 1。

表46-1　引导式教育、Bobath 法、Voita 法的比较

项目	Bobath 法	Vojta 法	Peto 法
治疗形式	一对一的治疗方法	一对一的治疗方法	集体、个体或者家庭疗育
理论基础	以法语神经学理论为基础	以运动生理学、神经生理学等医学理论为基础	根据运动生理、神经生理教育学、心理学、音乐、哲学等理论为基础
治疗的实施者	由理学、作业、语言治疗时等分别进行	由理学、作业、语言治疗时等分别进行	由引导员全面负责训练和特殊教育
每日疗程	每日 50 min 的治疗	每日训练 4 次，每次一个部位 3~5 min	进行每日 24 h 的严密疗育
优点	对痉挛型脑瘫有效，一定强度的运动并非加重痉挛	早期诊断、早期治疗脑瘫。治疗的范围广泛，经济适用	儿童可以自主地、创造性地、积极地塑造自己，发展人格
适用的年龄	对 1 岁以内的婴儿治疗效果好	6 个月以内的婴儿治疗有效	适用于各年龄的儿童

　　随着经济的发展，生活水平的提高，人们对康复的需求越来越高。为适应这一客观要求，从 20 世纪 80 年代开始，我国以独特的中西医结合康复医学，与世界现代康复医学的潮流相汇合，取得了长足的进步。引导式教育以教育为主要方法，达到康复的目的，符合目前大康复的潮流，在我国将会得到更广泛的应用。

（李　盼　杨　艳　王爱萍）

第四十七章　语言训练

儿童的语言障碍可由多种原因引起,主要分为语言发育迟缓、构音障碍、吞咽障碍三种类型。

第一节　语言发育迟缓训练

【符号形式与指示内容关系的训练】

(一)阶段1的训练

此阶段的儿童对外界的刺激尚不能充分理解,训练时要利用各种方法、玩具等感兴趣的教具,使儿童能充分注意外界的人与物的存在。

1.注意力的训练　在儿童经常接触的环境中,给予足够的感官刺激,鼓励和引导儿童用多种感官去认识周围的事物,如用能发出声音的微型玩具车等先引起儿童的注视,然后训练其对活动事物的持续注意能力。

2.对事物持续记忆的训练　建立事物恒存的概念,如将儿童正在玩的玩具放在毛巾下或箱子中,让其寻找。

3.促进视线接触的游戏　如举高、团团转、逗笑等,通过游戏,增加儿童与他人的视线接触,促进意识传递方法的学习。

4.事物的操作　学习对外界的事物进行某种操作而引起变化的过程。从触摸、抓握等单一的操作发展到敲、拿出等复杂的操作,可利用各种玩具,如搭积木、投环、击鼓等。最初可使用帮助的手法,逐渐让儿童对事物能做出相应合适用途的操作。

(二)阶段2的训练

此阶段的儿童要训练其能对日常事物有基本的理解,具有事物的匹配、选择能力,并能听懂事物的名称和要求。

1.事物基础概念的学习训练　通过模仿让儿童懂得身边日常用品(帽、杯、电话等)的用途。训练应与家庭指导同时进行,让儿童能做到操作场面的扩大,即在训练室、家庭和幼儿园等均能做。

2.多种事物的辨别学习训练

(1)以形式特性为基础的操作课题:通过分类游戏,学习认识事物的外部属性(颜色、大小等)。如将不同颜色、大小的小球分组。

（2）以功能特性为基础的操作课题：即认识事物的特性和用途，建立事物类别的概念，如将混放的人物、水果的图片分开。可有以下两种课题。①匹配。呈现2个以上示范项，儿童就手上的1个物品与示范项中的某一个相关物品进行匹配。②选择。呈现1个示范项，给儿童2个以上选择项物品，针对示范项，让儿童在选择项中做出合适的选择。

（三）阶段3的训练

此阶段的儿童为事物的符号形式形成阶段。训练顺序为：符号形式形成—言语理解—言语表达。

1. 手势符号的训练　适应证为中度到重度语言发育迟缓，言语符号的理解与表达尚未掌握的儿童，或言语符号理解尚可，但表达不能的儿童。因对儿童来说手势符号比言语符号更容易理解、掌握和操作，故可作为媒介，逐渐向获得言语符号过渡。

（1）状况依存手势符号的训练：训练重点是培养儿童能够注意手势符号的存在。训练方法是在日常的情景及训练的游戏中促进和强化。如在分别的情况下，挥挥手表示"再见"，先让儿童看着手势，令其模仿；然后从模仿逐渐进入自发产生阶段。

（2）表示事物的手势符号的训练：训练重点是理解手势符号和事物的对应关系。

利用玩具娃娃训练事物的对应关系：在儿童面前放作为选择项能穿戴在玩具娃娃身上的三种事物，例如帽子、鞋、手套；训练者拍打玩具娃娃的头部再拍打训练者自身的头部，然后说"帽帽"，促使儿童选择帽子。训练中必须让儿童充分注意手势符号的存在，然后过渡至让儿童单纯根据训练者的手势符号进行选择，即将玩具娃娃拿走，如开始时有困难，可用板将玩具娃娃暂时遮住。如果儿童选择正确，要给予玩具娃娃相应部位的实际操作（戴帽子）进行正反馈强化，并进一步促进手势模仿；误反应时，要拍打玩具娃娃的相应部位，促使儿童修正。

主要通过选择性课题来完成，一般来说从实物——镶嵌板——图片，由抽象水平低到抽象水平高的教材进展；并注意选择项的组合，开始时以身体部位远距离组合为好，逐渐向近距离组合过渡。

（3）利用手势符号进行动词和短句训练：在日常生活中，根据儿童的行为，训练者在给予言语刺激的同时予手势符号，并让儿童模仿手势符号，渐渐将此手势固定下来作为此行为及要求的手势符号。也可利用手势符号作为媒介进行组句训练，如儿童学习"吃苹果"，训练者拿着吃苹果的图片，先做"吃"的体态，再做"苹果"的手势，让儿童模仿，将短句的顺序固定。

2. 改善理解力的训练　以日常生活中接触较多的物品（杯、衣服等）、食物和交通工具等儿童感兴趣事物的词汇为主，从早期已学会手势符号的词汇开始，逐渐向言语符号过渡。如在儿童面前放3~4种物品的图片，训练者说物品的名称，让儿童选择，进行理解训练；可增加图片的数目或物品的类别，从而增加训练的难度。

3. 口语表达训练　对能模仿言语的儿童，应促进其主动口语表达。口语表达要与理解水平相适应，一般来说，语言理解先行于口语表达，根据儿童语言理解阶段不同，制定相应的口语表达训练目标和选择训练课题。基本顺序是从口语模仿到主动表达，再进一步到生活使用。训练过程中可用手势符号及文字符号作为辅助形式，逐渐发展到单纯用言语表达；当言语符号获得困难时，可考虑使用代用性交流手段。

（1）事物名称的口语表达：以儿童可理解的词汇为前提，从易于构音或单音节词开始练习（如妈妈），先让其模仿发音（在训练早期，只要在儿童语言水平能模仿，如仅能模仿词头或词尾、语调等均允许），然后逐渐增加词汇，并促进儿童主动发出有意义的言语符号。

（2）词句的口语表达：有些儿童早期对句子成分不能全部用成人语表达，可用手势语＋成人语（例如："吃"的手势符号＋"苹果"成人语）的组合训练，逐渐过渡到用言语符号来表达完整的句子。训练中对不足的句子成分可由提问引出，如给儿童看"吃苹果"的图，儿童回答"苹果"时，训练者可提问"做什么？"

（3）文字符号的辅助作用：已形成文字学习的儿童有时使用文字符号作为发出信号的媒介，尤其是文字符号有助于想起音节。对照图片，让儿童写出文字，然后一边用手势一边指着文字一边促进用言语发出信号，逐渐做到不看文字也能用言语表达。

（4）代用性交流手段：有明显运动障碍时，最初就应考虑除言语符号外的代用性交流手段，否则，要以用言语符号的表达为第一目标进行训练。尤其是言语符号表达困难的B群儿童可尝试几种措施，但如果最后所有措施均用了，仍不能形成用言语符号表达时，有必要使用代用性交流手段，如文字板、交流板等。

（四）阶段4的训练

此阶段的儿童要扩大词汇量，学习内容从名词到动词、形容词、量词、时间代词、介词等；并把已学过的词组成词句，从不完整句到主谓句、主谓宾句、简单修饰句等形式进行训练。

1. 扩大词汇量的训练

（1）名词的分化学习：目的促进常用词汇（食物、动物和交通工具等）的同一范畴的分化学习。如把各种青菜（大白菜、菜心等）的图片放在一起，对儿童进行分类学习。

（2）动词的学习：采用实际的简单动作游戏和图片进行。训练程序：操作的模仿→体态语符号的理解→言语符号的理解→言语符号的表达→自发表达。

如学习动词"吃"：①儿童吃东西时，训练者在旁做体态语符号（用手拿且放入口中）和说成人语"吃"，让儿童模仿体态语和诱导言语表达；②训练者做"吃"的体态语，儿童将面前的饼干放入口中；③训练者发出成人语"吃"，训练儿童用体态语来表达；④训练者做体态语，并询问"我在做什么呀？"，鼓励儿童用言语表达；⑤反复训练，鼓励儿童在日常的生活中用言语（成人语）来表达要求。

（3）形容词的学习：多采用游戏和图片进行。训练程序：分类→言语符号的理解→言语符号的表达→自发表达。

如学习词汇"红色""绿色"：①在儿童面前放红色和绿色的卡片数张，让儿童分类，儿童每拿起一张卡片，训练者用成人语说卡片的颜色，让儿童模仿发音；②通过游戏来促进和强化：训练者说卡片的颜色，让儿童选择并模仿发音；③训练者指着卡片问"这是什么颜色？"要求儿童用言语表达；④反复训练，鼓励儿童在日常的生活中用言语表达（成人语）来形容事物。

2. 语句训练

（1）名词句的学习：事物的属性＋事物名称，选用大小、颜色等事物的特征对比明显的实物、模型、镶嵌板、图片等。训练程序：确定构成名词句的各词汇是否理解—能理解表示名词句的图(图片仿照)—名词句的理解。

如学习"大、小＋事物名称":选用不同大小的鞋和帽子的图片数张,①在儿童面前放同一事物不同大小的两张图片,训练者问"哪个是大的?""哪个是小的?"让儿童选择,同样方法确定儿童理解事物的名称;②并列摆放不同大小的鞋和帽子的四张图片作为示范图,让儿童选择相同的图片;③并列摆放不同大小的鞋和帽子的四张图片,用"大的鞋""小的帽子"等的言语刺激让儿童选择相应的图片。

(2)两词句的学习:①句型。动作＋动作(主语＋谓语)。②训练程序。确定构成两词句的各词汇是否理解→能理解表示两词句的图→两词句的理解→表达。具体训练与名词句的学习基本相同,最后一项为训练者与儿童交换位置,儿童用言语发出指令,训练者选择相应的图片。

(3)三词句的学习:①句型。动作＋动作＋对象(主语＋谓语＋宾语)。②训练程序。确定构成三词句的各两词句是否理解→能理解表示三词句的图(图片仿照)→三词句的理解→表达。

训练方法基本与上述相似。三词句的理解,可从1/4选择逐渐过渡至1/8选择,并注意图片放置的顺序。

3. 语法训练　可逆句的学习,训练程序:明确显示句子的内容—排列句子成分的位置—表达。

如学习句子"猫洗熊猫":①在儿童面前放一张"猫洗熊猫"的大图,让儿童注意观察大图中拿刷子的动物;②训练者将小图按"猫"＋"刷子"＋"熊猫"的顺序从左到右排列,并让儿童注意主语的位置;然后让儿童练习排列顺序;③儿童说出句子。

在此基础上学习有连词、介词等的句子,并鼓励儿童在日常生活中应用已学习的句子,多看简单的图片和做练习,多听故事。

(五)阶段5的训练

此阶段的儿童主要学习组词成句的规则,能理解和自己说出被动句。训练程序:明确显示句子的内容→排列句子成分的位置→表达。

如学习句子"兔子被乌龟追",训练方法基本与可逆句的学习相同,当儿童出现利用词序与前可逆句一样的方法去理解、排列小图时,要及时给予提示,改正错误的图序,训练者可与儿童做相应的模仿动作或游戏来促进儿童对被动句的理解,反复训练,直至儿童能自己排列、理解、说出被动句式。

【文字训练】

正常儿童的文字学习是在全面掌握了言语的基础上再进行的学习,但对于语言发育迟缓的儿童言语学习困难时,如果将文字符号作为语言形成的媒介是一种非常有效的学习方法,另外还可以作为言语的代用手段,因此,文字学习的导入必须根据具体情况,具体病例进行。

(一)适用情况

(1)音声语言的理解与表达发育均迟缓的儿童,应以文字作为媒介促进言语符号的理解与表达。

（2）音声语言的理解好而表达困难的儿童（如 B 群儿童），应让其先获得文字语言，以文字作为表达的媒介，从而促进音声语言的表达，另外，文字还可作为辅助的手段或用作说话困难时的代偿交流手段。

（3）既有以上原因，又并伴有构音障碍、说话清晰度低下的儿童，在文字学习的同时，应利用文字进行音节构造的分解与合成训练。

（4）轻度或临界全面发育迟缓，学龄前到低年级的病例，考虑到在学校的适应问题，有必要进行文字学习指导，在文字符号获得的同时进行音节分解、词汇、句子等语言学习。

（二）文字训练程序

1. **文字形的辨别训练** 为掌握文字符号，必须能够辨别字形。

（1）辨别几何图形：作为基础学习，必须先能够辨别各种几何图形（10 种以上）。

（2）单字字形的辨别：让儿童先学习单个文字，如从数个文字中选出指定的某单个文字。最初要选择相似性低的字，以后逐渐向相似性高的字过渡。

（3）单词水平的辨别：最初选择字形及字数相似性低的单词，让其先看字长，然后从 2 个字长的单词中选出某个单词，逐渐再进行相似性高的文字辨别训练。如：门→小羊→毛巾。

2. **文字符号与意义的结合训练** 当儿童能辨别 1~2 个音节词后可进行此阶段的训练，以文字符号与图片意义相结合为目的，训练顺序如下。

（1）文字单词图片：文字单词的匹配，给儿童一张文字单词图片，桌面放数张文字单词卡，将文字单词图片与文字单词进行匹配。

（2）文字单词的选择：给儿童数张文字单词，桌面放一张文字单词上面有相应图片的卡片（示范项），进行文字单词的选择。

（3）文字单词图片的匹配：给儿童一张文字单词，桌面放数张图片，将文字单词与图片进行匹配。

（4）图片的匹配：给儿童一张图片，桌面放数张文字单词，将图片与文字单词进行匹配。

3. **文字符号与音声的结合训练** 用音声语言进行文字单词的选择：在儿童面前放数张文字单词卡，训练者用音声语言说，让儿童指出相应的单词。再进一步，让儿童指着卡片的每一个文字与训练者一同朗读，促进音声言语的表达。

选择词汇时，从言语能够理解和构音正确的词汇开始，选择项的组合从音形、文字、文字数、意义等容易辨别的开始进行组合。

4. **文字符号与意义、声音的构造性对应的结合** 可进行图片与相应的文字单词用线连接的作业，然后读出文字。

【交流训练】

交流训练不需要特殊教材，主要是根据儿童语言发育的水平选用合适的训练项目进行训练。可利用符号与指示内容关系的各个阶段的训练内容，促进儿童发挥其理解、表达以及向他人传递信息的作用。交流训练不仅在训练室中进行，在家中、社会中应随时随地进行，充分引导儿童主动与人交流。

交流训练适用于全部患儿，特别是发育水平低和交流态度有障碍的语言未学习的儿童，及存在语言理解和表达发育不平衡的儿童。

（一）语言前阶段儿童的训练

语言前阶段水平的语言发育迟缓儿童进行交流训练的目的是促进视线的接触，主要是抚爱行为。训练者可利用快乐反应来进行抚爱行为形成的训练。如粗大运动的玩法（如举高、团团转等）、小运动的玩法（如逗笑、吹气等）、游戏等各种儿童表现快乐反应的活动，在上述活动中训练者要努力和孩子的视线对视。例如，当训练者要做举高儿童时，先做出向上举的夸大动作，然后当儿童要求被举高时，让其做举手或向上的姿势再做；而在逗笑时，先要儿童大笑几次，这时儿童就会用目光追视和注意训练者在哪个地方，随时提防再一次的逗笑；反复进行这样的游戏，儿童慢慢学会用目光注意他人，用姿势来传达要求。

（二）单词水平阶段儿童的训练

单词水平阶段儿童的交流训练具体方法包括以下几种。

1. 事物的操作 用容易引起儿童兴趣的玩具，让其能很快理解操作和结果，如鼓槌敲鼓、将小球放入小孔内等。

2. 交换游戏 儿童与训练者一起做训练或游戏时，可交换原来所处的位置，即改变发出信号者和接收信号者，或交换玩具，让儿童学习"请给我"的动作和将物品传递给对方。注意要训练儿童能够保持持续的交流态度，无论是长距离或长时间的情况下均能完成所要求的动作。

（三）语句水平阶段儿童的训练

语句水平阶段儿童的交流训练主要是在训练、游戏和日常生活中，双方（训练者与儿童、母亲与儿童等）交换使用身体动作或音声符号来表达自己的要求。如利用系列性图片轮流看图说话、重述故事、故事接龙及角色扮演等活动。注意常与儿童保持眼神接触和微笑，取得儿童的注意再说话。当儿童使用新的语句时，应及时给予鼓励，并用鼓励代替矫正，促进沟通和语言的学习。

【家庭环境调整】

（一）家庭环境调整对儿童语言发育的重要性

儿童语言的发育与发展是与环境和家庭密不可分的。儿童出生后，妈妈在养育他的同时不停地调整并丰富自然声响，并将这些自然声响变成有意义的刺激；妈妈与他不断用言语交流，用视觉、味觉、触觉等去刺激他；对于儿童的冷热需求，妈妈会用各种方式去理解，儿童也用自己的方式来向妈妈传达信息。因此，儿童在言语尚未发育之前，很多语言运用的基础已在家庭养育的环境中得以实现和发展。如果儿童脱离了后天的语言环境，其语言发育会受到很大的影响，这种影响可能会影响其一生，甚至终生无法像正常人一样获得语言，典型的例子如狼孩。

（二）语言发育迟缓儿童家庭养育环境的特殊要求

儿童的家庭养育环境与语言发育有密不可分的联系，单纯依靠语言训练是达不到预期效果的，语言训练的内容必须在养育他的家庭环境中实践，因此调整家庭的养育环境是非常重要的。如在训练中儿童学会将物品如何给予他人、如何表示要求等，那么，要求在儿童家庭环境中，要充分利用所有时间所有人来强化，同时，注意家庭成员的全面参与，并鼓励儿童参与到社会中，多与同龄儿童一起交流。

（三）如何改善和调整儿童的家庭养育环境

1. 改善家庭内外的人际关系　让儿童生活在和谐、温暖和健康的家庭生活环境中。

2. 培养儿童健康的性格、良好的兴趣和良好的交流态度　要养成儿童有事一定要商量的良好习惯，而不是用哭闹等不好的手段来达到一定的目的。

3. 改善对儿童的教育方法　当家长发现儿童语言有问题时，一定要带儿童到有经验的语言治疗单位，找有经验的语言治疗师检查，诊断语言障碍的类型和程度，制定出相应的训练计划，在家中也要遵循计划进行训练，使儿童的语言训练和家庭的养育环境真正做到从儿童的语言发育年龄和特点出发，适合儿童，而不是让儿童去适应家庭的养育环境。

4. 帮助儿童改善周围的生活环境　儿童长大一点后，他会进入社会环境，如幼儿园，语言发育迟缓的儿童在与其他儿童交往时常会受到嘲笑，这会导致语迟儿童对交流的厌恶和恐惧，严重者出现心理障碍；而儿童间的游玩可促进语言的互相学习，因此，老师应参考语言治疗师的建议，给语迟儿童更多的注意和关心，同时教育其他儿童用爱心去帮助他人，让他们在团结、和谐的氛围中更好地发展语言和其他能力。

（卢　帅　王红兵　李　盼）

第二节　构音障碍训练

【治疗原则】

1. 针对言语表现进行治疗　构音障碍的治疗可以按照类型不同设计不同的方案，也可以针对不同的言语表现设计治疗计划。从目前言语治疗学的观点来看，治疗侧重往往针对的是异常言语表现，而不是按构音障碍的类型进行治疗。因此，治疗计划的设计应以言语表现为治疗中心，兼顾各种不同类型构音障碍的特点进行设计。

2. 按评定结果选择治疗顺序　一般情况下，按呼吸、喉、腭和腭咽区、舌体、舌尖、唇、下颌运动逐个的进行训练。遵循由易到难的原则。对于轻中度患儿，训练主要以自身主动练习为主，对于重度患儿而言，由于患儿自己无法进行自主运动或自主运动很差，更多需要治疗师采用手法辅助治疗。

3. 选择适当的治疗方法和强度　恰当的治疗方法对提高疗效非常重要，不恰当的治疗会减低患儿的训练欲望，使患儿习得错误的构音动作模式。治疗的次数和时间原则上越多越好，但要根据患儿的具体情况进行调整，避免过度疲劳，一般情况下一次治疗 30 min 为宜。

【训练内容】

（一）松弛训练

1. 年长儿童

（1）足、腿、臀的放松：

1）脚趾向下屈曲 3～5 s，然后松弛，反复数次。

2）踝关节旋转,每次转一只脚,然后松弛。

3）坐位,双脚平放在地板上,用力向下踏3 s,然后松弛,重复数次,感觉到腓肠肌用力和放松。

4）双腿膝关节伸直3 s,然后放松,患儿应感到大腿用力和放松。

5）股四头肌和臀大肌收缩、紧张练习,双手置于双膝上(取坐位),躯干向前探,处于即将站起位3 s,然后坐下放松,反复数次。鼓励患儿体验这些肌肉的紧张和松弛。

6）提醒患儿现在应该感到下肢和臀部有所放松。

（2）腹、胸和背部的放松：

1）把注意力集中在腹部、胸部和背部,但需要双脚、腿和臀部保持放松。

2）收腹使腹肌持续收缩3 s,然后放松,反复数次。要求患儿在收腹时注意背肌、胸肌也紧张,并体验放松时的松弛感。

3）在肌肉松弛时,鼓励患儿平稳地深呼吸。

（3）手和上肢的放松：

1）将注意力集中在上肢和手,同时要继续感到双脚、双腿、臀部、腹部和胸背部的松弛。

2）紧握拳,然后持续几秒钟喉放松,反复数次。

3）双上肢向前举到肩水平,保持3 s,然后放下,反复数次。

4）将上述动作结合起来坐,在平举上肢时握拳并保持3 s,然后放下双臂,双手松开反复数次。

5）提醒患儿注意紧张感和放松感的对比,如果手仍感紧张可平稳地抖动手腕,直到放松。

（4）肩、颈、头的放松：

1）双肩向上耸,保持3 s,然后放松反复数次。

2）头向前下垂,然后平稳地向后仰,缓慢地将头由一侧转向另一侧。再慢慢地做转头运动,可以闭目以防眩晕。

3）为了确保头部运动平稳和缓慢,治疗师可站在患儿背后,用手扶着患儿头部做上述动作。

4）将眉毛向上挑起,皱额,然后放松,反复数次并注意感觉紧张与松弛的区别。

5）紧闭双唇,保持3 s,然后放松,嘴张开,反复数次。

6）缓慢平稳地移动下颌,上下左右旋转,然后放松。

7）尽可能用力皱起脸,保持3 s,然后放松,反复数次。

2. 年龄较小的儿童 让其俯卧于床上在儿童胸部放一个小枕头,使两上臂支撑,帮助其保持这种姿势,在这种姿势下做头部运动,将头尽量伸直,两眼注视前方,然后头向两侧转动,再向两侧弯。

（二）呼吸训练

1. 年长儿童

（1）呼吸训练：

1）一手置于膈部,另一手置于一侧11、12肋部。如果患儿截瘫,治疗师可站在患儿身后，一手置于患儿膈部，另一手置于一侧 11、12 肋部，或将双手置于两侧 11、12 肋部。平稳地由鼻吸气，然后缓慢地由嘴呼出。注意膈的向外运动和肋骨的向上向外运动。纠正肩部运动。每次呼吸之间要有停顿，防止过度换气。

2）治疗师数 1、2、3 时，患儿吸气，然后数 1、2、3 憋气，再数 1、2、3 患儿呼气。以后逐渐增加呼气时间直至 10 s。呼气时尽可能长时间地发"s""f"等摩擦音，但不出声音，经数周的练习，呼气时发音达 10 s，并维持这一水平。

3）继续上述练习，在呼气时摩擦音由弱至强，或由强至弱，加强和减弱摩擦音的发音强度。在一口气内尽量作多次强度改变。指导患儿感觉膈部的运动和压力，这表明患儿能够对呼出气流进行控制。

4）一口气呼出一长一短或一长两短，或一长三短等节律的摩擦音，但不出声，如"s——"。尽可能长时间的呼气发一个元音，然后一口气发两个、三个元音，然后摩擦音与元音一起发。

5）低声一口气数 1、2、3，逐步增加到 1～10。

6）数数时改变发音强度，与练习 5 相同。

（2）上臂运动：做上肢举起或划船动作，增加肺活量。双臂上举时呼气，协助呼吸动作。

（3）增加气流：用一标有刻度（cm）的透明玻璃杯，装上三分之一的水，把一吸管放入水中，对着吸管吹气，观察气泡达到的刻度，以及吹泡的持续时间，告诉患儿吹气泡的结果，将进展情况记录下来。

2. 幼儿

（1）深呼吸与吸气的控制训练：将口鼻同时堵住，屏住呼吸，到一定时间后急速放开，从而促进深呼吸，操作时为提高儿童的兴趣与成功感，治疗师可先让儿童屏住呼吸 3 s，然后逐渐延长至 5 s、8 s、10 s。让儿童取仰卧位，膝关节和髋关节同时屈曲，用大腿的前部压迫腹部，然后迅速伸展下肢，使腹部的压迫迅速解除，从而促进深呼吸。

（2）口鼻呼吸分离训练：捏着患儿的嘴唇，逼迫其用鼻子吸气，然后再捏住其鼻子，迫使其用嘴呼气，交替做 2～3 min。

（三）发音训练

1. 年长儿童

（1）发音启动：

1）呼气时嘴张圆，发"h"音的口形，然后有声发"a"音。重复练习后，逐渐减少发"h"音的时间，增加发"a"音的时间，最后可练习发其他音。

2）与上述练习相同，做发摩擦音口形，然后做发元音口形，如"s……a，s……u"。

3）沙哑是因喉紧张造成的，可使用摩擦和松弛技术。可在颏舌骨肌、下颌舌骨肌两处进行按摩和振动按摩。按摩后，喉紧张降低，可进行发音练习。另一种方法是让患儿打哈欠伴随呼气，在打哈欠的呼气相发出字词。因打哈欠时可以完全打开声门，停止声带的内收。

4）迟缓型构音障碍可有不同程度的喉内收肌瘫痪，可进行下列任何一项推举练习。①双手握拳，举至胸水平，然后双臂突然向下推，排出气体。②双手举至胸水平，双手掌突然将胸壁向内推,排出气体。③双手突然用力按压桌面或椅子的扶手。④双臂举至肩水平,肘部屈曲,双手十指交叉,然后突然用力将手分开。在所有情况下,患儿应大声排出气流,然后继续练习发元音。

5)进一步促进发音启动的方法是,深吸一口气,在呼气时咳嗽,然后将这一发音动作改变为发元音。一旦发音建立,应鼓励患儿大声叹气,促进发音。

6)爆破音也可用来辅助发音启动,如"ba""bu"。

(2)持续发音:

1)当患儿能够正确地启动发音,则可进行持续发音训练。一口气尽可能长时间地发元音,使用秒表记录持续发音时间,最好能达到15~20 s。

2)由一口气发单元音,逐步过渡到发两个、三个元音。

(3)音量控制

1)指导患儿持续发"m"音。

2)"m"音与元音"a""i""u"等一起发,逐渐缩短"m",延长元音。

3)如果患儿持续发双唇音"m"由困难,可发鼻音"n"。

4)朗读声母为"m"的字、词、词组、语句。目的是改善呼气和音量,通过口唇的位置变化将元音进行对比,促进元音的共鸣。

5)背诵序数1~20,背诵周日,可换气一次,音量尽量大,保持松弛体位,深吸气。

6)为了改善音量控制,进行音量变化训练,可数1~5,6~10时,音量由小至大,然后由大至小,或音量一大一小交替。发元音,音量由小至大,由大至小,大小音量交替。在复述练习中,鼓励应用最大音量,治疗师逐步拉长与患儿的距离,直到治疗室可容纳的最长距离。鼓励患儿让声音充满房间,提醒患儿尽可能地放松,深呼吸。

(4)音高控制:

1)扩大音高范围,指导患儿唱音阶。可唱任何元音或辅音元音连起来唱,如"a、a、a","ma、ma、ma"。如果患儿不能唱完整的一个音阶(八度音),可集中训练三个不同的音高,以后再逐渐扩大音高范围。

2)当患儿的音高建立后,可进行"滑移"训练,它是语调训练的前提。发元音,由低－中－高;高－中－低;中－高;中－低;高－中－高;低－高－中滑动。

3)患儿模仿治疗师做下列练习:"la－la 你好!"

"ma ma/ma ma ma 你吃饭了吗?"

"ma ma ma /ma 你要笔吗?"

4)患儿倾听时,模仿这些不同的音高变化,应清楚这些音高的改变表示不同的意义或语气。如果患儿已掌握上述练习,可复述一些惊叹句、疑问句和问候句。

(5)鼻音控制:

1)深吸气,鼓腮,维持数秒,然后呼出。

2)使用直径不同的麦秆,放在口中吹气,有助于唇闭合,增加唇的肌力。

3)练习发双唇音,舌后音等,如"ba、da、ga"。

4)练习发摩擦音,如"fa、sa"。

5)唇、鼻辅音交替练习,如"ba、ma、mi、pai"软腭训练请参看发音器官地训练。

2. 幼儿 当患儿双唇能闭合时,就应该训练其发双唇音;当双唇能接触下门齿时,练习发"f"音;当双唇能外展时,可训练儿童发"o""u""ou""ao""iu"等音;当舌尖可伸出并上抬时,可训练其发"d""t""n""l"等音;当舌面能上升抵住硬腭时,可训练发"j""q""x""i"等音;当舌尖接触下门齿背时,可训练"z""c""s"等音;当舌尖能抵住硬腭前部时,可训练"zh""ch""sh"等音;当舌后部能抵软腭或软腭可上升或下降时,可训练其发"g""k""h""ang""eng""ing""ong"等音。

(四)口面与发音器官运动训练

1. 本体感觉神经肌肉促通法

(1)感觉刺激:用一块冰由嘴角向外上沿颧肌肌腹向上划,并可刺激笑肌,由下向嘴角划动,时间 3~5 s,反复刺激,其作用立即出现,但持续时间短。其机制是刺激温度感受器,冲动通过纤维到达中枢神经,肌梭的敏感性增加,神经肌肉兴奋,肌肉收缩。另一种方法是用软毛刷沿着上述部位轻轻地快速刷拂 1 min。刷拂后,效果是再刺激后 20~30 min 出现。

(2)压力、牵拉与抵抗:面部肌肉的活动是以各肌群的协调运动为基础的。练习时,应双侧同时进行。

1)压力由手指或拇指指尖实施,如对颏下舌肌外部施行触压,对舌骨施行压力,有助于吞咽。牵拉是指再运动时,用手指对收缩的肌纤维施行反复的轻击,刺激更大的收缩。如沿收缩的笑肌轻轻拍打,可促进微笑动作。

2)抵抗是指对运动施加一个相反方向的力量,以加强这一运动。只有当患儿能够做某种程度的肌肉收缩动作,才能执行。抵抗力量施加于健侧,当患侧力量足够强后,才可施加于患侧。患儿在无帮助下尚不能执行某一运动时,可使用压力和牵拉技术,促进运动的实施,一般先实施压力和牵拉技术,随着功能的改善,再实施抵抗技术。

2. 发音器官的训练

(1)下颌提高:

1)尽可能大的张嘴,使下颌下降,然后再闭合。缓慢重复 5 次,休息。以后加快速度,但需保持上下颌最大的运动范围。

2)下颌前伸,缓慢地由一侧向另一侧移动。重复 5 次,休息。

(2)唇闭合、唇角外展:

1)双唇尽量向前噘起(发 u 音位置),然后尽量向后收拢(发 i 音位置)。重复 5 次,休息。逐渐增加交替运动的速度,保持最大的运动范围。

2)一侧嘴角收拢,维持该动作 3 s,然后休息。重复 5 次,休息。键、患侧交替运动。

3)双唇闭紧,夹住压舌板,增加唇闭合力量。治疗师可向外拉压舌板,患儿闭唇防止压舌板拉出,

4)鼓腮数秒,然后突然排气,有助于发爆破音,患儿也可在鼓腮时用手指挤压双颊。

(3)舌的伸出、舌抬高、交替运动与环形运动:

1)舌尽量向外伸出,然后回缩,向上向后卷起,重复 5 次,休息,逐渐增加运动次数。治疗师可将压舌板置于患儿唇前,由患儿伸舌触压舌板。用压舌板抵抗舌的伸出,以加强舌的伸出力量。保持最大运动范围,增加重复次数,以增加运动速度。可用秒表记录重复

次数和运动速度。

2)舌尖外伸尽量上抬。重复该动作5次,休息。逐渐增加练习次数。练习时可用手扶住下颌,防止下颌抬高。当舌的运动力量增强时,可用压舌板协助和抵抗舌尖的上抬运动,以增加运动力量。

3)舌面抬高至硬腭。舌尖可紧贴下齿,舌面抬高,重复5次,休息。逐渐增加运动次数。

4)舌尖伸出,由一侧口角向另一侧口角移动。A 用压舌板协助和抵抗舌的一侧运动。B 做上述运动时,逐渐增加运动速度。

5)舌尖沿上下齿龈做环形"清扫"动作。

(4)软腭抬高:

1)用力叹气可促进软腭抬高。

2)重复发"a"音,每次发音之后有 3~5 s 的休息。

3)重复发爆破音与开元音"pa、da";重复发摩擦音与闭元音"si、shu";重复发鼻音与元音"ma、ni"。

4)用细毛刷等物直接刺激软腭。

5)如果软腭轻瘫,用冰块快速擦软腭,数秒后休息,可增加肌张力。

6)在刺激后立即发元音,同时想象软腭抬高,然后鼻音与唇音交替发,作为对照。

7)发元音时,将镜子、手指或纸巾放在鼻孔下,观察是否有漏气。

(5)交替运动:

1)颌的交替运动做张嘴动作。

2)唇的交替运动需要唇前噘,然后缩回。

3)舌的交替运动包括:舌伸出缩回、舌尖于口腔内提高降低、舌由一侧嘴角向另一侧移动。

4)尽快重复动作,随后发音。

(五)语音训练

1. 语音训练

(1)练习发"b"音。鼓励患儿看治疗师的动作。

(2)患儿在言语训练室照镜子,以便及时纠正自己的发音动作。

(3)双唇紧闭,鼓腮,使口腔内气体压力升高,在发音的同时突然让气体从双唇间爆破而出。

(4)朗读由"b"音组成的绕口令。对成年人最好使用真实语言,患儿易于接受。对治疗师来说,在这个阶段,语言的建立比词的应用更重要。

2. 补偿技术 发音器官的肌肉无力,运动范围受限或运动缓慢使得一些患儿不能达到完全准确的发音。在这种情况下,可以让患儿学习发音补偿法。这些补偿法可使语音接近正常,能被他人听。

3. 语言节奏训练 节奏和重音很难分开,因为它们是相互依存的。因此,在治疗时,两者的治疗使用共同的方法。

(1)呼吸控制可使重音和轻音显示出差异,从而产生语言的节奏特征。因此,进行呼吸训练,不但有助于发音,而且为节奏和重音控制奠定了基础。

(2)为了促进节奏的控制,可让患儿朗读诗歌。诗歌有很强的节奏,治疗师用手或笔敲打节奏点,可帮助患儿控制节奏。

(3)强调重音是为了突出语意重点或为了表达强烈感情而用强音量读出来的重音,是由说话人的意图和情感决定的,没有一定的规律。

(4)当患儿已经建立起节奏和重音的概念,就可以让患儿在日常生活中辨认和监视自己话语中的重音。患儿与治疗师一起把日常对话的语句标出重音,患儿朗读有标记重音的日常用语和短文。

4. **语调训练**

(1)练习元音的升调和降调,如:"a……↗a……↘a……↗↘a ……↘↗"。

(2)给患儿解释不同的感情需要通过不同的语调表达,给患儿做示范,患儿模仿不同的语调,传递感情。如,兴奋,厌烦,高兴,生气,疑惑,失望,悲哀,鼓励。

(3)练习简单陈述句,命令句的语调,这些语句要求再句尾用将调。

(4)练习疑问句,这些语句要求再句尾用升调。

5. **替代言语交流方法的训练**　重度构音障碍的患儿,由于言语运动机能的严重损害,即使经过语言训练,言语交流也是难以进行的,为使这部分患儿能进行社会交流,语言治疗师可根据每个患儿的具体情况和未来交流的实际要求,选择设罢替代言语交流的一些方法并予以训练,目前国内常用且简便易行的有图画板,词板,句子板。图画板画有多幅日常生活的图画,对于文化水准较低和失去阅读能力的患儿会有所帮助。词板和句子板标有常用词和句子,有些句子板还可以在适当的位置留有空隙,由患儿在需要的时候补充写一些信息。词板、句子板适用于有一定文化水准和运动能力的患儿。

(卢　帅　王红兵　李　盼)

第三节　吞咽障碍训练

【概述】

吞咽是一个复杂的生理过程,能够顺利完成吞咽这一动作,需要良好的口腔、咽、喉和食管的相互协调,任何一个部分出了问题,都会导致吞咽障碍的发生。目前针对吞咽障碍的康复训练,主要是对口腔和咽喉部的训练。

【训练内容】

(一)功能恢复训练

1. **面颊、唇等吞咽相关肌群的功能训练**　需根据患儿具体情况不同采用不同的措施,层次吸管唇力量练习、冰块击打唇周、咬牙胶下颌力量训练、下颌骨分级调控咬牙棒短暂的肌肉牵拉和抗阻力运动、按摩等。面颊运动可促进咀嚼所需的转动运动,唇运动可以改善食物或水从口中漏出。

2. **促进舌的运动**　让患儿舌做水平、后缩及侧方主动运动和舌背抬高运动,可运用勺子啜吸、层次吸管、舌尖训练器等口肌工具完成训练。

3. **感觉刺激** 常用的有酸冷刺激（冰块、酸奶条等）、触觉（Z棒、海绵棒等）和压力（口腔按摩、雪条棒等）刺激。

4. **吞咽反射调节** 以憋气反射调节和吸吮反射调节较常用，年长儿童可予运用此方法训练。

5. **声带内收训练** 通过声带内收训练以达到屏气时声带闭锁。

6. **喉头上提训练** 其目的是改善喉入口的闭合能力，扩大咽部的空间，增加食管括约肌开放的被动牵引力。

7. **咽收缩训练** 该训练的目的在于改善咽闭合功能，提高咽的清理能力。

8. **空吞咽** 为了使简单功能恢复训练过渡到复杂的吞咽模式，每次治疗之后都要做吞咽动作，有吸入危险的患者则做空吞动作，因为改善吞咽功能最重要的训练就是吞咽。

9. **颈部的活动度训练** 活动颈部，增强颈部肌力、呼吸控制、舌的运动和喉头运动，利用颈部屈伸活动帮助患儿引起咽下反射，防止误咽。

10. **呼吸道的训练** 呼吸训练，深吸气—憋气—咳出，目的是提高咳出能力和防止误吸；咳嗽训练，努力咳嗽建立排出气管异物的各种防御反射。

（二）进食调节

1. **进食的体位** 提示患儿应该采取颈部屈曲坐位喂养，而在头左倾斜坐位喂养同类食物时可进一步减少食物吸入的发生。对于部分痉挛性脑瘫患儿采取仰卧位，适当增加头部高度，使头部与髋关节呈屈曲状态，抑制伸展模式，故进食的体位准确对于吞咽障碍是非常重要的。

2. **食团入口的位置** 食团入口后放置的位置应利于舌头的感觉和传送，这对增加吞咽的有效性和安全性很有帮助。

3. **食团的性质** 宜选择密度均一，有适当的黏性，不易松散，通过咽及食道时不在黏膜上残留的食物，一般先用胶冻样食物进行训练（如果冻、豆腐等），逐渐过渡到糊状食物。

4. **注意进食口腔的控制方法** 一是从患儿的头后方调节口腔功能，手从患儿的头后部伸向患儿的面颊部，拇指放于患儿的下颌关节，示指放于下颏与下唇之间，中指放在颏下，肩部及前臂在患儿的后头部予以支撑，同时控制头部的姿势。另一方法是将左拇指纵向抵在患儿下颏与下唇之间的部位，示指放置患儿右下颌关节，防止其颜面扭向一侧，然后将中指、环指弯曲过来放于下颏部的下方。这两种方法是通过拇指的活动来控制口的闭合，向上轻推可促进闭口，向下稍用力诱发患儿张口，抑制下颌骨的前突，颏下三指可抑制下颌骨的退后，从而抑制稀薄食物溢出和反流导致呛咳等。

5. **指导进食模式** 如吸吮模式，用杯饮食模式，用勺子进食模式的控制方式，咬与咀嚼的模式控制方法等。

6. **加强口腔护理** 减少进食误吸的合并症。

（卢　帅　王红兵　李　盼）

第四十八章　心理治疗与行为矫治

第一节　心理治疗

心理治疗是双方互动的一个正式的过程,每一方通常由一个人构成,但有可能由两个或更多的人组成。其目的是经由精通人格源起、发展、维持与改变之理论的治疗者,在专业与法律认可下,使用逻辑上与该理论有关的治疗方法,来改善另一方在下列任一或所有领域的无能或功能不良带来的苦恼:认知功能(思维异常)、情感功能(痛苦或情绪不舒适)或行为功能(行为的不恰当)。

心理治疗起源于欧洲,从精神病学中发展出来。可以说,自从人类发现自己的某些成员有精神障碍,人类就开始试图"治疗"他们。心理治疗应该符合两个标准:一是在理论上,它将心理障碍看成与身体疾病不同的东西,其致病原因主要不是身体的或超自然的因素,而是心理因素;二是治疗的策略和方法是心理学的,而不是医学的或巫术的。

【心理治疗的形式】

(一)个别心理治疗

这是治疗师与来访者个别进行谈话形式进行的心理治疗。治疗师与来访者交谈的目的在于治疗师了解疾病发生的过程与特点,帮助来访者掌握自己疾病的情况,对疾病有正确的认识,消除紧张不安的情绪,接受治疗师提出的治疗措施,并与治疗师合作,与疾病做斗争。个别心理治疗是一种普遍应用的心理治疗方式。

(二)集体心理治疗

这是治疗师把有同类问题的来访者组织起来进行心理治疗。一般把来访者分成几个小组,每个小组由数个或十几个来访者组成,并选出组长。集体心理治疗的主要方法是讲课、活动与讨论。治疗师根据患者中普遍存在的心理因素及观点,深入浅出地对来访者讲解有关的症状表现、病因、治疗和预后等。使来访者了解问题的发生、发展的规律,消除顾虑,建立信心。或组织组员进行活动,之后大家分组讨论。来访者联系自身实际情况进行活动,讨论时要力求生动活泼,鼓舞来访者进行分析和自我分析。治疗师可邀请治疗效果较好的来访者做治疗的经验介绍,通过现身说法,起到示范作用。

个别心理治疗与集体心理治疗还可以结合起来。集体心理治疗着重同类来访者的共同的问题,个别心理治疗侧重解决患者的具体问题。

(三)家庭心理治疗

治疗师根据来访者与家庭成员之间的关系,采取家庭会谈的方式,建立良好的家庭心理气氛,使家庭成员彼此心理相容,家庭成员共同努力使来访者适应家庭生活。在家庭心理治疗时,必要的家庭成员都要参加。

【心理治疗的适应证及干预的特点】

适应证:神经症、人格障碍、行为障碍、心身疾病、性心理异常、处在缓解期的某些精神障碍。

干预的特点:强调人格的改造,问题行为的矫正,重视症状的消除。

【心理治疗的主要变项】

(一)来访者

1. 适应证 康复期的精神病患者;神经症患者;精神上受了打击的人;严重行为越轨者。

2. 人格特质

(1)来访者对人际影响的敏感性。

(2)来访者处在烦恼之中,有心理痛苦,能促进治疗。

(3)有一定的应付能力和成功应付经验的来访者预后较好。

(4)一般智力也是一个重要因素,尤其是其中的言语理解和言语表达能力,以及自我理解和内心能力。

3. 改变动机 一般情况而言,来访者改变的动机越强,治疗的效果越好。

(二)治疗师

1. 专业训练和经验 精神科医生主要在医学院接受训练;临床心理学家主要在心理学系或临床心理学系接受训练。

2. 个人特征

(1)成熟:主要指人格发展上的成熟,其中人格的协调性(整合程度)和稳定性是两个重要指标。人格的协调性和稳定性高的人在个性倾向性方面没有基本的长期存在的冲突。这样的特点有助于治疗师对来访者保持一种开放、接纳的态度,并在咨询中保持客观性,避免个人的投射作用。

(2)技能因素:要求治疗师不仅有处理治疗中诸如诊断、程序操作等具体事项的能力,更重要的是创造性地解决问题的能力。能否以适合特定来访者的方式进行交流是衡量治疗师技能的一个重要指标。

(3)敏感性:主要关系到治疗师对来访者的知觉和理解,尤其是对来访者情感和内在冲突的知觉。治疗师的敏感性是决定共感理解的基本条件之一,而后者是影响治疗改变的最重要的一个变量。

【一般治疗过程】

(一)治疗基本阶段

1. 问题探索及评估阶段

(1)这一阶段的工作任务:建立良好的咨访关系;澄清问题;收集有关资料;理解和界定问题。

(2)在探索问题阶段,收集资料时,有一些重点要特别留心:

1)事实:发生了什么? 在什么时间、地点、情景下发生的? 事件的前因、后果?

2)认识:来访者怎样知觉这一事件,怎样评价或看待? 他怎样看自己和有关的其他人? 这种知觉、评价有无偏差? 考虑来访者的一般认知能力和认知方式的特点。

3)情绪:不仅要留心来访者在事件中和事件后的情绪反应,更要注意来访者现在的情绪体验。当时的情绪表现常常是判断问题探索方向的重要指标。注意来访者的一般情绪活动特点,如稳定性、冲动性、主导心境等。

4)行为:事件过程中做了些什么,事后做了什么,现在想怎么做? 注意一般的行为方式,如如何待人处事,怎样应付困难,有无行为不足或行为过剩等。

5)环境:有无不利的环境因素等。

2. 目标设定阶段　这阶段的工作任务:对目标的讨论可从询问来访者的期望开始;治疗师要明了现有的干预手段和自己能力的局限;治疗目标要协商确定,借此调动来访者的积极性;对目标结构中的当前目标要尽可能详细讨论,明确规定,必要时可用备忘形式或表格形式记录下来;目标的确定常与行动方案有关,所以可能出现讨论目标时谈及拟议中行动方案的情况。

3. 方案探讨阶段

(1)方案探讨阶段的主要工作任务:

1)双方根据问题性质、程度,来访者个人及其环境条件情况,治疗师的策略和技术储备等,结合已确定的治疗目标,设想出各种可能的方案。

2)对这些方案的优劣进行权衡、评估。

3)确定一个合适的方案。

(2)方案探讨阶段决策过程中可能遇到的若干基本问题:

1)不需要寻找唯一正确的方案。

2)有必要去探寻那些到头来不会采用的方案。

3)评价方案应以有效性、可行性和经济性为标准。

4)双方共谈参与探讨方案,但治疗师起更主要的作用。

5)当来访者感到该方案需要他做出艰难的,甚至痛苦的努力而不愿接受时,治疗师应对该方案或策略的功效做一些解释说明,也可能需要一点保证和鼓励。当来访者认为这个方案是愚蠢可笑而拒绝时,治疗师需要对方案或策略在执行时的详细情形进行描述和解说。当来访者对改变途径有一个自己的明确的设想,并强烈希望治疗师接受时,治疗师首先需要的品质是耐心和坚韧,需要详细讨论来访者的方案的不合理、不可行之处,然后对拟议中的方案进行说明解释,同时传递出治疗师对拟议方案的信心和能力。在许多时候,鼓励来访者做试验治疗,同时保证如果试验失败,可以重新考虑其他途径,是一种可行的做法。

6)方案的具体性取决于流派惯例和治疗师。

4. 行动实施阶段

(1)治疗/行动阶段不能使来访者变成一种被动、接受、依赖的角色。

(2)治疗方法的应用也具有试误性。

(3)要注意实践及在实际生活中的迁移应用情况。

(4)治疗/行动阶段要经常进行评估。

5. 评估/结束阶段

(1)评估/结束阶段可能以三种情形之一的方式发生:

1)治疗双方都觉得所有治疗目标都已达到,因而结束关系。

2)治疗目标尚未达成,由治疗师方面主动提出中止咨询关系。可能是由于人事变动,但更常见的是治疗师感到自己的专业能力不能有效的帮助来访者,或者感到来访者从另一位治疗师那里能得到更合适的帮助,处于治疗师的道德责任感,需要中止关系。

3)来访者提前中止治疗关系。常见的原因有:①来访者感到治疗中存有某种威胁,因为逃避继续治疗,这本质上属于对治疗的阻抗;②来访者感到治疗没有他期待的收获,因而中断来访。治疗的终止,会使治疗师感到自己无能和沮丧。治疗师需要冷静地分析是由于谁的问题导致终止。如有可能,应设法挽救治疗关系。无论是来访者想要逃避还是因为失望而想要终止,没有发展出有效的治疗关系经常是一个重要原因。

(2)对于第一种评估/结束阶段,有四项基本工作:

1)评估目标收获。

2)处理关系结束的问题。

3)为学习的迁移和自我依赖做准备。

4)最后一次会谈。

(二)治疗过程的一般模型

1. 预备和初始谈话

(1)来访者分析:

1)来访者一般分为主动的来访者和被动的来访者。对于被动的来访者,咨询者应留心考虑:①为什么要安排、动员这个人来治疗? 是否真的需要治疗? 是否来访者只是别人的心理不正常的牺牲品? 动员者或安排者一方期望从治疗中得到什么? ②动员者是怎样动员来访者的? 采取鼓励还是强制胁迫,或者软硬兼施? 动员者是怎样向来访者介绍治疗的? 这些介绍是否正确? 它们可能会在来访者心理产生什么预期和定势?

2)来访者的心理准备:①畏难和顾虑;②态度冲突;③焦虑;④预期和反应准备。

(2)初始谈话(主要任务):

1)让来访者放松、自然,消除紧张感。

2)使来访者对治疗和治疗师有所了解。

2. 记录

(1)对来访者说明记录的必要性以及记录将如何保管和使用。

1）记录的理由或必要性：为了整理讨论的内容；防止遗忘；为了在后续会谈中利用先前的资料；为了今后的评估比较。

2）记录的保存和使用：要着重说明哪些人能接触这些资料，同时了解来访者不想让谁接触这些资料，并给予保证。治疗师对来访者资料的使用要遵循治疗师的伦理准则。对此可向来访者做出肯定的交代。

（2）做记录的方法：

1）录音或录像记录，往往使双方感到拘束，因此有些人使用隐蔽话筒，把摄像机置于一个不引人注目处。

2）做文字记录如果在谈话的同时进行，会使来访者分心，并使谈话不流畅。因此一般主张在会谈结束后再做追记。在会谈中只记非常简要的几个关键词或要点以备忘。

3）会谈环境：总的要求就是能提供一种轻松、坦率、无须戒备的交流气氛。

4）治疗过程的程序性和灵活性：治疗阶段的划分反映了治疗过程的一般规律，故必须注意它的程序性。但治疗既是一门科学，又是一门艺术，机械僵化的固守程序会使治疗失去活力，甚至变得滑稽可笑。治疗师在咨询过程中的灵活性和创造力可以说是咨询的生命。

现代社会越来越多的人认识到了心理健康的重要性，现在不论是心理治疗还是心理咨询在国内外都十分普及并且日益被社会认可，很多人都愿意接受专业人员的帮助，由于心理健康水平提高进而改善了自己的生活质量，这是一个很好的观念改变，心理治疗在人们心中不再是不愿见人的羞耻的事情。

虽然专业人员的心理治疗比来访者自己自行解决自身心理问题要见效快很多，但是也不是一次两次治疗可以马上解决的。相反，如果对心理治疗抱有太高、太强烈的期望要求立刻见效，往往会适得其反。现代的心理治疗通过长时间的发展与积累经验已经不再是一门单一的学科，在帮助来访者的时候不再是单纯的心理治疗，往往还综合了各方面因素，例如结合家庭因素进行家庭治疗，并结合各理论流派。

（王爱萍　李　盼　杨　傲）

第二节　行为矫治

行为矫正通常指的是依据学习原理处理行为问题，从而引起行为改变的一系列客观而系统的方法。

【概述】

行为矫正的含义一是根据行为学习的理论，经由条件作用过程，改变个体已有的不当行为或者矫治不良的习惯，而令个体获得健康生活，二是采用认知学习理论，用以改变个体的态度、观念、思想等较复杂的心理历程，从而达到改变某种不良行为的目的。

采用行为矫正的目的在于促使个体的行为发生变化，但并不是所有导致行为改变的方法都属于行为矫正的范畴。比如将个体放置于一个完全陌生的地方或者服用某些药物,甚至切除大脑的某一部分,都可以促使个体行为发生变化。但这些技术并非是基于学习理论的行为矫正技术。

如果要对个体开展行为矫正,必然包含四个方面的内容:①观察、测量和评估个体当前可观察到的行为模式;②确定环境中的先前事件和行为发生之后的结果;③建立新的行为目标;④通过控制所确定的先前事件和行为结果,促进新行为的学习或者改变当前的行为。

【行为矫正与行为治疗、应用行为分析】

在专业文献中,还有一些术语被常常使用,他们所包含的含义与行为矫正类似,如行为治疗、应用行为分析。

对于行为治疗来说,一些研究者认为该术语所指的原则和方法与行为矫正相同。但也有不少研究者持不同意见,他们认为,虽然行为治疗和行为矫正具有很多相同的原则和方法,但行为治疗的方法是经典条件反射的扩展和实际应用,而行为矫正则更强调操作条件反射;行为治疗更主要用于个体内在的行为和心理疾病,如焦虑、神经质等,而行为矫正更着重外在的可观察、可测量的行为,比如发怒、攻击性行为等。与行为治疗有关的技术包括系统脱敏法、厌恶疗法、洪水疗法、生物反馈法等。

应用行为分析可以说是行为矫正的新扩展,常常被用来替代行为矫正。这一术语指的是对行为矫正的原则在非实验室的、每日生活情境中的直接应用,因此强调在每日自然的环境中对与社会相关的行为进行应用性的研究,其针对的行为为可测量、观察的外显行为,着重于环境变量对行为发生的影响,并要求对个体的行为反应进行仔细的测量。

应用行为分析方面的研究始于 20 世纪五六十年代。这一方法可用于多个领域,其目的是为了帮助人们理解、预防和改变个体的问题行为,同时促进个体学习。应用比较多的是用于教育领域,例如对对特殊教育需要的障碍儿童的教学,如通过行为矫正的方法训练严重智力落后、自闭症、情绪障碍、心理困扰的儿童习得新的语言和社会交往技能;又如注意力缺陷儿童的注意力控制训练、行为障碍儿童的怒气管理训练等。该训练方法包括传统的行为矫正和认知行为矫正方法。

【行为矫正的假设】

之所以依据学习的原理对行为运用一系列的技术进行矫正,促使其改变,与行为矫正所持的有关问题行为的哲学观有一定的关系。开展行为矫正的研究者对什么是问题行为以及如何处理问题行为方面有着共同的观点。主要包括以下三点。

(一)行为是习得的

行为矫正对问题行为产生原因的认识不同于我们前面提到的常规的解释。先天的遗传及后天的不良生理条件不是个体产生问题行为的真正原因或者直接原因。行为都是个体在后天的生活环境中通过学习而获得的,而且问题行为与良好行为一样,都是个体在某个特定情境中进行了某种特定学习的结果。比如,哭闹之后父母满足了孩子的需求,那么下一次孩子更有可能通过哭闹的形式要求父母满足自己的需求。哭闹这一行为是一种通过正强化的过程习得的行为。

（二）行为是可以预测的

行为既然是在后天的环境中习得的，因此，行为与个体所处的环境有着密切的关系。对于问题行为来说，环境中所存在的不良因素可以用来解释问题行为持续存在的原因。因此，在考察问题行为时，一定要检查个体所处环境中的各个因素，分析与行为有关的各个事件特别是行为发生之前所发生的事件以及行为出现之后的后果，可以帮助我们预测个体的行为将会在什么样的情境中发生，并将以什么形式发生。

（三）行为是可以改变的

既然问题行为是习得的，那么按照学习的原理，也就可以重新学习和改变。通过分析导致问题行为发生的具体因素，可以帮助我们了解问题行为持续存在的原因，并通过改变维持问题行为的不良环境因素，采取一定的措施让个体系统地学习新的良好行为，就可以改变行为的目的。因此，行为矫正的实质就是指导个体重新学习，以使问题行为发生改变的过程。

（王爱萍　王红兵　李　盼）

第四十九章　小儿的中国传统医学康复治疗

第一节　小儿针刺疗法

针刺疗法是以中医理论为指导,运用针刺预防、治疗疾病的一种方法。针刺疗法具有适应证广、疗效明显、操作方便、经济安全等优点,小儿常用的针刺疗法主要有毫针刺法和皮肤针法。

【小儿针刺疗法的特点】

(一)方法简便经济,形式多样

小儿针刺治疗,具有针灸学共同的特点,即方法简便、经济,既可用于大城市、大医院治疗,也能在基层及边疆、农村等缺医少药处推广,还适合于日常家庭防治某些疾病。同时,刺灸之法形式各异、丰富多彩,可根据患者不同年龄、不同体质及不同病情加以选用。

(二)适应病种广

以一种疗法适用于多种病症的防治是小儿针刺的另一作用特点。针刺既可用于小儿急症的抢救,如小儿惊厥、休克等,亦可用于治疗某些现代疑难杂病,如脑积水、小儿脑瘫、小儿麻痹后遗症等,既能以针刺治疗为主,亦可作为配合其他中、西医治疗的一种辅助手法。特别是,针刺对婴幼儿消化不良、儿童近视眼、小儿夜尿症等病症有着较其他疗法更为独特的效果。

(三)一般无毒副作用

小儿脏腑娇嫩,耐受力差。在运用药物治疗时,较之成年人更易发生毒副反应。针刺是一种非药物疗法,只要正确遵循操作规程,一般不会产生不良反应。

(四)治疗要点

1. **取穴宜精少**　由于小儿肌肤稚嫩而又生机旺盛,针刺取穴不宜太多,否则会"破肉损筋成羸疾"。取穴少,但要重视功效集中,配伍精当,否则也起不到较好的治疗作用。当然,对有些危急重症或慢性痼疾,则不能拘泥于此。

2. **针刺轻浅少留针**　小儿脏腑经络娇嫩,形气未充,一般只要轻刺、浅刺即可达到治疗目的。小儿承受能力差,易受惊恐,针刺过深,手法过重,往往难以为其所接受。同时,小儿肌肤浅,过深亦可酿成针刺事故。留针时间宜短,多数仅需得气即可取针,有的只需点刺。留针时间短,亦可避免因小儿不配合而造成的滞针、折针等意外。

【针刺意外的预防与处理】

小儿针刺时,由于患儿不能合作及难以表达自己的感觉,所以特别要注意针刺意外的发生,小儿针刺意外,常见的有以下几种。

(一)感染

主要由于针刺消毒不严所致,包括针具、穴位皮肤和术者手指等,另外在穴位注射时对所注射药物的情况不了解,也是造成感染的原因之一。施穴位结扎(或穴位埋线),亦可因消毒不严或术后护理不当,引起感染。

因感染的程度、性质等不同,其临床表现有较大差异。包括局限性化脓感染、全身性化脓感染(败血症,重者可出现感染性休克)、气性坏疽及传染性病毒性乙型肝炎等。

为了防止交叉感染,应当每人2套针具,并更换交替使用完后进行高压消毒;在感染病灶之处,避免针刺。穴位注射和穴位结扎治疗时应严格执行操作常规,将所注药物,进行了解,不要使用失效或变质的药物,穴位结扎后,不要让肠线露出表皮,要求患儿家长做好术后护理工作。

如患儿已发生针刺感染,宜迅速妥善处理。局部化脓性感染,可适当应用消炎止痛、清热解毒的中西药物,局部可外敷鱼石脂软膏或热敷、理疗等。一旦脓肿形成,成熟后方可切开引流排脓。全身性化脓性感染,选择抗菌谱广的抗菌药物治疗,患儿须卧床休息,充分补充热量、水分和蛋白质,纠正电解质代谢失调等。气性坏疽,病情急重,诊断一经确定,应紧急手术。乙型肝炎感染,宜转传染科,采用中西医结合的方法治疗。

(二)折针与滞针

折针与滞针在小儿针刺治疗中亦颇为常见。

1.折针　造成折针的原因颇多,其中较主要的与针具本身质量有关。另外,术者操作不熟练、动作粗暴或患儿在针刺中大幅度变动体位等亦可导致折针。

折针造成的后果与断针所在的部位关系较为密切,折针于非重要脏器或非关节部位,一般多不产生严重后果,断针局部可有压痛,多无运动障碍。关节内折针,不论在大、小关节都会呈现疼痛和不同程度的运动障碍。脏器内折针,情况往往比较严重。

预防折针事故,首先要加强针前准备,经常更新毫针,不使用弯曲、生锈或有其他损伤的毫针。下针前,充分揉按穴区,以解除局部痉挛。婴幼儿,须令家长配合固定体位。其次应注意术中操作小儿进针,宜用双手进针法,以左手(押手)拇指及示指指腹固定针体,急速将针刺入,然后慢慢松开押手,徐徐进针。如因患儿挣扎等体位剧烈变动时,应即停止进针,或将针略向上拔,待其安静后再继续进行,针刺到所需的深度后,针体应露出皮肤0.5 cm以上,不可全部刺入。

一旦发生折针后,医生和患儿家长应冷静沉着,让患儿尽可能保持原来的体位不动,再行处理。如浅部断针,可采取穴位周围按压,使断端露出,用镊子夹去;如为深部断针,原则上应手术取出。

2.滞针　在小儿针刺中,滞针较折针多见。引起滞针的原因与患儿精神过于紧张、肌肉痉挛、哭闹挣扎变动体位,或术者进针手法不熟练,用力过猛且不正确,使针体弯曲等有关。表现为运针和进退针滞涩而困难,患儿感觉疼痛或憋胀。

滞针的预防方法是术者手法要轻巧熟练,不宜进针太深,手法太重。对患儿及其家长做好针前解释工作,消除紧张心理及固定好体位。

滞针的处理为:如滞针系体位变动所致,可令其回复原来的体位,再试行将针拔出,如因肌肉痉挛引起,宜停留片刻,或在周围穴位按压,使之松弛后出针。如针体多处弯曲,用上述方法无法拔出时,可根据弯曲情况,试行压迫针身,使针尖从另一处皮肤穿出,剪去针尾,用镊子将其拔出。

(三)血肿

针刺引起血肿多由于针尖弯曲带钩,使皮肉受损,或刺伤血管所致。出针后,针刺部位肿胀疼痛,继则皮肤呈现青紫色。

轻度血肿,如有微量的皮下出血而局部小块青紫时,一般不必处理,可以自行消退。若局部肿胀疼痛较剧,青紫面积大而且影响活动功能时,可先做冷敷止血后,再做热敷或在局部轻轻揉按,以促使局部瘀血消散吸收。

预防方法:针刺前应仔细检查针具,熟悉人体解剖部位,避开血管针刺,出针时立即用消毒干棉球按压针孔。

(四)内脏损伤

小儿针刺中,针刺不当引起的内脏损伤,较为常见的为气胸,膀胱损伤,肾损伤,亦有心脏损伤的报道。

1. **气胸** 气胸是最常见的针刺意外之一。在小儿针刺时,亦常有发生。导致气胸的原因,主要由于在胸背部穴位针刺过深之故。经测定前胸壁厚度,儿童乳头以上为 $0.7 \sim 1.0$ cm,乳头下为 $0.5 \sim 0.8$ cm,儿童的侧胸壁厚度为 $0.5 \sim 0.7$ cm。超过以上深度,就有引起气胸的危险。

处理方法:一旦发生气胸,应立即起针,并让患儿采取半卧位休息,切勿翻转体位。一般漏气量少者,可自行吸收。医者要密切观察,随时对症片理,如给予镇咳、消炎类药物,以防止因咳嗽扩大创口,加重漏气和感染。对严重病例需及时组织抢救,如胸腔排气、少量慢速输氧等。

预防方法:对小儿,特别是婴幼儿宜少用胸背部穴位,在针刺这类穴位时,应充分掌握解剖知识,胸背部的穴位一般以斜刺或平刺为宜,不可过深。

2. **膀胱、肾及心脏损伤** 膀胱损伤,多发生于针刺小儿腹部治疗遗尿时,肾损伤,小儿较成人为常见,因小儿的肾位置较低,肾周围筋膜发育不全,针刺易于伤及。心脏损伤多因误刺所致,发生率不高,但情况严重,造成上述损伤的主要原因,均由于针刺过深,或针刺方向错误、针具过粗、手法过重等所致。

预防方法:膀胱损伤多于膀胱充盈时针刺发生,故针下腹部穴位时,应令患儿排净尿液,同时不可针刺过深,不宜大幅度捻转、提插及留针。肾损伤的预防在于针刺背部肾脏投影区穴位时,不宜深刺,特别要注意儿童肾的解剖位置,在针刺肾附近穴位时,要掌握针刺的正确方向。心脏损伤的预防,首先要熟悉在正常及病理情况时心脏投影区域的穴位,儿童针刺选穴时,最好不要取此类穴位;其次要严格控制针刺深度和方向,如鸠尾穴,针尖宜略向下,深度不超过 0.5~0.8 寸。

【毫针刺法】

毫针刺法是小儿针刺治疗中最为常用的一种方法,根据作用部位的不同,又分为头针疗法和体针疗法。

(一)操作方法

1. **毫针的消毒**　一般采用高压蒸汽锅内灭菌,温度为 115~123 ℃,持续 30 min。在操作时,医生双手及患者受刺穴位用 75% 乙醇棉球擦拭,必须一人一盒针,针具与患儿固定,或一次性用针。

2. **进针**　在小儿针刺进针手法中,一般采用指切进针法,用左手拇指或示指端切按在腧穴位置的旁边,右手持针,紧靠左手指甲将针刺入腧穴。进针速度应快,以减少进针时的痛苦。

3. **方向**　常根据施术部位及患儿的体质强弱、胖瘦等灵活掌握,常用的角度有以下三种。直刺:针身与皮肤表面成 90°角垂直刺入,适用于大多数腧穴,尤其是肌肉丰厚的穴位;斜刺:针身与皮肤表面成 45°角刺入,适用于肌肉较浅薄或穴位深部有重要脏器所在的腧穴;横刺:毫针与皮肤表面成 15°角沿皮刺入,适用于皮薄肉少部位的腧穴,如头部的腧穴等。

4. **深浅**　小儿针刺,总的要求是不可过深,在具体操作时又有区别。据腧穴:全身腧穴所在部位各有不同,针刺深浅亦有异。肌肉丰厚,其下无重要内脏、血管、神经者,可刺之略深;而皮肉浅薄,或穴有重要脏器者,宜浅。据年龄:小儿年龄生长、发育阶段,年龄大小与机体变化密切相关。一般说,年龄小者,针刺宜浅;年龄大者,刺之可略深。据病情:病情轻者,刺之宜浅;症重者,特别是一些慢性痼疾,如小儿麻痹后遗症、脑病后遗症时,刺之可深。

5. **行针手法**　小儿针刺手法较成人单纯,多采用单式手法,包括提插、捻转及徐疾、迎随、开阖等,更以前二者为主。手法强度不宜过强,并应根据年龄大小,病情轻重等而有所不同。手法的运用,目的在于促进得气,提高疗效。

6. **留针和出针**　小儿留针时间宜短。对不合作的儿童及婴儿,多采用点刺手法,多不留针。能配合的儿童则可适当留针 5~15 min。对于某些难治的慢性病症,宜延长留针时间,甚可达半小时以上。出针:左手执酒精棉球轻压于针刺部位,右手扶持针柄,随势上拔。可依补泻不同,分别退针快慢,将针提到皮下时,静留片刻,再拔出。出针后,宜先查看一下有无出血,如出现皮下出血或皮外出血,用消毒干棉球按压拭擦,直至血止;其次是查点针数小儿多不能较好表达,稍有疏忽,易将针具遗留在身上。

(二)头针疗法

头针疗法:又称头皮针疗法,它是在祖国传统针刺学及现代解剖学、神经生理学、生物全息论基础上发展形成的,通过针刺头部的特定区域,以治疗各科疾病的一种治疗方法。常用的头针疗法有国际标准化头针、焦氏头针、靳三针等。

1984 年在东京举行的世界卫生组织西太平洋区针刺穴名标准化会议,讨论决定按照分区定经,经上选穴,并结合古代透刺穴位(一针透双穴或三穴)方法原则,制定了头针穴名标准化方案,并于 1989 年世界卫生组织主持召开的国际标准针刺穴名科学组会议上正式通过,包括由头穴名的英文字母数字编号、穴名汉语拼音和汉字三要素。

1. MS1 **额中线**

定位:在头前部,从督脉神庭穴向前引一直线,长 1 寸。

主治:癫痫、精神失常、鼻病。

操作:从神庭向前平刺 1 寸,行快速捻转手法。

2. MS2 **额旁 1 线**

定位:在头前部,从膀胱经眉冲穴向前引一直线,长 1 寸。

主治:心绞痛、哮喘、支气管炎、失眠等。

操作:从眉冲穴向前平刺 1 寸,行快速捻转手法。

3. MS3 **额旁 2 线**

定位:在头前部,从胆经头临泣穴向前引一直线,长 1 寸。

主治:急、慢性胃炎,胃、十二指肠溃疡,肝胆疾病。

操作:从头临泣穴向前平刺 1 寸,行快速捻转手法。

4. MS4 **额旁 3 线**

定位:在头前部,从胃经头维穴内侧 0.75 寸起向前引一直线,长 1 寸。

主治:功能性子宫出血、阳痿、遗精、尿频、尿急、子宫脱垂等。

操作:从此线上端进针,向前平刺 1 寸,行快速捻转手法。

5. MS5 **顶中线**

定位:在头顶部,从督脉百会穴至前顶穴。

主治:腰腿痿痹、皮层性多尿、脱肛、遗尿、头痛、眩晕。

操作:从百会穴进针,向前透刺至前顶,行快速捻转手法。

6. MS6 **顶颞前斜线**

定位:在头顶部、头侧部,从头部经外奇穴前神聪至颞部胆经悬厘引一斜线。

主治:上 1/5 段,治疗对侧下肢和躯干瘫痪;中 2/5 段,治疗对侧上肢瘫痪;下 2/5 段,治疗对侧面神经瘫痪、运动性失语、流涎、发音障碍等。

操作:由前神聪向悬厘分段接力平刺,行快速捻转手法。

7. MS7 **顶颞后斜线**

定位:在头顶部、头侧部。顶颞前斜线之后 1 寸,与其平行的线。从督脉百会穴至颞部胆经曲鬓穴引一斜线。

主治:全线分 5 等份,上 1/5 段,治疗对侧下肢和躯干感觉异常;中 2/5 段,治疗对侧上肢感觉异常;下 2/5 段,治疗头面部感觉异常。

操作:百会向曲鬓分段接力平刺,然后行快速捻转手法。

8. MS8 **顶旁 1 线**

定位:在头顶部,督脉旁 1.5 寸,从膀胱经通天穴向后引一直线,长 1.5 寸。

主治:腰痛痿痹。

操作:从通天穴向后平刺 1.5 寸,行快速捻转手法。

9. MS9 顶旁 2 线

定位:在头顶部,督脉旁开 2. 25 寸。由胆经正营穴向后引一直线,长 1. 5 寸至承灵穴。

主治:肩臂手瘫痪。

操作:由正营穴向后透刺 1. 5 寸至承灵穴。行快速捻转手法。

10. MS10 颞前线

定位:在头的颞部,从胆经颔厌穴至悬厘穴连一直线。

主治:偏头痛,运动性失语、面瘫、口腔疾病。

操作:由颔厌穴透刺至悬厘穴,行快速捻转手法。

11. MS11 颞后线

定位:在头的颞部,从胆经的率谷穴向下至曲鬓穴连一直线。

主治:偏头痛,耳鸣、耳聋、眩晕。

操作:从率谷穴透刺至曲鬓穴,行快速捻转手法。

12. MS12 枕上正中线

定位:在后头部,即督脉强间穴至脑户穴一段,长 1. 5 寸。

主治:眼病、腰脊痛。

操作:从强间穴透刺 1. 5 寸至脑户,行快速捻转手法。

13. MS13 枕上旁线

定位:在后头部,由枕外隆凸督脉脑户穴旁开 0. 5 寸起,向上引一直线,长 1. 5 寸。

主治:皮层性视力障碍、白内障、近视等。

操作:由此线的下端进针,向上平刺 1. 5 寸,行快速捻转手法。

14. MS14 枕下旁线

定位:在后头部,从膀胱经玉枕穴向下引一直线,长 2 寸。

主治:小脑疾病引起的平衡障碍、后头痛。

操作:由玉枕穴进针,向下平刺 2 寸,行快速捻转手法。

(三)焦顺发头针

由山西焦顺发医生于 1971 年首先提出,是以大脑皮层机能定位为理论依据,以针刺为手段治疗各种疾病的头针疗法。临床常用于脑源性疾病。

为了准确地掌握刺激区的定位,首先要确定以下两条规定线。前后正中线:是从两眉中间至枕外隆凸下缘的头部正中连线;眉枕线:是从眉上缘中点至枕外隆凸尖端的头侧面连线。

1. 运动区

(1)部位:相当于大脑皮质中央前回在头皮上的投影。上点在前后正中线中点往后 0. 5 cm 处;下点在眉枕线和鬓角发际前缘相交处,如果鬓角不明显,可以从颧弓中点向上引垂直线,此线与眉枕线交叉处向前移 0. 5 cm 为运动区下点。上下两点之间的连线即为运动区。将运动区划分为五等分,上 1/5 是下肢、躯干运动区。中 2/5 是上肢运动区,下 2/5 是头面部运动区,也称言语一区。

(2)主治:运动区上 1/5,治疗对侧下肢及躯干部瘫痪;运动区中 2/5,治疗对侧上肢瘫痪;运动区下 2/5,治疗对侧中枢性面神经瘫痪、运动性失语、流涎、发音障碍等。

2. 感觉区

(1)部位:相当于大脑皮质中央后回在头皮上的投影部位。自运动区向后移 1.5 cm 的平行线即为感觉区。上 1/5 是下肢、头、躯干感觉区;2/5 是上肢感觉区;下 2/5 是面感觉区。

(2)主治:感觉区上 1/5,治疗对侧腰腿痛、麻木、感觉异常、后头部、颈项部疼痛、头鸣;感觉区中 2/5,治疗对侧上肢疼痛、麻木、感觉异常;感觉区上 1/5,治疗对侧面部麻木、偏头痛、颞颌关节炎等。

3. 舞蹈震颤控制区

(1)部位:在运动区向前移 1.5 cm 的平行线。

(2)主治:舞蹈病,震颤麻痹,震颤麻痹综合征。一侧的病变针对侧,两侧都有病变针双侧。

4. 晕听区

(1)部位:从耳尖直上 1.5 cm 处,向前及向后各引 2 cm 的水平线,共 4 cm。

(2)主治:眩晕、耳鸣、听力减退等。

5. 言语二区

(1)部位:相当于顶叶的角回部。从顶结节后下方 2 cm 处引一平行于前后正中线的直向下取 3 cm 长直线。

(2)主治:命名性失语。

6. 言语三区

(1)部位:晕听区中点向后引 4 cm 长的水平线。

(2)主治:感觉性失语。

7. 运用区

(1)部位:从顶结节起分别引一垂直线和与该线夹角为 40°的前后两线,长度均为 3 cm。

(2)主治:失用症。

8. 足运感区

(1)部位:在前后正中线的中点旁开左右各 1 cm,向后引平行于正中线的 3 cm 长的直线。

(2)主治:对侧下肢瘫痪、疼痛、麻木、急性腰扭伤、夜尿、皮质性多尿、子宫下垂等。

9. 视区

(1)部位:从枕外隆凸顶端旁开 1 cm 处,向上引平行于前后正中线的 4 cm 长的直线。

(2)主治:皮层性视力障碍。

10. 平衡区

(1)部位:相当于小脑半球在头皮上的投影。从枕外隆凸顶端旁开 3.5 cm 处,向下引平行于前后正中线的 4 cm 长的直线。

(2)主治:小脑性平衡障碍。

11. 胃区

(1)部位:从瞳孔直上的发际处为起点,向上引平行于前后正中线的 2 cm 长的直线。

(2)主治:胃痛及上腹部不适等。

12. 胸腔区

（1）部位：在胃区与前后正中线之间，从发际向上下各引 2 cm 长的平行于前后正中线的直线。

（2）主治：胸痛、胸闷、心悸、冠状动脉供血不足、哮喘、呃逆、胸部不适等症。

13. 生殖区

（1）部位：从额角处向上引平行于前后正中线的 2 cm 长的直线。

（2）主治：功能性子宫出血、盆腔炎、白带多；配足运感区治疗子宫脱垂等。

14. 血管舒缩区

（1）部位：在舞蹈震颤控制区向前移 1.5 cm 的平行线。

（2）主治：皮层性水肿、高血压。

（四）靳三针疗法

"靳三针疗法"是靳瑞教授在针刺治疗脑病研究中的一个攻关课题，经过二十几年的临床摸索，已形成一个较完整的体系，并经实践证明了它的有效性。常用的主要有：脑三针（脑户、脑空、脑户）、智三针（本神、神庭、本神）、四神针（四神Ⅰ针、四神Ⅱ针、四神Ⅲ针、四神Ⅳ针）、颞三针（颞Ⅰ针、颞Ⅱ针、颞Ⅲ针）。

（五）体针疗法

体针疗法是以经络腧穴学说为基础，用毫针刺激躯干以及四肢的穴位，通过针感的传导以达到疏通经络、运行气血、改善肢体功能的目的。

取穴原则：基本原则是循经取穴，包括近部取穴，即指在病变的局部和邻近的部位选取腧穴；远部取穴，即指在距离病变较远的部位选取腧穴；随证取穴，又称辨证取穴，是指针对某些全身症状或疾病的病因病机而选取腧穴。

【皮肤针法】

皮肤针疗法是一种以多支短针浅刺入体一定部位皮肤的治疗方法。由于针刺仅深及皮肤，所以又称"皮刺疗法"。按其工具的形式及针数的多少，可分为七星针、梅花针和丛针等。这种针具针刺时，一般疼痛较轻微，尤适用于小儿，故又有"小儿针"之称。

（一）操作方法

针具及叩刺部位用酒精消毒后，以右手拇指、中指、环指、小指握住针柄，环指、小指将针柄末端固定于小鱼际处，拇中二指夹持针柄，示指伸直压在针柄上，针头对准皮肤叩击，运用腕部的弹力，使针尖垂直地刺入皮肤后立即弹出，如此反复叩击，以叩至局部皮肤略见潮红或隐隐出血为度。注意叩刺速度要均匀，并可根据病情需要循经叩刺、穴位叩刺或局部叩刺。

（二）主要刺激区

1. 体穴　包括专用于皮肤针的体穴。

2. 阳性反应点或反应物　阳性反应点，是指体表上按压有酸、痛、麻木等感觉的点；阳性反应物则是指通过触摸而发现的体表条索状物、结节状物和泡性软物等。其他多位于脊柱两侧。

3. 特定刺激区　现将小儿常用的一些刺激区，简介如下：

（1）脊柱两侧：

范围：自颈椎直至尾椎两侧之皮肤区。

刺法：由上而下各叩打3行。第一行距脊柱0.5~1 cm,第二行距距脊柱1.5 cm;第三行距脊柱3 cm,另外在脊柱中线由上向下叩打。

主治：脊椎病、五官病及内脏病。

（2）头部：

1）额部：

范围：额部皮肤

刺法：横刺3~4行。

主治：面瘫,眼型重症肌无力。

2）颞部：

范围：颞部皮区

刺法：以太阳穴中心,呈扇状向上、向后刺激5~6行。

主治：斑秃、眼病、面瘫。

3）头顶部：

范围：头顶部皮区。

刺法：以网状反复扣刺十数行。

主治：斑秃、遗尿、眼型重症肌无力。

（3）面部眼区：

范围：眼周围皮区。

刺法：沿眼眶周围呈环状叩打3~4周。

主治：眼病、眼肌麻痹、面瘫。

（4）四肢：

1）上肢：

范围：自肩至手的内外侧皮区。

刺法：在内、外侧皮区各叩打2行。

主治：上肢瘫痪、肌肉萎缩及风湿性关节炎等。

2）下肢：

范围：自大腿至足皮区。

刺法：在内、外侧皮区各叩打3行。

主治：下肢瘫痪、肌肉萎缩及风湿性关节炎等。

【常见小儿疫病的针灸疗法】

（一）小儿病毒性脑炎后遗症的针刺疗法

病毒性脑炎,以流行性乙型脑炎为常见,乙脑是由乙脑病毒所致,以中枢神经系统病变为主的急性传染病,多发于夏秋季,患者一般以小儿较多。临床上发病以高热、意识障碍、惊厥、脑膜刺激征及其他神经系统症状。本病典型患者的病程可分为初热期、极期、恢复期和后遗症期四个阶段。乙脑后遗症是指经过积极治疗,但在发病后6个月后仍留有精神神经系统的各种症状,可见于 5% ~20% 的乙脑患者。以失语、瘫痪和精神失常最为常见。头针治疗对乙脑后遗症和其他病毒性脑炎后遗症有一定疗效,但常配合体针治疗。

1. 针刺治疗

(1)主穴:前顶、后顶、络却。

(2)配穴:失语配哑门、廉泉、通里;失明配精明、四白、阳白、合谷;智力障碍、痴呆配哑门、内关、合谷、通里;肢体拘挛瘫痪配曲池透少海,阳陵泉透阴陵泉。

2. 针刺方法与疗程　四个主穴分别沿皮向百会穴透刺,其他主穴根据病症酌情选取,留针 15 min 出针;对于小婴儿可用点刺法,不留针。每日治疗一次,15 次为一疗程,每疗程之间相隔 3 d。

(二)小儿多动症的针刺疗法

小儿多动症是一种常见的儿童行为异常问题,又称轻微脑功能损伤综合征(MBD)或注意缺陷多动障碍(ADHD),这类患儿的智能正常或基本正常,多数患儿自婴幼儿时期即易兴奋、多哭闹和睡眠障碍。随着年龄的增长,多动和冲动的行为更加明显,到少儿期表现为学习能力差、反应迟钝,且以破坏行为、情绪抑郁和自卑感为常见,而核心症状(多动,注意力不易集中)逐渐减轻检查一般无明显发现,即使出现体征,也轻微不明显。

1. 针刺治疗

(1)主穴:四神聪、额 5 针、颞 3 针、运动区、附加运动区

(2)配穴:多动和冲动者加肝胆区,注意力不集中者配内关、神门;睡眠障碍者配印堂、三阴交。

2. 针刺方法与疗程　头针,快速进针,刺入帽状腱膜下,以 200 次/min 的频率快速捻转,持续 1 ~3 min,体针用指切法进针,常规深度,得气后留针 30 min,间隔 15 min 行针一次,每日 1 次,10 次为 1 疗程,每疗程间隔 5 ~7 d。

(三)小儿脑性瘫痪的针刺疗法

小儿脑性瘫痪是指自受孕开始至婴儿期非进行性脑损伤和发育缺陷所导致的综合征,主要表现为运动障碍及姿势异常。常伴有癫痫、智力、语言、视觉、听觉、摄食等多种障碍。引起本病的原因可发生于出生前、出生时和出生后。临床上根据不同表现,可分为痉挛型、不随意运动型、共济失调型、肌张力低下型、强直型和混合型。针刺治疗本病对促进小儿运动功能、智力的发育有一定的疗效。主要为头针与体针相结合治疗。

1. 头针　主要采用焦氏头针、靳氏头针及国际标准化头针分区定位相配合的治疗方法。

(1)主穴:百会、感觉区、运动区、双侧足运感区、运动前区、附加运动区。

(2)随症配穴:智力低下者加智三针、四神针;语言障碍者取双侧语言一、二、三区及颞前线;听力障碍加晕听区、耳三针、颞后线;精细动作差者加手指加强区;感觉障碍取相应感觉区;肌张力不全、舞蹈样动作、震颤明显者加舞蹈震颤控制区;平衡协调功能差者加平衡区或脑三针;视觉障碍加视区、眼周穴位;精神行为障碍者加情感控制区;伴癫痫者加额中线、治癫区;表情淡漠、注意力不集中者加额五针、定神针。

(3)针刺方法与疗程:选用 0.35 mm ×25 mm 毫针,针体与头皮成 15°角快速进针,刺入帽状腱膜下,以 200 次/min 的频率快速捻转,持续 1 ~3 min,留针 30 min,间隔 15 min 行针一次,每日 1 次,30 次为 1 疗程,每疗程间相隔 7 d。

2.体针 体针主要根据不同患儿不同证型辩证选穴。小儿脑性瘫痪常见的证型有肝肾亏损证、心脾两虚证、痰瘀阻滞证、脾虚肝亢证和脾肾虚弱证,主要选穴及配穴如下。

(1)肝肾亏损证:

体针:肝俞、肾俞、足三里、三阴交、悬钟。

配穴:上肢瘫者加曲池、手三里、外关、合谷、后溪;下肢瘫者加环跳、阳陵泉、委中、太冲;易惊、夜卧不安者加神庭、印堂、内关、神门。

针刺手法:平补平泻。

(2)心脾两虚证:

体针:心俞、脾俞、神门、血海、通里、梁丘。

配穴:四肢无力者加曲池、足三里;咀嚼无力、口角流涎者加颊车、地仓;食欲不振者加中脘、足三里;语言迟滞者加哑门、廉泉。

针刺手法:以补法为主。

(3)痰瘀阻滞证:

体针:膈俞、脾俞、血海、丰隆、足三里。

配穴:口角流涎者加颊车、地仓;吞咽困难者加廉泉、天突;言语不利者加劳宫、通里、廉泉。

针刺手法:补泻兼施。

(4)脾虚肝亢证:

体针:足三里、脾俞、胃俞、肝俞、太冲。

配穴:握拳不展,腕指屈曲者加阳谷、阳溪、阳池、八邪;尖足者加解溪、申脉、照海;关节僵硬拘急者加尺泽、委中。

针刺手法:补泻兼施。

(5)脾肾虚弱证:

体针:足三里、三阴交、脾俞、肾俞、气海。

配穴:腰软无力者加腰部夹脊穴;肢体萎软、肌肉松弛者加曲池、外关、合谷、伏兔、足三里;纳呆食少、腹胀便溏者加中脘、天枢;囟门迟闭加肾俞、悬钟。

针刺手法:用补法。

针刺方法与疗程:选用 0.35 mm×25 mm 或 0.35 mm×50 mm 的毫针,快速进针,留针 30 min,15 min 行针 1 次,每日 1 次,30 次为 1 疗程,每疗程之间间隔 7 d。

(宋兆普　李亚飞　杨凤清)

第二节　小儿穴位注射

穴位注射,又称"水针",是以中医基本理论为指导,用注射器的针头代替针具刺入穴位,在得气后注入药液来治疗疾病的方法。它是把针刺与药物对穴位的渗透刺激作用结合在一起而形成的独特疗法。本法在小儿疾病中常用于治疗腹泻、面神经麻痹、臂丛神经麻痹、小儿脑瘫、脑炎后遗症等疾病。

【适应范围】

穴位注射法的适应范围较为广泛,凡是针刺的适应证大部分都可以采用本法治疗。针对本病的特殊情况,其主要用于改善患儿的运动落后,智力、语言发育迟滞,四肢萎软、吞咽障碍等。

【选用药物】

根据不同的疾病选取不同的药物,一般可作为肌内注射的药物都可以选取,如神经肌肉系统疾病一般选用营养神经肌肉类药物,如神经节苷脂、鼠神经生长因子、脑活素及维生素 B_1、B_{12} 注射液等。

【操作方法】

1. **操作程序**　使患儿采用舒适体位,尽量固定好患儿,根据所选穴位及用药量的不同选择合适的注射器(一般采用 5 mL 注射器)和针头(常用 4 号半针头),抽取适量药液,局部皮肤常规消毒后,右手持注射器对准穴位或局部反应点,快速刺入皮下组织,然后缓慢推进针头或上下提插,探求"得气"针感,回抽如回血,即可将药物液推入。

2. **进针角度与深浅**　根据穴位所在部位与病变组织的不同要求,决定针刺角度及注射的深浅。本书所述针刺深度,均按患儿身长计算,与成年人不一样。此外,同一穴位还可按病情需要,决定其不同进针角度与深度。例如,取翳风穴治面瘫时,针尖宜向内上方刺入,如治疗听觉障碍时,针尖应向内下方刺入,内关穴作为全身性主穴治疗时,针尖应向心方向斜刺,治疗手指疾患时,针尖向远端方向刺入。又如取合谷穴治疗头部疾患时进针 0.5~1 寸深,而治疗手指拘挛时,进针 1~1.5 寸深,向后溪方向透刺。

3. **药物剂量及刺激量**　穴位注射的用药剂量决定于病情的需要、注射部位及药物的性质和浓度。头部穴位每穴注射 0.3~0.5 mL,四肢、腰臀部穴位每穴注射 0.5~1 mL。年纪稍长患儿可用较强刺激,推液可快;婴幼儿宜用较轻刺激,推液可慢;一般情况则用中等刺激。

4. **疗程**　每日或隔日注射一次,反应强烈者亦可隔 2~3 d 一次,穴位可左右交替使用。10 次为一疗程,休息 5~7 d 再进行下一个疗程的治疗。

【注意事项】

(1)严格遵守无菌操作规则,防止感染。

(2)使用穴位注射时,应该向患儿家属说明本疗法的特点和注射后的正常反应。如注射局部出现酸胀感、4~8 h 内局部有轻度不适,或不适感持续较长时间,但是一般不超过 1 d。

(3)要注意药物的有效期,并检查药液有无沉淀、变质等情况,防止过敏反应的发生。

(4)一般情况下,药液不宜注入关节腔内,以免引起关节红肿、酸痛。

（杨凤清　宋兆普　李亚飞）

第三节　小儿的推拿疗法

推拿又称按摩、按跷、案杌,是以中医理论为指导,运用各种手法作用于体表的特定部位或经络腧穴,使气血流通、阴阳调和,从而达到治疗疾病的目的,属中医外治法范畴。

【推拿的基本作用】

推拿的基本作用是调整脏腑、疏通经络、调和气血、理筋整复,是解除肌痉挛,改善肌萎缩的有效方法。

【小儿推拿特点】

针对小儿具有脏腑娇嫩、形气未充、生机蓬勃、发育迅速的生理特点和抵抗力差、容易发病,传变较快、易趋康复的病理特点,手法宜"均匀,柔和,持久有力,要达到深、透"。在操作中要注意"轻巧柔和,平稳着实",另外不同手法有其不同要求,如推法要求"轻而不浮,快而着实",拿法要求"刚中有柔,刚柔相济"等。

(一)常用的推拿手法

根据大量神经性疾病康复治疗总结,小儿常用的推拿手法主要有揉法、按法、推法、捏法、捻法、啄法、摇法、伸屈法。

1. **揉法**

(1)指揉法:以指端着力于穴位做环旋揉动。

(2)掌揉法:以掌着力于穴位做环旋揉动。

(3)鱼际揉法:以鱼际着力于穴位做环旋揉动。

2. **按法**　以掌根或拇指在一定的部位或穴位上,逐渐向下用力按压称为按法。

3. **推法**

(1)直推法:以拇指桡侧或指面或示、中二指面在穴位上做直线推动。

(2)旋推法:以拇指面在穴位上做顺时针方向的旋转推动。

(3)分推法:用两手拇指桡侧或指面,自穴位中间向两旁分向推动。

(4)合推法:以拇指桡侧缘自穴位两端向中央推动称合推法。

4. **捏法**　捏法是用拇指、示指、中指三指轻轻捏拿肌肤,作用于背部正中,又叫"捏脊"。从"长强穴"到"大椎穴"成一直线;操作时应由下向上捏拿。捏脊有两种方法,一种是拇指在前,示指在后;另一种是拇指在后,示、中两指在前。在捏脊时每捏3～5遍后,在第4或第6遍时,每捏3次,将肌肤捏住向上提拉一次,称"捏三提一",也可以"捏五提一"。其作用能调阴阳、理气血、和脏腑、通经络、培元气,具有强健身体的功能,是小儿保健常用主要手法。

5. **捻法**　用拇、示指夹住治疗部位进行捏揉捻动,主要作用于四肢小关节,增加关节运动的灵活性。

6. **啄法**　五指端聚拢成梅花状,啄击治疗部位的手法,如鸡啄米状,故称为啄法。

7. 摇法 使关节产生被动性的环形运动,称为摇法。根据部位不同,又分为颈部摇法、肩关节摇法、肘关节摇法、腕关节摇法、髋关节摇法、膝关节摇法、踝关节摇法。

8. 伸屈法

伸是使关节伸,屈是使关节屈曲,伸屈法是针对活动功能障碍的关节,助其伸展或屈曲的一种被动运动手法。如伸肩法、伸肘法、伸膝法、伸髋法、屈髋法等。

(二)不同疾病的推拿手法

不同神经性疾病症状不同,手法亦不同。脑性瘫痪患儿主要表现为智力低下、运动发育落后、肌张力改变并伴有异常姿势,推拿手法具有以下特点。

1. 智力低下者 宜醒脑开窍,可以用分腿法开天门,推坎宫,点揉太阳、风池,叩击巅顶穴位如百会、四神聪等。

2. 运动发育落后者 需针对病情,不会抬头可用揉法、拿捏法加强颈肩部力量;不会翻身可用扳法以促进翻身;不会坐可以捏脊、点按腰阳关等,加强腰部力量。

3. 肌张力高者 手法宜由轻到重,阴经穴位手法宜重,阳经穴位手法宜轻,多见于痉挛型脑性瘫痪,伴有尖足、交叉等异常姿势需配合手法矫形。

4. 肌张力低者 手法以快速叩击为主,配以点按阳经穴位。

5. 肌张力不稳定者 如不随意运动型,手法宜轻宜缓;伴有张口伸舌,流涎可以加用口腔按摩,点按承浆、颊车、地仓等穴。

另外,外周神经病变,如肠道病毒感染,格林—巴利综合征等早期伴有肌力、肌张力低的患儿,手法同脑性瘫痪肌张力低的患儿一样,并附以揉按、拿捏手法,以阳明经、太阳经穴位为主,防止肌萎缩,提高肌力、肌张力。

【脑性瘫痪常用的矫形按摩手法】

(一)脑瘫患儿上肢矫形法

1. 抬肩法

(1)患儿坐位,肘关节屈曲90°,术者一手固定患儿肢肘部,一手将前臂抬起至额部。

(2)术者一手固定肩部,一手扶腕部将患肢举达180°。适用于肩关节活动障碍。

2. 前臂旋后法 患儿坐位,肘关节屈曲90°,术者一手固定患儿肘关节,一手扶患肢前臂向外面旋转。适用于前臂旋后功能障碍。

3. 双臂相交法 患儿取仰卧位,术者两手握住患儿双手,拇指轻压患儿劳宫穴,示指压合谷穴,中指压大陵穴。使患儿双臂外展,手心向上,在胸前双臂缓慢交叉,双肘关节相交后再缓慢恢复原状。适用于上肢痉挛、肘关节屈曲、肘部不能过中线的患儿。

4. 整腕伸肘法 患儿自由位,术者一手握住患肢示指、中指、环指、小指指掌关节,一手托住肘关节,使肘关节充分伸展,同时尽可能背屈腕关节。适用于肘关节挛缩,腕关节下垂。

5. 松腕法 使患儿双臂外展、外旋后,术者双手拇指推拿患儿手掌部,由手心向鱼际、小鱼际方向推进,直至使手掌张开。适用于手握拳、拇指内收的患儿。

6. 伸指法 术者以双手拇指按摩患儿手掌,由手指向大、小鱼际方向推进,再沿跟各手指的指跟向指端推按。适用于手指屈曲挛缩。

（二）脑瘫患儿下肢矫形法

1. 压膝法 患儿仰卧，术者用双手重叠于膝部缓慢按压。适用于膝关节挛缩屈曲。

2. 整足法

（1）推足按膝整足法：患儿仰卧，术者一手握足掌用力向前推，同时另一手按压膝部。

（2）压足整足法：患儿俯卧，患侧下肢屈曲呈 90°，术者一手握足掌，向同侧胸部紧贴按压，另一手扶持住小腿下部，适用于足下垂和足内翻。

（3）压膝整足法：患儿仰卧位，一侧下肢屈曲，术者一手使踝关节固定呈 90°，拇指紧压解溪穴，另一手按压膝部，向前下方按压，再恢复原状，反复进行，最后可在下压状态下保持 1~2 min。适用于尖足、足内外翻及髋关节屈曲挛缩者。

3. 按臀法 患儿俯卧，术者一手握住患儿小腿或膝部以固定，另一手放于患儿臀部向下按压。或由助手将小腿固定后，术者用双手按压臀部。适用于髋关节挛缩。

4. 髋法 患儿仰卧，双下肢屈曲外展，术者双手按于双膝上方内侧，向上方按压。适用于髋关节内收挛缩。

5. 直腿抬高按摩法 患儿仰卧位，一侧下肢由助手固定，术者一手握住患儿另一侧下肢，使其伸展抬高，与身体呈 80°~90°角，另一手沿大腿后面的腘绳肌反复按摩，缓解痉挛。适用于下肢屈曲痉挛者。

6. 摇踝法 患儿坐或卧位，术者位于患侧，一手握住踝关节上端小腿部，另一手握足跖部，将踝关节背屈 15°~30°。适用于踝关节功能障碍者。

治疗脑性瘫痪运动障碍的常用手法中，一种手法有一种手法的治疗作用，几种手法有机地结合在一起，则可变化为另一种治疗作用。这与中药方剂的配伍是同样的道理，脑性瘫痪的治疗不是单靠一种手法就能完成，它必须由多种手法的联合运用，形成一种综合性的治疗作用，才能达到治疗效果。

【推拿注意事项】

推拿时要注意指甲常修剪，以免抓破小儿皮肤，小儿过饥或过饱，均不利于按摩，推拿手法、操作时间应根据患儿的病情、体质而定；一般来说，推拿顺序为：头面、上肢、胸、腹、腰、背、下肢。

（宋兆普　宋毅鹏　张　颖）

第四节　经络导平治疗仪

【概述】

中医学认为正常人之所以不生病是由于人体气血阴阳保持相对平衡的结果。若阴阳失去相对平衡，出现偏盛或偏衰则发生疾病。经络导平疗法是根据中医阴阳平衡理论，结合生物电子运动平衡理论，用高压电直接激导经络穴位，使机体内病理经络的导电量由不平衡向平衡转化,从而达到治疗疾病目的的一种治疗方法。

【经络导平仪的治疗法】

经络导平仪的治疗方法主要包括:导平针刺、导平推拿,导平输气。它是将超高电压超低频的单向大功率脉冲电能直接作用于人体经穴,并通过选用 12 种平衡疗法,强制疏通激导平衡病理经络以治愈疑难病症的一种无针无痛,疗效显著,安全可靠无不良反应的治疗方法。

1. **导平针刺**　是利用湿棉垫代替针刺,使用 2.5 Hz 慢频进行静态定点穴位治疗。其方法基本上是按中医针刺配穴中选择一二个(或一二对)主要治疗经穴,作为导平"主穴",或将患病部位、疼痛部位"阿是"作为"主穴",每一个"主穴"点上,都置于一个清水湿棉垫,并用扎带缚紧,与导平仪输出脉冲的一个极端连接;导平"配穴"是选择一、二、三甚至更多个(对)中医针刺配穴中其他的治疗经穴,或者与导平"主穴"有个的同名经络上选择几个(对)主要穴位作为导平"配穴"。每一个"配穴"上也置一个清水湿棉垫,也用扎带缚紧与并导平仪输出脉冲的另一个极端连接。从而使导平仪治疗脉冲在人体内形成强电流回路,达到疏导经络、调理气血、平衡阴阳、治愈疾病的目的。一般实证用"泻"法,即将主穴接治疗脉冲"负极",配穴接"正极"。虚证用"补"法,即主穴接"正极",配穴接"负极"。上述的"实证""虚证"是对脏腑病而言,而体表局部有明显痛、痒等症状的非脏腑疾病,一般都是以病痛局部"阿是"为"主穴"接"负极",配穴接"正极"。导平针刺是导平治疗中的主要方法,可主治针刺的所有适应证,且大大提高了针刺的疗效。

2. **导平推拿**　是用导平推拿器代替人手按摩,采用推拉揉滚压移揉移等多种导推手法,使用 10 Hz 快频进行动态定面治疗。治疗时,导平推拿器接"负极",其他配穴接"正极"。医生手持导平推拿器,将沾水的湿滚轮直接与患者患部接触,根据需要选用相应的导平推拿手法,变静态点接触为动态面接触,以达到患者与全身的相对平衡。专门治疗一些病灶面积较大或活动游移不定的,而单用导平针刺定点治疗无效的病症,以及为了达到增长萎缩肌肉、消除挛缩疤痕、纠正肢体畸形甚至美容等特殊治疗目的的疾病。在儿科康复中主要治疗较大儿童脑性瘫痪的肌腱挛缩,如跟腱挛缩等。

3. **导平输"气"**　导平输气是模拟"气功"仿效"输血"的模式,将不会"气功"的强壮健康人与虚衰患者通过导平仪输气装置连接沟通,使用 10 Hz 快频进行输气治疗,将健康人的强威之气按照指定方向、途径、有规律地输送到受气者指定部位乃至全身,达到治疗疾病的目的。治疗时,在健康人穴位置输气棉球,压紧接"负极",患者穴位置输气棉球,压紧接"正极",供气者通过劳宫或其他穴位向受气者治疗部位进行导平输气。大量临床实践证明导平输气对于体弱气衰患者的体质恢复以及导平疗效的提高是极为重要的。

【禁忌证】

(1)心脏病的活动期,一般有心脏病者禁止在心前区取穴。

(2)有出血性疾病、恶性肿瘤等,禁止在局部取穴。

(3)导平推拿禁止在颈项前正面及其前半周区域推拿。

【注意事项】

（1）棉垫一定要用清水湿透。

（2）脑瘫患儿不容易配合，因此在选好穴位后，电极棉垫一定要固定紧。

（3）插入的极性插孔绝不可用错。

（4）开始治疗前所有输出键必须归"零"。

（5）在极性等全部检查无误后，方可按"输出"键。

（6）强度大小以治疗者的感受程度为标准，强度宜先小再大逐渐增强。

（7）棉垫用后必须重新消毒后再使用。

（8）在导平推拿过程中，注意用毛巾遮盖推拿区，以免受凉。

（宋毅鹏　宋兆普　张　颖）

第五节　中药疗法

中医药是我国医学科学的特色，传统的中医药在医学领域具有较强的优势，没有创伤，不易复发，价格低廉。近些年来，中医药在一些疑难杂症上的疗效已经引发了国际社会越来越多的关注，尤其是对许多应用西医药难收良效的疾病疗效颇佳，现就对中医药治疗小儿脑性瘫痪做简单阐述。

【治疗原则】

脑性瘫痪以虚证为主，故以补为治疗大法。若先天不足、肝肾亏损，宜补养肝肾、强筋壮骨；若后天失调、心脾两虚，则健脾养心、益智开窍；若先天、后天均不足，致脾肾虚弱者，宜健脾益气、补肾填精。若血瘀痰阻，脑窍闭塞，亦可见实证。若因难产、外伤、窒息、感染等因素痰瘀阻滞者，宜化痰开窍、化瘀通络。亦有部分患儿虚实夹杂者，须辨证选方用药。

【分症治法】

1. 肝肾亏损证

治法：补肾填髓，养肝强筋。

主方：六味地黄丸加味。

常用药品：熟地黄、山茱萸、茯苓、泽泻、牡丹皮、山药。

加减：齿迟者，加紫河车、何首乌、龙骨、牡蛎；翻身迟、立迟、行迟者，加牛膝、杜仲、桑寄生；肢体拘挛难伸者，加伸筋草、木瓜、鸡血藤；头项萎软者，加锁阳、枸杞子、菟丝子、巴戟天；易惊、夜卧不安者，加丹参、远志；头颅方大、筋骨萎软者，加珍珠母、龙骨。

2. 心脾两虚证

治法：健脾养心，补益气血。

主方：归脾汤加减。

常用药:黄芪、人参、白术、当归、远志、茯苓、木香、酸枣仁、龙眼肉、炙甘草。

加减:语迟、听力障碍者,加菖蒲、郁金;发迟者,加何首乌、肉苁蓉;四肢萎软者,加桂枝;口角流涎者,加益智仁;气虚阳衰者,加肉桂、附子;脉弱无力者,加五味子、麦冬。

3. 痰瘀阻滞证

治法:化痰开窍,活血通络。

主方:通窍活血汤合二陈汤加减。

常用药:半夏、陈皮、茯苓、远志、菖蒲、川芎、桃仁、红花、赤芍、郁金、丹参、麝香(冲服)等。

加减:痰火内扰、四肢抽搐者,加黄连、龙胆草、羚羊角粉;大便干结者,加生大黄;肢体拘挛难伸者,加伸筋草、木瓜、鸡血藤;若并发癫痫者,参考瘀血痫治疗。

4. 脾虚肝亢证

治法:健脾益气,柔肝熄风。

主方:异功散加味。

常用药:人参、白术、茯苓、甘草、陈皮、白芍、钩藤、天麻、鸡血藤。

加减:手足震颤、四肢抽动者,加全蝎、地龙、僵蚕;肢体扭转者,加伸筋草、木瓜、当归;面色不华、纳呆食少者,加焦神曲、焦山楂、砂仁;言语不清者,加菖蒲、远志。

5. 脾肾虚弱证

治法:健脾益气,补肾填精。

主方:补天大造丸加减。

常用药:黄芪、人参、白术、茯苓、紫河车、鹿角、枸杞子、当归、熟地黄、龟板等。

加减:肢体萎软者,加杜仲、牛膝、桑寄生;便溏者加肉豆蔻、补骨脂。

【中医验方】

在治疗小儿脑性瘫痪中,经过长期临床实践,总结出了具有显著疗效的经验方。

1. 脑瘫一号(健脑益智散) 本方由龟甲、穿山甲、蜈蚣、全虫、益智仁、鸡内金、川芎、海龙、海马等中药组成,具有强筋健骨、补肝健脾、通络生髓、扶元起痿的功效。

2. 脑瘫二号(祛风止痉汤) 由熟地、山药、山萸肉、人参、黄芪、白术、陈皮、当归、白芍、茯苓、天麻、钩藤、僵蚕、全虫等药组成,具有活血祛风、镇痉通络的功效。

(宋兆普 宋毅鹏 张 颖)

第五十章　康复工程

康复工程是生物医学领域工程学中一个重要的分支学科。是残疾人康复工作与工程技术相结合的一门学科，是现代机械学、生物力学、计算机学、化学、电子学、材料学与康复医学相结合的产物。它利用工程学的原理和手段，使病残儿（伤残者）康复促使其功能恢复、重建或代偿，帮助他们最大限度的开发潜力能，恢复其独立生活、学习、工作、回归社会、参与社会的能力。

【康复医师在康复工程服务中的主要任务】

康复工程服务的主要手段是提供能帮助残疾人独立生活、学习、工作、回归社会、参与社会的产品，即康复工程产品或称残疾人用具。为做好残疾人用具的服务工作需要康复工作者，特别是康复医师在康复工程技术人员的分工合作。康复医师在康复工程服务中的主要任务如下。

（1）检查评定病残儿的残疾情况和功能水平，在此基础上根据病残儿功能康复的需要，制订康复治疗方案并开具矫形支具和各种生活辅助器具的处方，要求处方中写明诊断、残疾人用具品种、规格要求。如果是订制品应写明关键部件选择和装配中的具体要求。

（2）向病残儿家属解释使用矫形支具、生活自助和辅助运动装置的目的、必要性、使用方法和使用中可能出现的问题，以提高患者使用的积极性，保证使用效果。

（3）负责所有用具的临床使用检查工作，以确保达到临床使用的预期目标。评估使用效果和提出修改意见。

（4）指导家长如何正确佩戴、使用和保养矫形支具或辅助运动器具，定期帮助矫形装配师对佩戴辅助器具的病残儿随访复查。

【康复工程产品的分类】

残疾人辅助器具牵涉到人类生存发展的众多领域。不过从学科上来看，它还是属于生物医学工程中的康复工程范畴，又是现代康复中不可缺少的一个重要部分。国际标准化组织（ISO）在 1992 年颁布了国际标准 ISO - 9999《残疾人辅助器具分类》，将残疾人辅助器具分为十大类：

（1）治疗和训练辅助器具。

（2）矫形器和假肢。

（3）生活自理及防护辅助器具。

（4）个人移动辅助器具。

（5）家务管理辅助器具。

（6）家庭及其他场所使用的家具及配件。

（7）通讯、信息及信号辅助器具。

（8）产品及物品管理辅助器具。

（9）环境改善辅助器具和设备、工具及机器。

（10）休闲娱乐辅助器具。

【康复工程在儿童康复中的应用】

（一）常用的治疗和训练辅助器具

（1）感觉训练辅助用具。

（2）视觉训练器。

（3）信息交流治疗用具。

（4）语言训练设备。

（5）运动肌肉平衡训练用具：训练测力自行车、平衡杠、站立架。

（6）手和手指练习器：上肢和躯干练习器、斜板、运动、肌力、平衡训练。

（二）矫形器具及其应用

1. 矫形器具的应用　病残患儿临床上最常见的就是下肢支具，因为随着年龄的增长，他们要入学，过集体生活，更需要移动和立体支撑体重。下肢支具可辅助他们边学习边训练治疗，有双重效果。而上肢不需要支持体重，而需要最大限度的应用手指和手的触觉功能，所以少用上肢支具。

2. 应用矫形器具的目的

（1）辅助与促进治疗与训练。

（2）预防变形与痉挛，保持变形矫正后的状态。

（3）固定关节，负荷体重。

（4）抑制不随意运动，运动模式。

（5）代偿丧失的功能，辅助患儿应用残存功能。

3. 应用矫形器具的主要适应证

（1）各种原因引起的肢体肌肉无力。需要控制关节运动，以保护无力的肌肉，稳定关节。例如，金属的膝踝足矫形器适用于某些脊髓灰质炎后遗症下肢肌肉广泛无力者，以稳定膝踝关节，改善行步功能。

（2）抑制站立、步行中肌肉痉挛。这是一种控制关节运动，减少肌肉牵张反射的结果。如硬踝塑料踝足矫形器用于脑瘫患儿，可以防止步行中出现痉挛性马蹄足、改善步态。

（3）预防和矫正由于肌肉无力、关节运动、肌力不平衡而引起的关节畸形。如基型对掌矫形器适用于预防由于肌力不平衡而出现的拇指内收痉挛缩畸形。

（4）减免机体骨骼的承重。

（5）代偿失去的机体功能。如后侧弹性塑料踝足矫形器适用于各种疾病所致的垂足患者,可以在步行摆动期代偿无力的胫前肌作用,抬起足尖,避免拖地。

4.应用矫形器具的注意事项

(1)佩戴在身上的支具,重量要轻,以塑料支具为好。

(2)病残患儿步行支具应简单易修理,故常用金属做支具,与成人偏瘫患者的支具不同。

(3)佩戴支具的时间不宜过长,注意皮肤接触面的清洁,防止患皮肤病和皮肤损伤。

(4)要经常检查支具是否合适,是否有助于患儿整体运动功能的改善,有问题及时整修,避免产生负面影响。

(5)一种支具不可能适合于所有类型的脑瘫患儿,应因时因人而异。即使同样的痉挛型脑瘫患儿,肌紧张和挛缩的情况也不同,应用支具矫正程度也不同。否则会增加患儿的痛苦,导致拒绝穿用或引起其他变形。

(6)尽管支具可以达到一定的改善症状目的,但是过分依赖支具会阻止患儿代偿功能的发挥,应与家长讲明白,尽量避免过分依赖支具。

5.病残患儿常用矫形器具的种类

(1)下肢矫形器具:主要用于双下肢及足部各种异常变形以及校正后的保持,辅助治疗神经、肌肉、骨与关节的疾患。

1)足矫形器:可以通过使用足垫、足托、补高鞋底、对皮鞋某些部分加强等,来达到矫形的目的。常用于外翻扁平足和足内翻变形。

2)踝足矫形器(AFO):主要用于矫正垂足、足尖畸形。常用低温所料制成,其特点是轻便易清洁、易修改。禁忌双下肢浮肿和严重痉挛者佩戴。临床上垂足常见于腓总神经的损伤,脑瘫患儿的尖足多是由于小腿三头肌紧张性增高导致,这种情况应在AFO装上自制关节,以限制踝关节的趾屈。

3)膝踝足矫形器(KAFO):主要用于患儿膝关节屈曲变形或膝反张。如果放任尖足发展不予矫正,长此以往负荷体重会继发出现膝反张,这时患儿要佩戴KAFO,不仅限制膝关节趾屈,还可应用膝部装具,使膝关节保持5°~10°的屈曲位的非完全伸展状态,使屈曲保持自由。当患儿膝关节屈曲变形时,应用有环形膝连接和膝垫的KAFO,可使膝关节伸展,同时可给予下肢以支持作用。但这种矫形器可使患儿出现膝固定步态,所以只是在功能训练时练习行走应用。

4)下肢夜间矫形器:用于睡眠时为防止关节变形与挛缩及维持矫正位的姿势。例如痉挛型脑瘫的剪刀步态是由于髋关节内收肌紧张,可使用髋关节外展的夜间矫正器,能缓解肌紧张症状,改善日间剪刀步态。近年来多用于小儿闭孔神经阻滞术或内收肌腱切断术后保持矫正位。

5)其他:还有矫正先天性马蹄内翻足的丹尼斯-布朗尼式足板等。

(2)上肢矫形器具:主要作用是保护麻痹的肌肉,防止拮抗肌挛缩,矫正关节畸形及改善功能。常用的有手矫形器(HO)和腕手矫形器(WHO),可矫正脑瘫患儿的前臂旋前、腕关节屈曲、手指屈曲和拇指内收,促进上肢和手功能的发挥。

(3)脊柱矫形器具:主要有颈矫形器(CO)、胸腰椎矫形器(TLO)、腰骶椎矫形器(LSO),用于减轻椎体承重,限制脊柱前屈或侧弯,预防和矫治畸形。

（三）常用助行器

辅助人体支撑体重,保持平衡和行走的工具称为助行器。根据其结构和功能,可将其分为无动力助行器、动力式助行器和功能性电刺激助行器。脑性瘫痪患儿主要应用的是无动力助行器,其结构简单、使用方便、价格低廉。

1. 立位辅助器具　立位辅助器具可根据患儿的实际情况,把下肢矫形支具固定在一个稳定结构上成为一个站立稳定器。如果髋关节不稳定,可在稳定器上再加上骨盆和髋关节固定带。重症患儿往往躯干也不稳定,可将躯干支具加在稳定器上。经过一段时间的功能训练,可根据患儿自己控制髋关节、膝关节和足踝关节抗重力肌的稳定之后,逐步除去躯干固定装置、骨盆固定装置、膝及小腿的固定装置,使患儿取得足部稳定的站立模式。常用康复训练器具有站立姿势矫正器、踝足矫正站立板、箱型立位保持器、起立床等。其作用为:①辅助支持体重,使患儿体味到立位平衡的感觉;②一直屈曲模式,加强下肢各关节伸展肌力;③预防或矫治脑瘫患儿下肢的变形和挛缩;④强化不支持体重的髋及腰部的抗重力肌;⑤矫正足尖及足内、外翻。

2. 移动辅助器具　移动辅助器具在康复训练中广泛应用,种类也比较多,主要有助走训练椅、扶走助行器和减重步态训练器等,适用于幼儿和低龄儿童。其作用为:①增强下肢肌力,促进移动运动发育;②辅助患儿学习移动时重心转移,建立平衡反映;③抑制异常姿势与移动模式,学会正常行走步态。

3. 轮椅　重症不能行走的年长瘫痪患儿可借助轮椅自力地移动。轮椅可以是患儿平衡的坐位,可以通过各种方式自己驱动轮椅移动到达目的地。驱动轮椅可用一手或两手,困难时也可用足。训练师要根据患儿功能障碍的实际情况,指导他如何驱动轮椅,并设计患儿在轮椅上做一些活动,使患儿在坐轮椅是一直异常的姿势。例如,扶物站立尚不能的患儿,应设法将座椅与脚踏板放低,使患儿站立起来比较容易。坐位屈曲模式的患儿应使用后轮驱动的轮椅。而伸展反张模式的患儿应使用前轮驱动的轮椅,并且为了抑制肩胛的伸展模式,可以提高靠背高度。手足徐动型脑瘫重症患儿一般使用足驱动轮椅,最好装上信号器,以保证轮椅后移动的安全。

（四）日常生活自助器具

病残患儿由于各种功能障碍,不同程度地影响了日常生活。为了使他们省力、省时地完成一些原来无法完成的日常生活动作,增加独立生活能力,设计制造出一些自助用具,辅助与代偿他们上肢与手的功能,根据使用目的分为以下几类。

1. 起居用具　魔术贴代替外衣或衬衣的纽扣,方便手指不灵活的脑瘫儿穿衣服。系扣钩代替裤袋,适用于精细动作困难的患儿使用。穿袜用具可用一张硬壳纸及两条绳子制成,适用于痉挛型患儿四肢屈伸不灵活者。

2. 餐饮用具　免握餐具可套在手掌上使用,适用于手指不能握物的病残患儿使用。加大握柄餐具,捆上海绵,适用于抓握力量不足的患儿。双耳杯、防洒碗碟,适用于手功能障碍运动失调型的患儿。吸管固定器置于杯沿,角度可随意调整,适用于手足徐动型脑瘫患儿。

3. 卫生用具　双环毛巾是毛巾两端加上双环,适用于双手抓握功能较差的年长儿自己洗澡用。

使用帆布固定在浴盆沿上的洗澡椅,使年幼不能坐稳的患儿可在水中保持平衡和四肢活动。也可用两个橡皮胎绑在一起,来支持患儿脊柱,帮助患儿坐位洗浴和游戏。

有两种自制助便器可选择使用,一种方式将圆凳子倒过来,放上便桶。凳子腿木柱支持身体平衡,横木为抓握扶手。另一种为木箱去盖子,一端装上横木,在放上便桶。前面有抓握棒,三面有支持物,能靠住身体保持坐位平衡。

4. 书写辅助工具　部分学龄期病残患儿由于粗大运动常伴有不随意运动或精细动作障碍,书写困难、字迹不清楚。康复工程人员应设法让他们借助各种辅助用具完成学习任务。常用器具如加粗笔、翻页器、打字机、计算机、电子交流辅助设备,其中使用的键盘可以根据患儿的困难调节或改制。

(五)康复训练器械

康复医疗器械的作用是帮助患者进行功能的训练和恢复,它们可以增加关节活动度、改善肌力和运动的协调、增强体力、改善损伤部位的状况等。目前有些功能训练器不仅用于损伤的康复,也用于健身运动。

功能训练器械的种类很多,按其用途可分为上肢训练器、下肢训练器、起立步行训练器、综合训练器。这些训练器又分为由使用者自身力量驱动的主动式训练器和借助外力驱动的被动式训练器两大类。主动式训练器常带有可调节的负荷,以便根据康复的程度增加或减小运动量。被动训练器的活动范围一般是可调节的,以改善关节的活动度。

根据训练器所适用的关节,上肢训练器有肩关节旋转、伸展训练器,腕关节旋转、内外转训练器,以及肘关节、手关节训练器等;下肢训练器则有髋关节、膝关节、踝关节,以及股四头肌训练器。综合训练器是全身运动的训练装置,如功率车、上体训练器(UBE)、拉力器、划船器、步行跑步训练器等。此类训练设施常常有功率显示、心率监测等装置,以控制活动量。随着计算机多媒体技术的应用,目前在康复健身设备中,亦采用虚拟现实技术。应用这些技术可创造一个虚拟的室外环境,使人在跑步或行走中犹如置身于现实生活状态,达到心理、身体自然协调统一的康复境界。

(袁　博　郝义彬　董宠凯)

第五十一章 小儿康复中常用的康复器械

在小儿康复训练过程中,治疗师往往需要借助于一定的器械对患儿进行手法训练,或是治疗师指导、帮助患儿利用器械进行训练,这些康复器械在患儿的康复训练中起着非常重要的作用,目前,小儿康复训练中常用的康复器械主要有楔形垫、滚桶、训练球、坐姿矫正椅、平衡板、爬行架、站立架、助行器、套圈、木钉板、手指分离板等。

(一)楔形垫

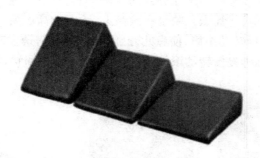

图 51 - 1 楔形垫

楔形垫(图 51 - 1)最初的用途是作为头部控制能力、坐位平衡能力和体位变换能力差的脑瘫患儿坐位时的辅助物。随着康复训练的普及,楔形垫在脑瘫康复中的训练价值越来越受到重视。不同大小的楔形垫有不同的训练效果。楔形垫的长度主要取决于患儿的身长,一般应能容纳患儿俯卧位时的身体,最短也不应短于患儿胸骨到膝盖的长度。楔形垫的高度主要取决于患儿所要开展的训练项目。使用楔形垫的训练主要有以下几种。①头部控制训练:使患儿俯卧于楔形垫上,上肢伸出垫外,头部失去支撑,用玩具吸引患儿,诱导其抬头;②上肢负重训练:使患儿俯卧于楔形垫上,根据患儿上肢的长度和支撑能力,应选择不同高度的楔形垫,如进行肩部、肘部支撑的负重训练,应选择高一些的楔形垫,如果进行双手支撑的负重训练,选择低一些的楔形垫;③翻身训练:把两三块相同的楔形垫拼在一起,将患儿横放在楔形垫上,利用楔形垫的倾斜角度,让患儿从高的一端向低的一端翻身;④坐起训练:使患儿仰卧于楔形垫上,训练师让患儿自己坐起或辅助患儿坐起。

（二）滚筒

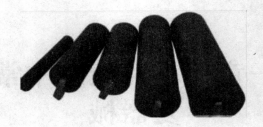

图 51-2　滚筒

滚筒（图 51-2）也有不同的型号，在训练中选择使用。使用滚筒的训练主要有以下几种：①使患儿俯卧于滚筒上，上肢置于滚筒外并呈外展位，用玩具吸引患儿，诱导其抬头，进行头颈控制训练；②使患儿俯卧于滚筒上，屈曲髋关节、膝关节，用四肢支撑身体，进行手膝位支撑负重训练，滚筒的高度应低于患儿上肢的长度；③使患儿俯卧于滚筒上，训练师握住患儿大腿向前滚动，使患儿用双上肢支撑身体，诱导患儿的向前保护性伸展反应；④使患儿横卧于滚筒上，滚筒的长度应大于患儿身体的长度，训练师用手固定患儿的髋部或躯干下部，慢慢转动滚筒使患儿分别向两侧倾斜，让患儿用一侧上肢支撑，诱导患儿的两侧保护性伸展反应；⑤让患儿骑坐在滚筒上，滚筒的高度要适中（患儿的脚应能平放在地面上），训练师慢慢转动滚筒，使患儿分别向两侧倾斜，诱发左右平衡反应；也可让患儿横坐在滚筒上，训练师慢慢转动滚筒，使患儿分别向前后倾斜，诱发前后平衡反应。

（三）训练球

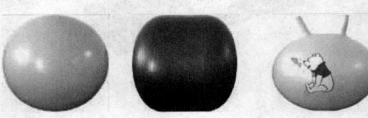

图 51-3　训练球

利用训练球（图 51-3）的弹性，一方面可以使肌张力高的患儿肌肉松弛，降低痉挛程度，另一方面可以刺激肌张力低的患儿提高抗重力能力，提高肌力。因训练球能四处滚动，所以，又可利用它做平衡训练。使用训练球的训练有以下几种方式。①使躯干痉挛的患儿俯卧或侧卧在训练球上，利用训练球的弹性使患儿肌肉松弛，降低肌张力；亦可使躯干肌张力低的患儿俯卧在训练球上，训练师在患儿臀部加压，刺激颈肌和背肌收缩，促进躯干伸展；②让患儿俯卧、仰卧或坐在训练球上，训练师扶持患儿臀部，慢慢滚动训练球，使患儿向前后左右不同方向移动，诱发平衡反应；③让患儿俯卧在训练球上，双手向前，训练师扶持患儿臀部，将训练球突然向前推，诱发患儿双上肢的保护性伸展反应；④让患儿仰卧在训练球上，双下肢屈曲，训练师握住患儿小腿，前后滚动训练球，鼓励患儿抬头，提高其头颈控制能力；⑤让患儿坐在训练球上向后推球，这样可诱发小儿躯干前屈与足的主动背屈。

（四）坐姿矫正椅

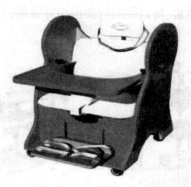

图51-4 坐姿矫正椅

对于全身异常姿势比较严重、非对称性姿势比较明显的患儿,可以用坐姿矫正椅(图51-4)进行纠正。患儿坐在坐姿矫正椅中,头部应该处于正中位,双手处于中线位,髋、膝、踝关节保持90°,即尽量保持正确的坐姿,抑制异常姿势,使患儿感觉到安全,身体处于松弛状态,这样有利于一些动作和发音的训练。坐姿矫正椅也可用于躯干抗重力能力较差的患儿。为诱发患儿正确的坐位姿势,要使其髋、膝关节充分屈曲,肩胛带充分外展,双上肢能向前方伸展,两手能到正中位握物。由于患儿肌紧张度高及异常姿势的影响,常使其从座位上滑脱,这时可在适当部位应用系带。另外,若长时间坐在这种辅助用具上有引起挛缩的可能,故患儿连续坐位一般不应超过2 h。

（五）平衡板

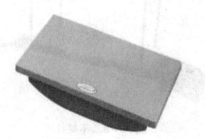

图51-5 平衡板

根据患儿的运动能力,让患儿俯卧、仰卧、坐、跪立或站立在平衡板(图51-5)上,训练师慢慢摇动平衡板,使患儿向前后左右不同方向倾斜,诱发患儿的平衡反应。

（六）爬行架

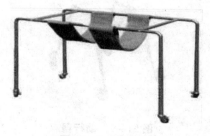

图51-6 爬行架

让患儿俯卧于爬行架(图51-6)的吊带上,鼓励患儿做向前或向后的爬行移动。由于爬行架承担了患儿的大部分体重,所以使爬行变得相对容易,有助于患儿学习爬行动作。

（七）站立架

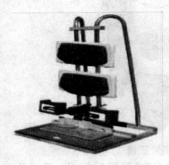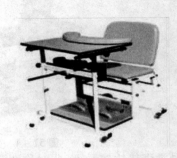

图51-7　站立架

对于不能独自站立的患儿,可以利用站立架(图51-7)进行被动站立训练。患儿在站立架上应使躯干尽量伸直,髋、膝关节伸展,足跟放平。如果患儿髋、膝关节屈曲,可利用站立架上的缚带进行纠正。

（八）平行杠

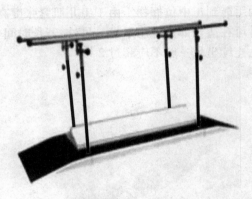

图51-8　平等杠

不能独自行走的患儿可以站在平行杠(图51-8)中,双手握住两侧的杠,进行站立和行走训练。平行杠的高度应调节至患儿腰部,底部的分隔板可以纠正剪刀步。

（九）助行器

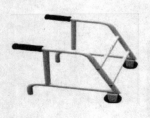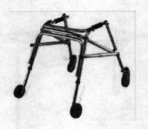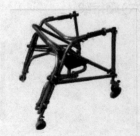

图51-9　助行器

助行器(图51-9)是患儿学习行走的重要工具。患儿可双手握住助行器的把手,向前推着行走,步行姿势要尽量正确。现在一般建议患儿使用后置助行器,以保持躯干的直立,抑制髋屈曲。

(十)套圈

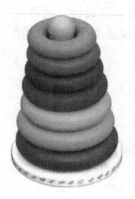

图51-10 套圈

套圈(图51-10)包括数个不同大小、不同颜色的圆圈。患儿通过套圈训练,可促进上肢的伸展,以及对大小、颜色的认识。

(十一)木插板

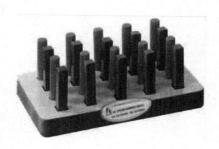

图51-11 木插板

不同型号的木插板(图51-11)有不同的训练效果。大号木插板主要用于粗大的抓握动作训练,小号木插板主要用于精细的捏取动作训练。

(十二)手指分离板

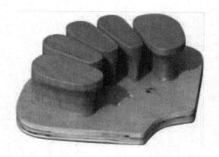

图51-12 手指分离板

　　有些患儿上肢易处于屈曲模式,肘关节、腕关节屈曲,拇指内收,手握拳,可应用手指分离板(图51-12)进行纠正训练,即让患儿将五指插入分离板的间隔中,使五指伸展,做向前推的动作,促进肘关节、腕关节伸展。

　　除上述康复器械之外,还有其他一些康复器械,用于一些特殊的康复训练。治疗师在训练过程中可根据患儿的具体情况自行设计。利用康复器械进行训练,只要设计得当,康复器械就能在纠正患儿异常动作、促进产生正常动作的康复训练中发挥有效的作用。

(李亚飞　郝义彬　宋兆普)

第五十二章 小儿饮食疗法

第一节 口腔卫生与摄食指导

【概述】

小儿脑性瘫痪患儿由于早期脑损伤,造成肌张力异常并使肌肉协调运动障碍,使摄食技能的学习及摄食运动的神经支配受到影响,导致不同性质和程度的摄食机能异常,并引起患儿消瘦及营养不良。对合并有摄食障碍的患儿,改善其获取食物的协调运动功能,摄食训练显得尤为重要。同时,由于患儿缺乏舌的固有运动,不能使牙齿、牙龈及硬腭保持清洁,合并有流涎的患儿,如果口腔不定期进行适当的护理,会引起细菌繁殖,引发反复的呼吸道感染,同时免疫力也在下降。

摄食过程的神经机制较复杂,需要中枢神经系统支配涉及唇、齿、舌、下颌等口腔器官及头、颈、躯干和手的运动。新生儿及小婴儿所具备的这种是反射支配下的反射性摄食,4个月左右原始反射消失,随着上肢和口运动的发育及口腔刺激的增加,在学习中逐渐获取主动性摄食技能。0~2岁为学习摄食技能的关键时期,2岁左右的儿童已基本具备成人水平的摄食能力。

【口腔卫生】

口腔卫生方面,应在脑性瘫痪患儿每餐后进行口腔护理,用手指卷上湿润的纱布擦拭牙龈,擦拭本身也是一种刺激,所以手法要轻柔,并要在手法控制口腔的同时进行,注意避免诱发呕吐反射。也可以用柔软的牙刷用温水轻轻地刷牙,在患儿吐出口中水的同时,必须让其呈头前屈位,不要呈头后仰,以免引起呛咳。

【摄食指导】

正确进食姿势的训练:如果进食姿势不正确,由于过度紧张和不随意运动,会影响舌、口唇及下颌的动作,所以给患儿进食时,首先要正确调节全身姿势。各类型的脑瘫患儿,进食时选择体位的基本原理是相同的。体位的选择和放置,一定要避免全身的肌张力升高,避免不必要的不自主运动或异常动作的出现,身体两侧对称,一切动作都由身体中线开始。不要让小儿在仰卧位进食,这样有可能使患儿窒息,并且仰卧位时,患儿躯干常常过伸,使吸吮及吞咽更加困难。同时不能让小儿的头部向后倾,因头后倾患儿难以咽下食物,容易引起窒息,也不要前推患儿的头部,以免造成患儿的头部更加后倾,更不能将食物倒入小儿的嘴里,这样会使孩子呛噎,而且无助于孩子学会吸吮。

当然,所有患儿不可能只适用于一种体位,在日常生活中,家长应根据患儿自身特点,选择最适合患儿的体位。

1. **抱坐进食** 患儿取坐位于家长身上,头微微向前屈。为防止患儿头部向后仰,将双臂向前扶持,使髋部屈曲,并且用力向后推患儿的胸部,或者患儿的头部放在家长的上肢上,患儿头部略微向前倾,脊柱伸展,双侧肩向内收,髋关节屈曲呈90°,并且能略微分开,膝关节屈曲后应略高于髋关节,双足底有所支撑。采用这样的姿势,患儿全身肌张力可相对正常,喂食容易进行。

2. **面对面进食** 选择一墙角或床与家具呈直角的地方,垫上被褥或用被褥叠成一个直角,让患儿靠在上面,可用一只手控制患儿的头部,另一只手控制躯干等部位。

3. **坐位进食姿势** 使患儿髋关节屈曲呈90°,肩部与上肢向前,头部轻度前屈,治疗师用左上肢固定患儿的头后部,防止患儿全身伸展,注意脊柱伸展,如果向后倾就会影响进食。

4. **坐在固定椅子上进食** 前方有小桌子,患儿两下肢分开,双足踩在地板上,姿势对称,脊柱伸展,对进食有利。

5. **侧卧位进食** 让患儿在一定坡度的垫子上或枕头上,头略微前倾,背部伸直,双侧肩内收,双腿屈曲情况下有利于进食。

6. **俯卧位进食** 对于全身屈曲肌张力较高的脑瘫患儿,患儿侧卧在斜度45°左右三角板垫上,双上肢尽力前伸,双下肢分开。

7. **重度脑瘫患儿进食** 家长坐在椅子上,患儿两下肢分开骑在家长的两腿上,后背靠在三角垫上,家长用手固定患儿的胸部,患儿双手向前伸出,调节患儿下颌使头背屈,进食用的物品应放在患儿能看到的地方,这种姿势对于患儿追视、促进髋关节外展及全身姿势调节都十分方便。

(李　盼　董宠凯　展　翔)

第二节　中医食疗

早期发现、早期治疗,对脑瘫患儿改善预后及提高生活质量具有重要意义。除了在专业机构进行康复治疗外,更需要家庭康复密切配合,可以更好地增强患儿的主动性及积极性,以促进发育性。饮食疗法,无论对于脑性瘫痪患儿改善饮食结构,还是促进康复治疗效果,均丰富了家庭康复的内容。

中医学中并无脑性瘫痪病名,依据其临床表现,属于中医的"五迟""五软""五硬""胎怯""痿证"等范畴。本病的发生主要责之于先天禀赋不足,后天失养。是由于出生前后各种不良因素刺激影响导致的非进行性脑损伤。病位主要在脑,与肝、脾、肾、心及任督二脉关系密切。实证责之于痰、瘀,虚证责之于肝、肾、脾、心,脏腑亏损,气血虚弱。依据辨证论治原则,可将其分为肝肾亏损证、心脾两虚证、痰瘀阻滞证、脾虚肝亢证、脾肾虚弱证等5个证型。小儿为"纯阳"之体,肝常有余,脾常不足,心常有余,肺常不足,肾常不足。祖国医学有"药食同源"之说,《千金要方·食治》明确指出"食能排邪而安脏腑,悦神爽志,以资血气。若能用食平病,释情遣疾者,可谓良工。"历代医家在治疗疾病时,除了针药治疗疾病外,更重视饮食的调养作用,通过饮食来调养正气,祛邪扶正,恢复健康。

因此,我们可将有治疗作用的中药及各式食材制作成患儿易于接受的粥、汤等,在日常生活中对患儿体质进行调理,对于指导家长对患儿进行体质辨证,进行家庭食疗,可为患儿的全面康复提供坚实的基础。

对于饮食疗法也要遵循一定的原则。《黄帝内经》提出了"药以祛之,食以随之"与"气味合而服之,以补精益气"的食疗原则,同时辨病的同时也要辩证施膳。"人与天地相参""人法地,地法天,天法道,道法自然。"天人相应,也因四时季节不同,因人、因体质不同而整体辩证施膳。春夏养阳,秋冬养阴。虚以补之,实以泻之,寒者热之,热者寒之。春季升补,夏季清补,秋季平补,冬季滋补,四季通补。体瘦之人多阴亏血少,应多吃滋阴生津之品,体胖之人多痰湿,应多食清淡之品。这些古圣贤人提出的说法,仍是我们应遵循的原则。

对于脑性瘫痪患儿病因病机的认识,有助于进一步辩证施膳。《医宗金鉴》中记载"小儿五迟之证,多因气血虚弱,先天有亏,故而生下筋骨软弱,行步艰难,齿不速长,坐不能稳,皆肾气不足之故"。《活幼心书》中记载"五软证名曰胎怯,多由父精不足,母血素衰而得"。或因护理不当,或因后天各种因素导致脾胃虚弱,气血不足而造成为五软之证者。从现代医学观点来看,脑性瘫痪患儿素体体质较弱,免疫力也较低。因此饮食疗法,对于多数患儿来说可在补养气血、调节脏腑的基础上,进行施膳。而对于实证患儿,可增加丹参、川芎等活血化瘀药物,以化瘀滞、通经络。因药食同源,可用于饮食疗法的食材较多,在辨证论治基础上,偶列以下药食之方,以资参考。对于病重者,伴有重度智力低下者可食用,对于伴有癫痫者,应慎重食用。

(一)实证

1.痰瘀阻滞证　本证常见于痉挛性脑性瘫痪。

证候:关节强硬,肌肉软弱,或失聪失语,反应迟钝,意识不清,动作不由自主,或吞咽困难,口流痰涎,喉间痰鸣,或伴有癫痫发作者,舌体胖有瘀斑瘀点,苔腻,脉沉,指纹暗滞。

治则:活血通络涤痰

丹参舒骨汤:丹参12 g、川芎6 g、伸筋草9 g、陈皮12 g、半夏6 g、茯苓9 g、猪排骨750 g,葱、姜、味精、食盐等适量。

食用方法:将猪骨打碎,将中药装入洁净纱布袋内,一起放入锅内加水煎汤,待汤沸后先文火慢炖后煨汤,加适量调味品。每周2次,每日分2~3次温服饮用。

(二)虚症

1.肝肾亏损证　本证常见于脑性瘫痪的早期。

证候:坐迟、行迟、齿迟,发育迟缓,筋骨、头项痿软,头颅方大,目无神采,反应迟钝,囟门宽大,舌淡苔少,脉沉细无力,指纹淡。

治则:补肾填髓,养肝强筋。

地黄母鸡汤:熟地黄15 g、山茱萸15 g、山药20 g、牛膝、枸杞子各10 g、茯苓、泽泻各12 g、炒白术、党参各10 g、母鸡1只(约1 500 g)、猪肉700 g、猪排骨700 g、黑豆30 g、葱、姜、食盐等适量。

食用方法：将中药装入洁净纱布袋内，结口备用。猪肉洗净，猪排骨打碎，母鸡去内脏洗净，生姜拍破，葱切段。先将黑豆放入瓦罐内，适量加水，武火烧开，再将以上各物及药袋放入瓦罐内，先用武火烧开，捞去浮沫，加入葱、生姜，改用文火煨炖烂，将药袋捞出不用，鸡肉、猪肉捞出切好，再放入锅内，加少许食盐即成。吃肉喝汤，每日 2 次。

2. 心脾两虚证　本证常见于脑性瘫痪伴有智力低下、语迟、筋骨痿软等。

证候：语言发育迟缓，智力低下，精神呆滞，生长发育迟缓，发稀萎黄，肌肉松弛，口角流涎，吮吸或咀嚼无力，或见弄舌；食欲欠佳，大便秘结，舌质淡胖，苔少，脉细缓，指纹色淡。

治则：健脾养心，补益气血。

益聪汤：益智仁 15 g、远志 10 g、川芎 9 g、当归 12 g、党参、炒白术、茯苓、山药各 20 g、炙甘草 6 g、大枣 5 枚、鱼头 1 个（约 1 000 g），葱、姜、味精、食盐、油等适量。

食用方法：将鱼头去鳃洗净，剁为二块，放油锅中煎片刻，而后将预先布包好的上述中药放入锅中，加水适量及调味品等，炖至鱼头熟后服食。每周 2 剂，连续 5～10 周。

3. 脾虚肝亢证　本证常见于不随意运动型脑性瘫痪。证候：面色萎黄，或见肢体不随意运动，或见颈项强直，肢体肌肉阵发性强直、僵硬，刺激后加重，甚至角弓反张，咀嚼或吞咽困难，口角流涎，或见舌体僵硬；食欲欠佳，大便稀溏，舌质淡，苔白，脉弦细或沉弱。

治则：缓肝理脾，息风通络。

麻核猪脑汤：新鲜猪脑 1 个（1 000～1 500 g）、核桃仁 40 g、天麻 20 g、当归 15 g、白芍 10 g、炒白术 15 g、茯苓各 15 g、炙甘草 9 g，鸡汤 500 g，葱、姜、味精、食盐、酱油、香油等适量。

制作方法：猪脑放入清水中，用手指或镊子把红筋和薄膜除去，洗净；天麻打成细粉，中药装入洁净纱布袋内，结口备用。姜切片，葱切花。把猪脑放在碗内，放入料酒、姜片、葱花，置蒸笼内，用武火大气蒸 25 min，取出待用。用少量素油放入炒勺，加热六成热时，放入鸡汤，加入天麻粉、核桃、猪脑、布包中药等，烧沸后加入酱油、盐、香油。

4. 脾肾虚弱证　本证相当于不随意运动、共济失调型脑瘫伴有肌张力低下者。

证候：形体瘦小，肢体松软，肌肉萎缩，或见肢体震颤，行走不稳，易跌倒，少气懒言，面色无华，饮食少、脉细、舌苔白。

治则：健脾益肾。

猪肾板栗汤：猪肾 1 个、板栗 10 枚、山药、党参、杜仲各 20 g、盐适量。

制作方法：将猪肾剖开，剔去筋膜臊腺，洗净切块备用；中药装入洁净纱布袋内，结口备用；板栗剥皮留肉洗净备用；将猪肾、板栗、同放砂锅内，加水先用武火煎煮 20 min 后炖 1 h，用盐调味，吃肉与板栗，喝汤。

脑性瘫痪患儿在摄食方面，以少量多餐为原则，依据其脾胃功能情况，不可一次性进食太多，同时也要注意寒热适中，并保持患儿心情愉快，细嚼慢咽以促进消化。同时也要注意食物的多样性，正如《素问·藏气法时论》所说"五谷为养，五果为助，五畜为益，五菜为充，气味合而服之，以补精益气"。

脑性瘫痪患儿在综合康复治疗的基础上，进行辩证施膳指导，既能满足患儿生长发育的营养需求，也能调理患儿机体的阴阳平衡，同时更符合患儿胃口，从而达到促进患儿生长发育的目的。

（董宠凯　展　翔　王红兵）

参考文献

[1]陈秀洁.小儿脑性瘫痪的神经发育学治疗法[M].河南:河南科学技术出版社,2012.

[2]刘振寰.让脑瘫儿童拥有幸福人生[M].北京:中国妇女出版社,2009.

[3]李晓捷,庞伟,孙奇峰,尚清,唐久来.中国脑性瘫痪康复指南(2015).中国康复医学杂志,2015.

[4]陈秀洁,姜志梅,史惟,王立苹.中国脑性瘫痪康复指南(2015).中国康复医学杂志,2015,10.

[5]孙世远.脑性瘫痪的早期诊断与早期治疗[M].哈尔滨:黑龙江科学技术出版社,1995.

[6]吴丽,战立功,孔峰,魏艳,耿香菊,马彩云,宋立新.早期脑性瘫痪的康复评价标准研究(附320例报告)[J].实用儿科临床杂志,1997,1:17-18.

[7]黄真,杨红,陈翔,周丛乐.中国脑性瘫痪康复指南(2015)[J].中国康复医学杂志,2015,8.

[8]唐久来,秦炯,邹丽萍,李晓捷,马丙祥.中国脑性瘫痪康复指南(2015)[J].中国康复医学杂志,2015,7.

[9]孙琦,李冬娥.22例小儿急性偏瘫综合征病因与诊治分析[J].中华全科医学,2009,12(7).

[10]王纪文.小儿急性偏瘫综合征[J].实用儿科临场杂志.2004,8(19).

[11]刘根林,周红俊,李建军.中国康复理疗与实践[J].2008,7(14).

[12]严烁,费智敏,王勇.脊髓损伤的治疗进展[J].中华神经外科疾病研究杂志,2008,7.

[13]苏辅仁.牵正散合芍药甘草汤治疗周围性面瘫46例[J].广西中医药,2006,29(3):44.

[14]刘华宝,李应宏.和血祛风通络法治疗周围性面瘫34例[J].陕西中医,2005,26(11):1181.

[15]梁爱枝.逐风通痹汤加减治疗周围性面瘫54例[J].中国中医急症,2009,18(4):632.

[16]宋润生,王林静.自拟疏风清热方治疗周围性面瘫34例[J].陕西中医,2006,27(2):185.

[17]李岩,韩秋玲,赵文超.清热化瘀复面汤治疗面神经麻痹的临床体会[J].亚太传统医药,2009,5(5):81-82.

[18]杨新营.中医药分期治疗周围性面神经麻痹的体会[J].光明中医,2010,25(10):1904.

[19]朱世瑞,马云枝.治疗面瘫经验[J].山东中医杂志,2009,28(10):733-734.

[20]吴沛田.面瘫的中医辨证施治应注意什么[J].中医杂志,2010,51(5):456.

[21]赵耀东,韩豆瑛,郑魁山.治疗周围性面瘫经验初探[J].辽宁中医杂,2010,37(1):29
  -30.

[22]魏国奎.皮下浅刺治疗周围性面瘫71例体会[J].浙江中医志,2010,45(3):207.

[23]贺春山.针刺合谷穴"气至病所"治疗面瘫416例疗效观察[J].北京中医,2006,25
  (3):29.

[24]王传年.烧山火浅针透刺治疗周围型面神经麻痹疗效观察[J].四川中医,2007,25
  (3):35.

[25]李伟杰,陈文娟.针向迎随补泻法配合电针法治疗面瘫[J].光明中医,2009,24(2):
  243-244.

[26]周纤华.腹针治疗周围性面瘫的临床观察[J].针灸临床杂志,2007,23(1):18.

[27]李瑞春,肖晓华,朱红霞,等.牵正散结合远道针刺为主治疗周围性面瘫80例[J].江
  西中医药,2007,4:61.

[28]王战朝,曹亚飞,李金明.医源性腓总神经损伤79伤回顾与分析[J].中国中医骨伤
  医杂志,1999,4:7.

[29]郭志权,严锡峰.穴位注射治疗儿童腓总神经损伤16例疗效观察[J].海军医学杂
  志,2008,2:16.

[30]钟卫江.中西医结合治疗腓总神经损伤1例[J].《浙江中医杂志》,2009,11:11.

[31]康丽君.针刺按摩治疗腓总神经损伤临床报告[J].《按摩与康复医学》,2010,19.

[32]王洪升.臀部肌肉注射引起腓神经损伤1例[J].《中国社区医师》,1995,1.

[33]李春岩,刘瑞春,高长玉,田文强,王秀华.空肠弯曲菌肠炎并发急性运动性轴索性神
  经病(附3例报告)[J].河北医科大学学报,1993,4.

[34]梁志学.急性感染性多发性神经根炎临床分型[J].中国实用儿科杂志;1989,4.

[35]叶露梅.急性感染性多发性神经根炎的支持疗法[J].中国实用儿科杂志,1989,4.

[36]黎茶珍,王霞,曹英.135例急性格林巴利综合征的临床观察与护理[J].江西医学院
  学报,2006,14(3):23-24.

[37]张兰芳,朱秀华,张玲.适时吸痰对机械通气相关性肺炎的影响[J].护理学杂志,
  2005,3(11):75-76.

[38]符晓艳.格林巴利综合征呼吸道管理的研究进展[J].现代医药卫生,2008,7(3):112
  -113.

[39]邵伟芹,姜燕,李莉.格林-巴利综合征的病情观察及护理[J].齐鲁护理杂志,2005,
  6(4):51-52.

[40]郑丽玲,黄小凤.新生儿肠道病毒感染33例临床分析[J].福建医药杂志,.2010,5.

[41]童笑梅.新生儿肠道病毒感染的诊疗现状[J].中国新生儿科杂志,2010,2.

[42]李卫光,朱其凤.新生儿重症监护病房阿伯丁沙门菌医院感染暴发调查[J].中华医
  院感染学杂志,2009,15.

[43]吕婕,陈峰,是俊凤,李蕾.新生儿医院感染病例分析与干预措施[J].中华医院感染
  学杂志,2010,12.

[44]包进,李晓春.新生儿肠道病毒感染的综合表现及治疗[J].中国实用医药,2011,21.

［45］皮玉山.新生儿肠道病毒感染的高危因素分析［J］.中国实用医药,2012,1.

［46］孙庆芬,张亚军,顾彩霞,李曼.PDCA循环模式应用于新生儿重症监护病房感染管理的效果研究［J］.中国新生儿科杂志,2012,5.

［47］陈莹,丁素芳.新生儿院内获得性轮状病毒性肠炎25例临床分析［J］.现代医药卫生,2012,21.

［48］Drossaers－Bakker KW, de Buck M, van Zeben D, Zwinderman AH, Breedveld FC, et al. Long－term course and outcome of functional capacity in rheumatoid arthritis: the effect of disease activity and radiologic damage over time. Arthritis and Rheumatism, 1999,42:1854－1860.

［49］Smolen JS, Van Der Heijde DM, St Clair EW, Emery P, Bathon JM, et al. Predictors of joint damage in patients with early rheumatoid arthritis treated with high－dose methotrexate with or without concomitant infliximab: results from the ASPIRE trial. Arthritis and Rheumatism,2006,54:702－710.

［50］Felson DT, Anderson JJ, Boers M, Bombardier C, Chernoff M, et al. The American College of Rheumatology preliminary core set of disease activity measures for rheumatoid arthritis clinical trials. The Committee on Outcome Measures in Rheumatoid Arthritis Clinical Trials. 1993,36:729－740.

［51］van der Heijde DM, van t Hof MA, van Riel PL, Theunisse LA, Lubberts EW, et al. Judging disease activity in clinical practice in rheumatoid arthritis: first step in the development of a disease activity score. Annals of the Rheumatic Diseases,1990,49:916－920.

［52］van der Heijde DM, van t Hof MA, van Riel PL, van Leeuwen MA, van Rijswijk MH, et al. Validity of single variables and composite indices for measuring disease activity in rheumatoid arthritis. Annals of the Rheumatic Diseases,1992,51:177－181.

［53］Smolen JS, Breedveld FC, Schiff MH, Kalden JR, Emery P, et al. A simplified disease activity index for rheumatoid arthritis for use in clinical practice. Rheumatology,2003,42:244－257.

［54］Aletaha D, Smolen JS. The Simplified Disease Activity Index (SDAI) and Clinical Disease Activity Index (CDAI) to monitor patients in standard clinical care. Best Pract Res Clin Rheumatol,2007,21:663－675.

［55］Salaffi F, Cimmino MA, Leardini G, Gasparini S, Grassi W. Disease activity assessment of rheumatoid arthritis in daily practice: validity, internal consistency, reliability and congruency of the Disease Activity Score including 28 joints (DAS28) compared with the Clinical Disease Activity Index (CDAI). Clinical and Experimental Rheumatology, 2009,27:552－559.

［56］Arnett FC, Edworthy SM, Bloch DA, McShane DJ, Fries JF, et al. The American Rheumatism Association 1987 revised criteria for the classification of rheumatoid arthritis. Arthritis Rheum,1988,31:315－324.

[57]Scheel AK, Hermann KG, Kahler E, Pasewaldt D, Fritz J, et al. A novel ultrasonographic synovitis scoring system suitable for analyzing finger joint inflammation in rheumatoid arthritis. Arthritis and Rheumatism ,2005,52: 733 – 743.

[58]Backhaus M, Ohrndorf S, Kellner H, Strunk J, Backhaus TM, et al. Evaluation of a novel 7 – joint ultrasound score in daily rheumatologic practice: a pilot project. Arthritis and Rheumatism ,2009,61:1194 – 1201.

[59]van der Heijde D. How to read radiographs according to the Sharp/van der Heijde method. Journal of Rheumatology ,2000,27: 261 – 263.

[60]Hayward K, Wallace CA. Recent developments in anti – rheumatic drugs in pediatrics: treatment of juvenile idiopathic arthritis. Arthritis Res Ther, 2009. 11(1):216.

[61]Oguz D, Ocal B, Ertan ü, et al. Left ventricular diastolic functions in juvenile rheumatoid arthritis. Pediatric Cardiol,2000,21(4):374.

[62]Guler H, Seyfeli E, Sahin G, et al. P wave dispersion in patients with rheumatoid arthritis: its relation with clinical and echocardiographic parameters. Rheumatol Int. ,2007,27(9):813.

[63]Michelucci A, Bagliani G, Corella A, et al. P wave assessment: state of the art update. Card Electrophysiol Rev,2002,6(3):215.

[64]Perzanowski C, Ho AT, Jacobson AK. Increased P – wave dispersion predicts recurrent atrial fibrillation after cardioversion. J Electrocardiol. ,2005,38(1):43.

[65]Gunduz H, Binak E, Arinc H, et al. The relationship between p wave dispersion and diastolic dysfunction. Tex Heart Inst J. 2005;32(2):163.

[66]Stefano GT, Zhao H, Schluchter M, Hoit BD. Assessment of echocardiographic left atrial size: accuracy of m – mode and two – dimensional methods and prediction of diastolic dysfunction. Echocardiography,2012,29(4):379.

[67]Nigrovic PA, White PH. Care of the adult with juvenile rheumatoid arthritis. Arthritis Rheum. 2006;55(2):208.

[68]Alkady EA, Helmy HA, Mohamed – Hussein AA. Assessment of cardiac and pulmonary function in children with juvenile idiopathic arthritis. Rheumatol Int. ,2012,32(1):39 – 46.

[69]Wallace CA, Levinson JE. Juvenile rheumatoid arthritis: outcome and treatment for the 1990s. Rheum Dis Clin North Am,1991,17(4):891 – 905.

[70]Rink BD. Arthrogryposis: a review and approach to prenatal diagnosis. Obstetrical & Gynecological Survey,2011,66(6):369 – 377.

[71]Navti OB, Kinning E, Vasudevan P, et al. Review of perinatal management of arthrogryposis at a large UK teaching hospital serving a multiethnic population. Prenatal Diagnosis. 2010,30(1):49 – 56.

[72]Witters I, Moerman P, Fryns JP. Fetal akinesia deformation sequence: a study of 30 consecutive in utero diagnoses. American Journal of Medical Genetics, 2002, 113 (1):23

－28.

［73］Hall JG. Arthrogryposis multiplex congenita：etiology，genetics，classification，diagnostic approach，and general aspects. Journal of Pediatric Orthopaedics，1997，6（3）：159 －166.

［74］Polizzi A，Huson SM，Vincent A. Teratogen update：maternal myasthenia gravis as a cause of congenital arthrogryposis. Teratology，2000，62（5）：332－341.

［75］Vajsar J，Sloane A，MacGregor DL，Ronen GM，Becker LE，Jay V. Arthrogryposis multiplex congenita due to congenital myasthenic syndrome. Pediatric Neurology，1995，12 （3）：237－241.

［76］Chieza JT，Fleming I，Parry N，Skelton VA. Maternal myasthenia gravis complicated by fetal arthrogryposis multiplex congenita. International Journal of Obstetric Anesthesia. 2011，20（1）：79 － 82.

［77］Foucher G，Le Viet D，Lantieri L. Osteoid osteoma in the hand and wrist，a series of 27 cases. Eur J Orthop Trauma，1997，7（3）：165.

［78］Blair WF，Kube WJ. Osteoid osteoma in a distal radial epiphysis：Case report. Clin Orthop Relat Res，1977，1（126）：160.

［79］Mayer A，Basten K，Kreitner KF，Degreif J. Osteoid osteoma of the capitate：diagnosis and therapy of a rare cause for wrist pain：Case report and review of the literature. Handchir Mikrochir Plast Chir，1999，31（4）：285.

［80］Llauger J，Palmer J，Amores S，Bague S，Camins A. Primary tumors of the sacrum：Diagnostic imaging. Am J Roentgnol，2000，174：417－424.

［81］Houang B，Grenier N，Greselle JF，Vital JM，Douws C，Broussin J，et al. Osteoid osteoma of the cervical spine：Misleading MR features about a case involving the uncinate process. Neuroradiology，1990，31：549－551.

［82］Barbiera F，Bartolotta Tv，Lo Casto A，Pardo S，Rossello M，De Maria M. Intra－articular osteoid osteoma：diagnostic imaging in three cases. Radiol Med，2002，103：464 －473.

［83］Schmitz A，Diedrich O，Schmitt O. Sacral osteoid osteoma：a rare cause of back pain in childhood and adolescence. Klin Padiatr，2000，212：110－112.

［84］Habashi NM，Andrews PL，Scalea TM. Therapeutic aspects of fat embolism syndrome. Injury，2006，37：68 － 73.

［85］Mellor A，Soni N. Fat embolism. Anesthesia，2001，56：145－154.

［86］Carlson DS，Pfadt E. Fat embolism syndrome. Nursing，2011，41：72.

［87］Fowler AA，Hamman RF，Good JT，Benson KN，Baird M，Eberle DJ，Petty TL，Hyers TM. Adult respiratory distress syndrome：risk with common predispositions. Ann Intern Med，1983，98：593－597.

［88］Kaplan RP，Grant JN，Kaufman AJ. Dermatologic features of the fat embolismn syndrome. Cutis,1986,38:52 - 55.

[89] Levy D. Fat embolism syndrome. Clin Orthop,1990,261:281 - 286.

[90] Hornby K, Hornby L, Shemie SD. A systematic review of autoresuscitation after cardiac arrest. Crit Care Med. ,2010, 38:1246 - 1253.

[91] 廖元贵. 脑瘫患儿髋关节脱臼的系统管理[J]. 中国康复医学杂志,2008,23(6):570 - 572.

[92] Morton RE , Scott B, Mc clelland V, et al. Dislocatin with bilateral palsy ,1985 - 2000 [J]. Dev Med child Neurol, 2006,48:555 - 558.

[93] 刘芸,石浩,唐学兵,廖承德. 脑性瘫痪并发育性髋关节异常 59 例[J]. 实用儿科临床杂志,2007,22(8):2007 - 2008.

[94] 陈哨军. 痉挛性脑瘫髋关节发育不良影像学特征及临床意义[J]. 中华小儿外科杂志,2006,27(8):435 - 438.

[95] Boo NY, Ong CL. Congenital talipes in Malaysian neonates:incidence, pattern and associated factors. Singapore Med. ,1990,31:539 - 542.

[96] Chapman C, Stott S, Viola Port RV, Nicol RO. Genetics of club foot in the Maori and Pacific people. J. Med. Genet,2000,37:680 - 683.

[97] De Andrade M, Barnholtz JS, Amos CI, et al. Segregation analysis of idiopathic talipes equinovarus in Texan population. Am. J. Med. Genet,1998,79:97 - 102.

[98] Farrell SA, Summers AM, Dallaire L, Singer J, et al. Club foot, an adverse outcome of early amniocentesis:disruption or deformation? J. Med. Genet,1999,36:843 - 846.

[99] Fritsch H, Eggers R. Ossification of the calcaneus in the normal fetal foot and in clubfoot. J. Pediatr. Orthop,1999,19,22 - 26.

[100] Honein MA, Paulozzi LJ, Moore CA. Family history, maternal smoking and clubfoot: a indication of a gene - environment interaction. Am. J. Epidemiol. , 2000, 152:658 - 665.

[101] Laining NG, Davis MR, et al. Molecular Diagnosis of Duchenne Muscular Dystrophy: Past, Present and Future in Relation to Implementing Therapies[J]. Clin Biochem Rev, 2011, 32 :129 - 134.

[102] 莫桂玲,胡朝晖,喻长顺,等. 联合应用 MLPA 技术和基因测序技术检测 DMD 基因单个外显子缺失突变[J]. 中国医药生物技术,2011,6(5):347 - 352.

[103] Engle AG, Franzini - Armstrong C. Myology. Third edition [M]. McGraw - Hill, 2004. pp961.

[104] CifuentesDC, FrugierT, Melki J. Spinalmuscular atrophy[J]. Se - min PediatrNeuro, 2002,9(6): 145 - 150.

[105] 王学禹,王念亮,孙文秀. 脊肌萎缩症 35 例[J]. 实用儿科临床杂志, 2000,15(1): 32 - 33.

[106] Cheliou HF, BaroisA, Urtizberea A, et al. Evoked potentials in spinalmuscular atrophy [J]. J Child Neuro,2003, 18(6): 383 - 390.

［107］Emeryk – Szajewska B. Electrophysiologic diagnostics ofvery early stages of ALS［J］. SupplClin Neurophysio,2000, 53(1)：116.

［108］曾卫民,尹飞,杨金莲.同时检测两种运动神经元存活基因第 7 外显子缺失的简便方法及其临床应用［J］.实用儿科临床杂志,2003, 18(2)：108 – 110.

［109］杨绍基.卫生部发布 2008 版"手足口病预防控制指南"［J］.新医学,2008. 39 (6)：363.

［110］陈文彬,潘祥林.诊断学［M］.7 版.北京：人民卫生出版社,2008.

［111］Lee MS,Chang LY. Development of Enterovirus 71 vaccines［J］. Expert Rev Vaccines, 2010,9(2)：149 – 156.

［112］Ryu WS,Kang B,Hong J,et al. Clinical and etiological characteristics of enterovirus 71 related disease during a recent 2 – year period in Korea［J］. J Clin Microbiol,2010,48 (7)：2490 – 2494.

［113］MeMinn P,Stratov I,Nagarajan I,et al. Neurological manifestations of enterovirus 71 infection in children during an outbreak of hand,foot,and mouth disease in Western Australia［J］. Clin Infect Dis,2001,32(2)：236 – 242

［114］李志勇,干芸根,林飞飞,等.儿童手足口病并发脑干脑炎的 MRI 表现［J］.临床放射学杂志,2011,30(2)：243 – 246.

［115］Chen CS,Yao YC,Lin SC,et a1. Retrograde axonal transport：A major transmission route of enterovirus 71 in mice［J］. J ClinViral,2007,81：89 – 96.

［116］Huang MC,Wang SM,Hsu YW,et al. Long term cognitive and motor deficits after enterovirus 71 brainstem encephalitis in children［J］. Pediatrics,2006,118：17 – 85.

［117］石世同,吴茜,杜曾庆等.手足口病并发神经系统损害 117 例临床分析［J］.中华妇幼临床医学杂志,2011,7(2)：135 – 138.

［118］段雪飞,李贵,徐艳丽等.手足口病并发中枢神经损害 159 例临床分析［J］.传染病信息,2009,22(1)：39 – 42.

［119］吴江.神经病学［M］.北京：人民卫生出版社,2005.

［120］《关于修订我国持续性植物状态(PVS)诊断和疗效标准》专家会议纪要［J］.中华急诊医学杂志,2002,11(4)：241.

［121］唐英,尚清,等.穴位注射联合梅花针治疗小儿植物状态：随机对照研究［J］.中国针灸,2014,34(5)：421 – 425.

［122］王国良.小儿脑外伤的康复治疗［J］.现代康复,2001,5(12)：19 – 21,29.

［123］黄晓玲,赖小鸿.高压氧配合针刺治疗脑外伤致肢体偏瘫的康复疗效观察［J］.齐鲁护理杂志,2006,12(4)：736.

［124］王传才.推拿促进脑外伤患者肢体康复 21 例治验［J］.按摩与导引,2007,23 (10)：43.

［125］刘帼英,等.银川市育智学校 47 例弱智儿童病因调查及智能测试结果分析［J］.宁夏医学杂志,2000,22(7)：402 – 404.

［126］陈平乐,等.广州至灵学校 167 名学员智残原因的调查分析［J］.中国优生与遗传杂

志,1997,5(5):108-109.

[127]陈建民,黄恩,李美园.精神发育迟滞患儿的智力障碍程度及其相关因素分析[J].中国全科医学,2009.12(8B):1538-1539.

[128]胡继红,王跑球,张惠佳,等.363例脑瘫患儿Gesell发育量表测试结果分析[J].中国康复理论与实践,2007,12(13):1108-1109.

[129]沈抒,孙启良,谢欲晓.儿童精神发育迟滞的康复评价及其相关问题的探讨[J].中国康复医学杂志,2003.18(4),248-251.

[130]马丽霞,等.儿童智能发育社区干预研究[J].中国优生优育,2000,11(4):156-159.

[131]白馨芝,崔岚巍,刘云峰.智力低下儿童的综合干预研究[J].伤残医学杂志,2001,9(3):1-3.

[132]沈抒,张竹青,孙启良,等.儿童精神发育迟滞的康复治疗及其预后初探[J].中国康复医学杂志,2003,18(1):18-30.

[133]Fred R Volkmar,David Pauls. Autism[J]. Lancet,2003,362:1133-1141.

[134]Sun X,Allison C,A review of the prevalence of autism spectrum disorder in Asia[J]. Res autism spectr disorder,2010,4(2):156-167.

[135]王佶.儿童孤独症的诊治进展[J].国际儿科杂志,2006,33(1):41-44.

[136]孙凌,周天红.孤独症的病因学研究[J].临床精神医学杂志,2005,15(1):48-49.

[137]Wu S,Jia M,Ruan Y,et al. Positive association of the oxytocin receptor gene(OXTR) with autism in the Chinese Han population[J]. Biol Psy chiatry,2005,58:74-78.

[138]邱蔚六.口腔颌面外科学[M].第4版.北京:人民卫生出版社,2000.

[139]车晓艳,叶惠华.关国唇鳄裂手术患儿的护理[J].中华护理杂志,2000,35(12):763.

[140]田文艳,马东洋,陆皓,等,唇鳄裂患儿全麻术后的进食时机与家长的心理疏导[J].西南国防医药,2012,11(22)1174-1176.

[141]张丽.陈涌.依光叫,等.我省420例唇胖裂儿童的营养状况分析[J].昆明医院学报,2007,28(2B):7-9.

[142]卓挺莉,陈照君,陈建文.先天性唇胖裂婴幼儿反复呼吸道感染36例临床分析[J].福建医药杂志,2009,31(3):19-20.

[143]武晓宁,宋新兰,热依拉,阿不都拉,等.不同喂养方式对婴儿体格发育的影响[J].新疆医科人学学报,2006,29(4):339.

[144]王大勇,王秋菊,兰兰,等.130例婴幼儿听力损失的听力学和基因学分析[J].中华耳鼻喉头颈外科学杂志,2009,3:44-53.

[145]Bayazit YA,Yilmaz M. An overview of hereditary hearing loss[J]. ORL J Otorhinolaryngol Relat Spec, 2006, 68(2): 57-63.

[146]Brumwell CL,Hossain WA,Morest DK,et al. Biotinidase reveals the morphogenetic sequence in cochlea and cochlear nucleus of mice[J]. Hear Res, 2005, 209(1-2):104-121.

［147］Cullen RD,Zdanski C,Roush P,et al. Cochlear implants in Waardenburg syndrome［J］. Laryngoscope,2006,116(7):1273-1275.

［148］King K, Flinter FA, Green PM. A two-tier approach to mutation detection in the COL4A5 gene for Alport syndrome［J］. Hum Mutat, 2006, 27(10):1061.

［149］徐通.注意缺陷多动障碍治疗的新认识［J］.中国儿童保健杂志,2010,18(4):269-271.

［150］Kollin s SH,March JS. Advances in the pharmacotherapy of attention deficit hyperactivity disorder［J］. Biol Psychiatry,2007,62:951-953.

［151］Pliszka SR. Pharmacologic treatment of attention deficit/hyperactivity disorder:efficacy, safety and mechanisms of action［J］. Neuropsychol Rev,2007,17:61-72.

［152］Kim Y,Shin MS,Yoo H J,et al. Neurocognitive effects of switching from methylphenidate-IR to OROS-methylphenidate in children with ADHD［J］. Hum Psychopharmacol Clin Exp,2009,24:95-102.

［153］郑毅.儿童注意缺陷多动障碍防治指南［M］.北京:北京大学出版社,2007.

［154］Stein MA,McGough JJ. The pharmacogenomicera:Promise for personalizing ADHD therapy［J］. Child Adolesc Psychiatr Clin N Am,2008,17(2):475-478.

［155］耿耀国,苏林雁,王洪,李铭.注意缺陷多动障碍儿童团体心理干预效果分析［J］.中国学校卫生,2011,32(4):409-411.

［156］刘敏珍,陈燕惠,林桂秀,陈晶,吕红艳.影响注意缺陷多动障碍患儿药物治疗依从性因素的分析［J］.中国社区医师,2011,13(275):20-21.

［157］林蓉,静进.儿童注意缺陷多动障碍病因学研究进展［J］.中国学校卫生,2011,32(2):253-256.

［158］钱晶晶,孙学进.儿童注意缺陷多动障碍研究进展［J］.医学综述,2010,16(13):2004-2007.

［159］王玉琴,张微.儿童注意缺陷多动障碍心理治疗研究进展［J］.中国学校卫生,2011,32(3):382-384.

［160］王谦,罗蓉,俞丹.儿童感觉统合失调和感觉统合训练［J］.中华妇幼临床医学杂志,2009,5(2):60-63.

［161］Bohlhalter S, Goldfine A, Matteson S, et al. Neural correlates of tic generation in Tourette syndrome:an event-related functional MRI study［J］. Brain. 2006,129:2029-2037.

［162］Scahill L, Erenberg G, Berlin CM Jr,et al. Contemporary assessment and pharmacotherapy of Tourette syndrome［J］. NeuroRx,2006,3(2):192-2061

［163］陈裕彬,刘余,陈俊军.针灸治疗抽动-秽语综合征的研究进展［J］.中医药导报 2009,15(4):113-114.

［164］Hui AC,Wong A,Wong HC,et al. Refractory epilepsy in a Chinese population［J］. Clin Neurol Neurosurg,2007,109(8):672.

［165］李树华,庞保东,曹丽华,等.儿童非癫痫发作与癫痫、难治性癫痫的鉴别诊断［J］.

实用学杂志,2011,27(9):1626-1628.

[166]Mohanraj R,Brodie MJ. Diagnosing refractory epilepsy:response to sequential treatment schedules[J]. Eur J Neurol,2006,13(3):277-281.

[167]Hitiris N,Mohanraj R,Norrie J,et a1. Predictors of pharmacoresistant epilepsy[J]. Epilepsy Res,2007,75(2-3):194.

[168]沈鼎烈. 临床癫痫学[M]. 上海:上海科学技术出版社,2007.

[169]Baca CB,Vickrey BG,Caplan R,et al. Psychiatric and medical comorbidity and quality of life outcomes in childhood – onset epilepsy[J]. Pediatrics,2011,128(6):1532-1543.

[170]沈晓明. 儿童睡眠与睡眠障碍[M]. 北京:人民卫生出版社,2002.

[171]Norgaard JP,Pedersen EB,Djurhuus JC. Diurnal antidiuretichormone levels in enuretics[J]. J Urol,1985,134:1029-1031.

[172]AokawaT,KasaharaT,UchiyamaM. Circadian variationof plasma arginine vasooress in concentration,or vasopressin in enuresis[J]. Scand J Urol NephrolSuppl,1999,202:47-49.

[173]Cigna RM,Chiaramonte C,Piscopo A,et al. Urodynamicevaluation in children with enuresis[J]. Pediatr Med Chir,2002,24:363-367.

[174]Kawauchi A,Tanaka Y,Naito Y,et al. Bladder capacity at the time of enuresis[J]. Urology,2003,61:1016-1018.

[175]马骏,金星明. 原发性遗尿症的病因学进展[J]. 中国儿童保健杂,2007,15(2),173-174.

[176]IscanA,Ozkul Y,UnalD,et al. Abnormalitiesin event – related potential and brainstemauditoryevoked response in children with nocturnal enuresis[J]. Brain Dev,2002,24:681-687.

[177]洪颖. 小儿遗尿症的研究进展[J]. 黑龙江中医药,2010,3,63-64.

[178]沈颖,刘小梅. 儿童遗尿症的诊治进展[J]. 北京医学,2013,35(1),33-35.

[179]王益超,吴虹,等. 1386例脑发育障碍性患儿遗传代谢病疾病谱区域性报告[J]. 实用预防医学,2008,12(6):1728-1729.

[180]经承学. 遗传代谢病[J]. 实用儿科临床杂志,2007,22(8):567-568.

[181]杨艳玲. 遗传代谢病的饮食与药物治疗[J]. 中国儿童保健杂志,2011,02:102-103.

[182]Prechtl HF. Qualitative changes of spontaneous movements in fetus and preterm infant are a marker of neurological dysfunction[J]. Early Hum Dev,1990,23:151-158.

[183]Cioni G,Prechtl HF. Preterm and early postterm motor behavior in low – risk premature infants[J]. Early Hum Dev,1990,23:159-191.

[184]Ferrari F,Cioni G,Prechtl HF. Qualitative changes of general movements in preterm infants with brain lesions[J]. Early Hum Dev. 1990,23:193-231.

[185]杨红,邵肖梅. 全身运动质量评估[J]. 中国循证儿科杂志,2007,12:138-143.

[186]Luo YY(罗莹莹),Tao FB. Spontaneous general movements assessment. Chin J Pediatr
[J]. 中华儿科杂志,2005,43(4):272 – 274.

[187]武玮,张巍. 全身运动评估技术及其应用[J]. 中华医学杂志,2007,87(48):3453
– 3455.

[188]杨红. 全身运动(GMs)评估在高危儿运动发育随访中的应用研究[D]. 上海:复旦
大学,2009.

[189]Nakajima Y, Einspieler C, Marschik PB, et al. Does a detailed assessment of poor rep-
ertoire general movements help to identify those infants who will develop normally? [J].
Early Hum Dev, 2006, 82: 53 – 59.

[190]Hadders – AM. General movements: a window for early identification of children at high
risk for developmental disorders[J]. Pediatr, 2004,145(8): 12 – 18.

[191]R. D. De Leon, J. A. Hodgson, R. R. Roy, et al. Retention of Hindlimb Stepping A-
bility in Adult Spinal Cats After the Cessation of Step Training[J]. Neurophysiol,1999,
81:85 – 94.

[192]吴希如,林庆. 小儿神经系统疾病基础与临床[M]. 北京:人民卫生出版社,2009.

[193]范晓颖,肖江喜,蒋学祥,等. 儿童脑室周围白质软化症(PVL)的 MRI 表现与临床对
比研究[J]. 中华放射学杂志,2003,37(3):268 – 271.

[194]隋邦森,吴恩惠,陈雁冰. 磁共振诊断学. 北京:人民卫生出版社,1994.

[195]郝青英,张银芳,郭新志. 脑瘫患儿头颅 MRI 与病因、智能发育相关研究[J]. 中国优
生与遗传杂志,2001,8:134 – 135.

[196]李树春. 小儿脑性瘫痪[M]. 郑州河南科学技术出版社,2000.

[197]李树春,等. 儿童康复医学[J]. 北京:人民卫生出版社,2006.

[198]高晶,岳虹霓,毛红梅,励建安. 肌电生物反馈综合治疗促进痉挛性双瘫型脑瘫患儿
下肢运动功能的疗效观察[J]. 中国康复医学杂志. 2010,1.

[199]余南. 水疗与中药熏蒸疗法对痉挛型脑瘫患儿降低肌张力的作用[J]. 吉林医学,
2009,19.

[200]虞瑞尧,王荫椿. A 型肉毒杆菌毒素在皮肤科临床上的应用[J]. 国外医学皮肤性病
学分册,2002,28(6):382 – 384.

[201]刘建军,纪树荣. A 型肉毒毒素治疗痉挛的临床应用[J]. 中国康复理论与实践,
2001,7(3):131 – 132.

[202]汤晓芙,王荫椿. 肉毒毒素临床治疗手册[M]. 北京:人民卫生出版社,2005.

[203]窦祖林,欧海宁. 痉挛肉毒毒素定位注射技术[M]. 北京:人民卫生出版社,2012.

[204]李晓捷. 在小儿脑瘫康复治疗中科学规范地应用肉毒毒素 A[J]. 国外医学物理医
学与康复学分册,2004,24(4):172.

[205]彭红华,余方. 五行音乐疗法在中医临床中的应用[J]. 福建中医药,2013,44
(1):45.

[206]林惠芬. 中国音乐疗法的历史溯源[J]. 中国临床康复,2006,10(11):156 – 157.

[207]刘振寰,张丽红,尹鲜桃,李志林,冯淑琴. 体感音乐疗法降低痉挛型脑性瘫痪患儿

肌张力临床观察[J]. 中国中西医结合儿科学,2010.

[208] 刘永峰. 针刺结合音乐疗法治疗小儿脑性瘫痪的临床研究[D]. 广州:广州中医药大学,2008.

[209] 洪文学,李昕,高海波. 一个值得注意的研究领域——音乐疗法[J]. 北京生物医学工程,2004,23(3):221-222.

[210] 刘振寰,张丽红,尹鲜桃,李志林,冯淑琴. 音乐疗法治疗自闭症儿童的临床研究[J]. 中医儿科杂志2011,7.

[211] 李林. 小儿脑性瘫痪的摄食动作训练[J]. 现代康复,2001,5(8):74-75.

[212] 叶雯,余建敏,吴文略. 早期干预改善脑瘫患儿进食功能的效果[J]. 中国实用儿科杂志,2006,6(21):451-452.

[213] 李林. 国内小儿脑性瘫痪语言障碍康复的研究现状[J]. 中国康复理论与实践,2009,15(5):442-444.

[214] 侯梅,姜艳萍,杨会娟. 脑瘫患儿吞咽障碍和口运动特点及其临床评定[J]. 中华物理医学与康复杂志,2011,33(12):902-905.

[215] Sheppard JJ, Vugelers R, Penning C. Dysphagia Disorders Survey and Dysphagia-management Staging Scale, Users Manual and Test Forms Revised [M]. Lake Hopatcong, NJ: Nutritional Management Associates, 2002.

[216] Rosenbaum P, Paneth N, Leviton A, et al. A report: the definition and classification of cerebral palsy April 2006[J]. Dev Med Child Neurol Suppl, 2007, 109: 8-14。